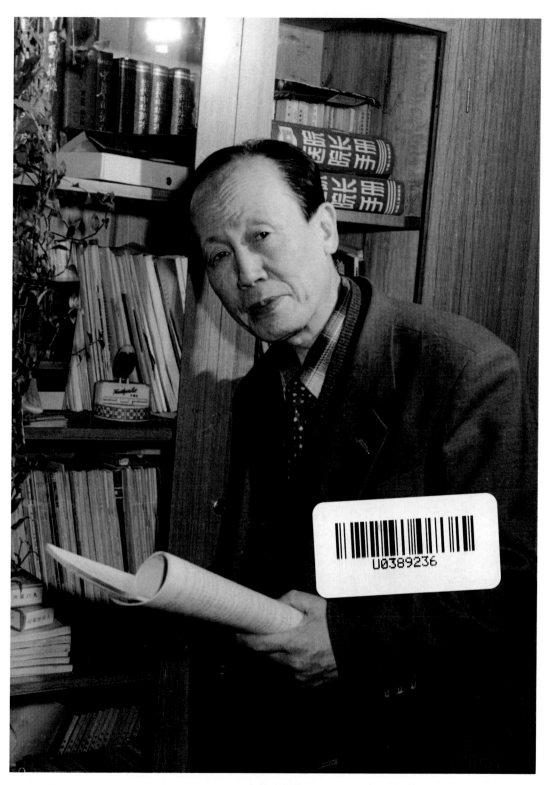

孙申田教授

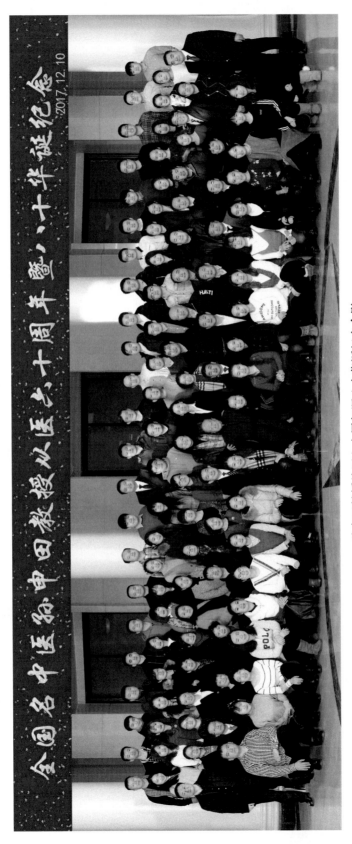

全国名中医孙申田教授从医六十周年暨八十华诞纪念
2017.12.10

孙申田教授从医六十周年暨八十华诞纪念合影

龙江医派丛书

姜德友 常存库 总主编

国医大师孙申田
针灸学术经验集

王玉琳 张 瑞 主编

科学出版社

北 京

内 容 简 介

本书为"龙江医派丛书"之一，汇集整理了龙江医派杰出医家、国医大师孙申田教授的著作、医论、医话和医案等。系统总结了孙申田教授六十余年从事针灸临床、教学、科研的学术思想和临床经验。

本书可供中医药研究及临床工作人员、中医院校学生及广大中医爱好者参考阅读。

图书在版编目（CIP）数据

国医大师孙申田针灸学术经验集 / 王玉琳，张瑞主编. —北京：科学出版社，2022.3

（龙江医派丛书 / 姜德友，常存库总主编）

ISBN 978-7-03-071618-7

Ⅰ. ①国… Ⅱ. ①王… ②张… Ⅲ. ①针灸疗法-中医临床-经验-中国-现代 Ⅳ. ①R246

中国版本图书馆 CIP 数据核字（2022）第 031869 号

责任编辑：鲍 燕 / 责任校对：申晓焕
责任印制：赵 博 / 封面设计：陈 敬

科 学 出 版 社 出版

北京东黄城根北街 16 号
邮政编码：100717
http://www.sciencep.com

北京华宇信诺印刷有限公司印刷
科学出版社发行 各地新华书店经销

*

2022 年 3 月第 一 版 开本：787×1092 1/16
2024 年 10 月第三次印刷 印张：25 插页：1
字数：592 000

定价：158.00 元
（如有印装质量问题，我社负责调换）

"龙江医派丛书"组委会

"龙江医派丛书"学术委员会

总　序

　　中医药学源远流长。薪火相传，流派纷呈，是中医药学的一大特色，也是中医药学术思想和临床经验传承创新的主要形式。在数千年漫长的发展过程中，涌现出了一大批的著名医家，形成了不同的医学流派，他们在学术争鸣中互相渗透、发展、融合，最终形成了中医药学"一源多流"的学术特点及文化特色。

　　开展中医药学术流派的研究，进一步挖掘和揭示各医学流派形成和发展的历史规律，不仅仅是为了评价各流派在中医药传承和发展中的作用及历史地位，更为重要的是以史为鉴，古为今用，不断丰富中医药学术理论体系，从而推动当代中医药学研究的创新和发展，促进中医药事业的繁荣与发展。

　　黑龙江地处祖国北疆边陲，白山黑水之畔，与俄罗斯、日本、韩国都有密切交往，具有独特的地域地理气候特点及历史文化底蕴。通过一代代中医药人的不懈努力，在龙江大地上已逐渐形成了以高仲山、马骥、韩百灵、张琪四大名医为首的黑龙江名中医群体，他们在黑龙江省特有的地域环境和文化背景下，在动荡不安、不断更迭的历史条件下，相互碰撞争鸣撷取交融，以临床实践为重点的内科、外科、妇科、儿科、五官科、骨伤科、针灸科等，协同发展，各成体系，学术经验多有特点，并有论著传世，形成了风格独特的"龙江医派"，孕育了北寒地区中医药防治疾病的优势与特色，成为我国北方地区新崛起的医学流派。

　　当今，"龙江医派"已融汇成为区域中医学术传承创新的精华，筑建起黑龙江中医学术探讨的平台，成为黑龙江中医事业发展和人才培养的内生动力。中医龙江学派的系统研究将为学派的学术内涵建设提供良好环境，为黑龙江中医文化品牌和地域社会文化的优势形成做出卓越贡献。

　　"龙江医派丛书"不仅全面、系统地搜集整理了有关"龙江医派"的珍贵文献资料，而且利用现代研究方法对其进行了深入的分析、研究和提炼。"龙江医派"反映了近百年来中医药不畏艰苦、自强不息、不断发展壮大的奋斗历程，为中医药学的理论研究和创新实践提供了坚实的学术基础。相信该丛书的出版，对于继承和发扬"龙江医派"名老中医学术思想和临床经验，激励中医药新生力量成长有着重要的教育意义，亦将对推动黑龙江中医药学术进步与事业发展产生积极、深远的影响。同时，对全国中医药学术流派的挖掘、整理、研究也有重要的启迪，更期盼同道能将丛书所辑各位名家临床经验和学术思想综合剖析，凝练特点，彰显"龙江医派"所独具的优势和特色。谨致数语为之序。

中 国 工 程 院　院士

中国中医科学院　院长

天津中医药大学　校长

2012 年春日

总　前　言

中国地大物博，传统文化源远流长，中医学就是在中国的自然和人文环境中发育成长起来的。由于自然和人文条件的差异，中医学在其发生发展过程中就必然地形成了地方特色，由此便出现了林林总总的地方流派。龙江医派是近现代我国北疆新崛起的中医学术流派，是黑龙江省独特的历史、文化、经济、地理、气候等诸多因素作用逐渐形成的，是在白山黑水中、在黑土文化历史背景下孕育成长起来的，有着鲜明的地域文化特色。黑龙江省委书记张庆伟在全省中医药发展大会上指出：龙江医派是通过一代代中医药人不懈努力而形成的。特别是在其百余年的发展过程中，以高仲山、马骥、韩百灵、张琪四大名医为代表的新时代黑龙江名中医群体，不断创新，薪火相传，形成了鲜明的学术特色和临证风格，凸显了对北方地区疾病防治的优势。龙江医派体现了中医学术流派必须具备的地域性、学术性、继承性、辐射性、群体性等特点，有自身的贡献和价值。梳理龙江医学发展历史脉络，总结龙江医派的学术经验和成就，对促进龙江中医的进步，发展全国的中医事业都有重要意义。

1　龙江医派的文化背景

龙江医派的形成和发展与黑龙江流域的古代文明、文明拓展和古民族分布、少数民族文明的勃兴、黑土文化特点及黑龙江省特有精神具有密切联系。

黑龙江古代文明和古人类距今已18万年，黑龙江省兴凯湖曾出土形态各异的6000年前陶器。黑龙江省有三大族系：一是东胡、鲜卑系——西部游牧经济；二是秽貊、夫余系——中部农业渔猎经济；三是肃慎、女真系——东部狩猎捕鱼经济。全省共有53个少数民族。公元5～17世纪，北方少数民族所建立的北魏、辽、金、元、清五个重要朝代都兴起于黑龙江流域，他们创建了独具特色的鲜卑文化、渤海文化、金元文化、满族文化、流人文化及侨民文化。所以，黑龙江地区具有开放性、多元性、豪放性、融合性、开创性等多种黑土文化特点。同时黑龙江历史积淀出的闯关东精神、抗联精神、北大荒精神、大庆精神、铁人精神、龙医精神，激励着一代又一代的龙江人不断进取。

2　龙江医派的形成与发展

龙江地区医疗实践经跌宕起伏、脉冲式发展历程，形成了独树一帜的诊疗风格及用药特色，其学术思想鲜明，具北疆寒地特点。

2.1 龙江中医的孕育

有了人类就有了医疗保健活动。据史料记载，旧石器时代晚期，黑龙江流域就有了中华民族先人的生息活动，西汉时期黑龙江各民族就已经处于中央管辖之下。经历代王朝兴衰、地方民族政权的演替，黑龙江地区逐步发展为多民族聚居的省份，有丰富的地产药材。各族人民利用地产药物和不同的民族文化，积累了特色鲜明的医药经验和知识，形成了满医、蒙医、朝鲜医等不同的民族医学，还有赫哲、鄂伦春等特殊的民族医药经验和知识。黑龙江的中医学在历史上不可避免地吸收了各方面的医药知识和经验，如此就使龙江医派的学术中融汇了地方和民族医药因素，逐步形成了地方医学流派的内涵和风格。

在漫长的古代，黑龙江区域的医疗主要是少数民族医药内容，汉民族的中医学基本是从唐宋以来逐步兴盛起来的。唐代时渤海国接受唐王朝册封后，多次派遣人员赴唐学习中原文化，中原文化大规模输入北方渤海国，并向日本等周边国家和地区出口中药材，这样的反复交流活动，促使黑龙江的中医学术逐步积累起来。金代女真人攻陷北宋汴梁，掳中原人十余万，其中就有大批医药人员，包括太医局医官，此外还有大量的医药典籍和医药器具，这极大地促进了中医药在黑龙江的传播和发展。

到了清代，随着移民、经商、开矿、设立边防驿站、流放犯人等活动的进行，中医药大量进入黑龙江，专业从事人员日益增多，中医药事业随之发展起来并逐渐形成了阵容和规模。

2.2 龙江医派的雏形

由于民族因素和地方疾病谱及地方药物等物质文化原因，黑龙江中医药经过漫长的孕育，到清末民初，初步形成了龙江医派格局。当时的黑龙江中医有六个支系，分别为龙沙系、松滨系、呼兰系、汇通系、三大山系和宁古塔系。

龙沙系的主流是由唐宋以来至明清的中原医药辗转传承而来的，渊源深远，文化和经验基础雄厚。他们自标儒医，重医德，讲气节，注重文化修养，习医者必先修四书五经以立道德文章之本，然后才研读《内经》《伤寒论》等医药典籍。临证多用经方，用药轻，辨证细。1742年（清乾隆七年），杭州旗人华熙，被流放齐齐哈尔，在此地行医，其对天花、麻疹患儿救治尤多。1775年（清乾隆四十年），吕留良的子孙发遣到齐齐哈尔，有多人行医，最有名望者为吕留良的四世孙吕景瑞。1807年（清嘉庆十二年），晋商武诩从中原到黑龙江带来药物贸易，该人擅针灸并施药济人，文献记载他曾把药物投井中治疗了很多时疫病人，此系医风延及黑龙江的嫩江、讷河、克山、望奎一带。

　　松滨系起于黑龙江的巴彦县，因沿松花江滨流传而得名。该派系医家多以明代医书《寿世保元》《万病回春》为传承教本，用药多以平补为主，少有急攻峻补之品，理论上讲求体质禀赋，临证上重视保元固本，应用药物多以地产的人参、黄芪、五味子等为主，治疗以调养为主要方法。

　　呼兰系世人多称为"金鉴派"，源于光绪年间秀才王明五叔侄于1921年（民国十年）所创之"中医学社"。该社讲学授徒专重《医宗金鉴》，并辅之以明清医书《内经知要》《本草备要》《温病条辨》，依此四种医书为基础授业。此派医家用药简洁精炼，擅长时方，治热性病经验丰富。此医系门人数百，分布于黑龙江的哈尔滨、绥化、阿城、呼兰一带。

　　汇通系以阎德润为代表。阎德润先生1927年留学日本仙台东北帝国大学，1929年夏获医学博士学位，1934年任哈尔滨医学专门学校校长，1938年至1940年任哈尔滨医科大学校长兼教授。先生虽习西医，但是热爱中医，从1924年开始，陆续发表《汉医剪辟》等文章，并著有中医专著《伤寒论评释》等。他是近代西医界少有的以肯定态度研究中医而成就卓著者。其授课时除讲解生理、解剖等西医知识外，还研究中医名著，主张中西医汇通，见解独到，是黑龙江近现代中西医汇通派的优秀代表人物。

　　三大山系属走方铃医性质，串雅于东北各地区。据说此派系王氏等三人以医艺会友而结派，为此派的开山祖师，三人姓名中都有"山"字，故又名为"三大山派"。哈尔滨道外北五道街有"王麻子药店"，以王麻子膏药著称，此即为三大山派人物之一。同派人物流落到此，可管吃住，但是临别时须献一治病绝技，以此作为交流，增长提高治病技艺。该派偏重奇方妙法，忽视医理探究，除惯用外用膏药外，多习针灸之术，而针灸又以刺络泄血手法称绝。

　　宁古塔系在今宁安市一带，古为渤海国，此系军医官较多。1665年，流徙宁古塔的周长卿擅长医术，为居民治病，是宁古塔中医的创始人。1822年（清道光二年），宁古塔副都统衙门有从九品医官杜奇源。1824年（清道光四年），副都统衙门有从九品医官刘永祥行医治病，衙门不给俸禄，只给药资银每月12两。1862年（清同治元年），宁古塔民间中医有李瑞昌，擅长内科。1875年（清光绪元年），宁古塔有医官刘克明行医治病。1880年（清光绪六年），有练军退役军医黄维瑶，持将军衙门的带龙旗的执照在宁古塔城设四居堂诊所。此时城里还有专治黑红伤的中医刘少男、串乡游医李芝兰。1880年（清光绪六年）吴大澂来宁安，次年设立种痘局预防天花。据1911年（清宣统三年）统计，宁古塔有中医内科医生19人，外科医生4人，妇科医生2人，儿科医生3人，喉科医生2人，眼科医生1人，齿科医生1人。宁古塔一地，中医已形成人才比较全面的群体。

2.3 龙江医派的发展壮大

民国初年以降，龙江医派逐步发展壮大。一代名医高仲山可谓龙江医派发展壮大的关键人物。他积极组织学术团体，筹办中医教育，培养了一大批龙江中医俊才，整合和凝聚了龙江中医的各个支系，组织领导并推动了龙江医派在现代的进步。其时虽无龙江医派之名，但却具备了龙江医派之实。

高仲山 1910 年生于吉林省吉林市，祖辈均为当地名医。他幼读私塾，1924年于吉林第一中学毕业，后随父学医。1926 年为深造医学，他远赴沪上，求学于上海中国医学院，师从沪上名医秦伯未、陆渊雷等。1931 年毕业并获得医学学士学位，后来到哈尔滨开业行医。1932 年高仲山在哈尔滨开办"成德堂"门诊，当年夏末，松花江决堤，霍乱病流行，染病者不计其数，高仲山用急救回阳汤救治，疗效显著，名声远扬。同时他自编讲义开展早期中医函授教育。1941 年创办"哈尔滨汉医学讲习会"，培养了 500 余名高水平的中医人才，后来成为龙江医派的中坚力量。1955 年高仲山先生被国务院任命为黑龙江省卫生厅副厅长，负责中医工作。这一时期他四处访贤，组织中医力量，先后创办了哈尔滨中医进修学校、黑龙江省中医进修学校、牡丹江卫生学校、黑龙江省中医学校、黑龙江省卫生干部进修学院等中医院校。1959 年在原黑龙江省卫生干部进修学院基础上创建了黑龙江中医学院，标志着黑龙江省高等中医教育的开始。

1934 年高仲山先生还在哈尔滨组建中医学术团体，集中了黑龙江的中医有识之士。1937 年创立"哈尔滨汉医学研究会"任会长，开创龙江医派先河，1941年又成立"滨江省汉医会"任会长，并在各市、县设立分会。同年任伪满洲国汉医会副会长，1945 年任东北卫生工作者协会松江分会会长，1946 年任哈尔滨市特别中医师公会主任委员，1949 年任东北卫生工作者协会哈尔滨市医药联合会主任。他还于 1956 年创办"黑龙江省祖国医药研究所"，20 世纪 70 年代成立了"黑龙江省中医学会"。

20 世纪 40 年代初，高仲山先生创办了《哈尔滨汉医学研究会月刊》，1940年更名为《滨江省汉医学月刊》并发行了 53 期。1958 年创刊《哈尔滨中医》，1965 年创办《黑龙江中医药》。

在高仲山先生的率领下，黑龙江汇聚了数百名中医名家，形成了龙江医派的阵容和规模。

3 龙江医派之人才与成就

龙江医派经长期吸收全国各地中医人才，终于在近现代形成了蔚为壮观的队伍阵容。在汇聚积累人才的同时，龙江中医不仅在临床上为黑龙江的民众解决了疾苦，且在学术上作出了突出的贡献。

3.1 龙江医派之人才队伍

龙江医派的人才队伍是经过漫长的时间逐步积累起来的，自唐宋移民直至明清才使黑龙江的中医人才队伍初具规模。随着近现代东北的开发，中医人才迅速集中，而新中国的成立，为黑龙江中医人才辈出创造了优越条件。

在20世纪40年代末，哈尔滨就产生了"四大名医"，此外，当时名望卓著的中医有左云亭、刘巧合、安子明、安世泽、高香岩、王子良、纪铭、李德荣、王俊卿、高文会、阎海门、宋瑞生、李修政、章子腴、韩凤阁、马金墀、孙希泰等，他们都是当时哈尔滨汉医学研究会和滨江省汉医会的骨干成员。各地还有汉医会分会，会长均由当地名医担任，计有延寿县罗甸一、宾县真书樵、苇河县林舆伍和杨景山、五常县杨耀东、望奎县阎勇三、东兴县宋宝山、珠河县王维翰、双城县刘化南、青冈县李凤歧、木兰县李英臣、呼兰县王明五、巴彦县金昌、安达县吴仲英和迟子栋、阿城县沈九经、哈尔滨市陈志和、肇东县李全德、兰西县杨辅震、肇州县孙舆、郭后旗、佟振中等。其他如齐齐哈尔市韩星楼，依兰县孙汝续、付华东，佳木斯何子敬、宫显卿，绥滨县高中午，这是旧中国时龙江医派的精英和骨干，是后来龙江医派发展壮大的奠基人士。

高仲山先生各地访贤，汇聚各地著名中医包括张琪、赵正元、赵麟阁、钟育衡、陈景河、金文华、白郡符、华廷芳、孙纪常、王若铨、吴惟康、陈占奎、孟广奇、胡青山、柯利民、郑侨、黄国昌、于瀛涛、于盈科、衣震寰、刘青、孙文廷、汪秀峰、杨乃儒、张志刚、高式国、夏静华、常广丰、阎惠民、瞿奎、吕效临、崔云峰、姜淑明、李西园、刘晓汉、樊春洲、邹德琛、段富津等近百人。这些名医是龙江医派后来发展的中坚力量，并产生了黑龙江省"四大名医"，即高仲山、马骥、韩百灵、张琪。

高仲山（1910～1986年），我国著名中医学家，中医教育家，现代黑龙江中医药教育的开拓者和奠基人，黑龙江中医药大学创始人。开创龙江医派，黑龙江中医药大学伤寒学科奠基人。黑龙江省四大名医之首。1931年毕业于上海中国医学院，获学士学位，1937年创办哈尔滨汉医研究会任会长，1941年创办滨江省汉医讲习会，为全国培养中医人才五百余人，创办《哈尔滨汉医学研究会月刊》《创办滨江省汉医学月刊》。1955年任黑龙江省卫生厅副厅长。著有《汉药丸散膏酒标准配本》《妇科学》等，倡导中华大医学观，善治外感急重热病等内科疾病。

马骥（1913～1991年），自幼随祖父清代宫廷御医马承先侍诊，哈尔滨市汉医讲习会首批学员。1941年于哈尔滨市开设中医诊所。1950年首创哈尔滨市联合医疗机构。1954年后，曾任哈尔滨市中医进修学校校长，哈尔滨市卫生局副局长，黑龙江中医学院附属医院副院长，博士生导师，黑龙江中医药大学中医内科学科奠基人，黑龙江省四大名医之一，善治内科杂病及时病。

韩百灵（1907~2010 年），1939 年在哈尔滨自设"百灵诊所"行医。黑龙江中医药大学博士生导师，黑龙江省四大名医之一，国家级重点学科中医妇科学科奠基人，全国著名中医妇科专家，在中医妇科界素有"南罗北韩"之称，被授予"国医楷模"称号，荣获中华中医药学会首届中医药传承特别贡献奖，著有《百灵妇科学》《百灵妇科传真》等。创立"肝肾学说"，发展"同因异病、异病同治"理论，善治妇科疑难杂病。

张琪（1922~2019 年），哈尔滨汉医讲习会首批学员，1951 年创办哈尔滨第四联合诊所，黑龙江中医药大学博士生导师，黑龙江省中医学会名誉会长，黑龙江省中医肾病学科奠基人。黑龙江省四大名医之一，国家级非物质文化遗产传统医药项目代表性传承人，2009 年被评为首批国医大师，为当代龙江医派之旗帜、我国著名中医学家。著《脉学刍议》《张琪临床经验荟要》《张琪肾病医案精选》等。创制"宁神灵"等有效方剂，提出辨治疑难内科疾病以气血为纲，主张大方复法，治疗肾病倡导顾护脾肾。善治内科疑难重病，尤善治肾病。

1987 年黑龙江人民出版社出版了《北疆名医》一书，书中记载了 70 多位黑龙江著名中医的简要生平、学术经历以及他们的学术特点和经验，从中反映出龙江医派的学术成就及特点。

从 20 世纪 80 年代末开始，国家和省市陆续评定了国医大师和几批全国老中医药专家学术经验继承工作指导老师、省级名中医、省级德艺双馨名医、龙江名医等。从这些名中医的数量、学历和职称等因素看，龙江医派的队伍构成已经发生了很深刻的变化，表现了龙江医派与时俱进的趋势。

3.2 龙江医派之学术成就

龙江医派作为龙江地方的学术群体，在近现代以来，不仅在医疗上为黑龙江的防病治病作出了历史性的贡献，在学术上也为后人留下了弥足珍贵的财富。这些学术财富不仅引导了后学，在医学历史上也留下了痕迹，具备了恒久的意义和价值。

在中华人民共和国成立之前，高仲山先生为发扬中医学术，培养后学，曾编著了多种中医著述，既为传播学术上的成果，又可作为学习中医的教材读本。这些著述有《黄帝内经素问合解》《汉药丸散膏酒标准配本》《高仲山处方新例》《湿温时疫之研究》《时疫新论》《血证辑要》《中医肿瘤学原始》《妇科学》等十余种，其中《汉药丸散膏酒标准配本》为当时中成药市场标准化规范化作出了重要贡献。

中华人民共和国成立后，老一代中医专家也都各自著书立说，为龙江医派的学术建设作出了可贵的贡献。如马骥著《中医内科学》《万荣轩得效录》，王度著《针灸概要》，白郡符著《白郡符临床经验选》，孙文廷著《中医儿科经验选》，华廷芳著《华廷芳医案》，吕效临著《吕氏医案》《医方集锦》等，张秀峰著《张秀峰医案选》等，韩百灵著《百灵妇科》《中医妇产科学》《百灵临床辨证》《百灵论文集》等，张金衡著《中药药物学》，肖贯一著《验方汇编》《临床经验选》等书，吴惟康编《针灸各家学说讲义》《中医各家学说及医案分析》《医学史料笔记》等，张琪编《脉学刍议》《张琪临床经验荟要》《国医大师临床丛书·张琪肾病医案精选》《跟名师学临床系列丛书·张琪》《中国百年百名中医临床家丛书·张琪》《国医大师临床经验实录·张琪》等，李西园著《西园医案》等，孟广奇编《中医学基础》《中医诊断学》《金匮要略》《温病学》《本草》《中医妇科学》《中医内科学》《中医临床学》等，杨乃儒著《祖国医学的儿科四诊集要》，杨明贤著《常用中药手册》《中药炮制学》，陈景河著《医疗心得集》，邹德琛著《伤寒总病论点校》等，郑侨著《郑侨医案》《郑侨医疗经验集》，高式国著《内经摘误补正》《针灸穴名解》等，栾汝爵著《栾氏按摩法》，窦广誉著《临床医案医话》，陈占奎著《陈氏整骨学》，樊春洲著《中医伤科学》，邓福树著《整骨学》等。

这些论著表现出老一代中医学人的拳拳道业之心，既朴实厚重，又内涵丰富，既有术的实用，又有道的深邃幽远。正是这些前辈的引领，才使今天的龙江医派人才如林，成果丰厚，跻身于全国中医前列。

4　龙江医派之学术特点

龙江医派汇聚全国各地的医药精粹，在天人合一、整体观念、病证结合、三因制宜等思想指导下，融合了黑龙江各民族医药经验，结合黑龙江地方多发病，利用黑龙江地产药物，经过漫长的历史酝酿，认识到黑龙江地区常见疾病的病因病机特点是外因寒燥、内伤痰热，气血不畅，并积累了以温润、清化、调畅气血为常法的丰富诊疗经验及具有地区特色的中医预防与调养方法。

4.1　多元汇聚，融汇各地医学之长

龙江医派的学术，除了融合早期地方民族医药经验之外，还通过从唐代开始的移民等方式从中原和南方各地传播而来。这种从内地传入的方式从宋代以后逐步增多，至明清达到一个高潮，已经初步形成人才队伍，这种趋势到近代随东北开发而达到顶点。可以说，龙江医派的学术根源是地方民族医药经验与全国各地医学的融合，因此也就必然会显示出全国各地医学的特色元素。

唐代渤海国派遣人员到中原学习，带回了中原医学的典籍，这就使中原医学的学术思想和临床经验传播到了黑龙江地区，从而龙江医学也就吸收了中原医学的营养。

北宋末年，金人攻陷汴梁，掳掠了大批医药人员以及医学典籍和器物，其中就有北宋所铸造的针灸铜人。这在客观上是比较大规模的医药传播，使中原医药在黑龙江传播得更加广泛和深入。

到明清时期，随着移民、经商、开矿、设立边防驿站、流人、马市贸易等，中医药开始更大规模地传播到黑龙江，并逐渐成为龙江医学的主流，如顺治年间流入的史可法药酒以及流放至宁古塔的方拱乾、陈世纪、周长卿、史世仪等名医，乾隆年间杭州旗人流放齐齐哈尔并在当地开展医疗活动，吕留良的子孙在齐齐哈尔行医等，这都是南方医学在黑龙江传播的证明。而清代在龙江各地行医者大多为中原人，清宣统时仅宁古塔一地就有了比较齐全的各科医生，说明全国各地的医药学术已在龙江安家落户，这对龙江医派的学术特点影响至深至广。

近现代的黑龙江各地中医人员的籍贯出身，更能反映出龙江医派学术的来源。多数名医祖籍为山东、河北、河南，另有祖籍为江南各省者。如果上溯三代，他们绝大多数都是中原和南方移民的后裔，故龙江医派也就包容了各地的学术内涵。

因为黑龙江省地处北部边陲，古代地广人稀，从唐代以后是最主要的北方移民地之一，到清代形成移民高潮。移民是最主要也是最有效的文化传播方式，龙江医派融合全国各地的医药内容就是历史的必然。移民地区虽然原始文化根基薄弱，但是没有固有文化的限制，因此有利于形成开放的精神，可以为不同的医药学内容的发展传承搭建舞台。这可能是今天黑龙江的中医事业水平跻身全国前列的文化基因。

4.2 以明清医药典籍为主要学术内容

中医学发展到明清时期达到鼎盛，医书的编写内容比较丰富，体例也日益标准化。这些医书因为理法方药内容较全面，只要熟读一本就可满足一般的临床需要，故为龙江中医所偏爱习诵，如"四百味""药性赋""汤头歌"《濒湖脉学》等歌诀。此外，人们多以明清时期明了易懂的医书作为修习的课本，如《寿世保元》《万病回春》《医宗必读》《万科正宗》《温病条辨》《本草备要》等。《医宗金鉴》是清代朝廷组织国家力量编著的，其中对中医基础理论、诊断、药物、方剂以及临证各科都有全面系统的论述，既有普及歌诀，也有详细解说，确实是中医药学书籍中既有相当深度广度，又切合临床实用的优秀医书。因此龙江医派的大多数医家都能熟记《医宗金鉴》内容，熟练应用该书的诊疗方法。

直到高仲山先生自沪上毕业而来黑龙江兴办汉医讲习会，使"四大经典"以及近现代的中医课程在黑龙江成为习医教材。中华人民共和国成立之前，得益于高仲山先生对中医教育的积极努力，黑龙江地区涌现了一大批高素质的中医人才。

4.3　龙江医派学术的地方特色

龙江医派的学术来源有多元化特点，既有全国南北各地的医药传入，又有地方民族医药观念和经验，这些都是龙江医派学术特色和风格形成的基础。同时，黑龙江地处北方，地方性气候、地理特点以及民众体质禀赋、风俗文化习惯长期以来深刻地影响了龙江医派医家的学术认知，这也必然会给龙江医派医家群体学术思想、理论认识和临床诊治特点和风格打上深刻的地方性烙印。

首先，善治外感热病、疫病。黑龙江地区纬度较高，偏寒多风，而且冬季漫长，气温极低，寒温季节转变迅速，罹患伤寒、温病者多见，尤其春冬两季更为普遍。地方性高发疾病谱使龙江医派群体重视对伤寒和温病的研究，对北方热性病、疫病的诊治积累了丰厚的经验，临床应用经方和时方并重而不偏。黑龙江省各地方志对此都有大量记载，如清末民初，黑龙江地区发生大规模流行的肺鼠疫，经伍连德采取的有效防治措施，中医顾喜诰、西医柳振林、司事贾凤石在疫区医院连续工作数月，救治鼠疫患者2000余例，成功遏制了鼠疫的蔓延，其中中医在治疗鼠疫方面起到了独特作用。许多医家重视以仲景之法辨表里寒热虚实，善用六经辨证和方证相应理论指导临证，同时对温病诸家的理法方药也多能融会贯通，互相配合，灵活应用。而且龙江医派大多数医家无论家居城乡、年龄少长，都能对《医宗金鉴·伤寒心法要诀》和《温病条辨》背诵如流并熟练应用，寒温之说并行不悖，可见一斑。

其次，善治复合病、复合症、疑难病。本地区民众豪放好酒，饮食肉类摄入较多，蔬菜水果相对偏少，而且习惯食用腌制品，如酸菜、咸菜等，造成盐摄入量过高，导致代谢性疾病如糖尿病、痛风等多发，高血压、心脑血管疾病在本地区也十分常见。黑龙江地区每年寒冷时段漫长，户外运动不便，加之民众防病治病、养生保健意识相对薄弱，客观上也造成了疾病的复杂性，单个患者多种疾病并存，兼症多，疑难病多，治疗棘手。龙江医派医家长年诊治复合病、复合症、疑难病，习惯于纷繁复杂之中精细辨证，灵活运用各种治法，熔扶正祛邪于一炉。面对疑难复杂病症，龙江医家临证谨守病机，重视脾肾，强调内伤杂病痰瘀相关、水血同治，或经方小剂，药简效宏，或大方复法，兼顾周全，总以愈疾为期。

再次，本地区冬季寒冷，气候以寒燥为主，民众风湿痹痛普遍，加之龙江地区冰雪天气多见，外伤骨折、脱位高发。龙江医派医家对此类疾患诊治时日已久，骨伤科治疗经验独到丰富，或以手法称奇，或以药功见著，既有整体观，又讲辩证法，既有家传师授的临床经验，又有坚实的中医理论基础，外科不离于内科，心法更胜于手法。值得一提的是，许多龙江医家注意吸收源于北方蒙古等善于骑射的少数民族的骨伤整复、治疗方法，从而也形成了龙江医派骨伤科学术特色的一部分。

另外，众多医家在成长之中，对黑龙江地产药材如人参、鹿茸、五味子、北五加、北细辛等的特殊性能体会深刻，进而可以更好地利用它们临证遣方用药。更因龙江民众一般体质强壮，腠理致密，正邪交争之时反应较剧，所以一般地说，龙江医派医家多善用峻猛力强之品，实则急攻，虚则峻补，或单刀直入，或大方围攻，常用乌头、附子、大黄、芒硝、人参、鹿茸等，所以多能于病情危重之时力挽狂澜，或治疗沉疴痼疾之时，收到出人意料之效。

龙江医派医家也多善用外治、针灸、奇方、秘术。黑龙江是北方少数民族聚集之地，本地区少数民族医药虽然理论不系统，经验零散，但是在漫长的历史中积累了很多奇诡的治病捷法。比如龙江大地赫哲族、鄂伦春族、达斡尔族及部分地区的蒙古族民众等普遍信奉的萨满文化，就包含许多医学内容，这些内容在民间广为流传，虽说不清医理药性，但是临证施用，往往立竿见影。此外，常用外用膏药、针挑放血、拔罐火攻、头针丛刺、项针等治疗方法在龙江医派中也是临床特色之一。

5 龙江医派近年所做工作

为弘扬龙医精神，发展龙江中医药事业，以龙江医学流派传承工作室及黑龙江省龙江医派研究会为依托，龙江医派建设团队做了大量工作，为龙江医派进一步发展奠定了历史性基础，并列入黑龙江省委、省政府颁发的《"健康龙江2030发展"规划》和黑龙江省人大常委会审议通过的《黑龙江省中医药条例》中。

5.1 抢救挖掘整理前辈经验，出版"龙江医派丛书"

为传承发扬龙江医派前辈学术精华，黑龙江中医药大学龙江医派研究团队一直致力于前辈经验的抢救搜集挖掘整理工作，由科学出版社先后出版的《龙江医派创始人高仲山学术经验集》《华廷芳学术经验集》《御医传人马骥学术经验集》《王德光学术经验集》《邓福树骨伤科学术经验集》《邹德琛学术经验集》《崔振儒学术经验集》《吴惟康学术经验集》《王选章推拿学术经验集》《国医大师卢芳学术经验集》《张金良肝胆脾胃病学术经验集》《王维昌妇科学术经验集》《白郡符皮肤病学术经验集》《黑龙江省名中医医案精选》《龙江医派学术与文化》《寒地养生》《黑龙江省民间特色诊疗技术选集》《王若铨黄帝内经讲稿》《陈景河学术经验集》《国医大师张琪学术经验集》等著作，引起省内外中医爱好者的强烈反响，"龙江医派丛书"已被英国大英图书馆收录为馆藏图书。

"龙江医派丛书"反映了龙江中医药事业近百年来不畏艰苦、自强不息的发展历程以及取得的辉煌成果，其中宝贵的学术思想和经验对于现代中医临床和科研工作具有重要的实用价值和指导意义，同时也是黑土文化的重要组成部分。

5.2 建设龙江医学流派传承工作室，创立龙江医派研究会，搭建学术交流平台

国家中医药管理局龙江医学流派传承工作室作为全国首批 64 家学术流派工作室之一，以探索建立龙江医派学术传承、临床运用、推广转化的新模式为己任，着力凝聚和培育特色优势明显、学术影响较大、临床疗效显著、传承梯队完备、资源横向整合的龙江中医学术流派传承群体，既促进中医药学术繁荣，又更好地满足广大人民群众对中医药服务的需求。

为更全面地整合龙江中医资源，由黑龙江省民政厅批准、黑龙江省中医药管理局为业务主管部门，成立黑龙江省龙江医派研究会，黑龙江中医药大学姜德友教授任首任会长。研究会为学术性、非营利性、公益性社会团体法人的省一级学会，其宗旨是团结组织黑龙江省内中医药工作者，发扬中医药特色和优势，发掘、整理、验证、创新、推广龙江中医药学术思想，提供中医药学术交流切磋的平台，提高龙江中医药的科研、医疗服务能力。龙江医学流派传承工作室与黑龙江省龙江医派研究会相得益彰，为提炼整理龙江医派学术特点及诊疗技术并推广应用，为龙江医派学术文化创建工程，做出大量卓有成效的工作。

5.3 举办龙江医派研究会学术年会，推进学术平台建设

为繁荣龙江中医学术，营造学术交流氛围，2014 年，黑龙江省龙江医派研究会举办首届学术年会，与会专家以"龙江名医之路"为主题进行交流探讨。第二届学术年会于 2015 年举办，龙江医派传承人围绕黑龙江省四大名医及龙江医派发展史进行主题交流。同时通过《龙江医派会刊》的编撰，荟萃龙江中医药学术精华。

5.4 建立黑龙江省龙江医派研究中心，深化和丰富龙江医派学术内涵

2016 年 10 月经黑龙江省卫生和计划生育委员会批准，在黑龙江中医药大学附属第一医院建立龙江医派研究中心。2021 年黑龙江中医药大学作为省非物质文化遗产"龙江医派"项目保护单位，同时入选黑龙江省非物质文化遗产教育基地和研究基地。龙江医派研究中心依托黑龙江中医药大学附属第一医院和国家中医临床研究基地、黑龙江省中医药数据中心，旨在通过临床病例研究黑龙江地区常见病、多发病、疑难病的病因病机、证治规律，寒地养生的理论与实践体系等，现已编纂"龙江医派现代中医临床思路与方法丛书"24 册，由科学出版社出版，发表相关论文百篇，获省部级以上奖励多项。

姜德友教授经过多年对黑龙江中医验案、手稿、史料等文献资料的搜集整理研究，归纳、提炼出龙江医派思想：一、首重经典，熟读《医宗金鉴》；二、倡中华大医学观；三、外因寒燥，法宜温润；内伤痰热，治宜清化；四、辨治疑

难，以气血为纲；五、复合病证宜用大方复法；六、药法与病证相合，活用平奇猛毒、对药群药；七、寒地养生，注重三因忌宜，守恒有节；八、形气学说。

5.5　建立龙江医派传承基地，提升中医临床思维能力，探索中医临床家培养的教育途径

龙江医派传承工作室先后在台湾、深圳、三亚、长春、东港、丹东、天津、满洲里及黑龙江省多地建立传承基地，主要开展讲座、出诊及带教工作，其中三亚市中医医院已成为黑龙江中医药大学教学医院及本科生实习基地，现已进行多次专家交流出诊带教工作。2019年在匈牙利、瑞典等建立龙江医派二级工作站，为中医药"一带一路"做出贡献。

受黑龙江省中医药管理局委托，2013年进行"发扬龙江医派优势特色，提升县级中医院医疗水平"帮扶活动，研究会于黑龙江省设立十个试点单位，2014年通过讲座、义诊等一系列活动，使各试点县后备传承人诊疗水平和门诊量均有不同程度的提升。2015年，受黑龙江省中医药管理局委托，龙江医派研究会及工作室，在全省各地市县中医医院全面开展龙江医学流派传承工作室二级工作站的建设，全面提升黑龙江省中医院的学术水平与医疗服务能力，并编撰《龙江医派养生备要》，向全省民众发放。

旨在研究培养中医药人才、发挥中医药优势的"龙江医派教育科学研究团队"，于2014年被批准为黑龙江省首批A类教育教学研究团队，团队致力于建设一批学术底蕴深厚、中医特色鲜明的教育研究群体，以期探索中医人才的成长规律，培养能够充分发挥中医特色优势的中医精英。

通过在中医药大学举办"龙江医派杯"中医经典知识竞赛、英语开口秀、龙江医派杰出医家马骥基金评选及颁奖等活动，开设中医学术流派、龙江医派学术经验选讲课程，以激发学生学习中医的热情，强化其对龙江医派的归属感及使命感。

5.6　创办龙江医派学术文化节，创新中医药文化传播模式，打造龙医文化名片

通过创办龙江医派学术文化节，建立龙江医派网站，打造龙江医派学术文化品牌，宣传中医药文化思想，扩大龙江医派影响力。2012年以来，举办高仲山、马骥、华廷芳、孟广奇、吴惟康等龙江医派著名医家百年诞辰纪念活动，使全省各界感受到龙江中医药的独特魅力及前辈先贤披荆斩棘、励精图治的创业精神。龙江医派各项工作的推进，得到中国中医药报、新华网、人民网、东北网、黑龙江日报等数十家媒体平台的大量报道，在学术界及龙江民众中获得良好声誉，并载入《黑龙江中医药大学校史》《中国中医药年鉴》。时任黑龙江省委书记孙维本同志欣然题词："龙江医派、功业辉煌。"

　　工作室团队以黑龙江省中医药博物馆的建设为契机，大力挖掘黑龙江省中医药学术文化历史资源，梳理明晰龙江医学流派发展脉络，建成龙江医学发展史馆，所编写的《龙江医派颂歌》在同学中广为传唱，激发杏林学子对龙江中医的热情。黑龙江省龙江医派研究会会长姜德友教授，经过多年对龙江医派名家事迹、学术思想、德业精神等的多方面研究，提炼总结出八大龙医精神，其内容是勇于开拓的创业精神、勤奋务实的敬业精神、求真创新的博学精神、重育贤才的传承精神、执中致和的包容精神、仁爱诚信的厚德精神、铁肩护道的爱国精神、济世救人的大医精神。充分展现出龙医风采，成为黑龙江省特有的中医文化之魂。

　　通过对龙江医派底蕴的发掘和打造，使其成为黑龙江中医药学术界理论产生和创新的土壤，成为黑龙江省中医从业者的凝聚中心，成为黑龙江中医学术探讨的平台和学术园地，成为黑龙江省中医药人才培养与成长的核心动力，成为引领、传承、传播黑龙江中医学术的主体力量，成为黑龙江中医文化品牌和中医人的精神家园，成为龙江医药学的特色标志，成为黑龙江省非物质文化遗产，成为黑龙江的重要地理文化标识。相信，在新的历史时期，龙江医派将会作出新的学术建树，为丰富祖国医学的内涵作出更大的贡献。

"龙江医派丛书"总编委会

2022 年 2 月 22 日

序

　　孙申田教授是我国当代著名针灸学家，是第一至六批全国老中医药专家学术经验继承工作指导老师，是第四批国医大师，是黑龙江针灸学科创始人之一。

　　作为针灸学界的巨擘，孙老行医六十余载，精研医术，形成了"凡用针灸，首创辨证，重视经络，分经辨证，取穴精少，动静结合，手法精湛，量效结合"的学术思想体系，并提出"三结合"的学术理念，即"重诊断、精辨证，中西结合""精针灸、熟方药，针药结合""继传统、求创新，古今结合"。他创新头针疗法，首创"孙氏针法""孙氏腹针疗法"，屡起沉疴。

　　孙申田教授行医之际，善于总结经验，其本人和门下弟子将其过往疑难病例、针刺手法、辨证心得、医者感悟、病情小结等都作了分类整理和记录，将其学术思想的形成过程、辨证思想、行针选穴和方药特色等加以全面总结，并与临床实践紧密结合。

　　针灸疗法是祖国医学遗产的一部分，也是我国特有的一种民族医疗方法。千百年来，对保卫健康，繁衍民族，有过卓越的贡献，直到如今，作为"人类非物质文化遗产"的一部分，针灸仍然担当着"救死扶伤"的重任，为广大群众所信赖。新时代条件下，中医针灸的继承和发展面临着良好的机遇与挑战。该书对孙老在中医针灸方面的建树进行了充分的阐述，尤其为临床医生提供了思路和范例，对于继承和发扬名老中医学术思想，促进中医药学科建设与事业的发展，中医针灸新生力量的培养和提高都有着重要的现实意义。相信该书的出版，定会促进中医药学术繁荣发展，惠及杏林，泽润后学。

辛丑年冬月

前　言

　　1939 年，孙申田出生在黑龙江省呼兰县，幼时即着迷于中医，矢志岐黄，勤于读书，并倾其一生沉潜学术研究，终成龙江杏林针灸大家。现为我国当代著名针灸耆宿、第四批国医大师、国家二级教授、博士研究生导师，是黑龙江针灸学科创始人之一。

　　孙申田从医六十余年，凭借着高超之医术，济世之仁心，始终坚守在医疗一线。他精于中医针灸学、神经内科学，擅长运用针灸及中西医结合的方法治疗中风偏瘫、失语、延髓麻痹、截瘫、脊髓空洞症、多发性或单发性神经根炎等神经科疑难杂症，对其他内、外、妇、儿、五官科疾病也有较高的造诣。他创新头针疗法，善用独特的"孙氏针法""孙氏腹针疗法"治疗各科疾病。他重视经络辨证，继承与丰富传统针灸取穴方法，融古贯今，以"一针为率"为原则，取穴精少、行针催气，单穴治病常能立竿见影、效如桴鼓。如今孙老虽已八十三岁高龄，仍然坚持每日针刺治疗近百患者，被患者亲切地称为"孙神针""孙一针""一针灵"。正所谓医乃仁术，大医之道，仁者铸之。

　　悬壶济世之外，孙申田勇担学科建设重任。他运用中西医两法创建了针灸学独具特色的临床、教学、科研模式，建立了全国第一所针灸推拿学院，并开创"院系合一"之先河，真正使教学、科研、临床有机结合；他独辟蹊径，重视针灸临床应用效果，将神经病学与针灸学二者科学结合，巧妙运用，发扬光大。

　　岁月不居，躬耕不止。情注岐黄，风范一品。如今从医从教六十余年，孙老先后荣获"全国优秀教师"、首届"全国名中医"、全国中医药杰出贡献奖、国医大师等荣誉。培养 66 名医学博士研究生、68 名医学硕士研究生以及 25 名国家名老中医药专家学术传承人。其先后在国家级核心期刊发表学术论文百余篇，荣获国家科学技术进步奖二等奖 1 项，全国高校科技进步奖 1 项，省科技进步奖二等奖 5 项，省科技进步奖三等奖 6 项，省中医局科技进步奖 10 余项等。他以坚定的职业理想和职业自信诠释了一代中医人执着中医梦想，弘扬国医精粹的决心与自豪之情。多年来，孙申田教授一直重视青年人才的培养，于 2017 年个人捐款 100 万元建立黑龙江中医药大学青年科研基金，鼓励青年学子为祖国医学做贡献。

　　国医杏园，传承之间。近日，孙老之门人弟子将其平生事迹、临床手稿和学术研究整理成册，欲将付梓。其著述将孙老中西并重之思想、独辟蹊径之针法、辨证精准之胆识、方药配伍之精当、开拓创新之精神、救死扶伤之博爱等进行了全面阐述，足为后学登堂入室之津梁，也必将为祖国中医药事业的传承和发展、中医药文化的传播做出新的、卓越的贡献。

本书编委会

2022 年 3 月 1 日

目　录

医 事 传 略

学 术 思 想

论 文 撷 菁

著 作 撷 粹

医 话 医 案

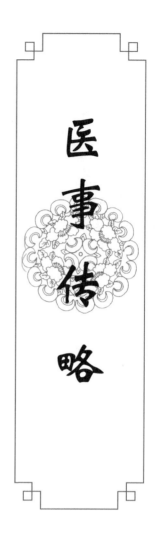

医事传略

一、继承·实践·创新

　　孙申田，全国著名中医针灸专家。少年时期始接触中医，21岁正式入行。其求学之路自成章法，师古而不泥古，博采中西法，汲取众家长，厚学而薄发。术业专攻，尚德笃行，终有所成。其专长中医针灸学、神经内科学，尤其擅长用针灸、中西医结合两法治疗中风偏瘫、失语、延髓麻痹、截瘫、脊髓空洞症、多发性或单发性神经根炎及各种原因所致病症，在内科、外科、妇科疾病的治疗方面也有较高造诣。其选穴精准，一针起沉疴。行医60余载，用针百万根，除疾苦，祛顽疾，仁心仁术济苍生。

二、年少立志学中医 求学五载奠根基

　　孙申田，1939年出生于黑龙江省呼兰县。1953年9月，他以优异成绩考入哈尔滨铁路中学。那一年，他突然患了急性关节炎，左膝关节红肿、疼痛，不能走路，不得不休学，家人把他送到绥化铁路医院住了3个月，用了不少的西药，还用了蜡疗等物理疗法，病情有所缓解，但未痊愈。出院后家里人决定用中医的方法试试，于是通过熟人联系到县里的一位知名中医——李先生。李先生看病在当地很有名气，连家住百里之外的病人都赶着马车前来求医，其中不乏高官显贵。李先生从进门看病，到抓药出门，前后不过用了一刻钟时间，这在孙申田看来有点不可思议，再回看古香古色的诊室内排着的长队，他有点不确信，这位李大夫就只问问他的病症、看看他的腿、查查他的舌苔、号号脉，就看了病，开了药，还很有把握地说半个月后肯定能好。抱着试试看的心思，他抓了药，回家后按照李大夫的要求把药煎煮两遍，盛出的药液分早晚两次口服，剩余药渣用布包上放在膝部热敷，服药后腿有发热感觉，疼痛减轻，两周后关节肿胀消退，活动灵活且不痛，果然和李先生说的一样。待到复诊时，李先生对他说，病已痊愈不用再吃药，注意不要受凉、受潮湿就可以了。经此一事，孙申田突然意识到中医的神奇，李先生医术精湛，受到病人的尊重与爱戴，以上种种都令孙申田印象深刻，并由此萌生了走中医之路、治病救人的志向，并下定决心要学好中医，做一名为百姓解除病苦、守护百姓健康的好大夫。

　　中学毕业，孙申田以优异的成绩考入牡丹江卫生学校，如愿以偿地实现了学习中医的理想。牡丹江卫生学校位于牡丹江市北山脚下，依山傍水，环境幽雅。该校是由时任黑龙江省卫生厅副厅长的全国名医高仲山等老一辈为发展中医教育事业、培养中医人才，经过多年不懈的努力创建的，其首次招生只设中医专业，开创了全国正规中医教育的先河。学校的教师都是从省内各市县抽调的名医，他们不仅具有丰富的临床实践经验，并有着踏实深厚的中医功底，堪称中医大家。孙申田痴迷中医，很多学生感到背诵原文晦涩枯燥，但他却乐此不疲。每天不仅按老师要求的去背诵，还把老师没讲的内容提前背诵下来，名家名篇，信手拈来，背诵如流，且深明其义。如《医宗金鉴·内科心法》《医宗金鉴·妇科心法》《医林改错》的方歌、《伤寒论》398条113方，等等，他甚至可以做到倒背如流，合上书从头背到尾，还可以倒背到第一条。在学习《黄帝内经》时，他能够按老师的要求对相关内容进行记忆和背诵，同时又自行背诵脉学歌诀、药性赋、四百味、汤头歌诀、十二经循行歌诀、腧穴与经穴分布歌诀、特定穴歌诀，还另外背诵了《针灸大成》中百症赋、标幽赋等治疗歌赋……

　　时至今日，当初求学五载背过的一点一滴他都不曾忘记。背书是个很艰苦的事，走路背、排队打饭背、坐公交车背、入睡前背一直到梦乡，假期回家也不曾怠慢，常挑灯夜读直至深夜，每天衣兜里揣了一大堆卡片，忘了再看，重复多次，终深深刻在脑中。忆起当时的情景，虽说常被人称为"书呆子"，但至今孙申田所用经方典籍，仍是那时牢牢记住的，终身都受益。

三、名师点津传医道　博采中西众家长

1960年，孙申田被分配到佳木斯中医院内科实习。带教高明老师，已年逾古稀，是一位知名中医大家。他人瘦瘦的，留一缕白色胡须，博古通今，中医造诣深厚，习武并写一手好字。高老治病认真，望闻问切一丝不苟，然后一一讲解，实习生们再仿效老师给病人摸脉，体会老师讲的指下感觉，慢慢对指下各种脉形有了体会，能察觉出各脉之间的细微分别。高老重点强调四诊合参，望闻问切不能偏废。他常说："'熟读王叔和，不如临证多'，你一定要多摸，长时间慢慢体会指下之感觉，方可熟能生巧。"孙申田谨记老师教诲，敏于学、勤于练，他就是在那时打下了扎实的诊脉功底。

1961年，孙申田毕业留校任教，被分配到针灸教研室，从事教学与临床带教工作。1963年他被派到全国成立最早、规模最大的针灸科——天津中医学院针灸科研修针灸临床，师从老一辈针灸专家于伯泉、曹一鸣。刚到医院老师就指导他处理病人，几乎是手把手地传授各种针灸手法，至今孙申田还在使用于伯泉老师教他的单手进针法。老师们大公无私、毫无保留地传授他们多年积累的临床秘方，其中的经络辨证治疗痛症，至今应用仍是屡治屡效。一年多的临床研修让孙申田在针灸临床上有了长足的发展，为他后来从事针灸教学、临床工作打下了坚实的基础。在传道授业解惑的路上，孙老也毫无保留地把所学所知所感全部传授给他的学生。

1966年这一特殊历史时期，孙申田离开针灸教研室到了大内科病房，这一去就是四年多。当时内科分四个病房——循环、呼吸、消化、血液，其中急症是分散于各科的，病房主任都是全省各大医院著名西学中人员。他们扎实的基本功和前沿的新知识以及严格的管理制度，为孙申田学习西医打开了一扇窗。在四年多的工作中，他基本掌握了常见病的西医诊断治疗，对疑难病的诊断治疗以及急症的处理能力有了显著提高，这为他后来创建针灸神经内科病房奠定了扎实的理论与实践基础。

也是在这期间，孙申田看见很多主任都在看外文医学杂志，并在查房时经常引用先进的知识，他也开始努力自学英语。经过一段时间的努力学习，他的外文水平从借助外语词典读杂志，到后来能顺利阅读外文刊物并翻译，实现了质的飞跃，由他翻译的多篇文章，相继发表在相关杂志上。对于中医应不应该学外语，学了又该掌握到什么程度，近年来颇有争议。对此，孙老的体会是，不但要学，而且一定要学得好，学得精。只有掌握医学的前沿知识，才能对发展中医临床与研究有重大帮助。他曾说："作为一名现代的中医名医，你的西医水平有多高，中医水平就有多高。"简单说就是，必须精通中医的同时也要精通西医。这里的关键是，我们学了西医不是去专门从事西医工作，而是让西医为中医服务。

这四年多的内科工作经历，给孙申田带来的另一收获是，汲取众多中医大家之长，进一步夯实了中医基础。因当时管理模式是西学中人员管理病房，而中医佐证一起查房，研究和讨论病人的诊断与治疗，当时除调来的一批西学中人员外，还有从全省各地调来的大批名老中医分别承担着临床与教学工作，每个病房至少有 2 名中医专家，如名医马骥、孙纪常、胡青山等，他们对中医事业的热爱、对病人认真负责的态度、严格的科学作风、踏实的中医基础理论、丰富的临床经验和治疗病人的显著疗效，不仅让孙申田看到中医的博大精深，也让他感到原有中医基础知识的不足和实践能力的差距，激发了他再次深入学习中医的兴趣和信心。读经典、勤临床、跟名师……四年多的时间，孙申田的中医治疗水平有了显著提高，学到很多实践经验，这为他后来独立处理临床工作打下了雄厚基础。

1971 年，孙申田又来到哈尔滨医科大学神经内科进修，从师于著名的神经内科专家葛茂振教授。他是全省第一批西学中专家，他热爱中医，谦虚好学，查房会诊常同孙申田讨论中医、针灸或中西医结合治疗一些疑难神经内科病，并鼓励孙申田大胆用中医疗法、针灸治疗脑血管病、脑性瘫痪、延髓麻痹和某些神经病，中药治疗脊髓空洞症，都取得了很好的疗效。这段时间的学习，也为孙申田后来成立针灸神经内科病房，把神经内科引入针灸和中医领域为针灸临床建立新的模式打下了基础。

四、躬身杏林谋创新　诲人不倦重实践

20世纪70年代初，孙申田结合北方地区多发脑病的特点，在全国首次大胆提出将中医针灸学同现代神经内科相结合的想法，并于1972年6月，着手组建黑龙江中医药大学第一个针灸神经内科病房，系统地把中医、中药、针灸疗法引入神经内科学领域，创建了针灸学新的临床、教学及科研模式，深受广大同行认可，患者治愈率显著提高。此后，他多次到美国、加拿大、韩国等国家进行学术交流，任美国东方中医学院客座教授，促进了龙江针灸学科的发展与壮大，提升了龙江针灸学科在国内外的学术地位。

在龙江针灸学科建设初始，孙老大力提倡要"继承与创新针灸"，他认为只有培养大量高素质针灸人才，才能更好发展针灸学事业，故创立了黑龙江中医学院针灸系，提出在针灸学专业课程设置上，除传统授课内容之外，还应当增加西医学理论教学，这样才能不断培养出具有传统中医理论与实践和现代自然科学知识的新型针灸学人才。遂亲自撰写《神经系统疾病定位诊断及检查方法》一书，在全国中医院校率先设立神经系统疾病损害定位诊断及检查方法和神经病学课程，亲自讲授。

同时，孙老十分注重教学融于临床，强调临床疗效是中医、针灸的灵魂，他所提出的"院系合一"教学体制终于得以实现，成立了黑龙江中医药大学针灸推拿学院暨附属第二医院，担任院长。在这一培养模式的指导下，陆续地培养出一大批高精尖针灸创新人才。在他的辛勤努力带领下，学术继承人、学术梯队精诚合作，黑龙江中医药大学针灸推拿学学科于1988年成为省级重点学科，2000年被确定为省级A类重点学科，2001年被批准为国家中医药管理局重点学科。学科具有明确、稳定、有特色和优势的研究方向，研究工作处于国内领先地位，在国内外产生了较大影响。1983年以后，学院开始招收研究生。这些年来，孙老共培养了67名博士、68名硕士和7名学术传承人，这正是此教学模式的实践成果与结晶。2007年，为培养本科学生的科研能力，他出资10万元创建了黑龙江中医药大学"孙申田教授大学生科研创新基金"；2017年，他再次出资100万元创建了黑龙江中医药大学附属第二医院"青年创新研究基金"，为培养青年骨干人才做出了巨大贡献。2020年，为探索中医药学术传承及推广应用的有效方法和模式，他建立了全国名中医孙申田工作室，亲自去牡丹江出诊并建立常态化交流与带教传承关系，为推动中医药事业发展增添了强大助力。目前，他的学生遍布全国各地，卓有建树，为祖国中医药事业创造了宝贵的财富。

医学发展到今天，无论是否愿意或承认，中医医院在临床模式上都逐渐地接近西医医院。虽然国家提出了"中医、西医、中西医结合"三个并存，但中医的继承问题依然严峻。在科学发展日新月异的今天，中医针灸学的继承和创新问题应该如何把握？孙老提出了六个字，即继承、实践、创新，其中关键是把握好实践这一环节。

继承，就是要多读、读懂古代的原著。孙老认为，学习中医的人，都要系统阅读经典和原著，并在临床实践中加以体会。比如学针灸的，要把《灵枢》《针灸大成》熟读，至少通读一遍，才能对针灸的古今发展变化有个大概了解，逐渐通过实践能够知道哪些可以继承，哪些在实践中暂时看不到价值，可以扬弃，这就是师古而不泥古。其中实践有效、有价值的部分，就可以用现代自然科学的方法研究、探索其机制，这才能有所创新。

在中医的实践中，不可能要求每个人都把路重走一遍，这时继承老中医、专家的经验便成为重中之重。中医是一门极重经验的医学，许多治病的方法技术如非亲身体会，无法真正完全掌握。所以，中医的教育不可能完全像西医院校一样，采用批量生产的模式就能一时成功。正如王永炎院士所说："实践是中医的灵魂。"如果没有实践基础，没有好的疗效，那中医理论也就成了空中楼阁，将无立足之处。中医的成长需要一个实践授受的过程。所以，带教过程中，孙老细心指点、耐心解说，亲手传授针法。他的很多学生都跟师学习多年，纷纷把跟师实践学习作为最宝贵的财富。

多年来，本着这种"继承、实践、创新"的思想，孙老带领团队在针灸对神经科疾病治疗方面进行了重点研究。自20世纪70年代始，他为揭示头针疗法治疗脑病机制做了大量临床及科研工作，通过"经颅重复针刺运动诱发电位研究""电针运动区不同强度对脑影响"等一系列研究成果，从实践与理论研究角度证实了大脑功能定位与头皮对应关系选穴的正确性，强调手法与疗效的重要性，扩大了头针疗法治疗范围，提出了头针疗法是我国自主创新的中西医结合新疗法；又提出"经颅重复针刺激技术"，为揭示头针机制提供了新的科学假说；并首次证实头穴对周围神经损伤的治疗作用，他主持的"针刺促进神经损伤修复"研究，从周围神经损伤、脊髓、脑等层面进行研究，客观证实了针刺促进神经损伤修复的作用机制；于针刺选穴配方基本原则与方法方面，首次提出根据疾病损伤部位与解剖生理学相对应的选穴方法，为临床针灸选穴配方提供了新的理论依据。先后在国家级核心期刊发表学术论文百余篇，获全国高校科技进步奖1项，省科技进步奖11项，厅局级奖10余项，曾担任全国统编教材《经络学》副主编，出版《一针灵》《神经系统疾病定位诊断及检查方法》《新编实用针灸临床歌诀》《孙申田针灸医案精选》《孙申田针灸治验》等10余部专著。

从行医至今，六十余年如一日，孙老始终工作在临床、教学及科研第一线，每日临诊近百人，提出很多创新性观点，创新头针疗法，善用独特"孙氏针法"和"孙氏腹针疗法"治疗各科疾病，屡起沉疴；重视经络辨证，继承与丰富了传统针灸取穴方法，为发展针灸学事业做出了突出贡献。他的学术思想、针灸技法蜚声国内外，被誉为"神针""孙一针"。

中医之路，道阻且长，行则将至。2020年新冠肺炎疫情发生时，孙老又以个人名义捐款5万元资助防控，福泽百姓健康，传承中医文化，体现了传承国医精粹的决心。孙老几十年的中医针灸教学、临床、科研历程，内中艰苦曲折而又充满快乐和满足，成长需要有勤奋不懈的努力，需要有良师益友的指点，需要有汲取百家的胸怀，需要有洞察先机的敏锐，需要有师古不泥的智慧，需要有踏实勤勉的实践，更需要有大胆创新的精神！而今，孙老虽早已过古稀之年，但他仍然壮心不已，他表示在有生之年要继续深入研究"孙氏针法"，使之应用更广泛；要继续教书育人，担起传承中医药发展的重任，推动中医药事业发展薪火相传。

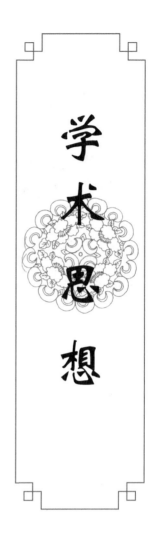

学术思想

孙申田教授是当代著名的针灸学家，在60余年的针灸医学临床、教学和科研中，勇于探索，勤于总结，始终站在医学发展的前沿，善于捕捉和发现针灸学科与现代医学的交叉点，逐渐形成了独到完整的学术思想体系。

一、凡用针灸，首倡辨证

　　孙老认为，辨证是祖国医学中的精华，一种疾病可因人、因时、因地等应用不同的治疗方法，中医辨证符合疾病的客观发展规律。一个病在不同的时期，其病理改变不尽相同，因此，临床表现出的症状也各有所异。在不同病理改变时期选择符合其病理改变的最佳、最恰当的治疗方法，是符合疾病客观发展规律的，是科学的。这是现代医学所无法比拟的，也是现代医学中需要借鉴与完善的理论部分。

　　在数千年的发展过程中，祖国医学形成了许多独特的辨证方法，如八纲辨证、脏腑辨证、卫气营血辨证、三焦辨证、六经辨证、经络辨证等。不同的辨证方法，其适应范围也有一定的差异。八纲辨证即阴阳、表里、寒热、虚实之辨证，主要用于外感疾病的辨证；脏腑辨证即五脏六腑之辨证，被人们称为中医理论的核心部分，主要用于内脏疾病等的辨证；卫气营血辨证主要用于温病辨证；三焦辨证及六经辨证主要用于热病的辨证；而经络辨证是以经络学说为理论基础，用以指导针灸选穴配方的主要辨证方法，是针灸临床辨证论治体系的核心和主体。

二、重视经络，分经辨证

经络学说是中医基础理论体系中的重要组成部分，它贯穿中医的生理、病理以及疾病的诊断、治疗等各个方面，不仅阐明了人体各系统结构间的关系，同时，还论述了其主要的生理作用，包括联系内外、运行气血以及营养代谢等维持生命活动的基础作用。一旦这种结构的变化和生理作用失调，就会产生病理反应，人们根据这些病理反应来诊断疾病，建立了经络诊断学，成为辨证施治的基础。

孙老指出分经辨证、循经取穴是针灸治疗学的一项重要原则，而针灸治疗选取的腧穴，又是经气输注出入的地方，所以不论在辨证施治、选穴配穴、手法施术等各方面，都不能离开经络学说的指导。正如《灵枢·刺节真邪》曰："用针者，必先察其经络之虚实，切而循之，按而弹之，视其应动者，乃后取之而下之。"若没有经络学说，针灸治疗的现象就难以理解了。此外，经络学说在妇科、儿科、外科、五官科等各科领域，均有着重要的应用价值。

经络辨证是经络学说的核心。孙老在应用中特别突出了经络辨证在针灸学中的重要作用。他临床运用经络辨证之时，常将经脉病、络脉病、奇经八脉病、经筋病区分开来，分而治之。他指出分经辨证不仅具有理论指导意义，更具有临床实践意义。

1. 辨经脉病证

关于十二经脉辨证，孙老在临证之时，将其分解成两部分：一是"是动所生病"，是这条经络及其所连接的脏腑在受外邪侵袭后产生的症状及其病理反应，为经络发病的依据，也是我们医生用来诊断经络及其所属脏腑疾病的辨证根据；另为"是主所生病"，是指该经脉及所属的经穴所主治的疾病与症状，是研究经穴治疗作用的基础。

2. 辨络脉病证

络脉是经络系统中重要组成部分，《灵枢·脉度》云："经脉为里，支而横者为络"，络脉是从经脉分出遍布全身的细小分支脉络，纵横交错，网络周身，无处不至，沟通经脉，连接脏腑，运行气血，它还分出支络、孙络、细络把人体前后、左右、内外联系在一起，使人体构成一个相互联系、相互作用、相互协调、相互影响的统一整体。因络脉独特的生理功能，孙老指出辨络脉病候是针灸临床辨证中不可缺少的。因络脉分布遍及全身各处，临床病理表现也复杂多样，故辨络脉病候，抓住络脉的分布及生理病理特点，综合分析，才能更好地指导临床。

3. 辨奇经八脉病证

奇经八脉是指十二经脉以外的八条具有特殊作用的经脉，因为它们的分布不像十二经脉那样规律，既不直属脏腑，又无表里配合关系，"别道奇行"，故称"奇经"。奇经八脉的生理功能主要是对十二经脉之气血起到渗灌、蓄积和调节作用，并能进一步加强同十二经脉之间的联系；在疾病状态下，对十二经脉起着一定的分类、组合的引导作用。由于奇经的证候与各经脉有关，故孙老临床还善运用奇经辨证。如不寐和嗜睡的病人，孙老分以阴、阳跷脉取穴治疗，每获佳效。

4. 辨经筋病证

经筋是十二经脉之气濡养筋肉骨节的体系，是十二经脉的外周连属部分。十二经筋循行与分布具有如下特点：①十二经筋大多分布于人体的浅部，即肌肉、肌腱、关节、韧带等部位。②十二经筋的循行均起于四末，上行头身，连结于腕、肘、肩或踝、膝、股，有的进入胸腹腔内，但不入于脏腑。具有约束骨骼，屈伸关节，维持人体正常运动功能的作用。因此，经筋的病候大多表现在经脉所属的筋肉系统病变，如拘挛、抽搐、转筋、强直等，故孙老主张的辨经筋病候，对治疗筋膜、肌肉、关节等病证有重要的意义。

孙老运用经络辨证选穴配方主要体现在两大方面：一是应用经络病候指导选穴与配方，根据经络辨证（十二经脉、奇经八脉、十五络脉等）选穴，按经络的分布循行选取穴位的方法，谓之循经取穴法。《针灸大成》指出"既论脏腑虚实，须向经寻"，又指出"宁失其穴，勿失其经"。可见循经取穴是一种非常重要的方法。历代医籍中有关本经经穴主治本经病候的记载很多，例如，手太阴肺经的穴位主治本经所产生的病候：《针灸甲乙经》记载，少商治汗；鱼际治心烦、掌心热；太渊治缺盆中痛、臂厥；尺泽治咳嗽，少气不足叹息；列缺治小便数而欠、交双手而瞀；天府治咳、上气、喘得不息。《千金方》载，经渠治咳逆上气。《类经图翼》讲，孔最治咳逆、肘臂痛。奇经八脉：发热取外关，心痛取内关。十五络脉：足痿不用取丰隆，语言謇涩取通里。二是根据经络之循行与疾病关系进行选穴与配方，包括本经取穴法、表里经取穴法、同名经取穴法、循经与病变局部配穴法、病在左者取之右、病在右者取之左、病在前者取之后、病在后者取之前、病在上者取之下、病在下者取之上。

孙老所用经络辨证内容丰富，其中以经脉辨证最为主要，经脉辨证又以循经辨证为基础，配合十二经脉所特有的辨"是动所生病""是主所生病"。而络脉辨证、奇经八脉辨证和经筋辨证，可以辅助经脉辨证，又各有其特点，可以在一些特定疾病中重点运用。总之，只有熟练地掌握经络学说的内容，才能灵活运用经络辨证分析方法，运用分经辨证对于提高针灸临床诊疗水平具有重要的意义。

三、取穴精少，动静结合

《灵枢·海论》载："夫十二经脉者，内属于腑脏，外络于肢节。"说明内脏与体表之间的关系，是通过经络的联系而实现的。经络是人体气血津液运行的通道，是人体内外、上下、前后、左右各部纵横交错的联络网。它将人体五脏六腑、四肢百骸、五官九窍紧密地联系起来，成为一个有机整体，维持人体正常生理活动。当某一经络出现异常变动时，就会在其循行路径上出现一定的反应，根据每一病证所出现的不同部位，孙老临证选穴主要运用局部、远道及经验三部取穴法，取穴具有如下特点：一是取穴精且少，在治疗诸如痛症等针刺穴位的选择上，常以单穴或者循经首尾两穴相应较为多见，根据病情病位，分经辨证，合理选穴，充分体现出"知其道者，稀而疏之"的思想。二是重视特定穴的运用，如五输穴、下合穴、八会穴、八脉交会穴等的临床广泛应用，多以循经远取为主。三是重视腧穴特异性的运用，如根据《四总穴歌》所载"肚腹三里留，腰背委中求，头项寻列缺，面口合谷收"取穴施治，再如痰多取丰隆、腰痛取养老、热盛取大椎等，均为其利用腧穴特异性施治的典范。四是以痛为腧、局部选穴，相当于传统针灸阿是穴的选穴方法，于病变局部选穴进行治疗。五是根据现代解剖生理学与疾病损伤部位选穴配方，如颈椎病神经根型选颈部夹脊穴配合神经分布部位选穴，腰间盘突出选相应夹脊穴，带状疱疹后遗神经痛选相应节段夹脊穴，面神经麻痹80%选穴是在面神经分布区。

配穴是在选穴的基础上，按照一定的规律，将腧穴配伍成方，以发挥腧穴互相配合的协同作用。处方的组成恰当与否，直接影响疗效。所以，孙老指出临床上配穴处方应从整体出发，根据患者的具体情况全面考虑，有方有法，以法统方，力求做到处方严谨，腧穴主次分明，切忌单纯从局部着眼，孤立地认识病证，力戒头痛治头、脚痛医脚。腧穴处方的组成，不是一成不变的，而应随着病情的变化灵活配伍、加减用穴，只有这样，处方才能切合病情，治疗方可取效。孙老临证时常用的配穴法包括上病下取、下病上取、左病右取、右病左取等，既体现出标本、根结等理论在针灸临床中的具体应用，充分发挥了经络对机体的调节作用，又反映出了中医的整体观念。

在临床治疗中，孙老重视动静结合。孙老指出，"神"在疾病的防治、诊断及预后中有极其重要的地位。祖国医学认为，"神"是生命的主宰，神的物质基础是气血，气血又是构成形体的基本物质，而人体脏腑组织的功能活动，以及气血的运行，又必须受神的主宰，神不但调节改善机体内环境的变化，在调节内外环境协调方面也起着重要的作用。若神受损，调节功能失常，即可导致多种疾病的发生。早在《黄帝内经》时期即有"粗守形，上守神"之说。因此在临床治疗中，孙老依据"凡刺之法，必本于神""用针之要，无忘其神"之理论，倡导防病治病先调其神，提出应用"调神益智法"以镇静安神，此法不仅对于现代医学的多种神经精神科疾病有很好的治疗作用，对其他疾病中所出现的神经精神症状亦有很好的调节和改善作用。在临床中遇到各类症状表现的患者，孙老均运用"调神益智法"，在治疗器质性疾病的基础上调节其情志，每获佳效、奇效。

同时，在治疗痛症、中风偏瘫及其他运动功能障碍性疾病中，孙老又提出了"运动针法"，指在循经远取基础上，在针刺过程中嘱病人做主动运动，病人可根据疼痛及瘫痪程度主动调整相应部位的活动范围。其不仅可减少及避免病人因被动牵拉而造成的痛苦，还能够即刻观察到针刺是否有效。经数十年临床实践证实，"运动针法"对某些疼痛性疾病及运动障碍性疾病确有立竿见影之效，优越的即刻效应大大增强了病人治愈疾病的信心。

四、手法精湛，量效结合

孙老指出，针刺手法是取得疗效的关键。运用针刺补泻手法，必须充分掌握补泻的机理和意义，明确补泻手法的应用原则。如《素问·调经论》载："刺法言，有余泻之，不足补之。"《灵枢·九针十二原》载："虚实之要，九针最妙，补泻之时，以针为之。"又云："凡用针者，虚则补之，满则泻之，宛陈则除之，邪盛则虚之。"其中所讲的"补""泻"，是针对"虚""实"，即"不足"与"有余"而确立的相应治疗原则和方法。据此，孙老提出针刺补泻包含两层意思：

一是针对虚实，是在治疗上的一种原则性提示。针刺补泻不同于药物，药物如大黄、芒硝有泻无补；人参、黄芪有补无泻。而针刺却有所不同，腧穴常具有双向调节作用，其手法施术运用不同，腧穴的主治亦有不同，如合谷可发汗也可止汗；足三里既可以促进肠蠕动，也可以抑制肠蠕动。宜补还是宜泻，其关键在于辨证论治，根据辨证结果而应用不同补泻手法，腧穴的双向调节作用才能更有效地发挥作用。

二是指具体的针刺手段。临证之时，孙老强调得效之要，在于得气，气至而有效，具体说来，得气包括两个层面，对于病者而言，毫针刺入腧穴一定深度后，或在针刺局部产生酸、麻、胀、痛、重感，或以经络循行路径扩散，或以神经传导出现触电样的感觉；对于施术者而言，针刺后常感针下如鱼吞钩饵之沉浮。一般来说，针感出现迅速、容易传导者疗效较好，反之，则疗效较差。若针刺后未能得气，孙老常采用催气、候气、逗气、逼气等辅助手法，以促气至。当针灸得气后，就必须慎守勿失，根据患者的体质、病情的虚实状态，施以相应的补泻手法。孙老常施用的基本补泻手法包括提插补泻法、捻转补泻法、徐疾补泻法、平补平泻法；复式手法包括阳中隐阴法、阴中隐阳法、青龙摆尾法、白虎摇头法、赤凤迎源法、苍龟探穴法。孙老指出，凡正气未衰，施术后针刺易于得气者，收效较快；如果正气已衰，施术后针刺不易得气者，则收效较慢。

除此之外，临证针灸施术之时，孙老还特别强调针刺的刺激频率、刺激强度及刺激时间等参数。针刺时必须要达到一定的刺激量，尤其是在头针的临证施术中，要以捻转提插速度（频率）加上捻转提插的时间累积达到一定程度，才能够达到一定的刺激量，而获得最佳的治疗效果，即所谓"只有进行量的积累，才能发生质的飞跃"。同时，孙老指出，针刺手法操作很难量化，易受到包括病人的体质差异、就诊体位、精神状态、所患疾病状态等因素的影响，故要因人、因病而异。临床医师应根据具体的情况进行调整，动态地掌握，亦可根据自己的操作经验而在临床实践中灵活运用，因此，手法的熟练是个很重要的因素，需要临床医师在长期的工作经验中细心体会。

五、兼收并蓄，创新针灸

　　孙老指出，作为一名当代中医，不但要掌握传统中医的理法方药和辨证论治，而且要吸取各家之长，兼收并蓄，尤其要吸收现代医学诊疗技术之长，为己所用，不断创新。几十年来，孙老本着继承、实践与创新的原则，从针灸治疗疑难杂症的思路出发，以神经系统疾病为中心，从临床神经病学、病理学、神经生物学、神经行为学等角度，揭示了针灸治疗神经系统疾病的机制，丰富了现代针灸学理论，为针灸学科的发展创造了新的模式，也为现代神经病治疗学增添了新内容，开创了现代针灸学临床治疗的新途径。孙氏腹针疗法、经颅重复针刺法等都是孙老兼收并蓄、创新针灸的成果。

　　孙氏腹针疗法是针灸学术创新的一项成果，是孙申田学术经验体系的重要组成部分。孙氏腹针疗法在理论基础、作用途径和取穴方案上均有别于其他针灸方法，是孙老首创的一种全新的微针疗法。孙氏腹针理论继承了传统中医理论，对藏象学说中论述的腹腔脏器参与人类生命活动进行了深入研究，同时，结合现代医学关于腹部是人类第二大脑（腹脑）的研究成果和脑肠肽的理论，认为腹部存在一个完整的神经系统，它相当于人的第二大脑，腹部是大脑的全息影像。参考现代医学大脑皮质功能定位理论在腹部选取穴（区），通过脑肠肽的分泌、释放和利用，针刺腹部对大脑相应部位进行对应性的调节，可提高或改善大脑的功能，使腹脑与大脑能和谐配合，达到治疗疾病的目的。孙老将该疗法大胆地用于临床，对原发性高血压、糖尿病、肛门-直肠痉挛症、抽动-秽语综合征、痛症、神经症等病的治疗取得了令人振奋的效果。

　　"经颅重复针刺运动诱发电位的研究"揭示了头针疗法治疗脑病的机制，提出头穴经过一定时间手法刺激而达到了一定的刺激量，使其刺激信号直接穿过高阻抗颅骨而作用于大脑，具有激发大脑细胞兴奋的作用。研究中，孙老在"经颅重复针刺运动诱发电位的研究"基础上，坚持大脑功能定位与头皮表面投影相结合的选穴方法，首次大胆地提出应用头针治疗周围神经损伤性疾病，并进行了大量的临床实践，应用头针治疗顽固性面瘫获得了很好疗效，在对针刺运动诱发电位的研究及头针治疗面神经损伤、面肌痉挛等研究的基础上，又提出针刺运动区治疗周围神经损伤的新观点，并通过大量实践资料和机制研究，证实了头穴对周围神经损伤的治疗作用，进一步在头针选穴方面证实了头皮表面投影与大脑皮质相关的理论，为头针选穴奠定了可信的科学基础。在此理论指导下和临床实践应用中，孙老又提出"经颅重复针刺激"技术，把摩擦力、生物电场等物理学、生物学、解剖学的理论概念引入针灸之中，又结合现代神经定位诊断学、神经病学，使其成为现代神经生理学与生物物理学的组成部分，提出了通过机械性刺激和能量的转换，同样能达到与磁刺激、电刺激一样的作用。把中医的头针疗法提高到一个新层次，为传统的针灸技术走向世界做出了新贡献。这是针刺现代化、中医针刺国际化的一种新尝试。

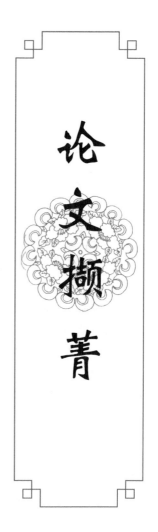

论文撷菁

一、脑血管疾病

（一）针刺百会透曲鬓治疗脑血管病偏瘫 500 例临床研究

孙申田教授从 1973 年用头针治疗脑血管病偏瘫即收到了满意的疗效。在临床应用初始，他在治疗中发现头部针刺部位的选择并不像"头针疗法"那样严格，鉴于此，于 1975 年开始运用传统的腧穴与头针进行系统对比，其选取了 500 例病人进行观察，研究针刺对血压、血液流变学、脑血流图的影响。

研究中患者平均年龄为 50 岁，包括脑动脉硬化、脑血栓形成、脑栓塞、脑血管内膜炎、高血压脑出血、蛛网膜下腔出血及脑血管畸形，病程最短两小时，最长 6 个月以上。要求针刺前停用与本病有关的药物与疗法。病人选择均经两个以上专科医师检查、记录其症状（头痛、眩晕）、体征、肌力、血压、脑血流图、血液流变学等各项指数。分别评价针刺后即刻效应（针后 5～30 分钟）与远效应（针后 30～45 天）。其研究结果证实了古代文献记载百会、曲鬓等腧穴治疗偏瘫的经验是正确的。同时也证实了头针疗法中运动区以外的腧穴，治疗偏瘫与运动区作用一致。说明运动区作用的非特异性。同时，研究表明百会透曲鬓穴具有舒缩血管、改善血管弹性、降低血液黏度和减少细胞集聚的作用。从而改善了脑血循环、增加了脑血流量。这些效应的实现，可能是针刺调节了自主神经、血管运动功能失衡状态，恢复或改善了脑血流的自动调节功能。同时，也调节了凝血系统与抗纤维蛋白原降解系统，细胞聚集力与血流切变力的动态平衡。

（原载于《中国针灸》1984 年 04 期）

（二）百会透曲鬓穴治疗脑出血术后偏瘫 11 例临床报告

鉴于之前的临床研究结果，孙申田教授又于 1988 年选用针刺健侧大脑半球头皮表面的"百会透曲鬓穴"，治疗 11 例脑出血开颅术后偏瘫、失语等功能障碍的病人。并与未经手术、症状与前者基本一致的脑出血病人选用刺患侧大脑半球头皮表面的"百会透曲鬓穴"的疗效进行了对比观察。研究发现，应用头部腧穴治疗脑血管病偏瘫是有效的。目前，对取患侧大脑半球头皮表面的穴位治疗偏瘫，在选穴与穴位特异性上做了广泛的研究，肯定了用大脑皮质功能定位取穴与传统取穴作用是相同的。但应用健侧头皮表面的穴位治疗偏瘫，尚未见系统报道与研究。所选择的 11 例特定条件下，必须用健侧的穴位的病例，证实与患侧取穴作用基本一致。更加证明了按皮质功能定位与解剖学关系取穴的正确性。所以，这样的机制在没能用现代科学的理论阐明之前，还要用中医理论去证明它，这种取穴方法建立在经络学说的基础上，如维筋相交说等，符合中医针灸学的巨刺或缪刺的刺法。

（原载于《针灸学报》1988 年第 2 期）

（三）急性脑梗死患者体内锌、铜、铬、硒含量的研究

随着对脑血管疾病的逐步研究，微量元素含量异常在脑血管病的发生及防治中的意义已引起普遍关注，许多流行病学调查、动物实验和临床资料表明，锌、铜、铬、硒等人体必需微量元素对脑梗死的发生及防治具有重要影响。测定 731 例急性脑梗死患者头发及血清中锌、铜、铬、硒的含量，结果表明体内铬、硒含量降低与急性脑梗死有关。由于我们剪取的是近头皮 5cm 以外的头发，所测得的微量元素含量可以反映发病前体内微量元素水平，故体内铬、硒降低可能是急性脑梗死发病危险因素之一。这和流行病学调查、某些动物实验以及他人的研究结果基本一致。从血清锌含量降低、铜含量升高，而发锌、铜含量与正常人比较无明显差异来看，血清锌、铜含量并不完全反映机体锌、铜状态，可能与机体的应激状态，以及用药丢失锌有关。脑梗死急性期，机体处于应激状态，体内儿茶酚胺、肾上腺皮质激素、胰高血糖素等分泌增加，而胰岛素分泌相对不足，合成代谢受抑，分解代谢增强，蛋白质大量分解，锌载体减少，摄取不足；同时临床应用脱水剂治疗，也促使锌排出量增多；另外，有文献认为，锌参与创伤的修复等，均可导致血清锌含量降低，同时通过锌、铜拮抗，血清铜升高。而头发中微量元素不能再吸收，含量较恒定，所以我们认为血清锌、铜含量的变化可能与机体的病理变化有关。

铬通过形成葡萄糖耐量因子参与糖、脂肪、胆固醇及胰岛素的代谢。体内缺铬后，脂肪和类脂（特别是胆固醇）的代谢紊乱，使血内脂肪和胆固醇含量升高，出现动脉粥样硬化，乃致发生急性脑梗死。硒是人谷胱甘肽过氧化物酶（GSH-Px）的组成成分，而 GSH-Px 可使有毒的过氧化物（ROOH）还原成无害的羟基化合物（ROH），分解过氧化氢，从而防止对细胞膜基质的过氧化作用。体内硒水平降低，GSH-Px 活性下降，机体消除自由基和抗脂质过氧化物能力减弱，就易形成动脉内皮损伤，从而可能造成血栓形成。有文献报道，体内过氧化脂质含量升高，可抑制动脉壁前列环素（PGI_2）合成酶活性，使 PGI_2 合成减少，并激活血小板的环氧化酶，使血栓素 A_2（TXA_2）大量生成。众所周知，TXA_2 具有强烈的促进血小板聚集和收缩小血管的作用，PGI_2 是体内最强的内源性血小板聚集抑制物，可抑制血小板聚集成血栓。不难想象，当 PGI_2 因体内硒含量的降低，GSH-Px 的活性下降，过氧化物脂质聚集而受到抑制合成减少时则可导致血栓形成。

（原载于《中风与神经疾病杂志》1991 年 04 期）

二、脑神经疾病

（一）球麻痹综合征的辨证与治疗（附 60 例临床报告）

随着对脑血管疾病研究的深入，对球麻痹综合征的临床研究也在逐步进行。球麻痹综合征也称唇舌咽麻痹，系指第Ⅸ、Ⅹ和Ⅻ对脑神经双侧运动丧失，同时伴有三叉神经运动支与面神经的唇支受损。临床上表现为声音嘶哑，吞咽困难，饮水反呛这样一组症状群。由于损坏的部位不同，又有真性与假性球麻痹之区别，为观察中药、针灸的治疗效果，选取了不同原因所致球麻痹综合征，包括进行性脊髓性肌萎缩症、重症肌无力、多发性硬化、脑干肿瘤、脑干空洞症、高血压合并脑出血、脑血栓、脑动脉硬化、原发性侧索硬化症、颅底蛛网膜炎等，运用中医辨证施治与传统的针刺疗法相结合的治疗方法对肝肾亏虚型、脾虚痰泛型、痰火扰心型进行了研究。

球麻痹综合征，根据查得的部分文献，就其主要的症状声音嘶哑这一点来看，应包括在祖国医学所说的"喑痱""失音""暴喑""久喑"或"风痱"等范围内。根据所见病例之临床表现，喑痱大部符合运动神经元病延髓受累型，尤以描述的风痱与喑痱兼见更符合于肌萎缩侧索硬化症（延髓与脊髓均受损）。而失音、暴喑除发生在部分急性球麻痹外，还应包括某些咽喉疾病。所以慢性球麻痹多数应视为喑痱范围，其所指主要包括运动神经元病（延髓型），其次可见于某些肌源性疾病或部分脑干空洞症，少数可见于晚期血管病、肿瘤等所致慢性球麻痹。急性球麻痹则属暴喑或失音等范围，主要指血管病所致，同时还应包括少数其他原因所致的急性球麻痹。从中医角度广义地认识这两种概念也应包括其他一些原因所致的发音不能和声音嘶哑。

此综合征的发生与心脾肾有密切关系，盖心之支脉系于舌本，脾脉连舌本散舌下，而肾脉上循喉咙，挟舌本，三脉皆通于舌、咽、喉，而舌、咽、喉又为构音之器。因此有谓之舌为声之机，咽乃音声之户，喉乃气之所以上下也。舌咽喉所以能发音、吞咽，均依赖三脏精微濡养之功能正常。又谓肺者声之源也，凡痰火诸邪皆能伤肺，因窍闭而致失音，此为实，而肾肝亏虚精气内夺，不能濡养肺金，亦致失音此为虚。前者为叶天士所说的"金实则无声"，后者即叶氏所说"金破亦无声"，除声音嘶哑外因肺伤而肃降失权，气逆遂为咳逆而呛。若心经受邪，除声音嘶哑不语外，因神失所主或为昏冒不识人，如痴如呆，或为哭笑无常。若脾经受邪则人事不明，或唇缓，口角流涎，语言謇涩。若肾经受邪则内夺而厥，喑不能言，二足痿废而不用。因此，球麻痹综合征之发生，其本在心脾肾，其标在肺，治宜标本兼顾，随症加减，方能收良效。

急性球麻痹中以血管病为最多，其疗效也较好。针刺在球麻痹治疗中占有很重要地位，循经取穴均以心脾肾三经为主，同时配合筋之会穴阳陵泉，胃之合穴足三里、络穴丰隆等，再配合局部及邻经穴主治音哑不语，气逆不畅等，故为球麻痹不可缺少的治疗手段。在辨证的基础上，主张同时结合辨病用药，如闭塞性脑血管病所致球麻痹，除按辨证用药外可用葛根、丹参、川芎、红花等活血化瘀药。本组病例除进食困难，营养障碍，病情严重或合并症者，个别给予静脉补液，鼻饲与其他对症治疗药物外，均停用西药。

（原载于《中医药学报》1984 年 01 期）

（二）穴位注射致面瘫 5 例报告

面肌痉挛在临床中治疗起来比较棘手，应用穴位注射疗法治疗面肌痉挛可取得较好的疗效，但在临床治疗时偶会出现面瘫的情况。

穴位注射是中医常用的治疗方法，对因神经损伤导致的多种功能障碍，确有治疗效果。但因穴位注射而造成的神经损伤尚少有报告。临床中，在应用穴位注射治疗面肌痉挛的过程中，发现 5 例注射引起的面瘫，均在穴位注射后 10 分钟内发生，停止注射并附加相应的治疗均得到恢复。分析其原因，一是注射用穴距面神经干很近，翳风穴是面神经从茎突孔出颅的地方，因此，此处受损的可能性较大。面神经从茎乳孔出颅后，穿过腮腺才分出各支，从引起的面瘫较为完全上来看，损伤应当在分支之前，所以，四白、地仓处损伤的可能性较小。那么是针刺直接损伤了面神经干，还是药物的作用呢？由于我们应用的是 5 号或 5.5 号针头，刺入穴位的深度，还不足以损害神经干；面瘫在注射后 10 分钟之内发生，也正是药物发生作用的过程；从发病至完全恢复的病程上看，也很可能是药物的作用。如果针头直接刺在面神经干上，当立即发生面瘫，恢复也未必那么快而且完全。我们推测，可能是药物的作用，尤其是与普鲁卡因的麻醉有关。但从此面瘫恢复的时间多为 10 天左右上来看，也不完全是药物的麻醉作用。有人对穴位注射后注射部位的肌肉进行肌电图检查发现，穴位注射后的肌肉均有不同程度的神经损伤表现。为此，在穴位注射时，除对药物的选择应加注意外，更重要的是要注意选择距神经干较远部位的穴位，以免造成人为的神经损伤。

（原载于《针灸学报》1993 年 01 期）

（三）针刺治疗外伤后面瘫 1 例

面瘫作为临床常见病，15%～20%的患者经过常规处理后仍会有各种不同的遗留症状。面瘫患者经过一段时间的治疗后，仍会留下如眼睑下垂、面肌痉挛、口角歪斜等后遗症，称为顽固性面瘫或难治性面瘫、重症面瘫。长期治疗无效，或由外伤、炎症、肿瘤等手术后所造成的不可逆性面神经麻痹，称为永久性面肌瘫痪。

难治型面瘫，在治疗过程中又多会出现联带运动，治疗起来比较困难。面瘫恢复的基础是受损的面神经功能得到恢复。实验证明电针可以促进神经生长，提高了再生神经的协调性运动支配能力。攒竹、丝竹空、下关、翳风、地仓、迎香、颊车均是位于面神经分布部位的要穴，故针刺这些穴位可以促进面神经功能的恢复。头面部为诸阳之会，督脉为阳脉之海，阳明经多气多血，故取百会、神庭、合谷以振奋阳气，取攒竹、丝竹空、下关、翳风、地仓、迎香、颊车以活血化瘀、疏通经气。取用上述穴位，合而成方，得以取效。在治疗过程中出现联带运动，这是面瘫患者常见的并发症，头针面运动区和感觉区进行治疗。针刺可能通过高阻抗颅骨对面神经在皮质的投影区进行刺激，并达到了一定的量，使面神经的高级中枢对面神经的低级中枢及面神经的周围神经末梢抑制增强，从而产生治疗作用。取百会、神庭、合谷以振奋阳气，扶正以祛邪，取下关、迎香用缪刺法以疏通经脉，取得满意疗效。

（原载于《针灸临床杂志》2009 年 03 期）

三、脊 髓 疾 病

（一）督脉电针治疗脊髓空洞症（附 7 例临床报告）

脊髓空洞症被认为是一缓慢进行的先天发育异常性脊髓疾病。其特点为脊髓内空洞形成并伴随一定程度的胶质增生。临床表现为相应节段的痛、温觉障碍而相对的触觉存在（谓之分离性感觉障碍），并可发生肢体瘫痪、营养障碍等。目前尚无特效疗法。20 世纪 70 年代初，国内应用针刺治疗脊髓空洞症尚未见报道。故临床研究应用督脉电针治疗经中西药长期治疗无效的 7 例病人，长者治疗 105 次，短者治疗 40 次。经半年时间的观察，有效 6 例（明显好转 2 例，好转 4 例），无效 1 例。治疗方法简单，无不良反应。针刺次数与临床症状改善之间的关系不完全一致，病程长短与针刺次数间无明显一致关系，多数病人在 3～6 次后自觉症状得到改善，30 次左右时症状改善最佳。

以后的针刺往往维持这个程度不变而渐渐发生某些症状的恢复。自觉症状改善明显的是感觉异常的恢复，因为脊髓空洞症最早的病理改变往往位于后角的基底部，所以早期因为 Rojauda 胶质受刺激可出现自发性疼痛（往往是顽固的甚至难以忍受的）、麻木、冰冷等感觉异常，有时病人在熟睡中疼醒。这个症状往往也是脊髓空洞症病人最痛苦的症状之一。

（原载于《中医药学报》1981 年 03 期）

（二）循经感传与脊髓传入通路——附 20 例脊髓空洞症循经

感传现象报告

循经感传指的是刺激人体经穴时，受试者产生一种特殊感觉（麻胀热等），从接受刺激的穴位开始，向一定方向循行传导，其循行经过的路线与所记载经络循行路线基本一致。阐明循经感传现象，对揭示经络实质、提高针效与针刺镇痛作用有重要意义。1975 年以来，在研究中药治疗脊髓空洞症的同时，也观察了循经感传现象。脊髓后角细胞为产生循经感传的脊髓传入通路之一：后角细胞为痛温觉传入通路的二级神经元。由于脊髓空洞症损坏了后角细胞，从而相应节段的痛温觉消失。脊髓空洞症循经感传现象的观察结果表明，在脊髓空洞的相应节段上出现感传消失或显著减弱，说明循经感传现象的脊髓传入通路位于后角细胞，与痛温觉的传入通路是一致的。而循经感传现象不同程度存在的表现，主要取决于空洞的大小、后角细胞损坏的范围，这也是脊髓空洞症循经感传现象不完全消失的关键所在。

针感与产生循经感传的关系：脊髓空洞症循经感传消失的病人，均无针感或针感明显减弱。这一结果表明，针感是产生循经感传的先决条件。针感消失则感传现象也不出现。说明了针感与循经感传产生的脊髓传入途径是一致的。进一步推测，感传现象产生的脊髓传入途径可能为后角细胞与传递痛温觉的脊髓丘脑腹外侧索。而感传路线的体表现象，实际过程是在大脑皮质进行的。这一假设的揭示，对进一步阐明经络实质有着重要意义。

（原载于《中医药学报》1983 年 03 期）

（三）中药对脊髓空洞症治疗前、后痛阈变化的观察

多年来，应用中药结合中医辨证的方法治疗脊髓空洞症百余例。绝大部分病人在经过一定时间的治疗后，均发生了症状与体征的改善。为了力求客观指标的准确性，以及寻求一个客观的数据来说明这种改善程度，在临床应用中药治疗自觉症状较明显改善的 5 例脊髓空洞症病人，应用国产 KJ.C-4 型 K 离子痛阈测定仪，以穴位做标记，分别在用药前后，测定 5 例病人病侧的云门、乳根、曲池、合谷、肩髃的痛阈，其研究结果说明中药治疗脊髓空洞症不仅表现主观自觉症状的改善，客观上也证实了中药治疗脊髓空洞症是有效的。

（原载于《中医药学报》1986 年 05 期）

（四）督脉电针治疗脊髓病 82 例临床报告

随后又用近 10 年的时间对各种原因引起的 82 例脊髓病患者，应用督脉电针法进行治疗，分析其疗效，大部分病人症状有不同程度的改善，获得了较为满意的疗效。说明针刺对中枢神经系统损伤的再生与恢复有一定作用。既往中枢神经系统损害神经细胞不能再生或不可逆的理论受到挑战。这些客观体征明显的改善必然与神经细胞损害的恢复是相一致的。从疗效结果看，无论对于脊髓损伤、炎症或变性等病理改变，该法都有一定治疗效果。方法简单、无副反应，是值得推广应用的一种疗法。

（原载于《针灸学报》1989 年 02 期）

四、杂病探寻

（一）针刺免疫反应（文献综述）

针刺的减痛作用已被公认，至今一些缺乏治疗效果的疼痛综合征如三叉神经痛、肌炎等，针刺仍获得了良好的反应。但把针刺减痛作用作为针刺反应的唯一作用，是错误的。与此同时，在针刺的过程中出现了机体内的一系列变化，包括主观感觉的食欲增加、体力的恢复、睡眠的改善等，客观上表现为血压的下降、体重的增加、血液化学成分的变化等。而其中使人们发生最大兴趣的也是值得我们进一步研究的是可在免疫学上研究其反应变化。针刺对免疫方面的影响是多方面的，其中针刺使网状内皮系统的功能增强，对机体内各种特异性免疫抗体与非特异性免疫抗体均能使其有所增加，对于调整机体内在抗病因素，增强机体的免疫抗病能力，具有十分重要的意义。因此，针刺对于由免疫功能障碍而引起的疾病不仅增加了治疗方法，同时对阐明针刺作用的原理增加了新的研究课题。

（原载于《中医药学报》1979 年 04 期）

（二）耳针戒酒临床疗效与机制探讨

在耳针戒烟与药物成瘾的启发下，开展了耳针戒酒的临床研究，并对产生效应的可能机制进行了探讨。凡是主动要求戒酒治疗，或虽无主观戒酒要求但接受戒酒的暗示时耳针治疗均有疗效，反之则无效。因此，心因性因素在耳针戒酒的效应上起着重要作用。另外，值得注意的是，饮酒成瘾的病人，突然戒断后可引起发作性震颤、出汗、幻觉和惊厥等症状，称为"酒精戒断综合征"。因此，使人想到饮酒成瘾的病人对酒精的生理依赖性。而针刺对体内这些变化则具有良好的调节作用。

（原载于《中国针灸》1986 年 05 期）

（三）耳针戒酒 310 例临床报告

在我国，随着人民生活水平的提高，饮酒已十分普遍。酗酒给社会、家庭、个人身心健康带来的危害亦日益增多，可见加强对酒精中毒的临床研究已十分必要。且酗酒已成为当今世界某些国家的公害，美国 1984 年对死亡病因调查结果证实，每年酒精中毒死亡者达 20 余万人，平均每 10 例死亡者中就有 1 例与酒精中毒有关。酒精中毒已成为心脏病和癌症以外的第三个影响健康的问题。苏联、朝鲜等国家颁布了强行戒酒令。治疗酗酒与酒精中毒最重要的一点是戒酒。目前，国外所用药物厌恶疗法，以及强行的戒酒治疗，病人不易接受，疗效也不满意。

耳针或耳穴压药戒酒与心理因素有密切关系。要达到戒酒目的，必须具备戒酒要求和自愿接受治疗与主观积极配合的条件。采用戒酒方法治疗，要求病人在耳针治疗期间，不再饮酒，否则会影响耳针的疗效。大部分病人通过暗示治疗后获得好转，而属"抑郁型"或"紧张型"或对耳针完全不信任者，其疗效往往是不显著的甚至是完全无效的，结果有相同之处。所以，我们认为心理因素在耳针戒酒的效应上起重要作用。但绝不是戒酒的主要因素。

耳针戒酒的优点在于该疗法简便易行，无痛苦，无副作用，对病人身心健康无损害，不受环境条件限制，便于推广。戒酒疗效显著，戒断后病人食欲增加，睡眠良好，精神愉快。

（原载于《中医药信息》1987 年 01 期）

（四）哈慈五行针治疗眩晕、偏头痛临床观察报告

眩晕、偏头痛都是临床上的常见病、多发病。在一般人群中，眩晕的患病率为 58%，以眩晕为主诉者在神经科门诊中占 5%～10%，在神经科住院病例中占 6.7%。偏头痛是一种发作性头颅部血管舒缩功能不稳定，加上某些体液物质暂时性改变所引起的头痛。偏头痛在一般人群中的发病率为 5%，对眩晕、偏头痛的早期及时有效的防治是当今世界医学领域中重要研究课题之一。

近几十年来，中医治疗偏头痛、眩晕临床研究很多，并且疗效均很理想，针灸是其中最主要方法之一。整体观念、辨证施治是中医学的基本特点，针灸治病是根据病情刺激腧穴，以调节阴阳，使脏腑、经络功能得到恢复。穴位的选择与疗效有着密切关系。

偏头痛采用双极针法、透针法，形成闭合磁场，加强磁场作用，促进经络疏通，增强了治疗效果，达到治疗疾病的目的。磁疗法通过磁场作用于人体经络穴位达到治疗目的。哈慈五行针兼有磁、吸、针的作用。磁，即穴位磁疗法；吸，即拔罐疗法；针，即针刺疗法，其形状类似古代九针中的一种。应用哈慈五行针治疗眩晕、偏头痛具有安全可靠、经济实用、操作方便、无痛、无创伤，明显改善人体生理功能的作用，能有效地治疗眩晕、偏头痛，值得临床推广应用。

（原载于《生物磁学》2002 年 01 期）

（五）循经取穴配阿是穴合谷刺法治疗肩痹症 102 例临床报告

根据肩、臂疼痛的部位与经络循行的关系，应用上病取下，即病位在上取身体下部腧穴治疗，配合阿是穴合谷刺法治疗肩痹症获得了显著的疗效，再次证明了循经取穴的方法在临床上具有十分重要的意义；也说明老的针法只要恰当地加以应用，就能获得良好效果。肩痹的治疗应以动静结合为原则，针肩部穴不宜动。针远端穴，在针刺的同时可配合积极的肢体运动，不仅有助肩关节功能恢复，并可判定即刻疗效。从治疗中看到，当针刺时绝

大部分病人疼痛减轻或消失，关节活动功能不同程度改善，部分病人即刻获得痊愈。

（原载于《针灸学报》1991 年 01 期）

（六）洋金花全粉胶囊治疗帕金森病 51 例临床观察

帕金森病（Parkinson disease，PD）又称震颤麻痹，是一种常见的中老年中枢神经系统变性疾病，临床上以静止性震颤、肌强直、运动迟缓和姿势平衡障碍为主要特征。自 20 世纪 60 年代初启用左旋多巴治疗 PD 以来，多巴制剂一直是控制该病症状的首选药物，然而长期服用左旋多巴治疗会出现疗效减退、症状波动、运动障碍等严重不良反应。近年来，国内外学者推崇用多巴胺受体激动药和左旋多巴联合治疗 PD，其疗效也并不十分令人满意。鉴于此，我们从 2005 年开始探索应用洋金花全粉胶囊治疗 PD。在临床观察中发现，洋金花对 PD 患者症状改善具有显著的作用。其特点如下：①早期未服用过任何药物的 PD 患者，单用洋金花全粉胶囊治疗起效快，疗效显著，能够明显消除患者的震颤及肌强直症状。并且随着服药时间的延长，用药剂量并不用增加，仍能维持服药初期的疗效，疗效稳定持久。②对于长期服用多巴丝肼片出现疗效减退，需要药物加量治疗的患者，我们在其原有用药的基础上加用洋金花全粉胶囊治疗后发现，其可以明显延长多巴丝肼片的作用时间。并且随着服药时间的延长，许多患者服用多巴丝肼片的剂量不用增加，反而可以减量，而洋金花全粉胶囊也不用增量，症状仍可得到持久的改善。③长期应用左旋多巴治疗出现明显的剂末现象、"开-关"现象及异动症的患者，加用洋金花全粉胶囊治疗后，可有效控制症状波动，药物作用持续时间较长。随着用药时间的延长，二者剂量均无须增加，症状并不出现波动。④部分重症 PD 患者应用洋金花全粉胶囊治疗后，亦具有一定的效果，且耐受性好，但其起效较慢。⑤常年联合用药、PD 重症患者应用洋金花全粉胶囊治疗后，疗效并不显著。洋金花有毒，服用过量会出现心率加快、血压升高、瞳孔散大、尿潴留、口干明显，个别患者可产生幻觉乃至谵妄等阿托品样兴奋症状，而小剂量应用单味洋金花治疗 PD 是安全有效的。洋金花单味治疗 PD 目前仅以临床研究为主，结果证实单纯应用洋金花全粉胶囊可有效控制早期 PD 症状，且长期服用无须增加剂量对 PD 症状仍能有效控制，尚未发现类似西药的毒副作用，从而为长期治疗帕金森病、有效控制 PD 进程奠定了一定的基础，但尚需进一步研究其确切的有效成分，以期从更深层次探讨中药洋金花单味治疗 PD 的作用机制。

（原载于《中医杂志》2010 年 05 期）

（七）象皮肿案

象皮肿为淋巴水肿，是指机体某些部位由先天性淋巴管发育不全或后天性疾病致使淋巴液通道阻塞，淋巴液回流受阻引起的软组织液在体表反复感染后皮下纤维结缔组织增生，脂肪硬化，后期皮肤增厚、粗糙、坚韧如象皮的疾病。感染更使炎性渗出液增加，刺激大量结缔组织增生，破坏更多的淋巴管，加重淋巴液滞留，增加继发感染机会，形成恶性循环，致使淋巴水肿日益加重。现有的治疗方法有体位引流、加压包扎、手术等方法，但均不能治愈淋巴水肿。

目前肿瘤根治术后所致淋巴水肿日趋增多，笔者近年曾治疗几例因乳腺癌术后引起的上肢淋巴水肿，单独针灸或配合中药并未取得满意的疗效。此患者起病急，发病迅速，短时间进入淋巴水肿晚期，采用此疗法取得显著疗效。如果在淋巴水肿早期未形成组织严重纤维化时按此方法治疗，相信会取得更好的疗效。此疗法能祛除瘀阻已久的淋巴液，改善局部微循环，减少对淋巴管形成的压力，未用任何抗生素及中药便治愈其急性网状淋巴管炎引起的丹毒症状。由此设想此疗法可能修复被破坏的淋巴管，促进淋巴液的回流，从而使淋巴水肿得到显著改善，降低纤维化程度。

（原载于《中国针灸》2012 年 11 期）

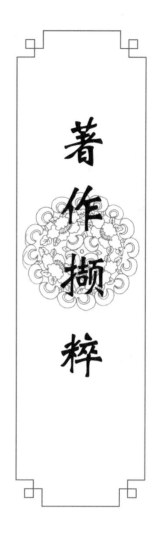

著作撷粹

一 针 灵

孙申田教授所著《一针灵》所选病证百余种，均为临床常见病、多发病，书中强调了针灸简明、有效的治法，每方仅取一穴，多为十四经穴，也有经外奇穴及阿是穴，文字通俗，治法简明，便于学用。

一、内科疾病

1. 支气管哮喘

治法 1：孔最。在前臂掌面桡侧，当尺泽与太渊连线上，腕横纹上 7 寸。将针快速刺入孔最穴 3～5 分，得气后施泻法，要求感应向上传至同侧胸部，向下传至同侧拇指，加电针，留针 30～60 分钟。

治法 2：定喘。在背部，当第 7 颈椎棘突下旁开 0.5 寸。平补平泻法，留针 30 分钟。

治法 3：鱼际。在手掌拇指本节（第 1 掌指关节）后凹陷处，约当第 1 掌骨中点桡侧，赤白肉际处。每次只针一侧，每日 1 次或每发作时针 1 次，左右交替使用。刺时针尖向掌心斜刺，深 5 分左右。出现针感后留针 20～30 分钟，留针期间每隔 5 分钟捻转行针 1 次。针刺 10 次为 1 个疗程或每发作时针刺。

治法 4：四缝。在第 2～5 指掌侧，近端指关节的中央。掌面向上，手指伸直，用三棱针快速点刺，刺入约 2～3mm，挤出黄色的黏稠液体。3 日 1 次。

治法 5：肺俞。在背部，第 3 胸椎棘突下，旁开 1.5 寸。用中药麻黄、细辛、干姜各 15g，白芥子 30g，共为细末与面粉 50g 混合，每次 6g，以麝香油调成糊状后，置伤湿膏上贴双侧穴上，每次换药隔 2 日，连用 3 次，敷后局部有麻灼感。

治法 6：八风。局部消毒后，用三棱针或 8～12 号注射针头直刺趾缝正中间深约 0.8cm，出针后挤出白色或淡黄色黏稠液体。隔 3 日或 7 日后再刺。

治法 7：天突。在颈部，当前正中线上，胸骨上窝中央。令患者微仰头取穴，先直刺 2 分，然后将针尖转向下方紧靠胸骨后壁缓慢刺入 0.5～1.5 寸，待针下有沉、涩、紧等针感时，再左右捻转 10～20 秒，留针 5～15 分钟。

治法 8：内关。在前臂掌侧，当曲泽与大陵的连线上，腕横纹上 2 寸，掌长肌腱与桡侧腕屈肌腱之间。进针得气后，行泻法（捻转补泻），患者自觉有麻木感上行至腋，症状开始改善，约 6 分钟后，哮喘已基本缓解，留针及间歇行针半小时后起针。

治法 9：扶突。位于颈外侧，喉结旁，当胸锁乳突肌前、后缘之间。取双侧扶突穴，窜胀样针感由颈部向下传至胸内，胸内有热感。

2. 胃下垂

治法 1：巨阙。在上腹部，前正中线上，当脐中上 6 寸。由上向下针法（俗称提胃法）：患者平卧，用 7 寸 28～30 号毫针，自剑突下相当巨阙穴处进针，沿皮下刺至脐左压痛点或结节处，如无压痛点或结节，可针至肓俞穴处，待得气（病人有抽胀感，甚至有强烈的全胃向上紧缩感），继续进针约 1cm。此时术者持针柄向一个方向捻针，目的是使针尖固定，并保持针感，40 分钟后出针。由下向上针法：与前述针刺方向相反，即从脐左压痛点、结节或肓俞下 1～2cm 处进针，沿皮下继续向上针至巨阙穴。得气后采用上述同样针法和留针时间。针后避免重体力劳动，进易消化饮食，并少食多餐。最好针后适当休息，每周治疗 1 次，6 次为 1 个疗程。

治法 2：鸠尾。在上腹部，前正中线上，当胸剑结合部下 1 寸。用 1 尺或 9 寸长的 30 号毫针，从鸠尾垂直进针（0.3～0.5cm 深），透针至第二反应点（从鸠尾沿任脉向下摸到阳性反应点，呈圆形或条索状）基底部，做小幅度捻转，患者感到酸胀时开始提针。每次施针 30～70 分钟。

治法 3：梁门。在上腹部，当脐中上 4 寸，距前正中线 2 寸。用 5～7 寸长针由梁门透刺天枢。

治法 4：建里。在上腹部，前正中线上，当脐中上 3 寸。建里同时刺入双针，每日治疗 1 次，10 日为 1 个疗程，治疗及巩固过程为 1 个月。

治法 5：承满。在上腹部，当脐中上 5 寸，距前正中线 2 寸。用 7 寸长针从右侧承满呈 45°快速进针至皮下，透向左侧天枢，待有胀感，大幅度捻转 7～8 次后，向一个方向捻转，使针滞住，向退针方向提拉，病人有上腹部空虚、胃向上蠕动感，用手压下腹部，往上推胃下极，退针时每隔 5 分钟将针松开退出 1/3 再滞住，分 3 次退出，共提拉 15 分钟，最后将针柄提起呈 90°，抖动 7～8 次出针。用腹带从髂嵴连线前后固定。嘱病人仰卧 30 分钟，再右侧卧 30 分钟，仍复原位卧 2～3 小时，每周 1 次。共 3 次。最多不超过 10 次，巩固半年。

治法 6：剑突下 1 寸。用 28 号 8 寸毫针，由剑突下 1 寸刺入，与皮肤呈 30°，沿皮下刺至脐左侧 0.5 寸处，待有针感，术者有重力感后改为 15°，不捻转提针 40 分钟，出针前行抖动手法 10～15 次。针后平卧 2 小时，每周或隔日针 1 次，10 次为 1 个疗程。

治法 7：中脘透天枢。中脘在前正中线上，脐上 4 寸。用 3 寸以上毫针从中脘平刺（与皮肤呈 12°～15°）向天枢，用单向捻转手法，待针提插不出时，用弧度刮针法，拇指向后，每次连续 100 次，留针 30 分钟，行针 3～4 次，自觉胃有上升感为佳。12 次为 1 个疗程。

治法 8：提胃。在中脘旁开 4 寸。3 寸以上毫针平刺，针尖向天枢方向。针 2.5 寸深。用弧度刮针法，操作方法同上法。

治法 9：百会。两耳尖连线中点。用艾条或艾炷灸，每日 2 次（早晚各 1 次），一次 30 分钟，12 次为 1 个疗程。

3. 胃、十二指肠溃疡

治法 1：印堂。在前正中线上，两眉头连线中点。斜刺印堂 3～5 分，提插捻转，虚补实泻，以鼻头胀沉重为度。留针 30 分钟，每 10 分钟行针 1 次，10 次为 1 个疗程，疗程间隔 5～7 日。

治法 2：跟腱。足跟后上方，跟腱上。患者俯卧或侧卧，脚趾用力向下垂伸，于跟腱陷处正中间取穴，向上斜刺 0.5～1 寸，得气后留针 5～15 分钟，每日 1 次。

治法 3：静穴。在第 6～12 胸椎之间两侧外缘 1.5～2cm 压痛最显著处为穴。如第 6～12 胸椎处无压痛点，则应向第 6 胸椎之上寻找压痛点。针刺以补法为主，留针 10～20 分钟。也可采用烧山火补法，10 次为 1 个疗程，针刺入后，针尖向脊柱内侧呈 75°斜刺，其深度视病人胖瘦而定。一般刺入 3～4cm。捻转法、震颤法反复交替使用，不断强化刺激。

治法 4：安穴。在髂前上棘与髂后上棘之间，髂骨上缘之下 3～4cm，压痛点处是穴。针刺以补法为主，留针 10～20 分钟，也可用烧山火补法。10 次为 1 个疗程。一般针入 3～4cm，捻转法、震颤法反复交替使用，不断强化刺激。

治法 5：足三里。在小腿前外侧，犊鼻下 3 寸，胫骨前嵴外一横指（中指）。用 3 寸毫针，刺入 0.5 寸深，得气后用催气、通气法使针麻感传向腹部。留针 30 分钟，每日 1 次，12 次为 1 个疗程。

4. 腹泻

治法 1：足三里。在小腿前外侧，当犊鼻下 3 寸，距胫骨前缘一横指。先用毫针刺足三里，徐徐进针，针用补法，然后出针，再用鲜姜片，上面用针扎成小眼放在足三里上，然后把艾绒搓成 6～7 个如蚕豆大小的小团，放在姜片上，点燃 15～20 分钟即可。

治法 2：神阙。在腹中部，脐中央。以肉桂 3g、硫黄 6g、白胡椒 15g、鸡内金 3g、枯矾 6g、五味子 6g、新鲜葱头 3～5 节，为 1 次用量，除葱头外，余药共研细末，贮瓶备用，取葱头捣烂，与上述药末拌匀，加适量醋调成糊状，平摊于脐部，用纱布覆盖，并用胶布贴牢。敷药处可出现发痒、灼痛等现象，停药后即消失，不用处理。

治法 3：鸠尾。在上腹部，前正中线上，当胸剑结合部下 1 寸。向下斜刺 0.5～1 寸，急性者用强刺激，每日 1 次或 2 次。

治法 4：四边。在脐上下左右各 1 寸处。中强刺激泻法或透天凉法，慢性腹泻多用补法或烧山火法，每日或隔日治疗 1 次，重症患者每日可针 2 次，每次留针 15～30 分钟，亦可不留针。急性者 3 次为 1 个疗程，慢性者 10 次为 1 个疗程。

治法 5：腹泻。神阙下 0.5 寸。

治法 6：肓俞。神阙旁开 0.5 寸处。先针肓俞穴，常规消毒后，用 1.5 寸 30 号或 31 号毫针刺入穴位，针尖稍偏向脐中方向，进针 1.2 寸左右，每穴提插捻转约半分钟出针。1 岁以内小儿只捻转不提插，以免刺激过重，年龄较大者可在捻转过程中用 2～3 次提插手法，出针后配足三里疗效更佳。

治法 7：腹泻特定穴。足外踝最高点直下，赤白肉际交界处。按艾卷温和灸法操作，以病人感觉施灸部位温热舒适为度，左右穴每次灸 10～15 分钟，每日灸 2～3 次。可视病情而灵活掌握。

5. 便秘

治法 1：承山。在小腿后面正中，当伸直小腿时腓肠肌肌腹下凹陷处。直刺，进针 1.5 寸，中等刺激先捻转后提插，各 10～20 次，不留针，每日 1 次，10 次为 1 个疗程。

治法 2：犊鼻。屈膝，髌骨与髌韧带外侧凹陷中。针刺单侧取穴，左右不限。提插捻转泻法，留针 15～20 分钟。

治法 3：支沟。位于手背腕横纹上 3 寸，尺桡骨之间。取支沟穴（男左女右），用毫针直刺或略向上斜刺，深度为 1～1.5 寸，适当提插捻转，针感向下可到指端，向上可达肘以上，腹中可出现热或凉或欲大便感。留针 15～20 分钟，中间运针 2～4 次。

治法 4：肓门。在腰部，当第 1 腰椎棘突下，旁开 3 寸。用梅花针轻刺激或用毫针弱刺激手法，隔日 1 次，12 次为 1 个疗程。

治法 5：气海。在下腹部，前正中线上，当脐中下 1.5 寸。用艾条灸法，后再配支沟穴，用导气手法。每日 1 次，6 次为 1 个疗程。

治法 6：大肠俞。在腰部，当第 4 腰椎棘突下，旁开 1.5 寸。用艾条灸，每次灸 5～10 分钟，每周 3 次，6～12 次为 1 个疗程。

6. 呕吐

治法 1：中魁。中指掌侧第 2 横纹正中。患者正坐伸肘伏掌，穴位常规消毒，用 5cm 长的毫针直刺 3cm，捻转行针使酸麻胀感向掌根部传导，或采用灸法。

治法 2：内关。在前臂内侧，腕横纹上 2 寸，掌长肌腱与桡侧腕屈肌腱之间。令患者于饭后，未出现呕吐之前，立即仰卧，常规消毒取内关，快速进针，约 8 分至 1 寸深，得气后，两侧穴同时用提插手法行针 10～15 次（强刺激抑制手法）。在提插过程中，嘱患者深呼吸 2～3 次。在 5 分钟、15 分钟、30 分钟时各重复上述手法 1 次。最后留针 30 分钟。每日 2～3 次。

治法 3：内关透三阳络。在前臂内侧，腕横纹上 2 寸，掌长肌腱与桡侧腕屈肌腱之间。用 3 寸毫针在内关快速刺入，然后与皮肤呈 45°刺向三阳络，留针 5～10 分钟（适宜于手术中呕吐）。

治法 4：鸠尾。在上腹部，前正中线上，当胸剑结合部下 1 寸。埋针法，患者于饭后未呕吐之前，取鸠尾穴，用 1～1.5 寸毫针从鸠尾穴向脐中方向平刺，后用胶布固定。留针 1～2 小时，每日治疗 1 次，2～3 周为 1 个疗程。

治法 5：公孙。在足内侧缘，当第 1 跖骨基底的前下方。行大幅度捻转、提插，强刺激手法。

7. 胃痉挛

治法 1：梁丘。屈膝，当髂前上棘与髌底外侧端的连线上，髌底上 2 寸。快速刺入，捻转提插，深度以得气为度，要求针感上达髋和腹部，留针 15～30 分钟。

治法 2：足三里。在小腿前外侧，当犊鼻下 3 寸，距胫骨前缘一横指（中指）。选 3～3.5 寸毫针，针刺深度为 2.5～3 寸，针感要求下行至足部。待剧烈发作缓解后，留针 5～10 分钟。

治法 3：板门。位于鱼际内侧 1～1.5 寸，偏上 1～2 分处。大拇指手背向下，平放，高鼓处是穴，用 26 号针直刺 5 分至 1.5 寸，针感达全手或上臂，留针 20～30 分钟。

治法 4：膻中。当前正中线上，平第 4 肋间，两乳头连线的中点。用右手大拇指尖先轻后重加压膻中穴 2～5 分钟，以酸痛为度。

8. 高血压

治法 1：大椎。在后正中线上，第 7 颈椎棘突下凹陷处。患者正坐垂头，用 28 号 2 寸毫针直刺大椎穴 1～1.5 寸，不捻转提插，待有下行针感时在针柄上放一酒精棉球点燃，叩上罐 20 分钟，隔日 1 次，10 次为 1 个疗程，疗程间隔 5～7 日。一般 3 个疗程。

治法 2：头维。在头侧部，当额角发际上 0.5 寸，头正中线旁 4.5 寸。患者仰卧，针刺头维穴，针柄向前、向内倾斜 30°，针尖进入帽状腱膜与颅骨骨膜之间，向后深入 2～3 寸。急速持续捻针 3～5 分钟，留针，间断捻针，当血压降至适当范围，危急症状基本消失时再留针 20～30 分钟。

治法 3：膈俞。在背部，当第 7 胸椎棘突下，旁开 1.5 寸。在双侧膈俞穴各埋 1 号皮内针 1 支。留针 3～7 日。

治法 4：人迎。在颈部，喉结旁，当胸锁乳突肌的前缘，颈总动脉搏动处。人迎洞刺，是用针刺激颈动脉窦治疗疾病的一种方法，部位在喉结上缘引横线与颈动脉相交之处。取穴时令患者仰卧，去枕，将下颌向上反转，使窦部位置浮出于皮下，针刺部位在喉结上缘外侧约 2.5cm 处，胸锁乳突肌前缘，可用手触知搏动最强的颈动脉，用 0.5～1 寸 30 号不锈钢针刺之。缓慢垂直刺入，若见针柄随脉搏同时震动即为刺中，最多不超过 4 分，平补平泻，轻刺或即刺即拔，不须采用雀啄术，切忌捣针及强刺激。应注意，病人必须取仰卧位，缓慢刺入，不可刺得太深，以避免损伤血管。

治法 5：百会。在头部，当前发际正中直上 5 寸，或两耳尖连线的中点处。用艾条雀啄灸法，即将点燃的艾条从远处向百会穴接近，当患者感觉烫时为一壮，然后将艾条提起，重复上述动作，如此操作 10 次（十壮）。两壮之间应间隔片刻，以免起疱，灸后宜根据血压变动情况，可日灸 1 次，间日 1 次，或待血压升高再灸。

治法 6：曲池。在肘横纹外侧端，屈肘，当尺泽与肱骨外上髁连线中点。患者屈肘 80°～90°，紧靠肘关节骨边缘取穴，常规消毒后，根据体质胖瘦向对侧少海透针 1.5～3 寸深，得气后用捻转提插手法，使针感上传至肩、下行于腕，以出现酸、麻、胀感为度，每 5 分钟行手法 1 分钟，30 分钟后每 10 分钟行手法 1 次，留针 1 小时。

治法 7：大椎，后正中线上，第 7 颈椎棘突下凹陷处。曲池，在肘横纹外侧端，屈肘，当尺泽与肱骨外上髁连线中点。委中，在腘横纹中点，当股二头肌腱与半腱肌肌腱的中间。太阳，当眉梢与目外眦之间，向后约一横指的凹陷处。泻血疗法，选上穴中任意一个，用三棱针点刺放血。曲池、委中可缓慢静脉放血，每次放血 5～10ml。大椎、太阳针刺后拔火罐 10～15 分钟，放血 10～20ml，每隔 5～7 日 1 次，5 次为 1 个疗程。

治法 8：耳穴的降压沟。用圆利针在耳背降压沟静脉处针刺放血，约 0.5～1ml。隔日 1 次，3 次为 1 个疗程。

9. 冠心病

治法 1：灵道。在前臂内侧，当尺侧腕屈肌腱的桡侧缘，腕横纹上 1.5 寸。用拇指指腹于灵道穴先轻揉 1.5 分钟，然后重压按摩 2 分钟，最后轻揉 1.5 分钟，每日 1 次，15 次为 1 个疗程，疗程间隔 3 日。医者每周操作 1 次，余均由病人自己按摩，半个月复查 1 次心电图。

治法 2：内关。在前臂内侧，腕横纹上 2 寸，掌长肌腱与桡侧腕屈肌腱之间。以 30 号 1.5 寸毫针，取一侧内关，刺入 5～7 分，得气后将微波针头套管套在针柄上，接通微波针灸仪，使微波束沿针头输入穴位，调节输入旋钮至病人感到舒适为度，一般为 20～30 刻度。要求取穴准确，刺激轻，针和套管要直立，天线圈松紧要适度。

治法3：内关。取双侧内关，同时进行针刺，得气后同时捻转，捻转幅度为120°～180°，频率为80～100次/分，捻转2分钟后再留针15分钟，隔日1次，12次为1个疗程。

治法4：痛灵。手背第3、4掌指关节后1寸处。心平。少海穴下2寸。针刺用强刺激手法，虚证用补法或加用灸法，虚实夹杂用平补平泻法。每日或隔日1次。亦可在心绞痛发作时针刺，每次留针15～30分钟，留针期间可间歇运针1～3次。10～15次为1个疗程、疗程间隔3～5日。上两穴任选一穴均可。

治法5：膻中。在前正中线上，第4肋间，两乳头连线的中点。取膻中沿皮向下透鸠尾，进针2.5～2.8寸，用中强刺激手法，每日1次，留针20分钟，10次为1个疗程。中间休息3～4日。

10. 肾炎

治法：耳穴肾。用0.5寸毫针捻转刺入，每日1次，留针4～6小时。

11. 尿失禁

治法1：双侧足运感区。以2寸毫针刺入帽状腱膜后，快速捻转，200次/分左右，持续捻转2～3分钟，留针20分钟，其间可再行针1次。

治法2：关元。前正中线上，脐下3寸。垂直进针0.3～0.8cm，得气后注射阿托品，10岁以下用0.25mg，10岁以上用0.5mg，每日1次。

治法3：曲骨。当前正中线上，耻骨联合上缘中点。以15°角向下斜刺，得气后行刮针法20～30次，将针退至皮下，再向左右旁开35°角刺入肌层，行同样手法出针。对10岁以下儿童，如体弱、纳呆，可先行左右傍刺进行刮针法，出针至原针处的皮下，再向下斜刺，得气后留针10分钟。

治法4：太溪。在足内侧，内踝后方，当内踝尖与跟腱之间的凹陷处。针尖向上刺入1.4寸，留针30分钟。

治法5：水沟。在面部，当人中沟上1/3与中1/3的交点处。常规消毒后，入针3分，针尖向上，强刺激，得气后留针10分钟，隔日1次。

治法6：秩边。在臀部，平第4骶后孔，骶正中嵴旁开3寸。针刺双侧秩边穴，使针感放射至前阴部，留针30分钟，隔日1次。10次为1个疗程。

治法7：足小趾下。当双足小趾底部第一横纹中点。针刺时针尖刺到骨面时，捻转角度增大，直至病人感到剧痛及下腹胀热，留针30分钟，隔10分钟行针1次。每日或隔日1次，10次为1个疗程。

治法8：列缺。在前臂桡侧缘，桡骨茎突上方，腕横纹上1.5寸。皮内埋针，每周2次，左右交替使用，1周为1个疗程。

治法9：神阙。在腹中部，脐中央。药用生姜30g（捣泥）、炮姜6g、补骨脂12g，研粉调成膏状填入脐中，用无菌纱布覆盖固定，主治虚寒证以下焦为主者。

治法10：三阴交，在小腿内侧，内踝上3寸，胫骨后缘。穴位注射阿托品1～2支（小儿减量）。

治法 11：关元。在前正中线上，脐下 3 寸。垂直进针 0.3～0.8cm，得气后注射阿托品，10 岁以下用 0.25mg，10 岁以上用 0.5mg，每日 1 次。

治法 12：双脚小趾底部，最下面指纹中点。用酒精常规消毒，用镊子或手指夹住揿针针圈，将针头对正穴位，稍捻转一下再揿入，然后以小块胶布固定。

治法 13：百会。在头部，两耳尖连线中点，后正中线上。常规消毒，将 2～3ml 乙酰谷酰胺 100mg，或呋喃硫胺 20mg，用 5 号细长注射针头由穴位部沿头皮刺入，向后矢状缝进针约 3cm，然后边推药物，边退出注射针。拔针后在注射部位压迫 20 分钟。防止出血，6 小时后局部热敷，帮助吸收药液。

治法 14：腰阳关。在腰部，当后正中线上，第 4 腰椎棘突下凹陷中。穴位常规消毒，用 2～2.5 寸毫针垂直刺入。针入 2 寸，以感到局部或双下肢酸麻为度。体虚者可加艾灸。

12. 尿潴留

治法 1：关元。在下腹部，前正中线上，脐下 3 寸。病人取仰卧位，双下肢伸直，术者站在患者右侧，先定准穴位，运气后用右拇指末节掌面按压关元穴。开始宜轻，渐渐加重，可略加旋转。持续 40 秒至 8 分钟，1 次无效，休息 10 分钟后，重复进行 1～2 次。4 次无效可放弃此法。

治法 2：中极。在下腹部，前正中线上，脐下 4 寸。用中指（或示指）在中极穴与皮肤呈 60°向下方稍加压力，持续 30 秒至 1 分钟即可排尿，待尿排尽后结束治疗。

治法 3：石门。在下腹部，前正中线上，脐下 2 寸。用 3 寸毫针向下斜刺，进针 2 寸深，用泻法。当即嘱患者意守石门穴，用力排尿，术者用双手从患者少腹由上往下逐渐加压，小便即可排出。如法反复多次，待尿排净后拔针，每日 1～2 次。

治法 4：神阙。在腹中央，脐中。食盐 20g 炒热待冷，葱白 2 根洗净捣泥，做成 0.3cm 的饼，将艾绒揉成蚕豆大小圆锥形艾炷，先将盐填平神阙穴，上置葱饼，然后将艾炷置上点燃，使火力由小到大，待皮肤有灼痛感时再换一炷，直到温热入腹内时，为中病。

治法 5：秩边。在臀部，平第 4 骶后孔，骶正中嵴旁开 3 寸。取双侧秩边，使针感放射至外生殖器，留针 30 分钟。隔日 1 次，10 次为 1 个疗程。

治法 6：睛明。当目内眦角稍上方凹陷处。睛明为足太阳膀胱经经气流注的起始部位，是手足太阳、足阳明、阴跷、阳跷五脉之会。其皮下血管丰富，针刺手法宜轻，不能捻转提插，尤应掌握针刺深度，否则易引起意外。

治法 7：头皮针之"泌尿生殖区"。用 28 号 1.5 寸毫针沿皮下斜刺向后项部，与正中线平行，进针深度为 1 寸左右。施以泻法，然后接通 G-6805 型治疗仪，采用疏密波，电量以病人能耐受为度。每次 20 分钟，每日 1 次。

治法 8：三阴交。在小腿内侧，内踝尖上 3 寸，胫骨后缘。针入 2.5cm，左右适当捻转进入，患者常有胀痛酸麻感，当达到一定深度时进行适当捣针，捣针后留针 10 分钟起针，起针后艾灸 3 分钟。

治法 9：耳穴的泌尿区压痛点。在耳穴的泌尿区找到最明显的压痛点，以火柴棍的火药端压迫，并捻转火柴，强刺激，两耳交替进行，行 5 分钟。

13. 男性不育症

治法 1：关元。位于前正中线上，当脐下 3 寸。针刺用烧山火手法，使针感到达阴茎端、两侧睾丸及会阴部，并出现温热感，留针 30 分钟，1 日 1 次。10 次为 1 个疗程。

治法 2：大敦。在足大趾甲外侧角旁 0.1 寸。每晚睡前用艾条灸大敦 5 分钟，直至治愈为止。或加灸曲泉 5 分钟。

14. 男性性功能障碍

治法 1：曲骨。在前正中线上，耻骨联合上缘中点。针刺曲骨要求针感直达阴茎，留针 30 分钟，每日 1 次。10 次为 1 个疗程。

治法 2：八髎。在骶部，当第 1~4 骶后孔中。用重泻法，即将针刺入应有深度后，频频上下捣动，急提慢按半分钟左右，每日 1 次。

治法 3：三阴交。位于小腿内侧，内踝最高点上 3 寸，胫骨后缘。针刺时最好使针感上抵大腿内侧，每日 1 次，每次留针 30 分钟，或夜间留针（留针 10 小时）。

治法 4：关元。位于腹部，前正中线上，脐下 3 寸。用陈艾做成中等艾炷，每次施灸 100~200 壮，每周 1 次，每 3 次为 1 个疗程，疗程间停灸 1 周。

治法 5：三阴交。患者仰卧，穴位常规消毒，术者用左手拇指压着患者会阴，嘱其尽力吸气提肛，注意力集中在龟头上。右手持止血钳子挟住撤针，从三阴交向上刺入，旋转揉动，使患者有针感，敏感者自觉针感向上传至龟头，少数患者出现阴茎勃起。术后胶布固定，按压会阴 5 分钟，埋针 3 日，取针后休息 3 日。

15. 单纯性甲状腺肿

治法：肿块局部。阿是穴。针刺阿是穴，多以围刺为主，用提插泻法，针体与皮肤呈 45°，从腺体边缘进针，向腺体中心刺，根据病情，每次可刺 4~6 针。病情轻者不留针，重者留 15 分钟，每日 1 次，10 次为 1 个疗程。

16. 甲状腺功能亢进

治法 1：腺体穴。甲状腺体中心。取腺体中心（约当人迎部位），针刺时一手将腺体捏起，另一手持针与皮肤呈 25°刺入腺体中心部位，手法采用提插补泻。留针 10 分钟，一日 1 次或间日 1 次。注意避开大血管，并注意勿刺伤气管。

治法 2：气瘿穴。相当于水突穴，视甲状腺肿大程度定位稍有出入，位于人体颈前部的甲状腺腺体中心。用斜刺。采用拇指后退为主的捻转泻法。住院患者每日针刺 1 次，门诊患者隔日针刺 1 次，每次留针 30 分钟，50 次为 1 个疗程。

17. 风湿性关节炎

治法 1：阿是穴。即疼痛部位压痛明显处。循经以痛为输，局部消毒后，先用皮肤针点刺，然后用电热袋敷之，每日 1 次，10 次为 1 个疗程，疗程间隔 3 日。

治法 2：脊柱第 1 胸椎至尾椎。初伏至末伏天，先在患者脊柱（第 1 胸椎至尾椎）常规消毒，用麝香 0.3～0.9g 分撒在中线上，上铺大蒜泥条，宽约 4cm，厚约 1.5cm，接着铺艾炷 1 条，截面为半圆形，宽约 1.5cm，两头点燃，任其自然燃烧，一般 2～3 条为宜，灸后起疱，需 3 日后引流，揩干，上甲紫溶液，盖纱布，忌生冷、肥甘、腥味，避风寒，禁房事。

治法 3：大椎。在背部后正中线上，第 7 颈椎棘突下凹陷处。全身酸痛、麻木者，用艾条温灸器长时间灸大椎穴，每次 2 小时以上，并加命门和局部压痛点。在背部或不适感处找出痛点，再用艾条在痛区巡回熏灸。疼痛只在一条经络的某节段，则沿经施灸，较轻者，患者取坐位，头稍前倾，艾条点燃后，对准穴位，与皮肤保持一定的距离，以病人能忍受为度，每日 1 次。10 次为 1 个疗程。

治法 4：人迎。在颈部，喉结旁，当胸锁乳突肌的前缘，颈总动脉搏动处。取穴时令患者仰卧，去枕，将下颌向上反转，使窦部位置浮出于皮下。针刺部位在喉结上缘外侧约 2.5cm 处，胸锁乳突肌前缘，可用手触知搏动最强的颈动脉。用 0.5～1 寸 30 号不锈钢针刺之，缓慢刺入，若见针柄随脉搏同时跳动即为刺中，达到窦部深度 0.5～1.5cm（即 4 分以内）。留针 30 秒至 3 分钟。最多不超过 4 分钟，平补平泻，轻刺或即刺即拔。不须采用雀啄术，切忌捣针及强刺激。注意必须仰卧位，缓慢刺入，不可刺得太深，以避开血管。

治法 5：委中。在腘横纹中点，当股二头肌腱与半腱肌肌腱的中间凹陷中。用维生素 B_1 100mg 和维生素 B_{12} 0.25mg，分注两侧穴内。每日 1 次，10 次为 1 个疗程。

18. 晕厥

治法 1：昆仑。在足部外踝后方，当外踝尖与跟腱之间的凹陷处。急救时可用手掐或以强手法透刺。待苏醒后留针 3～5 分钟。

治法 2：内关。在前臂掌侧，当曲泽与大陵的连线上，腕横纹上 2 寸，掌长肌腱与桡侧腕屈肌腱之间。用 1.5 寸长 30 号毫针刺左侧内关 2～3 分钟，轻微捻转和震颤交替应用，不留针。

治法 3：苏醒。紧贴耳垂根下缘，听敏穴（治聋 4）上 3 分的下颌骨外后沿外。医者先以两手示指尖对称地轻按在听敏穴处，指不抬，再向上推移，约 3 分，即是本穴，用力按压，力点向内上方。以神志清醒为度。

19. 血小板减少性紫癜

治法：涌泉。在足底部，蜷足时足前部凹陷处，约当足底第 2、3 跖趾缝纹头端与足跟连线的前 1/3 与后 2/3 交点上。快速进针强刺激手法针刺双涌泉，每日 1 次，不留针，7 日后好转，再针 7 日以巩固疗效。

20. 高脂血症

治法 1：足三里。在小腿前外侧，当犊鼻下 3 寸，距胫骨前缘一横指。针刺单侧足三里，两侧交替，每日 1 次，10 次为 1 个疗程。

治法 2：内关。在前臂掌侧，当曲泽与大陵的连线上，腕横纹上 2 寸。掌长肌腱与桡侧腕屈肌腱之间。用 G2-1A 氦-氖激光纤维光针仪，输出功率 2～3mW，光斑直径 1～5mm，波长 633nm，两侧穴位交替照射，每次 15 分钟，每日 1 次，10～12 次为 1 个疗程，疗程间隔 3～5 日。

治法 3：足三里。取剪成 2～3cm 长的 3～5 号铬制医用羊肠线及套上针芯的采血针头，浸泡于 70% 酒精内消毒，然后将羊肠线从针孔插入穿刺针内，对准局麻后的穴位，垂直穿刺至 1.5 寸左右，得气后，要求针感传至外踝、足背，然后边将针芯往深处推，边将针头往浅处提，针头退出皮肤后，羊肠线即准确地埋入穴位中，然后无菌包扎。

治法 4：丰隆。在外踝上 8 寸，小腿前外侧，距胫骨前缘二横指。令患者仰卧伸腿勾足，肌肉隆起之旁的凹陷中，外踝上 8 寸取穴，针尖与皮肤呈 90°，迅速刺进皮下，探入 1～1.5 寸，待针下得气，有沉、涩、紧等针感后，再施以徐而重之手法，但勿使其过度，慎守勿失，使针感至第 2、3 趾部，针感随时间延长而持续性加强，直至出针为止，每次留针 30 分钟，每日针刺 1 次。10 日为 1 个疗程，其间休息 2 日，2 个疗程后复查血脂。

治法 5：内关。针刺单侧内关，隔日 1 次，左右交替，快速进针，施提插加小捻转手法，得气后留针，每 5 分钟以同样手法行针 2 分钟，20 分钟后起针，10 次为 1 个疗程，疗程间隔 3～5 日，一般治疗 2 个疗程，针刺期间尽量避免饮食、体力活动、药物及季节等因素对血脂的影响。

21. 急性心肌梗死

治法 1：内关。在前臂掌侧，当腕横纹上 2 寸，掌长肌腱与桡侧腕屈肌腱之间。取双侧内关，平补平泻手法。

治法 2：内关。盐酸哌替啶 10mg，用注射用水稀释至 5ml，用 6 1/2 号针头垂直刺入内关，得气后加强刺激，每穴注药 2.5ml。

22. 心律失常

治法 1：内关。位于前臂掌侧，腕横纹上 2 寸，掌长肌腱与桡侧腕屈肌腱之间。取右侧内关，用补法，用徐疾补泻配合捻转补泻，得气后行针 2 次，留针及间歇行针 20 分钟。

治法 2：内关。针刺内关，轻刺激，留针 15 分钟，每 5 分钟行针 1 次。

治法 3：俞府。在胸部，当锁骨下缘，前正中线旁开 2 寸。沿第 1 肋间，向璇玑方向呈 45°～55° 缓慢进针，得气须向右颈项及左肩放射，用平补平泻手法持续行针 3 分钟后，留针 15 分钟。

治法 4：哑门。在项部，当后发际正中直上 0.5 寸。以软棒点叩哑门穴。患者坐位，术者站其一侧，一手扶持其头部，一手持软棒轻轻点叩哑门穴，每分钟叩点 80～120 下，软棒叩点穴位时力量不超过 4N，每次点叩治疗 5～10 分钟，每日 1 次。

23. 惊悸

治法：神门。在腕部，腕掌侧横纹尺侧端，尺侧腕屈肌腱的桡侧凹陷处。取双侧神门直刺 0.3～0.5 寸，中强刺激，留针 30 分钟，每 10 分钟行针 1 次，每日 1 次，一般针 3～5 次即可治愈。

24. 咳嗽

治法 1：肺俞。在背部，当第 3 胸椎棘突下，旁开 1.5 寸。双侧肺俞穴注入鱼腥草药液 1～2ml，每日 1 次，连续 2～4 日为 1 个疗程，儿童减半，一般 1～2 个疗程即见效。

治法 2：膻中。在胸部，当前正中线上，平第 4 肋间，两乳头连线的中点。用 30 号毫针，向下斜刺，由胸骨柄直透鸠尾，并提插捻转。留针 10 分钟。

治法 3：大椎。在后正中线上，第 7 颈椎棘突下凹陷中。于大椎旁开 5 分注入山莨菪碱 10mg，每日早晚各 1 次，两侧交替，10～20 日为 1 个疗程，1～6 个疗程后治愈。

治法 4：鱼际。在手拇指本节后凹陷处，约当第 1 掌骨中点桡侧，赤白肉际处。针双侧鱼际穴，行提插捻转泻法，留针 20 分钟，5 分钟行针 1 次。

治法 5：天突。位于颈部，胸骨上窝中央，当前正中线上。用 6～7 号针头，5ml 的注射器吸鱼腥草注射液 2ml 于天突注射，先直刺 2 分，再向下沿胸骨后壁呈 30°迅速斜刺 1～2 寸，令患者做吞咽动作，如觉喉部有梗塞感，即可缓缓推药 1～2ml。每日 1～2 次，7 日为 1 个疗程。

治法 6：膻中。每周 1 次，每次注入丙酸睾丸素 12.5mg，10 次为 1 个疗程，冬夏各 1 个疗程。

治法 7：天突。病人仰卧，颈下稍垫高或端正坐位，头向后仰，充分显示胸锁间隙，用 5ml 注射器，抽取 0.5%普鲁卡因 3～5ml，于天突穴稍上向后下呈 40°角斜行刺入，深 3～4cm，待患者有胸闷或胀感时，即将药液直接注入。每日或间日 1 次，3～5 次为 1 个疗程。

25. 头痛

治法 1：液门。在手背部，当第 4、5 指间指蹼缘后与赤白肉际处。穴位消毒，避开浅静脉，用毫针顺掌骨间隙刺 0.5～1 寸，左右捻转数次，局部有酸胀麻木感，向指端和臂肘放散，留针 15～30 分钟。

治法 2：中渚。在手背部，当环指本节的后方，第 4、5 掌骨间凹陷处。取双侧中渚，用毫针捻转直刺 5～6 分深，以捻转提插强刺激手法，使针感上达肩部或头部，留针 30 分钟，每 10 分钟捻转 1 次，去针时直向外拔。

治法 3：绝骨。在小腿外侧，当外踝尖上 3 寸，腓骨后缘。艾灸，每日 1 次，每次 30 分钟。

治法 4：天牖。在颈侧部，当乳突的后方直下，平下颌角，胸锁乳突肌的后缘。患者取俯卧位，用 10cm 高的枕头垫在前胸，使头低下靠床，医生双手中指沿手少阳三焦经在颈项段循行路线上左右对照查找，具有突起顶手的压痛点，一般多在乳突后下方，胸锁乳突肌后缘，约平下颌角处的天牖穴触到，然后用钢笔记上符号，先在三焦经项段轻轻推拿，接着用拇指尖对准顶手的天牖穴向健侧同穴顶推，若压痛点消散，表明指针成功，若压痛点仍在，可再施指针一次，或者在手太阳小肠经的天容穴和阿是穴辅以指针亦可奏效，手法分弱、中、强三种，因人体质而异，隔日 1 次，1～3 次即可。

治法 5：太阳。位于颞部，当眉梢与目外眦之间，向后约一横指的凹陷处。直刺患侧太阳穴，进针 1.0～1.5 寸深，捻转得气后，退至皮下，然后再向后上方，沿皮平刺透率谷穴，进针 1.5～2 寸，使酸胀感扩散到同侧颞部。

治法 6：膈俞。在背部，当第 7 胸椎棘突下，旁开 1.5 寸。患者取坐位，头伏于桌上，暴露背部，穴位消毒，用 28 号 1.5 寸毫针，与皮肤呈 75°向椎体斜刺，进针不过 1.5 寸。轻度提插捻转，使针感沿背部脊椎两侧或肋间传导，然后接 626 治疗机，留针 30 分钟，每日 1 次。10 次为 1 个疗程，间隔 7 天。

治法 7：手掌。在掌面距第 4、5 指间结合近心端 2cm 处。左头痛取右掌，右头痛取左掌，全头痛可左右双取，穴位消毒后，取 2%普鲁卡因 4ml，用 6 号注射针头，针头与手掌呈 45°，向近心端封闭，进针 3cm 深，边进针边推药，将药液均匀地注入 4、5 掌骨间的软组织中，除局部有暂时麻木外无其他不适，如 1 次不愈，可重复给药。

治法 8：太冲。在足背部，当第 1、2 跖骨间隙的后方凹陷处。取双侧太冲，中等刺激，得气后继续提插捻转 1 分钟。

治法 9：后溪。在手掌尺侧，微握拳，当小指本节后的远侧掌横纹头赤白肉际处。刺后溪，用泻法，隔日 1 次。

治法 10：悬钟。在小腿外侧，当外踝尖上 3 寸，腓骨后缘。用 2 寸毫针，刺同侧悬钟，施平补平泻手法。

治法 11：人迎。在颈部喉结旁，当胸锁乳突肌前缘，颈总动脉搏动处。取双侧人迎，用皮内针向喉结方向沿皮刺入，接电麻仪，连续波，电流大小以病人能耐受为度。留针 15 分钟，断电。用胶布覆盖皮内针留置，每日 1 次。

治法 12：翳风。在耳垂后方，当乳突与下颌角之间的凹陷处。常规消毒，右手持针沿皮在下颌角与乳突之间进针，向对侧乳突深刺约 4～5cm，用少提插、多捻转的手法。留针 20 分钟，其间行针 2 次。

治法 13：印堂。位于额部，当两眉头中间。用不锈钢耳针数枚，用酒精浸泡备用，穴位常规消毒后，术者右手持止血钳，挟住圆形针身，左手拇、示二指压住两眉头向外撑，直刺进针 3 分，使针体全部入内，随后用胶布固定，春夏季节 3～5 日，秋冬季节 5～7 日，为 1 个疗程，嘱患者每隔 1～2 小时自己做小幅度旋转揉动，用力要轻微，自觉有针感放散即可。

治法 14：涌泉。在足底部，卷足时足前部凹陷处，约当足底第 2、3 跖趾缝纹头端与足跟连线的前 1/3 与后 2/3 交点上。取 28 号毫针，用提插捻转泻法，4 分钟后疼痛缓解，7 分钟疼痛全除，留针 30 分钟。

治法 15：风池。位于颈部，胸锁乳突肌与斜方肌之间。针尖宜交叉朝向颧骨渐次进入，可针到 1.2～1.5 寸深。

治法 16：合谷。位于手背部，第 1 掌骨与第 2 掌骨之间，第 2 掌骨中点处。用泻法，以徐疾补泻，也可用迎随补泻法。病人得气后再适当捻转，加强针感，留针，从手术开始至手术结束出针。用于治疗气脑手术疼痛。

26. 梅核气

治法 1：天突。在颈部，当前正中线上，胸骨上窝中央。在天突直刺 0.2 寸，然后针尖转向下方紧贴胸骨柄内后缘刺入 1～1.5 寸，待患者感到有明显掐勒或憋闷的感觉时即可出针。如患者无此感觉，可改变针尖方向以使其达到掐勒憋闷难忍为度。

治法 2：天突。局部消毒，用 6～6.5 号针头先刺入皮下，然后将针头朝下沿气管壁深入 1～2cm，局部有酸麻胀感后回抽无空气或血液，即可注入柴胡针液 2ml，每日或隔日 1次，4 次为 1 个疗程。

治法 3：太冲。在足背部，当第 1、2 跖骨间隙的后方凹陷处。取双侧太冲，刺入后，嘱患者做吞咽动作，得气后留针 20 分钟，每 5 分钟提插捻转 10 次。

27. 失眠

治法 1：神门。在腕部，掌侧横纹尺侧端，尺侧腕屈肌腱的桡侧凹陷处。用 1～1.5 寸毫针，捻转行针 1～2 分钟，使患者感觉双臂酸沉，全身疲乏，有嗜睡之意为度，此时可不起针，保持室内安静，患者即可入睡。

治法 2：阿是穴。在天宗穴内侧一明显压痛处。穴位常规消毒，进针行提插手法，其胀感明显时推注射液，隔日 1 次。

治法 3：安眠。位于翳明与风池连线之中点后侧发际处。进针 1.5～2 寸，左右捻转不提插，使针感达同侧枕部、项部和颞部，每日 1 次。10 次为 1 个疗程。

治法 4：大陵。在腕掌横纹的中点处，当掌长肌腱与桡侧腕屈肌腱之间。患者仰手平放，掌臂伸直。从大陵进针沿尺、桡骨之间向外关直刺，得气后留针 5～15 分钟，每 5 分钟提插或捻动 1 次，使得气反应持续增强。

治法 5：太溪。在足内侧，内踝尖后方，当内踝尖与跟腱之间的凹陷处。用阴刺法，双侧同时进针，针尖向外踝尖方向刺入 5 分，施捻转提插手法，而以拇指着力向前捻时着力下插为主，针下有麻感，效果为好，亦可分别进针后，再双手于两侧针上同时施上述手法，或加电针和温针，以增强疗效。

28. 眩晕

治法 1：晕听区。耳尖直上 1.5cm，向前后各行 2cm 的水平线，两线之间的区域为此区。快速进针至刺激区，持续捻转（200 转/分）2 分钟，休息 10 分钟再捻转，共捻转 3次出针，每日或隔日治疗 1 次。

治法 2：瘈脉。在头部，耳后乳突中央，当角孙至翳风之间沿耳轮连线的中、下 1/3的交点处。从瘈脉下 0.5cm 处，向上斜刺进针，并将维生素 B_{12} 500μg 注入穴位，每穴 1ml，每日 1 次，7 次为 1 个疗程。

治法 3：百会。在头部，当前发际正中直上 5 寸，或两耳尖连线的中点。若伴左耳鸣，取穴偏左 0.5cm，伴右耳鸣，取穴偏右 0.5cm。涂凡士林后，先用艾炷灸，待患者 3 次唤痛后，换艾炷，反复进行，待头晕消失，一般需灸 50～70 壮。

治法 4：百会。取准百会穴，用甲紫溶液做出标记，剪去约中指甲大的一片头发，取艾绒少许做成黄豆大小的艾炷，首次将两壮合并放在穴上，用线香点燃，当燃至艾炷剩 1/2 时，右手持厚纸片将其压熄，留下残绒。以后连续加在前次的残绒上，每个艾炷燃至无烟为止，压力由轻至重，每次压灸 25～30 壮。使患者自觉有热力从头皮渗入脑内的舒适感。

29. 枕神经痛

治法1：风池。在项部，当枕骨之下，与风府平，胸锁乳突肌与斜方肌上端之间的凹陷中。用当归注射液1ml，穴位注射。每日1次或隔日1次。

治法2：脑空。位于头部，当枕外隆凸的上缘外侧，头正中线旁开2.5寸，平脑户。用地塞米松0.5～1mg、盐酸普鲁卡因1～2ml，取患者脑空穴，如系枕小神经炎患者，可摸到线香粗细的条索，将针头刺入穴内，要求刺中神经干（条索），患者感觉剧烈麻痛并沿后头向上放散，注入药液0.5～1ml。3日注射1次，一般1～3次痊愈。

30. 躯体疼痛

治法1：风池。在项部，当枕骨之下与风府相平，胸锁乳突肌与斜方肌上端之间凹陷处。单侧足跟痛取患侧，直刺0.5～1寸，得气后快速捻转5～10次，留针50分钟，每隔10分钟重复1次。双侧足跟痛用透刺法，用3寸毫针横向对侧风池透刺2～2.5寸，提插3～5次。行大幅度捻转，留针50分钟。

治法2：百会。在头部，当前发际正中直上5寸，或两耳尖连线的中点处。以30号1.5寸毫针，得气后施行补泻手法。补法，顺着经脉循行从后向前沿皮针刺，三进一退、先浅后深，紧按慢提9次，留针30分钟，出针后急闭针孔；泻法逆着经脉循行，从前向后行沿皮刺，一进三退，先深后浅，紧提慢按6次，留针60分钟，出针时摇大其孔，针刺深度为1.2～1.5寸。

治法3：后合谷。位于合谷向后约1寸。直刺，1.5寸，患者自觉有酸胀感为度，留针约1小时。

治法4：大陵。在腕掌横纹的中点处，当掌长肌腱与桡侧腕屈肌腱之间。用平补平泻手法，使出现酸、麻、重、胀感，并揉、震患侧足跟，手法不宜太重，一般经针刺5～10分钟，疼痛即可缓解。

治法5：选用健侧手针足跟点。位于大陵下8分处。常规消毒，一般用26～28号的0.5～1寸毫针，刺入皮肤后向上斜刺，深3～5分，"得气"后（手掌、腰背部有发热感，患足疼痛明显减轻）即行大幅度捻转（以病人能耐受为度），同时嘱患者以足部原痛点踩于硬物上，由轻到重自行活动，留针30分钟，每日1次，15日为1个疗程，每疗程期间要间隔5～7日。

治法6：照海。在足内侧，内踝尖下方凹陷处。针尖向足跟方向刺入1.5寸深，得气后行平补平泻法，有明显的酸胀感后，留针15～20分钟，3～5分钟运针1次，每日1次。

适应证：踝关节软组织扭伤

治法1：太溪。在足内侧，内踝后方，当内踝尖与跟腱之间的凹陷处。取患者健侧太溪，针后令患者下地活动，至痛减后继针患侧，并加电针1次痛减，3次治愈。

治法2：阳池。在腕背横纹中，当指伸肌腱的尺侧缘凹陷处。取患侧阳池穴，常规消毒。快速进针至皮下，得气后留针30分钟，留针期间患者可自行按摩，使循环改善。瘀血吸收，疼痛缓解。

治法 3：攒竹。在面部，当眉头陷中，眶上切迹处。刺入后，快速捻转，用泻法，重刺。

适应证：扭挫伤

治法 1：阿是穴。令患者做引起疼痛的动作，在维持最疼痛的姿势中，寻找最痛点。针入得气后，再行捻转结合小提插手法，行针 1～2 分钟后出针，每日 1 次。10 次为 1 个疗程。

治法 2：络穴。十二经脉的络脉别出处。先辨明软组织损伤的发病部位，属于何经络，再选取该经对侧的络穴针刺治疗。

治法 3：阿是穴的对应部。在损伤部位找出压痛点，标出痕迹，再以缪刺法在对侧同一部位定穴。常规消毒，快速进针，行提插捻转手法，其频率及幅度以患者能耐受为准，待产生明显的针感后，留针 20～30 分钟，同时轻轻按摩患侧，使局部产生热感，数分钟后疼痛消失，再用胶布将患处固定于损伤机制相反的位置上。

治法 4：下都。位于手背第 4、5 掌骨小头之间。取病侧穴位，斜向掌面进针 1～1.2寸，得气后大幅度提插捻转 1～2 分钟，同时让患者活动颈部。留针 10～15 分钟。其间捻转 2 次，一般针 1～2 次即愈。

适应证：臂痛

治法 1：扶突。在颈外侧部，喉结旁，当胸锁乳突肌的前、后缘之间。用 1 寸长 28 号毫针，针尖向颈椎直刺 5 分左右，有触电感传至手即可出针，不留针，每日 1 次，10 次为 1 个疗程。

治法 2：头针感觉区中 2/5。用 28 号 2.5 寸毫针，以与皮肤呈 30°左右刺入帽状腱膜下，当针刺达一定深度，将针捻转 1 分钟后，患者即觉针感由巅下顶，从颈斜行入右上肢，过肩、肘、腕部直抵指末，又捻针 3 分钟，肘关节屈伸自如，疼痛消失。

适应证：腰背痛

治法：攒竹。在面部，当眉头陷中，眶上切迹处。用毫针刺入穴位 1～2 分（至骨），有酸胀感再反复提插 3～5 分钟，要求流出眼泪，再留针 20～30 分钟。留针期间嘱患者活动腰背，每次反复提插 1～2 分钟，每日 1 次，6 日为 1 个疗程。

适应证：眉棱骨痛

治法 1：昆仑。在足部外踝后方，当外踝尖与跟腱之间的凹陷处。取患侧为主，无效者改用健侧昆仑穴，选用 1 寸毫针，针入得气，病程长者用平补平泻法，短者用泻法，使患者疼痛立即减轻或消失。

治法 2：耳穴的眼穴。位于耳垂中心。先以酒精棉擦净耳垂眼穴，取王不留行籽，1 粒放于穴中，外贴橡皮胶布盖之，以拇示两指加压按摩。一般 5 分钟左右即有止痛效果，连贴 3 日，1 日按压 3 次，痛时亦可加压。

31. 癫痫

治法：腰奇。在督脉正中线，骶椎的棘突近下方，尾骶骨直上 2 寸。穴位常规消毒，用 3～3.5 寸毫针，针尖沿脊椎向上，进针 2～2.5 寸。

32. 咀嚼肌痉挛

治法：外关。在前臂背侧，当阳池与肘尖的连线上，腕背横纹上 2 寸，尺骨与桡骨之间。用半寸毫针针刺患侧、对侧或双侧外关，进针 0.5～1 寸，一般得气后张口即有所改善。

33. 三叉神经痛

治法 1：人迎。在颈部，喉结旁，当胸锁乳突肌前缘，颈总动脉搏动处。取患侧或健侧人迎。每日 1 次，左右交换选穴。

治法 2：下颌。在下颌骨体下缘，距下颌角 1.5～2cm，下颌切迹内侧面凹陷处。用强刺激手法，再通脉冲电 15～20 分钟，留针 20～30 分钟。

治法 3：下关。在面部耳前方，当颧弓与下颌切迹所形成的凹陷中。选用 26 号 2 寸毫针，从患侧下关穴进针，针尖向对侧的下颌角方向刺入，当触电样感觉传至患侧下颌时，提插 20～50 次，以增强针感，一般均刺入 4～4.5cm 深，隔日 1 次。

治法 4：人迎。先将颈总动脉推向外侧，进针 1 寸左右，施以泻法，留针 2～5 分钟，每日 1 次，10 日为 1 个疗程。

治法 5：第 1 支痛：太阳透下关；第 2 支痛：下关；第 3 支痛：颊车透大迎。太阳位于颞部，当眉梢与目外眦之间，向后约一横指的凹陷处。下关位于面部耳前方，当颧弓与下颌切迹所形成的凹陷中。颊车位于面颊部，下颌角前上方的一横指，当咀嚼时咬肌隆起、按之凹陷处。大迎在下颌角前方，咬肌附着部前缘，当面动脉搏动处。直刺针尖一定要接触骨面，斜刺针体一定要紧贴骨面。一般捻转 10 分钟，不用提插，刺激的强弱，根据患者体质和耐受程度而定。

34. 面神经麻痹

治法 1：内地仓。位于口腔内颊部内侧相对地仓之小静脉处。用拇、示、中指将患侧口角颊部黏膜暴露，以三棱针点刺紫色小静脉，使之出血少许，每日 1 次，连续 3～5 次，停 1 次。

治法 2：翳风。在耳垂后方，当乳突与下颌角之间的凹陷处。针刺翳风时，针尖须向鼻尖方向进针，刺到 1～1.5 寸深时，使患者有酸麻胀感扩散到面部为度，主要用泻法。刺后对于患侧，如眼睑周围、唇角、眉头、眉梢、额、颊部等，让患者自行按摩，使各部皮肤发热。每日针刺 1 次，10 次为 1 个疗程。还可以翳风为主，配以颊车、地仓、人中、承浆、攒竹、四白、合谷，体弱者配足三里。

35. 面肌痉挛

治法 1：四白。位于面部，瞳孔直下，眼眶下缘之眶下孔凹陷处。取患侧，从承泣稍下方呈 45°向下进针，深 0.8～1 寸，得气后强刺激，每隔 5 分钟捻转 1 次，留针半小时，隔日 1 次，7 次为 1 个疗程。

治法 2：后溪。握拳，第 5 指掌关节后尺侧，横纹头赤白肉际处。取病侧后溪快速进针向劳宫方向直刺 1.5 寸左右，施捻转提插手法，患者明显得气后，大幅度捻转 2～3 次，再行提插手法 5～7 次，使有强针感，以患者能耐受为度，每 3～5 分钟重复手法 1 次，待症状消失后，留针 30 分钟。进针 10 分钟症状无减轻者，取对侧后溪，用同样手法，每日 1 次。

36. 呃逆

治法 1：翳风。在耳垂后方，当乳突与下颌角之间的凹陷处。用大拇指重压双侧翳风 3～5 分钟。

治法 2：安定。在鼻尖素髎直上 0.5 寸，鼻旁开 3 寸处。以毫针快速向上斜刺，轻轻捻转 1 分钟。呃逆不止，则继续捻针，留针 15～20 分钟，每日 1 次。

治法 3：膈穴。在耳轮脚，即从耳屏内延长线开始，至耳轮脚消失处。先用火柴棒头在一侧或两侧膈穴上加压数分钟，待呃逆停止后，用碘酒、酒精消毒耳郭，再在膈穴上放置揿针，用橡皮膏固定，保留 1～3 天，以巩固疗效。

治法 4：扶突。在颈外侧部，胸锁乳突肌的前后缘之间。针右侧扶突，有触电样感觉从颈经上肢达拇指，留针 20 分钟。

治法 5：攒竹（双）。在面部，当眉头陷中，眶上切迹处。患者取正坐仰靠位，医生站在患者的对面或右侧，用双手大拇指尖的桡侧缘，着力切掐（指针）双侧攒竹，边切边揉，使前额部产生酸麻、沉、胀感，其呃自止。

治法 6：膻中。位于胸部，两乳头连线的中点。用 30 号 1 寸毫针，斜刺进针于膻中，直达骨膜，进针后呃逆即止。

治法 7：天鼎。在颈外侧，喉结旁开 3 寸，下 1 寸，胸锁乳突肌后缘。患者仰卧，消毒后用 2 寸 28 号毫针直刺天鼎 5 分左右，然后向天突方向斜透，当毫针刺入一定深度，触及膈神经时，患者可出现反射性膈肌收缩现象，再用电麻仪接通电源，加强刺激数秒至 1 分钟左右，呃逆则可立即控制。

治法 8：合谷。位于手背部，第 1、2 掌骨之间，第 2 掌骨中点。取 4 寸毫针，针合谷透后溪，针入约半分钟，呃止。此时患者有头晕感，嘱闭目静卧，随即取针，3 分钟后头晕好转。

治法 9：太渊。位于掌后腕横纹桡侧端，桡动脉的桡侧凹陷中。进针后提插捻转 3～5 分钟，留针 30 分钟，进针捻转后，患者腕部有胀感，3～5 分钟后呃逆逐渐停止。一般针刺 1～2 次后即可痊愈。

治法 10：曲池。屈肘成直角，当肘横纹外端与肱骨外上髁连线的中点。取一侧曲池，用捻转补泻法，针后立止。

治法 11：内关。位于前臂内侧，腕横纹上 2 寸，掌长肌腱和桡侧腕屈肌腱之间。针左侧内关，强刺激，得气后呃逆停止。

治法 12：照海。位于内踝下缘凹陷中。以呼吸补泻为主，配以捻转提插，针时随吸进针，随呼出针，配合指力捻转。

治法 13：列缺。在前臂桡侧缘，桡骨茎突上方，腕横纹上 1.5 寸，当肱桡肌与拇长展肌腱之间。针尖向肘部斜刺 2～5 分，强刺激，直至取效。

治法 14：天鼎。术者以拇指指腹或中指指腹对准天鼎，点按 1～3 分钟，每日 1 次。

37. 肋间神经痛

治法：夹脊穴。位于相应脊椎棘突下旁开 0.5 寸。取疼痛相应节段的夹脊穴，用 2 寸毫针，进针后针尖向脊柱方向斜刺，针深达 1.5 寸，患者有电击样感觉向前沿肋间放散，留针 30 分钟，留针期间捻转 2 次。

38. 胁痛

治法 1：阳陵泉。在小腿外侧，当腓骨小头前下方凹陷处。以快速捻转进针，深 1.5 寸，得气后，施以泻法，病者疼痛立刻减轻，留针半小时。一侧胁痛针患侧，两侧胁痛针双侧。

治法 2：健侧环指末端关节屈曲，桡侧纹头赤白肉际处。以 0.5 寸毫针靠骨缘透刺对侧至皮下，施以捻转手法，胀痛针感以耐受为度，留针 20～30 分钟，5 分钟运针 1 次。

治法 3：内关。位于前臂内侧，腕横纹上 2 寸，掌长肌腱和桡侧腕屈肌腱之间。以一手托住患者手腕部，以托手的拇指尖按压穴位。手法有两种，一是一按一松，频率为每分钟 60 次左右；二是持续按压不松手。双侧交替进行，每次每穴 5 分钟，每日 3～4 次。

39. 坐骨神经痛

治法 1：气海俞。在腰部，当第 3 腰椎棘突下，旁开 1.5 寸。用 5 寸毫针，垂直稍向脊柱方向进针 3～4 寸，得气后，行提插、捻转等手法，使针感沿大腿后侧传至足，每日 1 次。

治法 2：压痛点。在患者患侧第 3 腰椎横突端压痛最明显处，用 3 寸毫针刺入 1 寸，得气后用强刺激手法，出针后拔火罐，每次 15～20 分钟。

治法 3：顶穴。患者俯卧位或侧卧位，从患侧髂前上棘到第 5 腰椎连线中点，引一垂线，再向下找一点使之连成一等边三角形，三角形的中点，大约在秩边上 2 寸。局部常规消毒，用 5～7 寸毫针直刺，得气后针尖向环跳方向透刺。病程短，体壮者用泻法，提插捻转 50 次，然后留针 15 分钟，起针时再捻转 50 次；体虚、病程长者，采取平补平泻法，留针时间可长达 30 分钟。隔日 1 次，10 次为 1 个疗程。

治法 4：风池。胸锁乳突肌与斜方肌之间上端凹陷处，平风府。取患侧风池，针用泻法，持续捻转 2 分钟。使局部酸胀，留针 30 分钟。

治法 5：腕骨。位于手尺侧，第 5 掌骨与三角骨之间凹陷赤白肉际处。缪刺法，取对侧腕骨穴，用 1 寸毫针，用泻法，留针 30 分钟。

40. 腓肠肌痉挛

治法 1：合阳。在小腿后面。当委中与承山的连线上，委中下 2 寸。进针 1.5 寸深，运用提插手法使针感放射至足底部 3～4 次。留针 30 分钟，每日 1 次。

治法 2：承山。在小腿后面正中，委中与昆仑之间，当伸直小腿或足跟上提时腓肠肌肌腹下出现尖角凹陷处。单侧痉挛取患侧，双侧痉挛取双侧。常规消毒后，以镊子夹住揿针（皮内针）圈，将针尖与身体纵轴呈垂直方向刺入承山穴皮内，用胶布固定。一般埋针 7 日左右。

治法 3：后溪。在手掌尺侧，微握拳，当小指本节后的远侧掌横纹头赤白肉际处。用 1 寸毫针，刺用泻法。

41. 中风

治法 1：听宫。在面部，耳屏前、下颌骨髁状突的后方，张口时呈凹陷处。平补平泻手法，一日 1 次。

治法 2：颈交感神经。位于甲状软骨两侧旁开约 1.5cm 处。注意避开动脉，勿提插，直刺 3～4cm，留针 5～6 分钟，中间捻转 3～4 次后出针。

治法 3：上肢穴或下肢穴。下肢穴：位于大腿外侧，当腓骨小头向上 2.5 寸，股二头肌腱上缘是穴。上肢穴：令患者健侧上肢屈于胸前，由前臂尺侧内缘中点偏上 5 分取穴。采用上、下、左、右交叉取穴。左下肢瘫，取右上肢穴；左上肢瘫，在右下肢取穴。反之亦然。用 28 号针快速进针透皮后，改为轻捻转，慢进针，至肢体直径的 1/3，患肢感觉有力、运动功能有所改善，医者持针手指有沉、涩、紧之感，说明得气，留针 30～90 分钟。每日 1 次，10 次为 1 个疗程。

42. 癔病

治法 1：后溪。在手掌尺侧，微握拳，当小指本节后的远侧掌横纹头赤白肉际处。取双侧后溪，发病时刺。

治法 2：阴包。在大腿内侧，当股骨内上髁上 4 寸，股内肌与缝匠肌之间。深刺 3 寸，泻法，针捣幅度要大，可刺激到血海穴。

治法 3：行间。在足背侧，当第 1、2 趾间，趾蹼缘的后方赤白肉际处。进针后轻刺激。边捻转边询问患者视力恢复情况。

治法 4：宗脉。位于耳屏与耳垂之间，将耳垂微折向对耳屏，中间出现一条斜沟，该穴在斜沟的中点（相当于太阳穴处）。左手拇示二指夹持耳郭的下部，右手持针，针进后使针尖沿着耳软骨的下方，向着外耳道的后下方刺入约 1.5～2 寸深，针刺得气后依病情施补泻手法。

治法 5：太溪。在足内侧，内踝后方，当内踝尖与跟腱之间的凹陷处。用阴刺法，双侧同时进针，针尖向外踝尖方向刺入 5 分，施捻转提插手法，而以拇指着力向前捻时着力下插为主的紧按慢提手法，针下有麻感，效果为好。亦可分别进针后，再双手于两侧针上同时施上述手法，或加电针和温针，以增强疗效。

治法 6：膻中。在胸部，当前正中线上，平第 4 肋间，两乳头连线中点。以单手刺入进针，得气后施以强刺激手法。

治法 7：天突。在颈部，当前正中线上，胸骨上窝中央。进针 0.2 寸后，针尖向下沿胸骨后直刺 1 寸，用平补平泻法。

治法 8：扶突。在颈外侧部，喉结旁，当胸锁乳突肌的前、后缘之间。取患侧扶突，触电感由颈部经肩、上肢至拇、示指。留针 20 分钟。

治法 9：天容。在颈外侧部，当下颌角的后方，胸锁乳突肌的前缘凹陷中。以示指尖对准穴位，向患者对侧耳郭方向按压，用力要均匀，由轻到重，示指略做旋转，每次按压半分钟至 1 分钟。无效可重复进行 1～2 次，根据病情按压单侧或双侧。

治法 10：涌泉。在足底部，卷足时足前部凹陷处，约当足底第 2、3 趾缝纹头端与足跟连线的前 1/3 与后 2/3 交点上。针刺得气后，通电 2～5 分钟。

治法 11：四神聪。在头顶部，当百会前后左右各 1 寸。针刺四神聪，沿皮下各朝外方向刺 1 寸，留针 15 分钟，当即能发音讲话。

治法 12：内关。在前臂掌侧，当曲泽与大陵的连线上，腕横纹上 2 寸，掌长肌腱与桡侧腕屈肌腱之间。针刺双侧内关，捻转 2 分钟，不留针。

治法 13：复音。在环状软骨弓上缘最低处相平行的环状软骨旁取穴。进针捣捻，深度约 0.5～1.2 寸，出现酸、麻、胀、痛、沉等针感时，嘱患者放开喉咙重复计数 1、3、5 等直至发音清晰。如针感不明显时，可把针尖稍向上捣捻。针刺不宜太深，以免触及臂丛。

治法 14：取腕针上 1（双侧）。位于腕部横纹上 2 横指，尺骨内侧缘与尺侧腕屈肌腱间。用 1.5 寸不锈钢针，针尖刺入皮肤后呈 30°，然后使针体紧贴皮肤表面沿皮下直线进针，无任何酸痛感，得气后留针 30 分钟，如无得气可以调针。

治法 15：廉泉。在颈部，当前正中线上，喉结上方，舌骨上缘凹陷处。手法用强刺激（泻法），当患者自觉局部发闷则发音迅速恢复。

治法 16：天突。在颈部，当前正中线上，胸骨上窝中央。手法用强刺激（泻法），当患者局部发闷或深刺入气管引起响亮咳嗽则发音迅速恢复。

治法 17：合谷。在手背第 1、2 掌骨间，当第 2 掌骨桡侧的中点处。手法用强刺激（泻法）。

43. 脏躁

治法：减痛点。位于下唇内面，下唇系带近唇端处。患者取坐位或卧位，术者用左手持纱布块，将患者下唇拉开，露出下唇系带，右手持 1 寸毫针，与下唇系带呈 30°，快速刺入 1 分左右，根据病情施以补泻。

44. 惊厥

治法 1：丰隆。在小腿前外侧，当外踝尖上 8 寸，条口外。距胫骨前缘 2 横指。取双侧丰隆，留针时间为 12 小时至 7 天，其间可间断行针。

治法 2：百会。在头部，当前发际正中直上 5 寸，或两耳尖连线的中点处。用 1 寸不锈钢毫针沿头皮刺入针体的 2/3 深，留针 6 小时，隔日针 1 次，5 次为 1 个疗程。

治法 3：后溪。在手掌尺侧，微握拳，当小指本节后的远侧掌横纹头赤白肉际处。从后溪透向劳宫，均用强刺激，得气后即出针。对顽固性、持续性的惊厥可留针。

治法 4：耳穴神门。位于三角窝的上部，对耳轮上脚的下缘。取身边的任何尖钝小棒（如火柴杆、探针、毫针均可），对准耳穴神门点压，以均匀适当的指力，持续或阵阵加压，得效为度。

治法 5：人中。在面部，当人中沟的上 1/3 与中 1/3 交点处。用强刺激（泻法）。

二、外科疾病

1. 肩关节周围炎

治法 1：肩髃透极泉。肩髃在肩部，臂外展，当肩峰下方凹陷处。①医者摸到肩髃后，用双手指压手法固定穴位，先施用轻刺激手法，垂直刺入 0.6～1 寸深，待患者感到产生酸重感，稍停微息，再用重刺激手法向极泉方向垂直刺入 3～4 寸深，以针尖几将达于极泉为止。然后施以"烧山火"手法，不断捻转，使患者的针感从上臂透过肘关节，一直传导至手指。其进针深度及刺激轻重均根据患者具体情况而定，一般每次施手法 1～2 分钟即可，均不留针。一般 1～2 次即愈。②用 28 号 4 寸长毫针迅速刺入肩髃，针尖稍向前，捻转进针通过关节囊至极泉，另以 28 号 3 寸毫针刺入肩前达关节囊内，轮流大幅度提插捻转 2 针，使针感向肢端放射，留针 20 分钟。配合松解粘连手法。

治法 2：条口透承山。条口在小腿前外侧，当犊鼻下 8 寸，距胫骨前缘一横指（中指）。右肩病取左侧穴，进针 2.5～3 寸，得气后，令患者活动患侧肩臂，每 5～10 分钟令得气 1 次。留针 30 分钟，施平补平泻法。

治法 3：肩峰正中痛，针交叉的髀关。在大腿前面，当髂前上棘与髌底外侧端的连线上，屈股时，平会阴，居缝匠肌外侧凹陷处。肩峰偏后侧痛，针交叉的环跳穴。在股外侧部，侧卧屈股，当股骨大转子最凸点与骶管孔连线的外 1/3 与中 1/3 交点。肩峰内侧痛，针股内侧交叉的对应点。虚寒证用烧山火法，实热用透天凉法，不虚不实用平补平泻法。

治法 4：中渚。①用鲜姜 5 片擦患部至局部发红止。快速进针，针尖向腕部斜刺 0.5～1.5 寸，待得气后，持续运针，用强刺激，同时令患者活动肩关节，每次 10～15 分钟。每日 1 次，6 次为 1 个疗程。②取左侧中渚，施以烧山火法，热感沿手臂上行至肩，渐感患侧有烧热样感觉，即觉肩部舒适，3 次后臂可上举，5 次痛消，8 次活动如常。

治法 5：扶突。在颈外侧部，喉结旁，当胸锁乳突肌的前、后缘之间。取扶突，用 1 寸长 28 号毫针，针尖向颈椎直刺 5 分左右，有触电感经肩至手即可出针，不留针。每日 1 次，10 次为 1 个疗程。疗程间隔 3～5 日。治疗 1～30 次后观察结果。

治法 6：手三里。在前臂背面桡侧，当阳溪与曲池连线上，肘横纹下 2 寸。用拇指指腹由轻到重进行揉按，一般先局部痛点，后远端反应点，每点指压揉按 5～10 分钟。

治法 7：天宗。在肩胛部。当冈下窝中央凹陷处，与第 4 胸椎相平。先刺健侧天宗，提插捻转，重泻，继循经取患侧天宗行温针，重灸三壮。留针半小时。

治法 8：下巨虚。在小腿前外侧，当犊鼻下 9 寸，距胫骨前缘一横指。用捻转泻法进针 1.5 寸左右，留针 10～15 分钟，同时让患者活动患肩，对漏肩风患者同时配合按摩，隔日 1 次，5 次为 1 个疗程，最多 2 个疗程。

治法 9：液门透中渚。在手背部，当第 4、5 指间，指蹼缘后方赤白肉际处。选 28 号 1.5 寸长的毫针，由患侧液门进针，沿皮下软组织透中渚，进针 1 寸许，待患者有明显酸、胀、麻、重得气感后，行大幅度提插捻转，强度以患者能耐受为度。同时让患者慢慢由小到大活动颈部，每次捻针 20～60 秒，留针 15 分钟，其间每隔 5 分钟运针 1 次，一日 1 次。重症一日 2 次。

治法 10：攒竹。当眉头凹陷中，眶上切迹处。取双侧攒竹，以短毫针迅速刺入皮下，针尖稍向下 80° 斜刺 0.5 寸，当出现明显酸胀感时，即缓缓捻转 1～2 分钟，留针 20～30 分钟。留针期间嘱患者做肩部、背部前伸后屈、侧弯活动，逐渐加大幅度。若痛连腰骶部，可将针退至皮下向印堂透刺，或加刺后溪；若痛连颈加刺对侧悬钟。

治法 11：两侧第 5 颈椎夹脊穴。用 28 号 3 寸毫针快速刺入皮肤，针身与脊柱平行，针尖向下沿皮刺，得气后持续运针，使针感放散到肩或背部，用同样方法针另一侧穴位。接 G6805 治疗仪，频率 1000～1500 次/分，电流强度以患者能耐受为度，留针 15～30 分钟，每日 1 次。

治法 12：疼痛点在肩前内侧的，取鱼际穴；疼痛点在肩外侧的，取合谷；痛点在肩外侧偏后方的，取中渚；痛点在肩后侧的取后溪。根据疼痛部位所属经络，循经取穴，用泻法行针 1～2 分钟，同时令患者活动肩部，留针 15 分钟，每日 1 次，一般 1～3 次即可痊愈。

治法 13：阳陵泉，位于小腿外侧，当腓骨小头前下方凹陷处。双侧阳陵泉以快速捻转法刺入，在得气后，施以泻法，留针半小时，每间隔 5 分钟行针 1 次，同时，嘱患者活动患肢，活动范围由小到大，切勿用力过猛。

治法 14：耳穴肩部的压痛点。用火柴等钝物按压耳穴肩关节处的压痛点，同时令患者活动肩部，持续 1～2 分钟，双侧可交替使用。间日 1 次，一般 2～3 次即愈。

治法 15：阿是穴。肩部压痛点。维生素 B_{12} 200μg，加入 2%盐酸普鲁卡因 2ml。再加入 1ml 注射用水，使之成为 5ml 混合注射液。按穴位注射法操作，得气后，药液全部注入，每隔 1～2 日注射 1 次。10 次为 1 个疗程。

2. 颈椎综合征

治法 1：相应夹脊穴。取病变相应夹脊穴，以 2 寸毫针刺入后接电麻仪，给间断波 20 分钟，一日 1 次，10 次为 1 个疗程。

治法 2：大椎。在大椎（病变侧）旁开 0.5 寸处进针，以 45°角斜向大椎注射复方丹参注射液 2ml 加 10%葡萄糖 5～10ml。隔日 1 次，7 次为 1 个疗程，疗程间隔 7 日。

3. 颈淋巴结结核

治法 1：阿是穴（病核中心）。先用 2 寸毫针。在病核中心下针。再以生姜片 1 块，其厚约 1 分，中央挖一孔。套在针上。更用熟艾绒 1 团。捻如白果大，放在姜片周围，用火燃着。灸后瘰疬四周起红晕，中央生水疱，针孔流出清水，即在上面盖以薄膏药。每隔 4 日针灸 1 次。

治法 2：阿是穴（淋巴结局部）。局部用碘酒、酒精消毒后，用盐酸普鲁卡因行局部麻醉。左手固定肿大的淋巴结，将不锈钢针在酒精灯上烧红后，快速刺入淋巴结内，停针半分钟拔出。外部以无菌纱布包扎。针刺时切勿过深，须刺入淋巴结的中央区。如果肿大粘连成团时，可在肿块四周刺灼，针刺距离为1～2cm，面积大者，肿块的中央部也可刺灼。火针每次的刺入点，应交替进行，刺灼期间，患者如有发热反应，可每隔7日刺灼1次，无反应者可2～4日刺灼1次。

治法3：曲池透臂臑。曲池位于肘横纹外侧端，屈肘取之。用6寸金针卧刺由曲池向上透臂臑，右患刺右，左患刺左，或左右均刺，针刺前先将针尖蘸少许甘油以润滑，然后患者取坐位。屈肘两手拱胸，肘与肩抬平，术者左手拇指切曲池使令气散，而后用酒精消毒，右手持针端正快速挺刺皮下，再以左手压穴，排起针尖，直刺到臂臑，卧刺于皮下分腠之间，行捻针补泻手法，针左曲池时，拇指向后、示指向前为补，拇指向前、示指向后为泻。针右曲池时，拇指向前、示指向后为补，拇指向后、示指向前为泻，然后用拇指爪甲刮其针柄片刻，再行捻转，以捻不动为止。隔日针1次，12次为1个疗程。

治法4：瘰疬穴。取穴法：以患者的左手或右手的中指末端（中冲穴）起至肘关节横纹（曲泽穴）止为长度标准，取穴时用标好的长度，以患者长强穴为起点，沿脊柱正中向上，在终点处标记，再以患者的口长为宽度、横直其上作"T"字形，宽度两侧终点即为瘰疬穴（相当于膈俞）。灸法按瘢痕灸法程序操作，患者取俯卧位，施灸前在穴位上涂少许凡士林或茶油，然后将黄豆大小之艾炷直立在穴上，从顶端点燃，燃至无烟为度（小儿可先用普鲁卡因适量做局部麻醉，然后施灸），灸完后以硼酸软膏外敷，以防感染，灸1次，2个月1次，2个月为1个疗程。

4. 落枕

治法1：落枕穴（患者握拳，于手背第2掌指关节尺侧缘处）。落枕穴进针0.5～0.8寸，用重捻转泻法，同时令患者活动头项，并逐渐加大幅度，留针20分钟，可间隔5分钟，行针1次。

治法2：悬钟。在小腿外侧，外踝尖上3寸，腓骨后缘。①用2寸毫针刺入，捻转行针，用泻法，留针20分钟，同时令患者活动头部。②先针患侧，针尖向上斜刺，用泻法。然后在患部压痛点上拔火罐1～3罐，以局部皮肤瘀血呈紫红色为宜，每次20分钟，在留针期间，每隔5分钟捻针1次，出针时摇大针孔，边摇边出，不按针孔。

治法3：承山。在小腿后面正中，委中与昆仑之间，当伸直小腿或足趾上提时腓肠肌腹下出现尖角凹陷处。用两手拇指按压健侧承山。如左侧落枕按压右侧承山，右侧落枕按压左侧承山，时间为2～5分钟。边按压穴位，边让患者活动头颈，左右上下活动，活动频率由慢至快，幅度由小到大，每日2～3次。

治法4：极泉。在腋窝正中凹陷处。患者坐位，将患侧前臂放在诊断桌上，术者站在其后方，用右手拇指放在患侧肩峰上，示指置于腋下极泉，由轻到重进行按压。并嘱患者做头部左右旋转及屈伸动作，当头转到病侧时，可用示指弹拨极泉一下。患者患侧手指有触电样感。每次按压5分钟。

治法5：后溪（双）。①穴位消毒，直刺0.8寸左右，得气后用泻法捻转1～3分钟。同时令患者做左右摇头摆动动作。待患者自觉颈项转动轻松，疼痛有所减轻或消失时，徐徐退针，不按针孔。②用毫针直刺 0.3～0.5 寸深，强刺激，有针感后用 626 治疗机，接脉冲直流电，频率 40～50 次/分，强度以患者能耐受为度。每次 15～20 分钟。留针期间嘱患者活动颈部。

治法 6：养老。在前臂背面尺侧，当尺骨小头近端桡侧凹陷中。用 2 寸毫针向内关方向刺 1.5 寸许，用重手法强刺激，同时令患者活动颈部，留针 20 分钟，一日 1 次。

治法 7：听宫。在面部、耳屏前，下颌骨髁状突的后方张口时呈凹陷处。取患侧穴位，刺入 0.8 寸。

治法 8：合谷。在手背第 1、2 掌骨间，当第 2 掌骨桡侧的中点处。取同侧合谷穴，得气后，施以泻法，嘱患者头项前后左右活动，以松弛颈项部的肌肉痉挛，10 分钟后，即感舒适，留针 15 分钟。

治法 9：内关。患者病侧前臂向上，手腕稍弯曲，术者以一手拇指掐压患者内关，中指或示指抵于外关，每次 1～2 分钟，力由轻而重，使压力从内关透外关。患者有酸、胀、麻、热感或上传感觉。掐压过程中嘱患者将颈部左右旋转活动。对少数症状不消失者应在疼痛部位点压，并于颈部行理筋、分筋等手法。

治法 10：风池。在项部胸锁乳突肌与斜方肌上端之间凹陷处。针刺双侧风池，留针 30 分钟。

治法 11：阳陵泉。在小腿外侧，当腓骨头前下方凹陷处。患者正坐位，屈膝垂足，针刺手法用提插和龙虎交战两法。反复交替施用。并嘱患者活动颈项，留针 20 分钟。

治法 12：外关。在前臂外侧，腕背横纹上 2 寸，尺、桡骨之间。左侧颈痛针右，右侧颈痛针左，亦可左右同针。用毫针直刺 0.5～1.5 寸，进针后行泻法，得气后提插捻转 2～3 分钟后留针，并嘱患者做颈部前后左右旋转活动。可同时在疼痛局部加电刺激，强度以患者能耐受为限度，做 2～3 分钟。

治法 13：肩井。在肩上，当大椎与肩峰端连线的中点上。针刺后使针感由局部至肩、颈部。

5. 肱骨外上髁炎

治法 1：阿是穴。针刺压痛最明显的部位，采用鸡足刺法（用一针刺入，向三个方向透刺），最早期用泻法，后期用平补平泻手法，每日 1 次。

治法 2：阿是穴。用麦粒大艾炷灸患部压痛点，隔日 1 次，每次 3～5 壮。施灸时防止烫伤，在灸治过程中应避免患肢过度活动，可适当休息。

治法 3：合谷。针入后用强刺激，然后留针 20 分钟，每日 1 次或隔日 1 次。10 次为 1 个疗程。

6. 腱鞘囊肿

治法 1：阿是穴（肿块局部）。挤住囊肿，将内容物推至一边，使囊肿突起，避开血管，用酒精烧红三棱针，对准囊肿迅速刺入深部，快速刺快出针，两手用干棉球挤压针孔周围，放出胶状黏液，挤压干净，消毒用挤干的酒精棉球压迫包扎，3 日后取下包扎。

治法 2：阿是穴。用较粗的"赤医针"（20～24 号）从囊肿的最高点刺入，并向四周透刺，随加挤压，即可消散。

治法 3：阿是穴。将火针烧红，刺入囊肿，旋即拔出，挤压排尽胶状黏液，间隔 1 周，如囊肿再出现，可以再刺。

治法 4：阿是穴。单房性者在囊肿最高点垂直进针；多房性者在每个结节状的最高点进针，用三棱针进针后，针尖向四周做旋转式深刺，勿用力过猛，出针后及时在针孔周围挤压，挤净内容物，加压包扎固定，每日在针灸部位艾灸 15 分钟。

治法 5：阿是穴。采用圈刺法，周围 4 针、中央 1 针，用东西南北中 5 针法，进针后提插，行捣针刺术。针刺时应刺破囊肿之囊壁。然后加压包扎，每日或隔日 1 次，6 次为 1 个疗程，针后在局部加灸。

治法 6：阿是穴。用碘酒、酒精消毒，囊肿中心部用 1% 普鲁卡因局部麻醉，然后用三棱针刺入，将针拔除，加压后肿物即消失。用无菌纱布包扎 1 周，对囊肿较大者可用注射器抽出黏液，有利于囊肿消失。

7. 急性腰扭伤

治法 1：印堂。在前正中线上，两眉头连线中点。由上向下（鼻尖）刺入 1 寸许，有针感行强刺激 1 分钟，留针 10～15 分钟。并令患者活动腰部。

治法 2：人中。在人中沟上 1/3 与下 2/3 交点处。有两种刺法：①捏起人中沟两侧肌肉，捻转进针速刺入皮下，针尖向上呈 15°，刺入 1 寸许，得气后用泻法。②在人中两侧旁开各 1cm，从左侧进针，右侧出针，立即行拉锯式强刺激，5～10 秒出针。

治法 3：委中。在腘横纹中点。刺入 2.5 寸，行泻法，留针 20 分钟，一日 1 次。

治法 4：后溪。在手掌尺侧，微握拳，当小指本节前的掌横纹头赤白肉际处。刺入 0.8 寸许，行泻法，并令患者活动腰部，逐渐加大幅度。留针 30 分钟。

治法 5：太冲。在足背侧，当第 1、2 跖骨间隙的后方凹陷处。针尖向足心方向刺入 1.5 寸许，行泻法后令患者活动腰部。

治法 6：养老。在前臂背面尺侧，当尺骨小头近端桡侧凹陷中。进针呈 50°，针尖斜向肘关节方向，深度为 0.6～1 寸，得气后行针 1 分钟，3～5 分钟行针 1 次，留针 30 分钟。

治法 7：天柱（双侧）。在项部斜方肌外缘之后发际凹陷中，约当后发际正中旁开 1.3 寸。在双侧穴点按后，迅速针刺进针，两穴各 0.5～1.5 寸深，针尖向椎间孔方向，不提插捻转，留针 20 分钟，随着疼痛减轻，嘱患者前后左右活动腰部，范围由小到大，每日 1 次。8 次为 1 个疗程。

治法 8：承中（承山与承筋连线中点）。刺入 3～4 寸，反复提插捻转 3～5 次，不留针。

治法 9：殷门。在大腿后面，当承扶与委中的连线上，承扶下 6 寸。进针 1.5～2 寸，一定要达到有针感（触电感、酸胀，向趾跟或向臀部放射感）；一手捻针，一手按揉腰部痉挛肌肉。一般不留针，2～3 分钟肌肉就可松弛而无压痛。单侧腰扭伤，取患侧。双侧腰扭伤，针两侧殷门。

治法 10：上都（第 2、3 指掌关节间）。向掌心方向刺入 1～1.5 寸，行捻转补泻手法，得气后强刺激，留针 20 分钟。

治法 11：手三里。在前臂背面桡侧，当阳溪与曲池连线上，肘横纹下 2 寸。快速进针，行泻法，留针5～10分钟。

治法12：条口。在小腿前外侧，当犊鼻下8寸，距胫骨前缘一横指。用3寸毫针刺入，得气后行强提插捻转3～5次，不留针。

治法13：腰宁（相当于曲池、五里、侠白三穴之间）。直刺缓慢进针0.5～1.5寸，得气后强捻转10～20分钟，留针15～30分钟。

治法14：中渚。在手背部，当掌指关节的后方，第4、5掌骨间凹陷处。针刺得气后，留针30分钟，每10分钟行针1次。

治法15：鸠尾。在上腹部、前正中线上，当胸剑结合部下1寸。平补平泻法，得气后留针20分钟。

治法16：腰痛点（手背腕上1.5寸，第2伸指肌腱桡侧及第4伸指肌腱尺侧缘之两点）。进针3～8分深，行提插捻转法，多用斜刺式，15°～30°斜刺，约1～3分钟出针。临床有用毫针或4mm针头或用电针疗法。

治法17：膻中。呈10°快速刺入皮下，如痛点在右侧，则针尖向右侧，如痛点在左侧，则针尖向左侧，如痛点在中间，则针尖向下。进针5～8分钟，得气后强刺激10～20秒，留针20～30分钟。留针期间，令患者活动患处。

治法18：痛点（腰部屈伸、侧弯运动时最痛处）。进针1～1.5寸，得气后将针提到皮下约3～5分处，顺时针方向捻转，使针缠绕在皮下，捏住针柄行雀啄法约2～3分钟后，将针逆时针旋转回来，进针1～1.2寸深，得气后迅速出针。

治法19：睛明。在面部、目内眦角稍上方凹陷处。针刺不留针，不捻转提插。

治法20：阿是穴（最明显压痛点）。穴位注射20%麝香注射液2～4ml，进针深度达肌肉中层为宜，每周1次。

治法21：承山（双侧）。在小腿后面正中，当伸直小腿时，腓肠肌肌腹下出现尖角凹陷处。每穴注射当归注射液1～2ml，每日或隔日1次。

治法22：跗阳。在小腿后面，外踝后，昆仑直上3寸。用指压，由轻至重。

治法23：承山。指压承山，轻揉后，猛重按，再轻揉。

治法24：太溪。在足内侧、内踝后方，当内踝尖与跟腱之间凹陷处。指揉太溪。

治法25：合谷。取双侧合谷，进针1寸许，得气后行针施以泻法，提插捻转并用。嘱其慢慢前后左右活动腰部，由慢至快，达到腰部肌肉松弛效果。

治法26：阿是穴，腰部压痛点。用1.5寸毫针从压痛点沿皮下刺入，要求针体尽可能紧贴真皮下，从痛区的左侧穿过命门穴，胶布固定，留针6小时。

治法27：后溪透合谷。单侧腰部疼痛，取患侧穴；若腰脊柱中间及双侧痛，均取双侧手部穴。患者取坐位，让其手握拳，但不要太紧。选用4～5寸长毫针，局部消毒后，从后溪进针，针尖向合谷方向透刺，留针20分钟，留针期间可间隔提针2～3次。还要反复活动腰部，每日1次。

治法28：同侧耳郭的腰骶部压痛点。用火柴棒压迫压痛点1分钟，令患者缓慢较大幅度活动腰部。每5分钟后加压痛点1次，15分钟后，疼痛消失，腰部活动自如。

治法29：大包。位于腋中线上，腋窝下第6肋间。患者取卧位，使用30号1寸针，从第6肋间隙针尖向腰方向斜刺5分深，逆时针捻转进针。一侧扭伤针患侧，双侧扭伤针两侧。

治法 30：神阙。在腹中部，脐中央。于神阙穴上，放一穿孔的鲜姜片，然后放置黄豆大小艾炷点燃，连续 50 壮。隔日 1 次。

治法 31：支沟。在前臂背侧，当阳池与肘尖的连线上，腕背横纹上 3 寸，尺骨与桡骨之间。进针 1～1.4 寸，强刺激，大幅度捻转 1～2 分钟，同时令其活动腰部，留针 15～30 分钟。

治法 32：环跳。当股骨大转子与骶管裂孔连线的外上 1/3 与内 2/3 交点处。患者侧卧，屈腿，常规消毒穴位皮肤，用 1.5～3 寸毫针快速刺入，进针 1 寸左右，患者有针感后，行强刺激 1 分钟（以患者能耐受为度）。留针 10～15 分钟，留针期间或痛不减者，加刺委中，放血如绿豆大。

治法 33：大椎。在后正中线上，当第 7 颈椎棘突下凹陷处。用 28 号毫针，以套管进针法刺入 1 寸左右后，针尖沿脊柱长轴向下斜刺，施平补平泻手法，快速捻转，使其得气。

治法 34：飞扬。在小腿后面，当外踝后，昆仑直上 7 寸，承山外下方 1 寸。用拇指指腹由轻到重进行揉按，一般先局部痛点，后远端反应点，每点指压揉按 5～10 分钟。

治法 35：手三里。在前臂背面桡侧，当阳溪与曲池连线上，曲池下 2 寸。一侧腰扭伤，取对侧穴位；双侧或腰脊中间扭伤取双侧穴。快速进针后行针用泻法，使针感向前臂放散，此时短暂留针 5～10 分钟。令患者活动腰部，待疼痛缓解或停止后，让患者休息片刻。然后起针，亦可配合火罐。

治法 36：上都。在第 2、3 指掌关节之间。患者取坐位或立位，手握空拳，掌心向下。局部常规消毒后，选用 28 号 2 寸长毫针，向掌心方向刺入 1～1.5 寸，快速捻转，留针 20 分钟，并嘱患者做俯仰转侧提腿下蹲活动，以患者出汗为度。

治法 37：天柱。在项部，斜方肌外缘之后发际凹陷中，约当后发际正中旁开 1.3 寸。患者取坐位，微垂头，术者用拇指、示指压迫双侧穴位，点按片刻，以减轻进针时的疼痛。消毒后迅速进针 0.5～0.8 寸，针尖斜向椎间孔，针后 3～5 分钟，令患者活动腰部，留针 20～30 分钟。

治法 38：后溪。在手掌尺侧，微握拳，当第 5 掌指关节后的远侧，掌横纹头赤白肉际处。取健侧后溪，快速进针 1～1.5 寸，并用提插捻转强刺激手法行针。并嘱患者幅度由小到大，由慢到快，逐渐地活动患部，留针 5～20 分钟。留针期间行针 2～3 次，至腰可随意活动或活动较为便利时出针。

治法 39：人中。人中沟上 1/3 与下 2/3 交点处。针刺人中（偏左旁开 3 分许进针），得气后行针，同时嘱患者弯腰，针后即感轻松。每日 1 次，酌配阿是穴，连针 3 次，症状消失。

治法 40：压痛点。患者俯卧位，医者用手检查扭伤部位，找出最显著的压痛点，常规消毒后，将 0.2%麝香注射液抽入注射器内，用 6 号针头刺入压痛点，深达肌肉中层为宜。

治法 41：腰宁。患侧手掌横贴于胸前，拇指尖压在天突上，肘部向上抬起，肘关节上方前缘凹陷处（相当于曲池、五里、侠白三穴之间）。医者以示指尖在该处用同等压力按压，压痛明显点即是腰宁穴（压痛点大小如指尖；小如豌豆）。常规消毒后，直刺缓进针 0.5～1.5 寸，得气后强捻转 10～20 秒后，留针 15～30 分钟。在留针期间，嘱其做腰部活动，前俯后仰，左右转侧，直腰下蹲，踏步走动，活动范围由小到大，并用手掌拍打患处十余下，再用半握拳叩击痛处 10 余下，由轻到重，再由重到轻。留针期间可行针 3～5 次，每次轻捻 5～10 秒，损伤部位疼痛减轻后起针。

治法 42：中渚。刺中渚穴 0.5 寸，强刺激捻转 10 分钟。

治法 43：养老。针刺健侧养老穴，快速进针，提插捻转得气后出针，于局部闪火拔罐 2～3 枚，留罐 30 分钟，取罐后于患部用手掌面由轻到重，轻按摩数分钟。

8. 急性淋巴管炎

治法 1：阿是穴（红线的头部和根部）。在红线的头部和根部各刺一针，得气后用艾卷从红线的头部向根部缓慢移动施灸 15～20 分钟，以患者有舒适的热感为度，将原来的细丝灸成一条红而宽的带，随即起针。

治法 2：红线所属经脉的郄穴。先确定红线属哪条经脉，取该经的郄穴，如划分不清经脉时，以红线邻近或经过的郄穴为准。以手按压所取郄穴的近心端，距离约 2～3cm，点刺 5 针呈梅花形，以使之出血如珠为度，并可于红线终止处加刺 1～2 针，放血少许。

治法 3：阿是穴（红丝疗的起点、中间、终点）。本法俗称截头、断尾、斩其腰。用三棱针先刺红丝疗顶端，刺破出血；然后再将红丝疗之起端和中间点刺出血，以泻血中热毒。

9. 慢性前列腺炎

治法：会阴。在会阴部，男性当阴囊根部与肛门连线的中点。采用 JHN-1 型内腔式结构的氦-氖激光管，输出功率为 8mW，波长为 633nm，原光斑直径为 3mm。治疗时患者取仰卧位，屈膝并暴露会阴部，用原光斑直接照射会阴穴，距离 1 米，每次照射 10 分钟，每日 1 次，15 次为 1 个疗程，疗程间隔 7～10 天。治疗中患者切勿变动体位，并随时观察光斑，使之对准穴位。

10. 脱肛

治法 1：提肛（又名环门）。位于肛门的两侧，距肛门中央 0.5 寸，侧卧位取穴。用电针，选用断续波或疏密波，频率为 20 次/分。刺激强度以患者能耐受为度，通电后肛周软组织有向上提的强烈收缩和麻胀感，隔日治疗 1 次，每次 15～30 分钟，10 次为 1 个疗程，疗程间隔 5 日。针刺提肛穴时，针尖向同侧腹股沟方向直刺，进针 1.5～2 寸深。

治法 2：百会。在头顶，两耳尖直上连线中点。用鲜姜 1 片，厚如 5 分硬币，贴在百会上，上置艾炷灸 3～5 壮。亦可用艾条灸，医者拇指迅速按压患者百会，如此数 10 次，每次 30 分钟。令患者正坐，医者左手轻轻分开患者头发以暴露穴位，右手持艾卷在其穴位上行温和灸 5 分钟，后改用雀啄灸法，继续施灸 15 分钟。每日或隔日 1 次，轻度脱肛 3～5 次即愈。

11. 痔

治法 1：二白。位于间使与郄门间；一在两筋内，一在筋外桡侧。以三退一进的泻法为主（身体虚弱者，用平补平泻法），进针 1 寸，得气后留针 20 分钟，每分钟捻转 1 次，每日 1 次，2 周为 1 个疗程。

治法 2：八髎。在骶部，正对骶后孔处。用梅花针缓慢叩打八髎部位至局部充血，以丁桂散布穴位上，并覆盖关节止痛膏，然后用艾条点燃进行悬灸或雀啄灸。每次 10～15 分钟，隔日 1 次。

治法 3：承山。位于小腿后面正中，委中与昆仑之间，当伸直小腿或足跟上提时腓肠肌肌腹下出现尖角凹陷处。①用泻法强刺激，得气后留针 20 分钟，每隔 2～3 分钟行针 1 次。②患者取俯卧位，术者一手托患者足跟，嘱其用力着于术者掌心，术者另一手拇指标记穴位，然后用 26 号 2 寸毫针，于穴位皮肤常规消毒后，快速进针约 1.5 寸，做强刺激捻转，每分钟约 350 次。

治法 4：大肠俞。在腰部，当第 4 腰椎棘突下，旁开 1.5 寸。嘱患者坐在靠背椅上，双手扶住椅架，暴露出背部皮肤，医者站在患者背后，用左手扶在患者左肩上，右手从患者脊椎第 1 胸椎大杼穴沿脊椎向下直摸，数到第 16 椎旁开 1 寸 5 分处便是大肠俞穴，用棉签沾上甲紫溶液在此穴位上做上标记，用碘酒、酒精常规消毒后，用三棱针挑破表皮，向内深刺，可挑出白色纤维样物，患者仅感微痛，不易出血，挑后以酒精棉球消毒，贴上胶布。1 次挑一侧穴位。3～5 天后再挑另一侧穴位。

治法 5：腰奇。在后正中线上，尾骶骨直上 2 寸。穴位常规消毒，选用 2.5～3 寸毫针，针尖向下，针入 2 寸。

治法 6：龈交。在上唇内，唇系带与齿龈的相交处。医者用左手或右手拇指、示指，翻起患者口唇，唇正中与牙龈交界处的系带上有形状不同、大小不等的小滤泡及小白疙瘩。用红汞棉球消毒后，用小止血钳将小滤泡或小白疙瘩夹牢，用小剪刀或小手术刀将其剪掉或切除，出血少许即完成整个割治手术。

12. 鸡眼

治法 1：阿是穴（即鸡眼处）。患者取俯卧位，足背伸直，足掌向上，鸡眼局部常规消毒后，用刀先将硬结剥出一层皮，用 1.5 寸毫针在其中心部位刺入，直至鸡眼根部，行捻转及刮针手法 1 分钟，起针后置艾炷施灸（艾炷着皮肤面略小于鸡眼）。每次 1～2 壮，1 次不愈，10～15 天后治疗第 2 次。

治法 2：阿是穴（鸡眼基底部中心）。取不锈钢针或锡丝火针（直径为 1mm）1 支，在酒精灯上将针烧红，对准鸡眼基底部中心，快速刺到鸡眼的根部，待患者感到疼痛时针已拔出，出针后用碘酒棉球消毒按压，外贴胶布即可，如针刺后 1 周至 2 个月尚未脱落者，可重复针刺治疗。

治法 3：阿是穴（鸡眼处）。患者俯卧位，足背伸直，足掌向上，鸡眼局部及周围常规消毒后，视鸡眼大小，取 0.25%或 0.5%普鲁卡因溶液 10～20ml，注射于鸡眼周围，做局部浸润麻醉，注射自正常皮肤处深入，以达到相当于根部即可，边进针边注入药液，鸡眼对侧亦做同样注射。麻醉片刻，取艾炷置鸡眼上施灸（艾炷比鸡眼面积小），待燃至鸡眼表面时去掉，再换一壮，每次灸 4～5 壮，以鸡眼呈焦枯状态为度。

治法 4：阿是穴。局部消毒，用 0.5～1.5 寸毫针刺入鸡眼中心基底部，留针 20～30 分钟。取针后挤压针孔使其微出血，再用胶布贴敷，以防感染。3 日 1 次，一般 3 次后，患者感觉疼痛消失。20 日左右自行脱落而愈。

13. 胆道蛔虫病

治法 1：胆蛔压痛点。在两小腿外侧足三里下方寻找压痛点。用 28～30 号 3.5～4 寸毫针，当刺入有针感时，不停针继续深刺，刺入 3 寸左右时有第二次针感，以向心性传导为佳，同样，再针对侧，接着用双手同时行针（泻法），边捻转边提插，直至疼痛缓解或消失，针 30 分钟左右，中间每隔 5～10 分钟行针 1 次。

治法 2：迎香透四白。迎香位于鼻翼外缘中点旁，当鼻唇沟中。四白位于面部，瞳孔直下眶下缘凹陷处。刺入后行泻法，强刺激，得气后，用胶布将针柄固定在唇上，留针 12～24 小时。

治法 3：至阳。在背部，当后正中线上，第 7 胸椎棘突下凹陷中。快速进针，针尖稍朝上斜刺，深度为 1.1～1.4 寸（过深可损伤脊髓），柔和地提插捻转，持续运针 15 分钟，留针 30 分钟，得气向上下传导。疼痛顽固者可加刺阳陵泉、胆囊穴、足三里。

治法 4：太冲。在足背侧，当第 1、2 跖骨间隙的后方凹陷处。选双侧太冲穴，患者仰卧，用 1.5 寸毫针与皮肤垂直刺入，或针尖略向上斜刺，达 1 寸深左右。连续提插捻转约 1 分钟后，留针 30～40 分钟，刺激量略超过患者耐受量。

治法 5：郄门。在前臂掌侧，当曲泽与大陵的连线上，腕横纹上 5 寸。用强而持久的捻转手法（两侧相同），留针 20～30 分钟，留针期间重复捻针 2～3 次，一般针后疼痛即止。

治法 6：蛔厥穴。位于第 8 胸椎棘突下凹陷中。患者俯卧，以 2.5 寸不锈钢针，消毒后沿棘突间隙略向上斜刺，深度为 1.5～2 寸，每隔 5 分钟捻转 1 次，留针 15～30 分钟。

治法 7：第 7 胸椎夹脊穴。位于第 7 胸椎棘突下旁开 0.5 寸。取夹脊穴左右各一穴，垂直刺入皮下，以 65°斜向胸椎刺入 1 寸左右，使针尖抵达脊椎骨膜，行小幅度捻转泻法，以患者胸腹部有宽松感止。留针 20～30 分钟。

14. 急性阑尾炎

治法 1：阑尾穴。位于足三里下 2 寸处。针刺以捻转提插、迎随或透天凉等泻法为主。急性期，每日针刺 2～6 次，一般留针 30～60 分钟，病轻者不留针，重者留针 2 小时，症状好转后逐步减少针次，缩短留针时间。

治法 2：气海。在下腹部，前正中线上，当脐中下 1.5 寸。用艾卷温和灸，每日灸 1 次，每次 30 分钟，艾灸 2～3 日后，可根据病情改为隔日灸 1 次或 3 日灸 1 次。

治法 3：膝四。仰卧屈膝右侧髌骨外缘上 4 寸处。大横。位于脐旁 4 寸。膝四穴直刺快速进针，深度以得气为度，拇指向后、示指向前捻转。针感沿大腿向上传导；过腹股沟到小腹。大横穴沿腹向下呈 45°斜刺，以拇指向前，示指向后捻转，针感传导至腹股沟，两侧针感相接，腹肌紧张明显减轻或消失。得气后留针 30 分钟，10 分钟捻转 1 次。

治法 4：阑尾穴、麦氏点。位于右下腹天枢附近压痛点。用氦-氖激光治疗仪，输出功率为 3～5mW，激光管口距皮肤 30～60cm。麦氏点照射 10 分钟，阑尾穴照射 5 分钟，每日 2 次。

治法5：耳新阑尾炎穴。每侧注入注射用水0.7ml，每日2次，热退缓解后每日1次。

15. 急性肠梗阻

治法：大横。位于腹部，脐旁开4寸。可进针4寸，强刺激不留针，一般每日2次。

16. 泌尿系结石

治法1：太溪。位于足内侧，内踝尖与跟腱之间的凹陷处。取双侧太溪，中强刺激，以患者有麻胀感并向足等部位放射为度，留针30～90分钟，留针期间可间断刺激，加强针感。

治法2：足三里。肾绞痛发作时，嘱患者仰卧位，深吸气，取双侧足三里，局部消毒后用毫针刺入2～3寸，采用强刺激，得气后留针5～10分钟。留针期间，每2～3分钟捻转或提插1次。

治法3：精灵。位于手背第4、5掌骨骨间隙后缘，腕背横纹与掌骨小头连线之中点凹陷处。针刺绞痛侧穴3～5分钟，得气时酸麻感觉传至指尖。中强刺激，痛不减者留针10分钟，并间歇加强刺激。

治法4：涌泉。在足底部，蜷足时足前部凹陷处，约当足底第2、3跖趾缝纹端与足跟连线的前1/3与后2/3交点上。治疗结石所致绞痛，取双侧，中强刺激，以患者有麻胀感为度，留针30～90分钟，留针期间可间断行针。

17. 手术后尿潴留

治法：中极透曲骨。中极位于下腹部，脐下4寸。曲骨在下腹部，前正中线上，耻骨联合上缘中点。以针刺中极透向曲骨。使针感向阴部放散。

18. 急腹痛

治法1：内关。在前臂掌侧，当曲泽与大陵的连线上，腕横纹上2寸，掌长肌腱与桡侧腕屈肌腱之间。针刺一侧内关透外关，每5分钟1次，反复行雀啄提插手法，并轻揉腹部，同时嘱患者行深呼吸，直至腹痛消失后，再留针15分钟。

治法2：上脘。在上腹部，前后正中线上，脐上5寸。患者取仰卧位，双腿略向上弯曲。术者左手固定绷紧上脘穴周围皮肤，右手持3寸毫针，经消毒后，从上脘进针，沿皮下平刺，直透中脘、建里、下脘三穴，反复捻转，得气后留针10～30分钟，间歇行针至疼痛缓解或消失；然后大幅度捻转3～5次后，缓慢出针。

治法3：阿是穴。在腹部疼痛区域寻找压痛最明显处。注射用药物有注射用水、生理盐水、阿托品、维生素B_1、维生素B_{12}等，用2ml注射器，5号针头，在腹部阿是穴处迅速刺入皮下，缓缓向下寻找针感后，推入药液，在穴位表面注射一皮丘。

19. 急性乳腺炎

治法1：肩枢。位于肩贞、天宗之上，听俞、肩髎之下骨空处。取坐位，体温高者取侧卧位。采用 2～2.5 寸毫针直刺。手法用泻法（重刺激），提插到有酸、麻、胀等感觉，然后留针，并以艾条灸。针灸 30～60 分钟。每 5 分钟提插 1 次。

治法 2：督俞。位于第 6 胸椎棘突下，旁开 1.5 寸。选用 5～6 寸长的毫针，先从一侧督俞沿皮下向胸椎方向斜刺，针尖达对侧距背正中线 1.5cm 为止，然后用同样的方法从另一侧督俞再进针，使两针交叉，一般留针 2～8 小时，每日针 1 次。对于早期炎症，多数患者针刺 1 次即可收效。炎症弥漫但未化脓者，多针刺 2～5 次即愈；已化脓者，针刺 5～15 次即愈。

治法 3：上 2（上肢掌侧腕横纹正中上二横指处，治疗时取患侧）。患者取坐位，患者上肢仰伸，医者取 32 号 1.5 寸毫针与皮肤呈 30°刺入，进皮后将针放平（针尖方向向肘），沿皮下进针约 1.9 寸，用胶布贴盖针柄固定，留针 1～3 小时，针刺后可热敷患处。

治法 4：背部皮肤红斑。一般出现在第 7 颈椎至第 12 胸椎之间的部位，红斑大小约 0.5mm，不高出皮肤表面，颜色鲜红，指压不褪色，稀疏散在，数量不一，患侧较多，健侧较少。寻找红斑后消毒，在所有红斑上点刺 1 针，然后用手挤压，使其出血少许。

治法 5：梁丘。屈膝，在大腿前面，当髂前上棘与髌底外侧端的连线上，髌底上 2 寸。用泻法，留针 30 分钟，每日 1 次。

治法 6：肩井。在肩上，当大椎与肩峰端连线的中点上。取患侧直刺 0.5～0.8 寸，用泻法，快速捻转强刺激。使患侧肩部或胸部或上肢出现针感，持续行针 3～5 分钟，即可出针。病重可至 10 分钟，不用提插手法，每日 2 次，直至痊愈为止。

治法 7：足三里。在小腿前外侧，当犊鼻下 3 寸，距胫骨前缘一横指（中指）。泻法进针 1.5～2 寸，针尖略向上，中强刺激，得气后留针 30 分钟，每隔 10 分钟捻转 1 次，每日 1 次。

治法 8：内关。在前臂掌侧，当曲泽与大陵的连线上，腕横纹上 2 寸，掌长肌腱与桡侧腕屈肌腱之间。快速进针，捻转提插到一定深度，待得气后，捻转 2～3 次，提插 2～4 次，反复如此 3 次，并且边捻针边按摩乳房肿块，当疼痛减轻时，留针 10～15 分钟，留针时反复运针 3～4 次即可出针。

治法 9：曲池。屈肘，肘横纹外侧端头。屈肘，曲池常规消毒，以 2.5 寸毫针准确刺入曲池，进针 1.5～2 寸，快速捻转提插交替，强刺激约 1 分钟，出针时以左手托起患侧肘关节，右手拇指有规律地按摩曲池穴。

治法 10：局部肿块。将蒜切成 1 分厚的薄片，放在肿块上，用蚕豆大小的艾炷灸之。在治疗过程中，患者感觉局部灼热不可忍受时，可将蒜片向上提起或沿皮肤上、下、左、右移动，稍移动后再放肉厚处灸治。每灸 4～5 次后须换用新蒜片，直至灸到局部红晕为度，乳汁自行溢出，即为 1 次治疗。

三、皮肤科疾病

1. 斑秃

治法 1：阿是穴（斑秃局部）。病程较长，脱发面积小，对针刺耐受力强者，梅花针宜重叩刺，至周部微微出血，个别严重患者在叩毕局部涂少许生发水，以加强刺激，脱发面积大、时间短，或对针刺耐受力差者，采用轻叩刺，用较钝的梅花针，叩至局部发红即可。每日或隔日 1 次。

治法 2：斑秃局部。将斑秃周围毛发剃掉，局部消毒，用梅花针叩刺。使之微渗出血，用老生姜擦至皮损部位产生灼热感，然后用艾条灸，温度以能忍受为度，约灸 2～3 分钟，每日 1 次，连续治疗。

2. 荨麻疹

治法 1：后溪。在掌尺侧，微握拳，当小指本节后的远侧掌横纹头赤白肉际处。握拳取之，直刺深 1 寸，可后溪透劳宫，合谷可深刺 2～3 寸。

治法 2：神阙。在腹中部，脐中央。用一枚大头针扎入塑料盖，将酒精棉球插到大头针上并点燃。立即将玻璃瓶罩在上面，待吸力不紧后取下，连续拔 3 次，每日 1 次，3 日为 1 个疗程。

治法 3：曲池。在肘横纹外侧端，屈肘取之。以氦-氖激光针对准该穴，输出电流为 7mA，照射距离为 30cm，光斑为 1～2mm，每次照射 10 分钟，5 日为 1 个疗程。

治法 4：大椎。在后项部，第 7 颈椎棘突下凹陷中。用三棱针迅速刺入，不留针，加拔火罐约半小时，7 天后再治疗 1 次，平均 2～3 次即愈。

3. 痤疮

治法 1：大椎。在后项下，第 7 颈椎棘突下凹陷中。用三棱针点刺或用梅花针叩刺大椎穴数下，立即在该穴上加拔火罐，以出血为度，留 10～15 分钟起罐。用棉球擦去血液，每 3～5 日治疗 1 次，10 次为 1 个疗程，疗程间隔 5 日，治疗期间停用其他药物。

治法 2：耳背部血管。选病者双侧耳背近耳轮处明显的血管一根，揉搓数分钟后使其充血。常规消毒，左手拇、示指将耳背按平，中指顶于下，右手持消毒好的修面刀片划破选好的静脉血管，使血流出 5～10 滴，然后盖上消毒敷料，1 次不愈者，间隔 1 周后，再选另一血管复治。

治法 3：耳穴的内分泌穴。位于耳屏间切迹内凹陷中央。取消毒揿针 1 枚，用针尾在穴位上压深痕作标志，常规消毒后，将揿针紧按在穴位的凹痕上，再用橡皮膏固定，用手指按压 10 秒，埋针 15 日为 1 个疗程。埋针期间每日按压 3～5 次。两耳可交替使用，同时忌食辛辣腥腻食物。

4. 疖疮

治法：督脉反应点。右手示、中、环 3 指并拢如切脉状，沿第 2 胸椎向第 6 胸椎方向慢慢移动，至有搏动应指处即为反应点。以 28 号 1 寸长毫针，在反应点直刺 5 分左右，用泻法，得气后即可出针，出针后挤压反应点周围，使针孔出血。

5. 疣

治法 1：手大骨空。位于拇指指骨关节背侧中点。针刺上穴，留针 25 分钟，同时加 626 治疗机，取锯齿波，频率为 20 次/分，并逐渐增加其刺激强度。针刺时针尖宜向上，针感向上传。

治法 2：疣局部。局部消毒，用修脚刀削去表面角质，露出疣之基底，选用 20 号针在疣表面选择三点（呈三角形），快速进针，深 5 分，大捻转后，快速出针，挤压使出血，每日 1 次，连续 3 日。

治法 3：阿是穴（疣中心点）。局部常规消毒，取 0.5～1 寸银针，选母疣（多发疣中最先发或体积最大者）于其平面中心垂直进针，术者左手捏紧疣基底部，使其色变苍白以减轻针刺疼痛，快速进针至疣底部，重力快速捻转 30 次，同时提插完成泻法。然后提针至疣与皮肤表面交界处，使针尖在疣内绕 1 周扩大针孔，迅速出针放血 1～2 滴，然后压迫止血，4 日后复针 1 次，以后每 15 日复针 1 次，共 4 次。观察 3 个月以上，确定疗效。

治法 4：阿是穴。常规消毒患处，采用 0.5～1 寸不锈钢毫针（一般可用耳针），术者左手捏紧疣基底部，使之苍白，以减轻针刺的疼痛，针尖从疣的顶部垂直刺入基底部达到酸麻痛感，深度为 5 分左右，留针 10 分钟左右后，可将针逆转 1 周，15 分钟快速出针，拔针后渗出少量血为宜。如无血可再用双拇指挤压疣的基底部使之出血，然后外贴橡皮膏即可。

治法 5："母疣"（即最先长出之大而粗糙者）。以母疣为主要刺点，再按其经络分布线路取邻近 1 个腧穴为配穴。各部常规消毒后，以 5 分毫针直刺"母疣"根底。待有针感后，另取 1.5～2 寸毫针刺配穴，当其"得气"后加 626 电疗机，正极接主刺点，负极接配穴。电流量以患者能耐受为度，留针 20～30 分钟，每日或隔日 1 次。5～7 次为 1 个疗程。如疣面积大于 1.5cm^2，可按 10 次为 1 个疗程治疗。

6. 冻疮

治法 1：冻疮局部。将点燃的艾条，直接接触患处，每秒钟快速点灸 2～3 次为宜，治疗时患处有灼热或轻度灼痛感，但不留瘢痕。

治法 2：耳背静脉。选患者耳背近耳轮处明显的静脉血管 1 根，揉搓数分钟后，使其充血，常规消毒，左手拇指与示指将耳背拉平，中指顶于下，右手持消毒后的三棱针，直刺静脉显露处，深度以出血为准，让其自然流血 10～20 滴，用棉球压迫止血。

7. 真菌性皮肤病

治法：玉枕。在后头部，当后发际正中直上 2.5 寸，旁开 1.3 寸，平枕外隆凸上缘的凹陷处。进针后向下直刺 4cm，深度达帽状腱膜，加电针仪，连续波，频率为 200 次/分，留针 30~40 分钟，10 次为 1 个疗程。

8. 黄水疮

治法：后溪。在手掌尺侧，微握拳，当小指本节后的远侧，掌横纹头赤白肉际处。用三棱针放血 1~2 滴，隔日 1 次。

9. 皮下囊虫病

治法：阿是穴。即囊虫结节部。以囊虫结节为中心刺点，左手拇示二指固定囊虫结节，右手持 26 号针，直刺入囊虫结节中心，顺向大幅度捻转 10 余周出针即可，或刺入后用针尖向囊虫结节中心捣刺数针，再大幅度捻转后出针，一般治疗 3~7 次可愈。

四、妇儿科疾病

1. 痛经

治法 1：承山。在小腿后面正中，委中与昆仑之间，当伸直小腿或足跟上提时腓肠肌肌腹下出现尖角凹陷处。患者俯卧，以 6 寸毫针针刺双侧承山，徐徐捻转进针，以有强烈针感为度，有效率为 100%。

治法 2：至阴。在足小趾外侧，趾甲角旁 0.1 寸。艾灸双侧至阴 15～20 分钟，月经前 3 日开始至经后为 1 个疗程。

治法 3：关元。在下腹部，前正中线上，当脐中下 3 寸。常规消毒后，用 28 号 2 寸长毫针垂直刺入 1.5 寸深，得气后用提插、捻转手法，强刺激 1 分钟，以关元为中心，上下左右各 1 寸处，各刺 1 针，深 1.5 寸，取 1.2cm 长的艾段，套在针柄上点燃，每日 1 次，每次在每根针上连用 2～3 个艾段，3 次为 1 个疗程，痊愈后为巩固疗效，分别在下 2 个月经周期治疗 1～2 次。

2. 闭经

治法：长强。在尾骨端下，当尾骨端与肛门连线的中点处。取俯卧位，在尾骨下端与肛门之间中点凹陷中取穴，针 1 寸深，强刺激手法，留针 20 分钟，每隔 5 分钟行针 1 次。

3. 带下

治法 1：腰阳关。在腰部，当后正中线上，第 4 腰椎棘突下凹陷。顺经而刺，用 1～3 寸 28～30 号毫针，沿皮下刺入，要求针体尽可能紧贴在真皮下，不要求有酸麻胀痛等感觉。用胶布固定，留针 8 小时以上，隔日 1 次。

治法 2：曲骨。在下腹部，当前正中线上，耻骨联合上缘中点。深刺 2.5～3 寸，直刺或稍斜向会阴部，针感至阴道为佳，每 10 分钟捻针 1 次，平补平泻手法，3 日 1 次。

治法 3：腕踝针之下 2 点。在内踝最高点上 3 横指，靠胫骨后缘。针体与皮肤呈 30° 进针，过皮后将针放平，顺直线沿皮下表浅进针，进针 1.4 寸，留针 20～30 分钟，每日 1 次。

4. 乳溢症

治法：公孙。在足内侧缘，当第 1 趾骨底的前下方。取双侧公孙，直刺 1 寸，每日 1 次，每次留针 20 分钟，隔 10 分钟捻转 1 次，用平补平泻法，治疗 5 次复查 1 次，最多治疗 20 次。

5. 胎盘滞留

治法：至阴。在足小趾末节外侧，距趾甲角旁 0.1 寸。取双侧至阴，针 0.1～0.2 寸，刺激量逐渐增强，留针 5～10 分钟。

6. 胎位不正

治法 1：至阴。在足小趾末节外侧，距趾甲角 0.1 寸。用 5 分毫针，斜向上刺，进针 1～2 分，手法用平补平泻。并且用艾条对准至阴，距 1 寸远，以达到温热感为度，不可灼伤皮肤，每次 10～15 分钟，睡前灸。每日 1 次，7 日为 1 个疗程。

治法 2：至阴。用激光针治疗。

治法 3：至阴。针至阴后，接电麻仪，强刺激 30 分钟。

7. 子宫脱垂

治法：腰奇。在后正中线上，尾骶骨直上 2 寸处。穴位常规消毒，选用 3.5～4 寸毫针，针尖向上，进针 2.5～3 寸。

8. 女阴瘙痒症

治法：曲骨。在下腹部，当前正中线上，耻骨联合上缘的中点处。患者排尿后，用 1% 普鲁卡因 2ml，以 6 1/2 号针头直刺曲骨穴，小幅度提插，使针感向下散至阴部皮损区时注药，针眼做消毒包扎，隔日 1 次，5～10 次为 1 个疗程。最多治疗 20 次。

9. 小儿腹泻

治法 1：长强。在尾骨端下，当尾骨端与肛门连线的中点处。患儿取俯卧位或直接俯卧于家长的双腿上，于尾骨端下缘，沿着尾骨与直肠之间缓慢进针，刺入 5～8 分左右，用小幅度的快速捻转手法，捻转 2 分钟左右，不提插即可出针，每日针刺 1 次。

治法 2：神阙。在腹中部，脐中央。患儿平卧，神阙下缘常规消毒后，进针 6～8 分，手法用平补平泻，捻转 5～7 次，不留针。

治法 3：肾俞。在背部，当第 2 腰椎棘突下，旁开 1.5 寸。以肾俞为起点，由内向外横划一线，约 1 寸长为度。然后用手轻轻挤捏，微见血即可，轻者 1 次，重者 2～3 次即效。

治法 4：鸠尾。在上腹部，前正中线上，当胸剑结合部下 1 寸。术者手指稍蘸香油在患儿鸠尾穴上揉按 200～300 次，按摩毕即拔火罐 20～30 分钟，以充血为度。每日 1 次。

10. 小儿鞘膜积液

治法：蠡沟。在小腿内侧，当足踝尖上 5 寸。胫骨内侧面的中央。针尖顺经脉方向与皮肤呈 15°刺入、平补平泻，刺入 5～8 分深，隔日针 1 次。

11. 疝气

治法 1：患侧大敦。在足大趾末节外侧，距趾甲角旁 0.1 寸。捻转进针，平补平泻，得气后留针并加艾条灸，直至被嵌塞物回纳为止，在针灸的同时用手法在被嵌塞物上轻轻按摩，以助回纳。

治法 2：疝气点。即拇指中、末节关节处背侧有 3 条横纹，取中纹与指背静脉交叉点，若静脉不显，则令患者屈曲拇指，取棱角中点即可。穴位常规消毒，用三棱针点刺出血即可，按农历逢三、六、九日点刺 1 次，若肿块大，病程长，可 20 日点刺百会 1 次。

12. 小儿夜啼

治法 1：印堂。在额部，当两眉头之中间。用 30 号 1 寸毫针，平补平泻，不留针，出针时用棉球压住以防出血。

治法 2：中冲。位于手中指尖端中点。用 1 寸毫针，点刺出血，放血数滴。每日 1 次，一般 2～3 次痊愈。

五、五官科疾病

1. 麦粒肿

治法1：曲池。在肘横纹外侧端，屈肘，当尺泽与肱骨外上髁连线中点。常规消毒，用三棱针点刺患眼对侧曲池，然后用手轻轻挤压，使其流出小滴血液。每日1次，一般治疗1～3次。

治法2：后溪。在手掌尺侧，微握拳，当小指本节前的掌横纹头赤白肉际。用艾绒捏成麦粒大的艾炷，取左灸右，取右灸左之法，在穴位上行直接灸。待艾炷燃为灰烬，再加1炷，连续3炷为止。

治法3：耳尖。耳轮的最高点处。取患侧耳轮，用2%碘酊消毒，75%乙醇脱碘。左手把消毒过的耳尖部皮肤捏起。右手持小号三棱针。针尖向下快速刺入皮内，沿皮下向下刺入约5分深，并捻转3次出针。随之用手挤之，使出血3滴。

治法4：耳穴的眼穴。在耳垂中点。三棱针点刺放血3～4滴，取患眼侧耳之眼穴。

治法5：阿是穴。即麦粒肿局部。红肿处酒精消毒后，用0.5～1寸毫针，斜向刺2～5mm，肿物小者浅刺，大者深刺，不捻转，留针5～15分钟。

治法6：肝俞。在背部，当第9胸椎棘突下，旁开1.5寸。取患侧肝俞穴。用1寸毫针，斜向下刺入，进针4～6分左右，得气后，行强刺激泻法，捻转数下后，缓缓出针，渐退渐摇，开大针孔。出针后，用手挤压穴位周围，使针孔流出小滴血液即可，一般视病程长短，出血2～8滴左右。

2. 结膜炎

治法1：耳尖。将耳轮向耳屏对折时，耳轮上面的尖端处。用酒精局部消毒，用三棱针迅速向耳尖穴刺进1分深，挤出3～5滴血即可。

治法2：腕踝针的上1区。用2寸32号不锈钢毫针，与皮肤呈30°斜刺入皮下，有酸、麻、胀、痛感即可，一般最少留针30分钟，每月1次，针刺期间不用药物。

治法3：耳背血管。选耳背近耳轮处的明显血管1支。揉搓1～2分钟，使其充血，常规消毒后，用左手拇、示指将耳背拉平，中指顶于下，右手持三棱针，挑破血管，滴血2～3滴即可。

3. 近视眼

治法1：承泣。在面部，瞳孔直下，当眼球与眶下缘之间。用1.5寸30号毫针从承泣进针，以30°角向睛明方向斜刺，刺入1寸左右，待眼区周围有酸胀感或流泪时，留针5

分钟，针刺手法不宜大幅度捻转提插，出针后用棉球压迫局部 1～2 分钟，以免出血。每日 1 次，10 次为 1 个疗程。

治法 2：球后。在面部，当眶下缘外 1/4 与 3/4 交界处。取正坐仰靠位，嘱患者轻轻闭目，且平视，于眶下缘的外 1/4 折点，从外下向内上，向视神经孔方向刺 0.5～1 寸。单眼近视取健侧穴，双眼近视者，先取较好侧，后取较差侧。留针 30 分钟，每日 1 次，12 次为 1 个疗程，疗程间隔 3 日，一般 1～2 个疗程可收效。

治法 3：上 1 点。在小指侧的尺骨缘与尺侧腕屈肌间凹陷处。常规操作，留针 1 小时，每日 1 次，10 次为 1 个疗程，间隔 5 日后可行第 2 个疗程。一般治疗 3 个疗程。

治法 4：近视无名穴。沿耳垂后缘至风池的交点即是。取同侧穴位，进针趋向稍偏上方，针刺呈 30°，深度为 2 寸，中等强度捻转至胀麻为止。留针 15 分钟，每日 1 次。

4. 慢性鼻窦炎

治法：迎香。位于鼻翼外缘中点旁，当鼻唇沟中。用 28 号 3 寸毫针，刺入 1～1.5 寸。先从迎香进针，进针约 0.2～0.5 寸深时，再以 35°～40°角斜刺到下鼻甲前上端。每日针刺 1 次，每次留针 40 分钟，不需用补泻手法。3～5 次为 1 个疗程，疗程间隔 1 周。

5. 鼻衄

治法 1：列缺。在前臂桡侧缘，桡骨茎突上方，腕横纹上 1.5 寸，当肱桡肌与拇长屈肌腱之间。速刺一侧列缺，向上斜刺 1.5 寸。得气后，行平补平泻手法，2 分钟鼻衄渐止。

治法 2：太冲。在足背部，当第 1、2 跖骨间隙的后方凹陷处。单侧鼻衄取同侧太冲，施以泻法，留针 10 分钟。

治法 3：孔最。在前臂掌面桡侧，当尺泽与太渊连线上，腕横纹上 7 寸。用拇指在孔最周围绕穴按压，找到有明显压痛、酸胀或麻木处，用毫针垂直或向上斜刺 1～1.5 寸。施以快速提插捻转，中强刺激，以患者前臂有明显的酸胀感，能够耐受为度，每 3～5 分钟行针 1 次，留针半小时，一般取单侧，重症者取双侧。

治法 4：上星。在头部，当发际正中直上 1 寸。患者取正坐仰靠位，前发际上 1 寸，发际不明显者，印堂直上 4 寸，用 1.5～2 寸毫针垂直刺入，捻转行针 1～2 分钟，局部产生针感，卧针，针尖斜向鼻尖，继续捻转使针感循经向鼻尖传导，其衄自止。

治法 5：迎香。在鼻翼外缘中点处，当鼻唇沟中。取患侧迎香，针尖向上方斜刺 3～4 分深，留针 15～30 分钟，视患者情况行强弱刺激手法。

治法 6：大椎。在项部，当第 7 颈椎棘突下凹陷中。用 1.5 寸针直刺大椎穴 5 分时，将针尖斜向前方进针 1 寸，得气后行捻转泻法，使针感传至前头项部，留针 15 分钟。

治法 7：行间。在足背侧，当第 1、2 趾间，趾蹼缘的后方赤白肉际处。用不锈钢针，采用泻法（强刺激），深寸许，留针 3～5 分钟。左鼻出血，针右侧行间，右鼻出血，针左侧行间。

6. 急性喉炎

治法：大椎。在后正中线上，第 7 颈椎棘突下凹陷中。快速进针 2～3mm，不留针，取不易传热的如橘皮、大豆片等，置于大椎部位，上面放一小酒精棉球，点燃后将火罐扣上，留罐 10～15 分钟，反复做 2 次。

7. 慢性咽炎

治法 1：天突。在颈部，当前正中线上，胸骨上窝中央。用了哥王注射液 2ml，吸入 2ml 注射器内，配上 5 1/2 号针头，患者取仰靠位，头向后仰，取天突穴。呈 45°刺入 0.5～0.7 寸深，有胀感后，缓缓推入药液。

治法 2：人迎。在颈部、喉结旁，当胸锁乳突肌的前缘，颈总动脉搏动处。患者仰卧，用 1 寸毫针，从人迎沿皮向喉结方向刺入。不捻转不提插，接电麻仪，连续波，电流大小以局部皮肤有节律地跳动，患者无不适为度，留针 20 分钟，每日 1 次。

8. 急性扁桃体炎

治法 1：角孙。位于头部，折耳郭向前，当耳尖直上入发际处。患者端坐，术者将大拇指伏着于患者一侧或两侧角孙上（一侧扁桃体炎，按摩患侧即可），施行旋转按摩手法，先轻后重，然后行前后弹拨法，最后施自上而下的顺筋手法，按摩时边旋转按摩，边让患者做吞咽动作。当咽痛消失或明显减轻时，再施弹拨和顺筋手法，每日按摩 1 次。

治法 2：内关。位于前臂内侧，腕横纹上 2 寸，掌长肌腱和桡侧腕屈肌腱之间。针刺内关 5～8 分，强刺激，留针 30 分钟，每 5 分钟捻转 1 次。

治法 3：少商。在手拇指末节桡侧，距指甲角 0.1 寸。青霉素皮试阴性后，取用青霉素皮试液 0.2ml，在两侧少商用皮内注射针头，垂直刺入 2～2.5mm，以有酸胀感为度，然后各注射 0.1ml，每日 2 次，一般 4～6 次体温即恢复正常，全身不适与咽痛消失。

治法 4：鱼际。在手指拇指本节后凹陷处，约当第 1 掌骨中点桡侧，赤白肉际处。首先按摩双侧扁桃穴（在下颌角内下缘，颈动脉前方处）1 分钟，然后针双侧鱼际穴，用泻法。

治法 5：合谷。位于手背，第 1、2 掌骨间，当第 2 掌骨桡侧的中点处。同一般扁桃体手术，术前 1 小时服苯巴比妥 0.09g（过敏者可不用），术前皮下注射阿托品 5mg，电针刺激双侧合谷，手术前 20 分钟开始诱导，连续刺激至手术完毕。

9. 牙痛

治法 1：合谷。在手背，第 1、2 掌骨间，当第 2 掌骨桡侧的中点处。取对侧合谷，先捻转弱刺激 2～3 分钟，然后上下提插 10 分钟左右，再以强刺激大幅度捻转 1 分钟，患者感到有强烈的酸、麻、胀感向上臂传导为佳。

治法 2：三间。微握拳，在手示指本节后桡侧凹陷中。穴位常规消毒，用 1～1.5 寸毫针垂直刺入，运用泻法，使针感沿手掌传向前臂、肩颈直至口区为宜。

治法 3：昆仑。在足部外踝后方，当外踝尖与跟腱之间的凹陷处。取患侧昆仑，针尖对准内踝前缘，手法以"虚则补之""实则泻之"为原则施针，刺入深度为 3～5 分，留针 30 分钟，每 45 分钟行针 1 次。

治法 4：下关。在面部耳前方，当颧弓与下颌切迹所形成的凹陷中。取 2.5～3 寸毫针，取患侧下关，针入 2 寸左右，使患者患侧面部麻胀、疼痛消失。

10. 齿衄

治法：隐白。在足大趾末节内侧，距趾甲角 0.1 寸。用温和灸手法，轮流灸双侧隐白 1 小时。

11. 颞下颌关节功能紊乱综合征

治法 1：阿是穴。一般在髁状突外侧后方压痛点。选用 34 号 5mm 长的皮内针，埋于阿是穴，每周 2 次，3 次为 1 个疗程。

治法 2：耳针的颞颌穴。位于平喘穴与腮腺穴之间。用 30 1/2 号针直刺进针，留针 20 分钟，中间捻针 1 次，隔 2 日针 1 次，3 次为 1 个疗程。

治法 3：下关。在面部耳前方，当颧弓与下颌切迹所形成的凹陷中。用地塞米松注射液穴位注射。

六、传染性疾病

1. 流行性感冒

治法 1：大椎。在第 7 颈椎棘突下凹陷处。①施以透天凉手法，并使针感向下传导。捻针 5～10 分钟。高热出汗，经针刺 4 小时不见体温下降者，可在一日内进行第 2 次针刺。②令患者侧卧，两腿屈曲，用双手抱头之枕部，使颈部和胸部最大限度向前屈曲，术者持针柄向大椎徐徐刺入，针尖刺透皮肤后继续与脊椎呈 15°，向尾部探进，进 1.5～2.0cm，然后捻转施透天凉手法。另一手从大椎下方沿脊柱至尾部施以循按法。以患者腰骶部产生凉感作为针刺正确的标准。③针刺大椎后，留针 15～20 分钟；出针后，在穴位处加火罐，留置 30 分钟。④用三棱针点刺大椎局部 2～3 下，立即在针刺部位拔火罐，以溢血为度，留 5～10 分钟起罐，以患者自觉症状消除决定次数。如病情不减，在原部位连续进行 1～2 次，待症状消除停止。

治法 2：大椎。患者俯卧或端坐低头，医者在其大椎用艾条温和灸，每次 20 分钟，或用隔姜灸，每次 3～5 壮，每日 2～3 次，均要防止皮肤灼伤。

2. 传染性肝炎

治法 1：后溪透劳宫。在手掌尺侧，微握拳，当小指本节后的远侧掌横纹头赤白肉际处。每日 1 次，每次针一侧，左右交替，留针 20～30 分钟，2 周为 1 个疗程。用提插补泻法，先泻后补，行强刺激。

治法 2：合谷透劳宫。在手背，第 1、2 掌骨间，当第 2 掌骨中点处。每次取一侧合谷，得气后留针 20～30 分钟，左右交替。

治法 3：中封。在足背侧，当足内踝前，商丘与解溪连线之间，胫骨前肌腱的内侧凹陷中。每日取单侧穴治疗，左右交替，2 周为 1 个疗程，施泻法，此法宜于恢复期治疗。

治法 4：足三里。在小腿外侧，犊鼻下 3 寸，胫骨外侧一横指。针 3 寸深，施强刺激手法，并加艾条灸法 15～20 分钟。

3. 流行性腮腺炎

治法 1：阿是穴。取颊部肿胀最高处。常规消毒，用 28 号 1.5 寸毫针以 45°角针尖斜向口角，快速刺入 0.8～1 寸，捻转泻法半分钟，不留针。出针后以消毒棉球轻压针孔使不出血。然后，亦可在身柱穴（在背部正中线上，第 3 胸椎棘突下）用三棱针点刺出血 1 滴。然后拔罐 10 分钟，隔日 1 次。

治法 2：痄腮穴。位于耳垂下 3 分处。取患侧耳垂下 3 分处捻转进针后用泻法，深度为 3~5 分，留针 5 分钟（成人 20 分钟），隔 5 分钟捻转 1 次。日针 1 次，重者 2 次。

治法 3：少商。拇指指甲角外侧 1 分许。用三棱针点刺放血后可配合补合谷。一般针刺 2~5 日。

治法 4：角孙。在头部。折耳郭向前。当耳尖区上入发际处。用灯心草 1 根，约 2 寸长，蘸少许豆油点燃，对准穴位，迅速点灸，并迅速离开穴位，可听到清脆的细响声，即灸完毕。

治法 5：耳穴的腮腺点。位于肾穴与小肠穴中点。用火柴点灸法，穴位消毒后用点燃的火柴（或用线香），速向腮腺患侧耳部腮腺上刺，燃火即灭，在穴位处留下一黑点，每日治疗 1 次。

治法 6：合谷。在手背，当第 1、2 掌骨之间，第 2 掌骨中点处。直刺，平补平泻，每日 1 次，连续 3~6 日。在腮腺炎流行期，针该穴有良好的预防效果。

治法 7：屏尖。在耳屏对侧面上 1/2 处。选准穴后，用酒精棉球消毒穴位局部皮肤，然后术者以左手拇、示指挟持屏尖，拇指指甲切屏尖上缘，右手持 30 号 1 寸长不锈钢毫针垂直刺入穴位，深度以不刺透屏尖穴内侧皮肤为度，捻转得气后，急速出针。出针后随即用酒精棉球消毒针孔。一般单侧腮腺肿胀疼痛，可取患侧穴刺之，如双侧腮腺患病，则取双侧穴刺之，每日针刺 1 次，5 次为 1 个疗程。一般发病在 2 日以内者，针刺 1 次可愈，4 日以内者，2 次可愈；7 日以内者，3~4 次可愈；8~10 日以内者，5 次可愈。

治法 8：率谷。在头部，当耳尖直上入发际 1.5 寸，角孙直上方。向耳尖部直刺（沿皮刺），进针 1.5 寸深。平补平泻法，留针 10 分钟，每日 1 次，5 次为 1 个疗程。

治法 9：患侧的下颌角与耳垂连线的正中点为穴。进针时针尖稍向口角方向倾斜 15°~30°，以达到肿胀的腮腺中心，快速进针，刺入后捻转 2~3 分钟即可出针，1 次即愈。

治法 10：手三里。在前臂背面桡侧，当阳溪与曲池连线上，肘横纹下 2 寸。针患侧（双侧同病者刺双侧），直刺 1~1.5 寸，中强刺激。边针边用手按揉患侧肿大的淋巴结，可见淋巴结逐渐消失，腮腺肿大随之减轻。

4. 百日咳

治法 1：定喘。在背部当第 7 颈椎棘突下旁开 0.5 寸处。穴位常规消毒，用安有 5 1/2 号针头的注射器，经高压消毒后，抽取氯霉素注射液，每千克体重 40~50mg，年龄越小剂量相对越大，术者用左手拇指按准穴位，右手持注射器直刺 0.5~1 寸，然后用右手固定好针头，抽无回血后，将药液缓慢注入。迅速拔出针头，按压 1~2 分钟，每次选一侧穴位。每日或隔日 1 次。

治法 2：四缝。在第 2~5 指掌侧，近端指关节的中央。常规消毒后，用三棱针（婴幼儿可用 5 分毫针）点刺，挤出黏液，以酒精棉球轻按针孔。每日 1 次，每次一侧，左右两侧穴位交替选用。7 次为 1 个疗程。

治法 3：少海、商阳。在拇指和示指末节桡侧，距指甲角 0.1 寸。局部消毒后，用三棱针点刺出血，如粟米状即可。每隔 5 日针刺 1 次，一般 1~3 次。

5. 疟疾

治法 1：身柱。在背部，当后正中线上，第 3 胸椎棘突下凹陷中。一般在发作前 1～2 小时治疗，患者正坐背向术者，穴位常规消毒。左手将腧穴部位皮肤捏起，右手持三棱针点刺 1 分许，随即以一手小鱼际按于患者风府部位。另一手的小鱼际按于尾骶部，两手同时用力推向针孔，如此反复推 10 次左右，推毕从针孔挤出 3～5 滴血液，擦净。

治法 2：疟门。在手背面第 3、4 指间赤白肉际处。针刺取穴时嘱患者两手四指并拢，做轻握拳式，然后医者用左手示指做押手固定穴位，即可徐徐将针刺入。以 15°角针尖向掌心刺入 8 分至 1 寸，施以捻转手法。有针感后留针 20～30 分钟，每隔 5～15 分钟运针 1 次，使针感一直持续存在。

治法 3：内关。在前臂内侧，腕横纹上 2 寸，掌长肌腱和桡侧腕屈肌腱之间。马齿苋未开花的含苞枝头 7 枝，红糖 25g，共捣成药泥即成。用时把药泥放于内关上，后用敷料或手帕固定 24 小时即除之。

治法 4：大椎。位于第 7 颈椎和第 1 胸椎之间凹陷处。用艾炷灸法，于发病前 1～2 小时灸治，每次 3 壮（小艾炷）。

治法 5：陶道。位于后正中线上，第 1 胸椎下凹陷处。在发病前 2～4 小时针刺，提插捻转泻法，留针 30 分钟。

6. 急性细菌性痢疾

治法 1：天枢。在腹中部，距脐中 2 寸。患者取仰卧位，用 4.5～5 号针头，先快速刺入皮下，并上下提插以待气至，得气后，回抽无血，即由深到浅注入注射用水，初次可注 0.5ml，1 小时后再注 1～2ml。

治法 2：大肠俞。在腰部，当第 4 腰椎棘突下，旁开 1.5 寸。采用挟持进针法垂直进针，不捻转或小幅度捻转进针，可提插寻找麻胀感，针感至足或小腹均可，留针 5～10 分钟。

七、其他疾病

1. 面部偏汗

治法：太阳。在颞部，当眉梢与目外眦之间，向后约一横指的凹陷处。取患侧太阳穴，经颧骨下透下关达颊车。用强刺激手法，即大幅度提插捻转以患侧出汗为度。隔日 1 次，7 次为 1 个疗程，每疗程间隔 3～5 天。

2. 考场综合征

治法：百会。位于头部，当前发际正中直上 1.5 寸，或两耳尖连线的中点处。以 30 号不锈钢毫针，用补或泻的手法常规进针，得气后行复式补泻，其中包括迎随、徐疾、提插、九六、开阖等单式手法。进针平刺 1.2 寸，留针 30 分钟，在考场上根据发病情况随时进行针刺，继续留针直到考完为止。预防发作是在考试前一日晚上针刺，第二日早晨起来前起针，留针 8 小时。

3. 冷泪

治法 1：睛明。在面部，目内眦角稍上方凹陷处。仰卧位，嘱患者合眼，消毒后，医生以左手轻推眼球向外侧固定，右手提针，沿眼眶内缘直刺入皮质。缓慢刺入 0.7～1.0 寸，得气后留针 30 分钟，不捻转不提插，出针时用棉球按压局部，以防出血。每日针刺 1 次，5 次为 1 个疗程，疗程间休息 3 天。

治法 2：太阳。在颞部，当眉梢与目外眦之间，向后约一横指的凹陷处。以 28 号毫针直刺患侧太阳穴深约 1 寸，得气后留 30 分钟。起针后可在太阳穴区拔火罐 15～20 分钟。

4. 岔气

治法 1：内关。在前臂内侧，腕横纹上 2 寸，掌长肌腱和桡侧腕屈肌腱之间。强刺左侧内关，待上传后，令其深呼吸，3 次吸气后痛减。留针 15 分钟，中间捻转 3 次。

治法 2：支沟。在前臂背侧，当阳池与肘尖的连线上，腕背横纹上 3 寸。尺骨与桡骨之间。取患侧支沟，得气后行泻法，然后令患者活动或深呼吸，疼痛立消。

治法 3：夹脊。疼痛区相应脊髓节段的脊柱旁开 0.5 寸。取疼痛同侧相应节段的夹脊穴，针入后，令针感沿肋间传至疼痛区。然后令患者深呼吸或活动，疼痛立除。

5. 呵欠频作

治法：下关。在面部耳前方，当颧弓与下颌切迹所形成的凹陷中。取双侧下关，针入

1.5～2寸。

6. 下肢发凉

治法：承山。在小腿后面正中，委中与昆仑之间，当伸直小腿或足跟上提时腓肠肌肌腹下出现的凹陷处。单纯针刺承山穴，用平补平泻法，以针感上下均达发凉为度，留针20分钟。

神经系统疾病定位诊断及检查方法

孙申田教授指出，定位诊断技术是神经科临床工作的一个相当重要的组成部分。定位诊断的重要性，一方面表现在只有把病变部位搞清楚，才能有的放矢地对疾病进行治疗，尤其需要外科治疗时，对病灶部位的正确判断更为重要；另一方面，正确仔细地做好定位诊断，常常对了解疾病的性质、病因有极大的帮助。

第一章　神经系统检查

神经系统检查对诊断神经系统疾病起着重要作用。完整的神经系统检查包括神经系统检查、精神检查及有关的一般体格检查。

第一节　颅骨及脊柱的检查

颅骨有病变时常能累及脑、脑膜及神经，脑及脑膜有病变时也可累及颅骨，因此，颅骨的检查不可忽略。

一、颅 骨 检 查

颅骨的检查可采用望、扪、叩、听四种方法。

（1）望诊：注意头的大小、有无畸形及肿物。头颅的大小，可测量头围。方法是用软尺经过枕外粗隆及眉间两点绕头一周。正常值：成年男性约 50～56cm，成年女性约 54～58cm。检查头皮有否斑痣及肿物，如头皮局部有斑痣或血管瘤，常提示颅内有相同的病变。

（2）扪诊：检查头皮有无浮肿、压痛。颅内有肿瘤或脓肿时，可出现病灶附近的头皮有压痛。例如，听神经瘤患者，其乳突部可有压痛。颅骨转移瘤，附近头皮亦有压痛。

（3）叩诊：如有脑瘤或脑脓肿时，头部叩诊偶尔可发现音调的不同及出现叩痛，前者主要表现为在病灶附近叩音增高。非交通性脑积水，叩诊呈鼓音，小儿颅压增高时往往可叩得破罐声。

（4）听诊：颅内血管畸形、颅内动脉瘤、海绵窦动静脉瘘及颅内动脉血栓形成时，偶尔可听到血管性杂音。听诊部位可在锁骨上窝的椎动脉起始部、下颌角下方的颈总动脉分支部、乳突部、眼窝部等。

二、脊 柱 检 查

脊柱的检查，一般分望诊及扪诊。

（1）望诊：注意有无畸形，如前凸、侧凸、后凸等。腰骶椎裂的患者，往往在骶部出现一个小窝或毛痣，该部触诊时有的可发现椎弓缺损，有时骶部有包块状膨出。

（2）扪诊：患者屈背，以手指顺次按压棘突或以拳轻击之，查其有无压痛及叩打痛。

第二节　脑神经检查

一、嗅　神　经

检查嗅神经应首先具备两个条件：第一，患者意识清楚，能正常感知及回答嗅觉有无障碍及障碍的程度。第二，检查前先清洁鼻腔，使之通畅无阻。

检查时患者闭目，令患者以手指压一鼻孔，检查者把刺激物置于另一鼻孔上，试其能否嗅出刺激味。如此双侧交替反复试验。

检查嗅觉所用的物品，最好用薄荷、樟脑、咖啡、香烟、香水、汽油等，但不宜应用氨水或醋酸类物品，因其能刺激三叉神经末梢。

二、视　神　经

检查视神经很重要，尤其患者有视物模糊、盲点、偏盲或头痛主诉时，应特别注意视神经的检查。视神经的检查分视力、视野、眼底三个方面。

1. 视力检查

视敏度检查视网膜中心（黄斑中心窝）的视力，临床通常用简易检查法及视力表检查法。

（1）简易检查法：令患者盖住一只眼，以检查另一只眼，并交替检查两眼的视力，先看书上的字，如看不清，再看检查者的手指，并记住几米能看到（称几米指数）。如仍看不清，由远及近使患者看手动，并将其看清的距离记录，如仍看不清，再用手电筒光照患者的眼睛，试其有无光觉。此为一般检查法，也称床边检查法，如欲得精确的结果，则须用视力表检查。

（2）视力表检查法：参考眼科专著，此处略。

2. 视野检查

视野检查主要检查视网膜的周边视力，各种颜色在视野上所占范围不同，以白色为最宽。

视野检查分手试法及视野计法两种：

（1）手试法：让患者身背光源，患者与医生相对而坐，相距 60cm，两人相互平视，如检查患者左眼时，则令患者盖其右眼，医生闭其左眼，二人睁开之眼互相注视对方的眼睛。医生用一根棉签放在两人之间等距离处，由视野周围逐渐向中心移动，至患者能看到棉签的棉絮为止，此时医生可将本人的视野与患者的视野比较，以确定患者的视野是否正常。左眼检查完后，再用同法检查右眼。手试法简单易行，但检查者的视野应在正常范围。

（2）视野计法：参考眼科专著，此处略。

3. 眼底检查

眼底检查内容有三：视神经乳头（视乳头）、血管及视网膜。但从神经科的角度最主要的是检查视乳头，其次是血管，再次是视网膜。神经科医生必须熟练地掌握这一检查方法。能在不散瞳的情况下，自由地检查。

（1）视乳头：正常的视乳头为圆形或椭圆形、淡红色、鼻侧较颞侧色略深，其边缘甚清楚，中央有凹陷的生理杯，生理杯大小不一，其颜色较他处略白，有时该凹陷中可见筛孔。

视乳头的病变有视乳头水肿、视神经萎缩及视乳头炎。

1）视乳头水肿：初期视乳头边缘不清，先是上下方，后是鼻侧，再后为颞侧，视乳头的生理杯充盈隆起并显红色。继之静脉怒张、出血、乳头外凸及边缘消失，而视力障碍较轻。视乳头水肿为颅内压增高的表现，见于颅内占位病变、脑外伤、脑血管病、颅内炎症及颅内寄生虫病等。如病因不除，久之可发生继发性视神经萎缩。

2）视神经萎缩：表现为乳头苍白，视力障碍明显。视神经萎缩出现的时间，与病变和视网膜间的距离，以及视纤维损伤的程度有关，如视神经受压 1～2 周即出现视神经萎缩，而视神经交叉部则需要 1 个月左右，视束需 3～4 个月。外侧膝状体后和视辐射的病变不引起视神经萎缩，视神经萎缩分原发性和继发性两种，原发性者乳头边缘清楚、整齐，筛板明显可见。见于毒素侵犯视神经，如酒精中毒等，也可见于眶后肿瘤直接压迫视神经者。继发性视神经萎缩，乳头边缘模糊不清，筛板看不见，常发生于视乳头水肿和视乳头炎之后，眼科常见的进行性视神经萎缩除视乳头苍白外，伴有视网膜病变严重者还可见疾病，如脉络膜炎、色素性视网膜炎和视网膜中央动脉血栓形成等。

3）视乳头炎：此时视乳头边缘模糊或消失，血管扩张，全眼底发红而肿胀，视力障碍甚重。

（2）血管：正常眼底动脉色鲜红，静脉色暗红，动静脉管径的正常比例为 2∶3。检查应注意视网膜血管有无栓塞、血栓形成以及出血等。对年长的患者应注意动脉变化情况，如动脉痉挛，反光增强，钢丝样或银丝样改变，动、静脉压迹等。

（3）视网膜：注意水肿、渗出、脉络膜结核、囊虫等。

三、动眼、滑车和展神经

动眼、滑车和展神经这 3 对神经共同管理眼球运动的肌肉，可一起进行检查，检查时应注意以下几个方面。

（1）眼睑及眼裂：注意两侧眼裂大小及是否对称，眼睑有无下垂、震颤或痉挛等。

（2）眼球运动：注意有无斜视及复视，检查眼肌运动时，患者头部保持不动，令患者注视医生的手指，并随之转动。注意患者眼球转动的幅度、灵活性及持久性，分别向左、右、上、下、上内、上外、下内、下外八个方向运动，以观察各眼外肌有无瘫痪。轻度眼肌瘫痪患者，眼肌仍可活动，但不能持久，因此，检查每一个方向的运动时，均需持续片刻，以便更好地暴露各眼肌是否有轻瘫。检查眼肌运动时注意有无复视及虚像的位置。眼球运动神经损害有周围型、核型和核上型三种。不同部位的眼肌麻痹不仅症状不同，且伴随的症状也各异。根据麻痹的程度，可分完全麻痹和不完全麻痹两种，如眼肌麻痹仅限于眼外肌而瞳孔括约肌功能正常，称为眼外肌麻痹；相反的情况称为眼内肌麻痹，如果二者均有则称为完全性眼肌麻痹。

（3）眼球震颤（见第五章第六节）。

（4）瞳孔：检查瞳孔时注意形状、边缘、大小、反应。并比较双侧是否对称。在普通光线下（室内），正常瞳孔直径平均为3～4mm，两侧相等，其形正圆。

瞳孔对光反射：用光照一侧瞳孔，引起同侧瞳孔缩小称为直接对光反射，但同时又引起对侧瞳孔缩小，称为间接对光反射（也称交感反射）。

调节与辐辏反射：在看近物时，双侧瞳孔缩小及两眼集合，前者称为调节反射，后者称为辐辏反射。检查这两种功能时，先令患者注视远处一点，后使其注视眼前的手指，正常时双侧瞳孔缩小，两眼集合。如单独检查调节功能，可遮住一眼，而使未遮的眼突然看近物，则瞳孔缩小。如单独检查两眼的集合功能，则需以阿托品将瞳孔散大，使其看近物，则两眼出现集合运动。

（5）眼球突出（突眼）：可由动眼神经麻痹或眶后占位病变、甲状腺功能亢进等引起。检查时可应用纳夫齐格（Naffziger）法：检查者站于患者背后，从患者头顶部向前向下观察眼球突出的程度，并两侧对比。

四、三 叉 神 经

三叉神经是由感觉及运动纤维组成的混合神经，故须分别检查。

（1）感觉：在三叉神经分布的区域内用大头针轻刺检查其感觉；用棉签检查其触觉，用盛有冷水或热水的试管检查其温度觉。检查者依3支的次序及由内向外或由外向内分别进行检查，左右对比，根据检查结果绘图表示，以确定三叉神经是核性还是周围性感觉障碍。

（2）运动：分两部分检查。首先检查翼内外肌：闭口检查上下门齿中缝，再张嘴观察上下门齿中缝有无偏斜。如有一侧翼内外肌瘫痪，在张嘴时下颌向病灶侧偏斜，因翼内外肌的功能是推下颌向前、向下、向对侧。其次检查颞肌与咀嚼肌。先观察有无肌萎缩，再用手置于患者的双颞和颊部，令其做咀嚼运动，以测验两侧肌肉收缩力量是否相等。

（3）反射：可检查角膜反射及下颌反射。

五、面 神 经

面神经为运动、感觉及自主神经纤维组成的混合神经，分别检查如下。

（1）运动：注意患者两侧鼻唇沟及双侧额纹的深浅，双侧口角的高低，双侧眼裂的大小是否对称，然后再令患者做皱眉、闭眼、露齿、鼓腮和吹哨等动作，以分别检查患者的额纹有无、眼睑的闭合力、鼻唇沟的深浅、口角的高低、口轮匝肌的肌力情况、双侧是否相等。

一侧面神经周围性瘫痪时，患侧正常的沟纹变浅或消失，眼裂变大，闭合受限，口角偏向健侧，露齿时更明显，吹哨鼓腮不能。

中央前回下部一侧性损害或皮质延髓束损害引起中枢性瘫痪时，只有眼部以下诸肌瘫痪，表现为鼻唇沟变浅、口角下垂往往伴有舌瘫（中枢性面舌瘫）。情感运动（笑时）仍保存；锥体外系的基底节、丘脑或丘脑下部损害引起的情感性面瘫则相反，情感运动时有面瘫，随意运动时面肌仍能收缩。

（2）味觉检查：患者伸舌，先擦去舌面上的唾液，再用棉签蘸试液（醋、盐水、糖水、奎宁水——酸、碱、甜、苦），放在舌前 2/3 的不同部位，如有味觉，用已预定的手势或符号表示，不能用口回答，以避免舌头缩回口腔引起误差。先试可疑一侧，再试健侧，每种味觉试验完毕时，需用温水漱口。一般舌尖对甜味、咸味最敏感，舌边和舌根分别对酸味和苦味最敏感。

六、听 神 经

听神经分耳蜗神经和前庭神经两部分，应分别检查。

1. 听力

听力用耳语、听表及音叉等方法测定。测定时注意两侧是否相等。在解释音叉试验结果时，应根据以下原则：第一，正常时骨传导比气传导小一半（大小是以听到声音的持续时间为标准），正常气传导时间为 40 秒，骨传导时间为 20~25 秒；第二，如传音器（外耳和中耳）有障碍，气传导降低，骨传导增强，称为骨导大于气导；第三，如内耳感音器有障碍，骨传导和气传导均减弱。

听表试验：于安静室内，患者闭目，堵塞一耳，把表放在另一耳之外耳道处，以测其听觉，两侧交替试验比较，如发现一耳听力障碍，再做以下 3 个试验。

（1）气导骨导比较法（Rinne 试验）：检查时以震动的音叉（一般用 "128" 或 "256"）置于乳突上，等到音响消失后，再将音叉置于外耳道口 2cm 处，正常者仍能听到音响。正常者气传导时间大于骨传导时间两倍，且音响较大（气导大于骨导），称为 Rinne 试验阳性；反之，如骨导大于气导，称为 Rinne 试验阴性。系由外耳道或中耳病变所致。

（2）双侧骨导比较法（Weber 试验）：本试验可比较两侧的骨传导，将震动的音叉柄置于头顶正中或额正中，比较两耳听到的音响，正常时两侧听力相等。如一侧耳听力较大或只一侧耳听到音响，表明该耳之骨传导较对侧强，系该侧外耳或中耳病变，称为传导性障碍，或传导性耳聋；反之，如病侧听不到音响，只健侧听到音响，表示内耳听神经病变，称为感应性耳聋或神经性耳聋。

（3）施瓦巴赫（Schwabach）试验：以检查者的正常听力为对照，比较患者骨传导时间与正常的骨传导时间的长短。将音叉震动后置于检查者的乳突部，至听不到声音时，速移置于患者外耳部，如患者尚能听到音响，则表示气导大于骨导，此为感音性（神经）耳聋；反之音叉在患者外耳部听不到音响，而在检查者乳突部仍能听到音响时，表示其骨导大于气导，此为传导性耳聋。检查者与被检查者骨传导的时间相等为正常。

（4）电测听觉器。

2. 前庭神经检查

前庭神经检查是比较复杂的，前庭神经功能障碍临床表现有眩晕、恶心、呕吐、视物旋转感、出汗、心悸等。同时注意眼球震颤快相及肢体偏斜；前庭神经有刺激性病变时，眼球震颤快相向同侧，如有破坏性病变，眼球震颤快相向对侧。前庭神经功能障碍亦表现为平衡障碍，如步态不稳，快相向对侧震颤并向同侧倾倒等。必要时再进一步做前庭功能检查。

七、舌咽神经及迷走神经

因该两对神经都支配咽喉部肌肉，故在一起检查。检查前首先从病史中了解有无发音困难、吞咽困难等症状，检查以下几点：

（1）软腭运动：注意患者发音有无鼻音或声音嘶哑及有无吞咽困难，如有吞咽障碍，首先注意喝水时是否发呛。然后令患者张口，观察静止时及发"啊"的声音时，软腭弓双侧是否对称，悬雍垂有无偏歪。如一侧软腭瘫痪时，瘫痪侧软腭下陷，发"啊"音时悬雍垂和中缝偏向健侧，同时咽后壁由患侧向健侧稍有移动，一如幕布样运动，称幕布征。发音终了偏斜的咽后壁又恢复到正中位，此征于坐位检查较卧位易于发现。如双侧瘫痪时，双侧软腭弓同时下陷，发"啊"音时两侧软腭弓皆不能上举或上举无力，而悬雍垂仍居于正中位。

（2）吞咽：有无吞咽困难，尤其喝水时是否有呛咳。

（3）发音：有无声音嘶哑、鼻音或失音等。

（4）咽反射：用压舌板分别触碰两侧咽后壁，观察有无恶心、呕吐反应。

（5）其他：此外亦应注意舌后 1/3 味觉，脉搏、呼吸、心跳、肠蠕动情况。必要时应用间接喉镜进一步检查。

八、副 神 经

观察两肩高低是否对称，注意有无肌萎缩及肌纤维震颤，然后令患者转颈及耸肩（检查者加以阻力）以观察胸锁乳突肌及斜方肌的肌力。对斜方肌麻痹与前锯肌麻痹须加鉴别。

从人体背侧观察斜方肌麻痹时肩胛骨（脊柱缘和肩胛棘）与脊柱的关系，它与前锯肌麻痹不同。斜方肌麻痹时，上臂不能高举过肩，肩胛骨远离中线，肩下沉；前锯肌麻痹时，病侧的肩部较健侧稍高稍向后偏，肩胛靠近脊柱，下角脱离胸廓而耸起，见于胸长神经受损。

九、舌下神经

舌下神经是运动神经，检查时先令患者张口，观察舌在口腔内的位置。再令患者伸舌，注意有无偏斜，肌纤维震颤及舌肌萎缩。并让患者舌尖抵住口腔颊部，检查者用手压，以测验舌肌力量，并双侧对照。

第三节　感觉系统检查

感觉检查是一项细微的工作，医生必须耐心而机智，患者必须密切配合。检查时患者闭目，患者必须意识清楚。检查过程中要多次复查，左右两侧对比和肢体远近端对比，一般多从感觉障碍区至健康区检查。检查后以图形表示，从而判定感觉障碍的部位。

一、浅感觉检查

（1）痛觉：用大头针针尖轻刺患者的皮肤，询问患者是否有痛觉。

（2）温度觉（冷热）：用盛有热水（40℃）和冷水的试管接触患者皮肤，以检查冷、热觉。

（3）触觉：用棉花束或毛笔轻触患者的皮肤，以检查患者的触觉。

二、深感觉检查

（1）震动觉：把震动着的音叉放置于检查部位的骨隆起处，测试患者有无震动感，两侧是否对称。

（2）位置觉：患者闭目，检查者轻微地向上、下、左、右活动患者的指（趾），试令患者说出活动的方向。

（3）深感觉障碍之共济失调：由于位置运动觉障碍，令患者做指鼻试验、对指试验及跟膝胫试验时，闭目时阳性，睁眼时为阴性（详细操作见运动章）。

（4）闭目难立征（Romberg 征）：患者直立，双脚并拢，两臂平展，闭目时则站立不稳或立刻歪倒，即为阳性，是深部感觉障碍的表现。

三、复杂感觉检查

复杂感觉是一种皮质感觉功能，检查方法甚多，常用的有以下三种方法。

（1）实体辨别觉：令患者闭目，置物于患者手中，令患者说出物体的名称，或说出其大小、形态及质量等。

（2）图形觉：患者闭目，在患者皮肤上画图形（圆形、方形、三角形），观察患者能否正确感应。

（3）皮肤定位觉：令患者闭目，用手指轻触患者的皮肤，让患者用手指出被触碰的部位。

当各种感觉检查完毕后，检查者应将各种感觉障碍的范围绘图说明，并分析属于哪种类型的感觉障碍。

第四节　运动系统检查

一、肌肉营养状态

望诊时应注意肌肉营养状态、是否萎缩或肥大。比较双侧对称部位及肢体远端与近端。检查肌肉营养状态时，应注意个体具体情况，例如，某些从事专门训练的运动员，其肌肉发达，不要认为是病理现象。肌肉萎缩应缺乏丰满的肌腹、肌力减退，两侧对比更易发现病侧体积缩小，肢体形态变异甚至因拮抗肌失去牵拉发生畸形，检查时应注意萎缩的分布、程度。肌病的萎缩多在四肢近端，神经性的多在四肢远端，神经根炎性的按根的序列支配，多为一侧性。

二、步　态

观察患者站立及行走的姿势，不但要注意双下肢，也要注意双上肢及全身的配合情况。检查时令患者站立，沿直线向前走、侧行、退行、转弯、用足尖行走或足跟行走，以观察之。常见的病理性步态有以下几种。

（1）偏瘫步态：偏瘫侧上肢屈曲、内旋，下肢伸直，行走时下肢向外侧画圈，见于脑卒中后遗症。

（2）剪刀步态：见于轻度瘫痪患者，双下肢肌张力高和内收，行走时双下肢交叉前行，如剪刀样，称剪刀步态。如完全性截瘫患者，后期可出现双下肢交叉屈曲性截瘫。

（3）跨越步态：也称垂足性步态。多发性神经炎或周围神经由于各种原因损伤时，腓骨肌群瘫痪患者不能用足跟站立，步行时必须高抬其足，其足仍拖曳在地上，称跨越步态。

（4）慌张步态：为震颤麻痹的特征表现。上身前倾，步行难起步。一旦开始，即小步急行如跑，有向前倾跌倒之势。

（5）小脑共济失调步态：有小脑疾病的患者步行时，躯干与四肢不协调，左右摇摆不定，状如醉汉，亦名醉汉步态。

（6）脊髓痨性步态（深部感觉障碍性步态）：步态不稳，走路时两脚距离大，两目注意双脚，闭目后则倾倒。

（7）鸭步：患肌营养不良症，侵及骨盆带的肌肉时，因躯干肌张力大，行走时患者身体左右摇摆前进。

（8）癔病性步态：表现多样，但以拖步较多见，虽无瘫痪但也不能站立与行走，神经系统检查无器质性体征。

三、不自主运动

观察不自主运动重点是望诊，观察时应注意不自主运动的部位、种类、频度、时间、程度等。常见的不自主运动有以下几种。

（1）震颤：为两对抗肌组的交替收缩，所产生的迅速而有节律的运动。检查时注意其部位、速度（快慢）、幅度（大小）和发生情况（静止性或动作性）。多见于手、足、头等处。

（2）痉挛：为阵发性急剧的肌肉收缩，分阵挛性及强直性。观察时注意是全身性还是局限性，从哪一部位开始及其扩延情况。多见于癫痫大发作、局限性发作等。

（3）舞蹈样运动：为一种迅速、无目的、无规律的、粗大而有力的以肢体近端为主的不自主运动。可发生于全身、半身或某一肢体，多见于风湿性脑病。

（4）肌纤维性震颤或肌束震颤：个别肌纤维或一束肌纤维的蠕动样轻微抽搐，并不引起关节或肢体运动，此种震颤在肌肉紧张时或叩击时明显。肌纤维性震颤多见于脊髓前角细胞或脑干运动神经核的慢性病变，肌束震颤多见于脑脊神经运动根受刺激时。此种震颤可见于全身各处，如面、手、肢体、躯干等。

（5）手足徐动症：系手指、足趾的伸屈与分散的不自主运动，常伴有肌张力增强。

（6）抽搐：为小组肌群反复刻板的急促抽动，如眨眼、牵嘴、耸肩等。

（7）肌阵挛：是个别肌群或肌肉的急速抽动。

四、主动运动或随意运动

此项检查重点是肌力、幅度及速度。检查方法分主动法与被动法两种：主动法是患者主动运动，观察其运动力量；被动法是检查者给予阻力，患者用力抵抗，以测其肌力。

记录肌力的方法可分0～5级六级分类法：0级为完全瘫痪；1级可见肌肉收缩而无肢体活动；2级除去地心引力影响后，能做主动运动；3级能克服地心引力做主动运动；4级能抵抗阻力运动；5级则为正常肌力。

随意运动的功能障碍，称为瘫痪。完全性运动功能障碍称完全性瘫痪，随意运动的功能减弱称轻瘫（不完全性瘫痪）。

根据瘫痪的范围分单瘫（单一肢瘫痪，如一侧上肢或下肢）、偏瘫（一侧肢体瘫痪）、截瘫（双下肢瘫）、四肢瘫（双上、下肢瘫）和交叉瘫（一侧脑神经和对侧上下肢瘫痪）。

五、被动运动（或肌张力）

将完全松弛的肌肉做被动运动，以测其肌肉的阻力，即肌张力。

（1）弛缓：即肌张力的减低或消失。见于周围神经病及小脑病。

（2）肌张力增强：被动运动时肌张力增强。分两种。一种是折刀状肌张力增强：被动伸屈运动时，初觉其肌张力增强，继而其张力很快减低。颇似折拢小刀一样，开始时有一定阻力，但伸屈运动到一程度时，阻力则迅速减低，容易折合，故又名折刀状强直，见于锥体系病变时。另一种是齿轮状肌张力增高。锥体外系病变时，肌肉张力增加，是由于肌张力调节结构失去锥体外系抑制所致，当检查者把持患者的肢体活动时（被动运动）可感觉其肌张力有如齿轮状，见于震颤麻痹。

六、共 济 运 动

正常运动除有锥体系参加以外，尚有前庭系统、小脑与深部感觉参加，其运动方能平稳协调。协调功能障碍称为共济失调。检查方法如下。

（1）指鼻试验：令患者伸出示指，反复伸屈肘关节，以指自己的鼻尖，共济失调时，手臂摇晃，指尖碰不准鼻尖。先睁眼做，后闭眼做，反复试之。

（2）对指试验：令患者伸出两手示指，由远而近使指尖相对，先睁眼做，后闭眼做，反复试之。

（3）跟膝胫试验：患者仰卧，双下肢伸直。第一步举起一侧下肢，第二步将举起下肢的足跟放于对侧下肢的膝盖上，第三步将足跟沿胫骨向下移动。共济失调时出现第一步动作下肢举起过高和摇摆，第二步动作屈膝过度及足跟着膝盖不稳，第三步动作足跟不能直线下移，而呈摇摆不定。

（4）快复动作：令患者反复地迅速地做手掌旋前旋后动作，或一侧手指迅速连续地指对侧手背，共济失调时，出现动作快慢不均、不协调、笨拙、缓慢等。

（5）闭目难立征：患者闭目双足并立站着，两臂平展，如有摇摆不稳或倾跌即为阳性。感觉性共济失调患者出现阳性，称为闭目难立征。此与小脑性共济失调者不同，小脑共济失调睁眼与闭眼都出现阳性。

（6）星迹运动：头部正直，两眼前视，走直线。正常人于往返5次后不见显著偏斜，只有轻度偏斜或右偏，不固定，偏斜角度不超过15°。左侧小脑（或前庭）病变偏斜向左，5次往返结果为115°即左偏25°。

第五节 反射的检查

反射是神经活动的基础，各种反射的检查能够帮助了解神经损害的部位，是神经病临床上最重要的诊断依据之一。临床上需要检查的反射一般分浅反射（皮肤黏膜反射）、深反射（肌腱骨膜反射）、病理反射和自主神经反射（包括内脏反射）四组。

一、浅 反 射

（1）角膜（或结膜）反射：令患者睁眼，向上或上外注视，医生以细棉絮丛触其角膜

（或球结膜）则引起眼睑急速闭合。双侧分别试之。刺激侧眼睑闭合，称为直接角膜反射，另侧眼睑闭合，称为间接角膜反射。

（2）咽喉反射：令患者张口，以压舌板触碰其咽壁，引起软腭上举和呕吐反应。双侧分别试之。

（3）腹壁反射：分上（T_7、T_8）、中（T_9、T_{10}）、下（T_{11}、T_{12}）腹壁反射。令患者仰卧，腹壁放松，分别各沿肋弓下、平脐及腹股沟上方三处，以钝尖物自外向内划过腹壁皮肤，则引起上、中、下腹壁肌肉收缩，同时应双侧分别检查，双侧对照。

（4）提睾反射（L_1、L_2）：以钝尖物轻划大腿内侧上部皮肤，可使该侧提睾肌收缩，睾丸上举。双侧分别检查并对照。

（5）肛门反射（S_4、S_5）：轻划或斜刺肛门周围皮肤，引起肛门外括约肌收缩。或以手指伸入直肠内，以观察肛门内括约肌的收缩力。

（6）跖反射（S_1、S_2）：用钝尖之物轻划足底外侧缘，自足跟向前划至小趾跟部再转向内侧，屈趾肌收缩，足趾跖屈。

二、深 反 射

（1）眼轮匝肌反射：用叩诊锤叩击眼外角或眉弓，可出现双侧的眼轮匝肌反射性收缩（闭眼），有时同侧者较明显，对侧者较弱，属正常反射。正常人也可缺如。神经官能症者，该反射活跃，锥体束（皮质脑干束）损伤时则活跃或亢进。帕金森综合征者亦亢进。

（2）眉间反射：用叩诊锤叩击眉间（印堂穴），则出现双侧眼轮匝肌反射性收缩，双侧收缩力对称，属正常反射。神经官能症者，该反射活跃或亢进。病理意义同上。

（3）鼻根反射：用叩诊锤叩击鼻根可引起双侧眼轮匝肌反射性收缩，病理意义同上。

（4）下颌反射（嚼肌反射）：令患者稍张口，使下颌放松，医生左手拇指放在其下颌之正中，后以叩诊锤叩诊拇指，或以压舌板置于白齿上，以叩诊锤叩压舌板，由于咀嚼肌收缩，下颌急速向上跳动。

（5）肱二头肌反射（又名屈肌反射，C_5、C_6）：患者微屈其上肢，检查者以手指压在肱二头肌肌腱上，再以叩诊锤叩击手指，则产生前臂抬起屈肘。

（6）肱三头肌反射（又名伸肌反射，C_6、C_7）：患者屈肘时，然后叩击鹰嘴上方1～2cm处的肱三头肌肌腱，则引起前臂伸直。

（7）桡骨膜反射（C_5、C_8）：叩击桡骨棘突产生前臂的屈曲及外旋。

（8）屈指反射（$C_6 \sim T_1$）：被检者掌面向上，手指半屈，检查者以左手的中指及示指置于被检查者四个手指上，然后检查者叩击自己的手指，被检查者四指及拇指末节发生屈曲反应。腱反射活跃时可出现，锥体束损伤时活跃或亢进。

（9）腹肌反射（$T_7 \sim T_{12}$）：是腹肌的牵张反射，检查时患者取仰卧位，检查者以压舌板或左手指置于腹壁前方，然后用叩诊锤叩击之，正常人反射不明显或对称性出现。但在T_7以上锥体束损伤时则出现患侧腹肌反射活跃或亢进，甚至叩击肋缘、髂前上棘、耻骨等均可引出。

（10）膝反射（$L_2 \sim L_4$）：叩膝盖下的股四头肌肌腱，产生小腿的伸直运动，即膝反射，检查方法甚多，如令患者取仰卧位，双膝关节略屈曲，足跟着床，医生以左手支持其两腿，而叩打之。

（11）跟腱反射（S_1、S_2）：叩击跟腱时，产生足向跖面屈，即跟腱反射。如令患者仰卧，可使双下肢在股关节及膝关节处略微弯曲，医生以手抓住其足尖，牵伸跟腱而叩打之。

（12）梅尔（Mayer）反射：医生将患者之中指或环指用力向掌心面屈曲，其拇指呈内收与伸直现象。双侧分别检查对照。

（13）莱里（Leri）反射：令患者伸直手臂，医生逐渐屈其手与腕关节，则其肘关节也产生屈曲现象。

三、病　理　反　射

1. 锥体束损伤时出现的病理反射

（1）噘嘴反射：当用叩诊锤叩击上唇正中的人中穴时，则出现两侧口轮匝肌收缩，呈现噘嘴动作。此现象在正常人不出现或轻微出现，但双侧皮质脑干束损伤时则出现阳性反射。

（2）口轮匝肌反射：当用叩诊锤分别叩击双侧的上唇时则出现口轮匝肌反射性收缩动作。此现象正常人不出现或轻微出现，锥体束损伤时，病灶对侧出现此反射。

（3）仰头反射：反射中枢位于 $C_1 \sim C_4$，该反射是颈后伸肌的深反射。正常人不出现。检查时取坐位，头颈呈前倾屈位，叩击上唇正中或鼻尖，出现急速的头后屈者为阳性，表示上部颈髓以上双侧锥体束损害。当脑桥中部以上的双侧锥体束损害时，可出现下颌反射活跃或亢进，仰头反射阳性。当脑桥中部以下至上部颈髓之间损坏了两侧锥体束，则下颌反射阴性，而仰头反射阳性。

（4）角膜下颌反射：用棉絮条刺激角膜，不但出现眼轮匝肌收缩（角膜反射），同时出现翼外肌收缩而致下颌偏向对侧的动作。该反射由三叉神经传入及传出。

（5）掌下颏反射：当用尖锐物刺划手掌大鱼际皮肤时，出现同侧下颏部的肌肉反射性收缩。约 7% 的正常人出现，当锥体束损伤时出现阳性。

（6）霍夫曼（Hoffmann）征：医生以右手示、中两指夹住患者的中指，然后用拇指轻弹患者中指指甲，可见拇指屈曲并内收，其他四指也屈曲，呈对掌动作。

（7）罗索利莫（Rossolimo）征：该手反射是以左手握住患者第 2～5 指的第一节处，以右手急促地弹打患者的手指末节掌面，引起手指屈曲。该足反射是叩击足跖面的最前端时，出现诸足趾反射性跖屈。

（8）巴宾斯基（Babinski）征：检查时用钝尖之物刺激足跖外侧缘，由足跟向前划过至小趾根部时转向内侧，正常足跖反射是足趾向足底屈曲，当锥体束受损害时，则踇趾向足背屈曲，其他各趾向跖面分散呈扇状，称为阳性反应。

（9）查多克（Chaddock）征：以钝尖之物划过患者足背外侧缘时，出现与巴宾斯基征相同的表现。

（10）奥本海姆（Oppenheim）征：以手指在患者的胫骨前缘向下推时，出现与巴宾斯基征相同的表现。

（11）戈登（Gordon）征：用手握紧患者的腓肠肌，出现与巴宾斯基征相同的表现。

（12）舍费尔（Schaeffer）征：用力捏足跟，踇趾背屈为阳性。

（13）贡达（Gonda）征：压迫第 4、5 趾使之跖屈，出现踇趾背屈为阳性。

（14）斯特兰克（Stransty）反射：拉小趾尽量外展，出现踇趾背屈，或拉 1~2 秒突然放松时踇趾背屈为阳性。

（15）普散丕（Puussepp）小趾反射：以钝尖之物划足的外缘或足跟的后外缘时，出现小趾缓慢的外展现象，即为阳性，见于锥体束、锥体外束或两者的合并损害。

（16）门代尔（Mondel）反射：用叩诊锤叩击足背外侧面时，足趾向跖面屈曲，此为阳性。

（17）踝阵挛：以左手托腘窝，右手握足，用力将足向背侧伸展同时用手抵住足底，不使其复位，则该足出现连续性伸屈运动。

（18）髌阵挛：患者仰卧，检查者以一手拇示指压住髌骨下缘并急促向上推压髌骨，引起髌骨迅速的上下运动。

2. 额叶损伤时出现的病理反射

（1）强握反射：用一物触及患者的手掌时，则引起手的不自主急速握紧动作，用力抓住该物不放，该反射出现在病灶对侧。

（2）摸索反射：患者不自主地抓握周围的物品或手掌被触时上肢出现摸索动作，该反射出现在病灶对侧。

（3）吸吮反射：触碰患者的口唇时，则出现口唇的吸吮、咀嚼、吞咽动作。是一种原始反射，额叶病变时出现。

（4）猎犬反射：置一压舌板于上下齿列之间，患者则不自主地咬住该物，久久不放松。

3. 脑膜刺激征

（1）颈强直：被动屈曲时，有明显抵抗，严重者呈角弓反张。

（2）克尼格（Kernig）征：患者仰卧，检查者以左手置于患者大腿下端，右手置于该侧足跟后，先屈髋关节和膝关节，屈曲成直角，然后用手抬高其小腿，阳性者在 135°以内，出现抵抗和沿坐骨神经发生疼痛。有时还可以引起对侧下肢屈曲。

（3）布鲁津斯基（Brudzinski）征：患者仰卧，将其头用力向颈前侧屈曲，其下肢立刻屈曲，见于脑膜炎患者。

4. 拉撒革（Lasegue）征

患者仰卧，双下肢伸直，此时屈其一侧髋关节，在 70°以内，沿坐骨神经有自觉疼痛和出现抵抗时为阳性。见于坐骨神经痛。

四、自主神经反射

（1）竖毛反射：在人类，表现为竖毛肌收缩引起所谓"鸡皮"现象。引起竖毛反射，可使用许多不同的刺激如寒冷、皮肤的搔擦、电流等，产生竖毛反射最便利的方法是用冰或乙醚涂在颌后三角部的皮肤，可引起同侧半身的竖毛反应。

（2）发汗试验：临床上引起发汗通常使用3种方法：①皮下注射1%毛果芸香碱液1.0ml；②使患者受热（光浴法）；③内服阿司匹林1g，备下溶液（以碘150、蓖麻油900、酒精100的比例制备）涂擦皮肤，干后撒以淀粉，发汗后淀粉变蓝黑色，以比较对称部位的出汗情况。

（3）皮肤划纹：以钝棒划皮肤，迅速而不加压，则引起皮肤毛细血管收缩，出现白色划纹，慢而加压划之，毛细血管扩张，出现红色划纹。局部性皮肤划纹在正常人可出现，但持续时间过长或无论轻重划法皆出现一种划纹症时才有病理意义。总之，出现白色划纹说明交感神经占优势，反之，出现红色划纹说明副交感神经占优势。

（4）眼心反射：患者自由仰卧，先查脉搏数，再徐徐逐渐加压于眼球20～30秒后，可出现脉搏减少，并加以计数。正常每分钟减慢4～10次。减慢16次以上，是迷走神经紧张症，记录为-16（80），示原先脉搏为80次/分。如压眼球后，脉搏不减慢，反而加快，是交感神经紧张症。

在检查完患者全身的深浅反射和病理反射后，应在病历上作一简图记录。

第六节　精神疾病的检查和诊断

一、常见的精神症状

病史、体格检查和一些实验室的辅助检查，是诊断疾病必不可少的依据。但多数精神疾病无特殊的体征及实验室阳性所见，因而精神疾病的诊断，在目前仍以精神症状结合病史为主要依据。

人的正常精神活动按心理学概念分为认知、情感及意志行为三方面活动。认知活动又由感觉、知觉、思维、注意、记忆等组成。为了对精神症状进行描述，以下以精神活动的各个心理过程分别叙述其相应的各种障碍。

（一）认知及认知障碍

1. 感觉、知觉及其障碍

感觉是客观事物作用于感觉器官在人脑中所产生的对事物个别属性的反应，如形状、颜色、重量、气味等。知觉是以感觉作为基础的，它是客观事物作用于感觉器官在人脑中所产生对事物的整体反应。如一支笔、一个人。

（1）感觉障碍：多见于神经系统器质性疾病。在精神科临床上少见。主要的几种感觉障碍列举如下。

1）感觉过敏：是对外界一般强度的刺激的感觉性增高。如感到风吹的声音特别震耳。多见于神经衰弱、感染中毒后的脑衰弱状态。

2）感觉减退：是对外界一般刺激的感受性减低。如强烈的疼痛只有轻微的感觉。如严重时，对外界刺激不产生任何感觉，称感觉消失。多见于抑郁状态、木僵状态和意识障碍时。

3）感觉倒错：对外界刺激产生与正常人不同性质的或相反的异常感觉。多见于癔病。

4）内感性不适（体感异常）：躯体内部产生各种不舒适的或难以忍受的异常感觉。如牵拉、游走、虫爬等。但患者又不能明确指出不适的部位，因而与内脏性幻觉不同。在不适感的基础上，可继发疑病观念。多见于精神分裂症、抑郁状态及颅脑外伤后精神障碍。

（2）知觉障碍：常见于精神病。常见的如下：

1）错觉：为对客观事物歪曲的知觉。正常人在光线暗淡、恐惧、紧张及期待等心理状态下，可产生错觉。如杯弓蛇影、草木皆兵等，但经验证后可以纠正及消除。临床上以错听和错视多见。

2）幻觉：临床上较常见。是一种虚幻的知觉，是在没有现实刺激作用于感官时出现的知觉体验。临床上幻觉按不同的感觉器官分为以下几种。

（a）幻听：临床上最常见。幻听的内容是各种各样的，可有各种不同种类和不同性质的声音，最多见的是言语性幻听。有时幻听可令患者做某事，称命令性幻听。幻听可见于多种精神病，最常见于精神分裂症。

（b）幻视：内容也十分多样，从单调的光、色、各种形象到人物、景象、场面等。在意识清晰状态出现的幻视，常见于精神分裂症。在意识障碍时出现的幻视，多为生动鲜明的形象，多见于症状性精神病谵妄状态。

（c）幻嗅：多见的是一些使人不愉快难闻的气味。幻嗅往往与其他幻觉和妄想结合在一起，如患者坚信他所闻的气味是坏人放的，从而加强了迫害妄想的观念。

（d）其他幻觉：味幻觉患者尝到食物中有某种特殊的或奇怪的味道。触幻觉常见的是麻木感、刀刺、通电、虫爬感。内脏性幻觉是固定于某个内脏或躯体内部的异常感觉。可见于精神分裂症，也可见于脑器质性精神障碍。

幻觉的性质可分为真性幻觉及假性幻觉两种。真性幻觉的特征是幻觉位于外在空间，如室内、院外，而又是直接通过患者的感官感知的，幻觉形象鲜明与真实的事物完全一样。假性幻觉产生于患者主观空间（脑内、体内），幻觉不通过患者感官而获得，所感知的形象不够鲜明生动。

（3）感知综合障碍：是指外界存在着某种事物，患者感知的也是该事物，但对某些个别属性如大小、形状、颜色、空间、距离等产生与该事物不相符合的感知。多见于癫痫患者中。临床上常见的有以下几种：

1）视物变形症：患者感到外界事物的形状、大小、体积等出现改变。若看到外界事物比原来大称为视物显大症，变小了称视物显小症。

2）空间的知觉障碍：患者感到周围事物的距离发生改变，如候车时汽车已驶进站台，而患者仍觉距离自己很远，从而错过上车的机会。

3）对周围环境真实性的感知综合障碍：患者感到周围事物缺乏真实感，称为非真实感。

4）对自身躯体结构方面的感知综合障碍：患者感到自己整个躯体或个别部分，如四肢的长短、轻重、粗细、形态、颜色等发生了变化。感到自己的脸变得十分丑恶，患者为此不断地照镜子，称窥镜症状。

2. 思维及思维障碍

思维是人脑对客观事物的间接的概括的反映，是人类认识活动的最高形式。由感觉和知觉所获得的材料，经过大脑的分析、比较、综合、抽象和概括而形成概念，在概念的基础上进行判断及推理，这整个过程为思维过程。思维是通过言语或文字来表达的。

思维障碍的临床表现是多种多样的。大致分为思维联想障碍、思维逻辑障碍及思维内容障碍。

（1）思维联想障碍：联想是指人脑中由一个概念引起其他概念的心理活动。联想障碍可表现在联想的速度、数量、结构和表现形式等方面。

1）思维迟缓：即联想抑制，联想速度缓慢、困难。患者表现言语缓慢，语量减少，语声甚低，反应迟缓。患者感到"脑子不灵了""脑子变慢了"。常见于躁狂抑郁症抑郁型。

2）思维奔逸：联想加快，思维活动量增多和转变快速。患者表现为语量增多，语流变快，新的概念不断涌现，内容十分丰富。思维常随着周围环境中的变化而转变话题（随境转移），也可有音韵联想（音联）或字意联想（意联）。患者表现健谈，说话滔滔不绝，口若悬河，自觉脑子特别灵活，可出口成章，下笔千言，一挥而就。但思维逻辑联系非常表浅，缺乏深思而信口开河。多见于躁狂症。

3）思维贫乏：为联想数量减少，概念与词汇贫乏。患者表现为沉默少语，谈话言语单调，自感"脑子空虚没什么可说的"。可见于精神分裂症，也可见于脑器质性精神障碍。

4）思维中断：在意识清醒时无外界原因，思维突然中断或言语突然停顿，片刻后继之以新的内容，这种思维中断患者不能支配也不能自主。见于精神分裂症。

5）病理性赘述：是思路的障碍，思维活动停滞不前迂回曲折，做不必要的过分详尽的累赘的描述，以致一些无意义的繁文缛节掩盖了主要的内容，进行速度缓慢但不离题，最后能到达预定的终点。患者表现讲话啰唆，讲半天讲不到主题上。多见于脑器质性、癫痫性及老年性精神障碍。

6）强制性思维：或称思维云集。是指患者思潮不受意愿的支配，强制性地涌现出大量无现实意义的联想。往往突然出现迅速消失。多见于精神分裂症。

7）强迫观念：或称强迫思维，某一概念在患者脑内反复出现，患者想摆脱，但摆脱不掉，强迫性思维可表现为某一种想法、某几句话、某些事件的回忆、计数（强迫性回忆、记数）、追究某些毫无意义的荒谬的问题（强迫性穷思竭虑），强迫思维常可伴有继发性强迫动作。

（2）思维逻辑障碍

1）思维松弛：又称思维散漫，患者思维活动表现为联想松弛，内容散漫，对问话的回答不够中肯，不很切题，缺乏一定的逻辑关系，以致使人感到交谈困难，对其言语的主题及用意也不易理解。严重时发展为破裂性思维。

2）破裂性思维：患者在意识清楚的情况下，思维联想过程破裂，缺乏内在意义上的连贯和应有的逻辑性。在患者的言谈或书写中，虽然单独语句在结构和文法上正确，但主题与主题词，甚至语句之间，缺乏内在意义上的联系，因而别人无法理解其意义。严重时，言语支离破碎，个别语句之间也缺乏联系，成了词的杂拌，多见于精神分裂症。这种思维障碍，如果在意识障碍的背景下产生，称为思维不连贯，此时患者的言语较破裂性思维更杂乱，变得毫无主题，语句成片断。

3）象征性思维：为概念的转换，以无关的具体概念来代表某一抽象概念，不经患者自己解释，别人无法理解，正常人可有象征性思维，如以鸽子代表和平，如某患者经常反穿衣服，以表示自己为"表里合一、心地坦白"，某患者吞食骨头，说可以使自己具有"硬骨头"精神，多见于精神分裂症。

4）语词新作：为将不同含义的概念或词融合，浓缩在一起，或作无关的拼凑，或自创文字、图形、符号，并赋予特殊的概念。

5）逻辑倒错性思维：主要特点为推理缺乏逻辑性，既无前提也无根据，或因果倒置，推理离奇古怪，不可理解。可见于精神分裂症、偏执狂等。

（3）思维内容的障碍

1）妄想：是一种在病理基础上产生的歪曲的信念，病态的推理和判断。其特点是没有事实根据，也不符合患者所受的教育水平，但患者深信不疑无法被说服，也不能以亲身体验和经历加以纠正。妄想是思维内容障碍中最常见、最重要的症状。

2）被害妄想：这是最常见的一种妄想。患者坚信某些人或某些集团对他进行不利的活动，进行打击、陷害、破坏等，常见于精神分裂症偏执型、偏执性精神病等。

3）关系妄想：又称援引观念，患者将环境中与他无关的事物都认为与他有关，如别人的讲话、咳嗽、一举一动都与他有一定的关系，并常与被害妄想交织在一起。有时还将某些表现赋予某种特殊的意义，称为特殊意义妄想，如有人唱热爱祖国的歌曲，患者认为是说他不爱国。

4）影响妄想：或称物理影响妄想。患者认为自己的精神活动（思维、情感、意志、动作）都受外力支配、控制、操纵，或认为有外力刺激自己的躯体，产生种种不舒服的感觉。甚至认为自己的内脏活动，如消化、血压、睡眠等也都是受外界的操纵或控制。患者对这种体验解释为是受某种电波、超声波、射线或特殊的仪器等的影响，故也称为物理影响妄想。多见于精神分裂症。

5）夸大妄想：患者坚信自己有非凡的才智、地位和权势、很多的财富和发明创造，或认为自己是名人的后裔。多发生在情绪高涨的背景上，内容常受患者生活的环境、文化及经历等而不同。多见于躁狂症、精神分裂症。

6）罪恶妄想：患者毫无根据地坚信自己犯了错误、不可宽恕的罪恶，应严厉惩罚，认为自己罪大恶极、死有余辜，以致坐以待毙或拒食自杀，患者要求劳动改造或请罪等以赎罪。常见于抑郁症，也见于精神分裂症。

7）嫉妒妄想：患者坚信自己的配偶对自己不忠实而另有外遇。多见于精神分裂症、更年期精神障碍。

8）疑病妄想：患者毫无根据地坚信自己患了某严重躯体疾病或不治之症。即使通过一系列详细检查和多次反复的医学验证都不能纠正。此类妄想可在幻触或内感性不适的基础上产生。多见于精神分裂症。

9）钟情妄想：患者坚信自己被异性钟情。患者即使遭到对方严词拒绝，仍毫不置疑，而认为是对方在考验自己对爱情的忠诚，仍对对方纠缠不已。

10）内心被揭露：也称被洞悉感。患者认为他内心所想的事，未经语言表达已被周围人所洞悉。

3. 注意及注意障碍

注意是指精神活动对一定事物的指向性。注意不是一种独立的心理过程，而是和感觉、知觉、记忆、思维等同时发生，它是一切心理活动的共同特性。因此注意的障碍总是与某些心理活动的障碍相联系，如记忆、思维、情感、意志和意识障碍等。

常见的注意障碍如下：

（1）注意增强：为主动注意增强，如有妄想观念的患者，注意增强指向外在的某些事物，过分地注意别人的一举一动，认为是针对他的。

（2）注意涣散：为主动注意的不易集中，注意稳定性分散所致，多见于神经衰弱及精神分裂症。

（3）注意减退：主动及被动注意兴奋性减弱。注意的广度缩小，注意的稳定性也显著下降。多见于疲劳状态、神经衰弱、脑器质性精神障碍及伴有意识障碍时。

（4）注意转移：主要指被动注意的兴奋性增强，注意稳定性降低，注意的对象不断地转换。如躁狂抑郁症躁狂型患者注意易转移。

4. 记忆及记忆障碍

记忆为既往事物经验的重现。记忆是在感知觉和思维基础上建立起来的精神活动。记忆包括识记、保持、再识及回忆四个基本过程，是密切联系着的统一过程。识记是事物或经验在脑子里留下痕迹的过程，是反复感知的过程；保持是使这些痕迹免于消失的过程；再识是现实刺激与以往痕迹的联系过程；回忆是痕迹的重新活跃或复现。识记是记忆保存的前提，再识和回忆是某种客体在记忆中保持下来的结果和显现。

临床上记忆障碍可分两方面：记忆量方面，如记忆减退、遗忘及记忆增强；记忆质方面，如错构、虚构。

（1）记忆减退：是指记忆的四个基本过程普遍减退，临床上较多见。有的患者不仅近记忆力减退，远记忆力也减退，可见于较严重的痴呆患者。神经衰弱患者记忆减退都较轻，只是易忘、记忆困难。也可见于正常老年人。

（2）遗忘：为回忆的丧失。患者对局限于某一事件或某一时期内经历的遗忘。顺行性遗忘即回忆不起在疾病发生以后一段时间内所经历的事件，遗忘的时间和疾病同时开始，如脑震荡的患者回忆不起受伤后一段时间内的事。逆行性遗忘即回忆不起疾病发生之前某一阶段的事件，多见于脑卒中发作后、脑弥散性病变。

（3）记忆增强：病态的记忆增强，对病前不能够且不重要的事都能回忆起来。常见于轻躁狂状态和偏执状态的患者。

（4）错构：是记忆的错误，对过去曾经历过的事件，在发生地点、情节，特别是在时间上出现错误，并深信不疑，多见于酒精中毒性精神障碍、脑外伤性痴呆。

（5）虚构：是记忆错误的另一类型，患者以一段虚构的事实来填补他所遗忘的那段的经历。其内容可很生动，带有荒诞色彩，常瞬间即忘。多见于慢性酒精中毒性精神病、老年性精神病和某些器质性脑病等。

（6）似曾相识症或熟悉感和旧事如新症或生疏感：为回忆及再识障碍。前者为患者体验到新事物时，有一种似乎早已体验过的熟悉感；后者为已多次体验过的事物，感到似乎从未体验过的生疏感。多见于癫痫患者。

5. 智能和智能障碍

智能是一种复杂的综合精神活动的功能，是对既往获得的知识、经验的运用，用以解决新问题、形成新概念的能力。智能可表现为理解力、计算力、分析能力、创造能力等。智能障碍可分为精神发育迟滞及痴呆两大类型。

（1）精神发育迟滞：是指先天或围产期或在生长发育成熟以前（18 岁以前），由于各种致病因素，如遗传、感染、中毒、头部外伤、内分泌异常或缺氧等，大脑发育不良或受阻碍，智能发育停留在一定阶段。随着年龄增长其智能明显低于正常的同龄儿童。

（2）痴呆：指大脑发育已基本成熟，智能已发育正常者，但以后由于各种有害因素，大脑发生器质性损害，导致智能严重障碍。此时患者的意识是清晰的，但思维活动变得不完善，记忆力、计算力、理解力、分析综合及判断推理能力均下降，后天获得知识的能力丧失，或者不仅不能从事工作学习，甚至生活也不能自理。

根据大脑病理变化的严重程度以及性质不同，可分为全面性痴呆及部分性痴呆。

全面性痴呆：大脑的病变主要表现为弥散性器质性损害，所以痴呆涉及智能活动的各个方面，而影响患者全部精神活动，常出现人格的改变。患者对病无自知力，也可出现自知力障碍。可见于老年性痴呆、麻痹性痴呆。

部分性痴呆：大脑的病变只侵犯脑的某些局部，如侵犯大脑血管的周围组织。患者只产生记忆力减退、理解力削弱、分析综合困难等，但其人格仍保持良好，并有一定的自知力，定向力完整。但当疾病发展很严重时，临床上也很难区分是全面性痴呆还是部分性痴呆，如脑动脉硬化性痴呆、脑外伤性痴呆等。

在临床上可见一种与痴呆类似的表现，但是本质却不同，称为假性痴呆，是在强烈的精神创伤后产生的，因而在大脑的组织结构方面无任何器质性的损害，是一种功能性疾病。预后较好，常见于癔病及反应性精神障碍，有以下两类。

心因性假性痴呆：又称甘瑟（Ganser）综合征，即患者对一些简单问题给予近似的错误的回答。如一位 20 岁的患者，当问到她一只手有几个手指时，答"4 个"，问及年龄时答"49 岁"。说明患者已理解问题的意义，但回答内容错误，给以近似回答。但对某些复杂问题反能正确回答解决，如能下象棋、打牌等，一般生活问题都能解决。

童样痴呆：即表现为类似一般儿童稚气的样子，学着幼童讲话的声调，自称自己才 3 岁，逢人就称阿姨、叔叔。

6. 定向力障碍

定向力是指一个人对时间、地点及人物，以及对自己本身的状态的认识能力。前者称对周围环境的定向力，后者称自我定向力，定向障碍多见于症状性精神病及脑器质性精神病时的意识障碍。定向力障碍是意识障碍的一个重要标志，但有定向力障碍不一定有意识障碍。

7. 自知力障碍

自知力又称领悟力或内省力，是指患者对自己精神疾病认识的判断能力。神经官能症患者有自知力，主动就医诉说病情。但精神病患者一般均有程度不等的自知力缺失，因此不承认自己有精神病，也不主动看病，甚至拒绝看病、住院，拒绝服药，临床上将有无自知力以及自知力恢复的程度作为判定病情轻重和病情好转程度的重要指标。

（二）情感及情感障碍

情感是人对客观事物的主观态度和相应的内心体验，如喜、怒、哀、惧、爱、憎等不同的体验，都是情感的表现，正常人的认识、情感和意志行为等精神活动的这三方面是统一的，是互相协调、配合的。

心境是指一种较微弱而持续的情感状态，是在一段时间内的精神活动的基本背景。

情感分为正性情感（如高兴）和负性情感（如悲伤）两类，临床上较常见的情感障碍有以下几种：

（1）情感高涨：情感活动明显增强，表现为不同程度的病态喜悦，有与环境不相符合的过分的愉快欢乐，讲话语言高昂，眉飞色舞以及盛气凌人，傲慢自负或引人发笑，常常有明显的夸大色彩，多见于躁狂状态。

欣快症，患者有幸福喜悦的内心体验，面带笑容表现得很轻松，但给人以呆傻、愚蠢的感觉，患者也说不清高兴的原因，多见于脑器质性精神障碍。

（2）情感低落：这是负性情感的增强，轻者表现情绪低落、忧心忡忡、愁眉不展、唉声叹气。重者忧郁沮丧、悲观绝望，感到自己一无是处，毫无生趣，有度日如年之感。外界一切均不能引起患者的兴趣，因此常自卑自罪，生不如死，而出现自杀观念及企图，常伴有思维迟缓、动作减少，多见于抑郁状态。

（3）焦虑：过分担心发生威胁自身安全和其他不良后果的心境。患者表现为紧张恐惧，顾虑重重，认为病情严重无法治疗，或认为问题复杂无法解决，以致搓手顿足，坐卧不安若大祸临头，惶惶不可终日，常伴有自主神经功能紊乱及疑病观念，多见于焦虑性神经症及更年期精神障碍。

（4）情感脆弱：在外界轻刺激下甚至无明显的外界因素刺激下，患者情绪容易波动，感动得伤心流泪或兴奋激动，常见于脑动脉硬化性精神病、癔病、神经衰弱。

（5）情感淡漠：这是情感活动减退的表现。患者对外界任何刺激均缺乏相应情感反应。患者对引起正常人的极大悲伤或愉快的事无动于衷，对周围发生的事漠不关心，说话声调平淡，面部表情呆板，内心体验极为贫乏或缺如，严重时对个人生活不关心，可见于慢性精神分裂症和脑器质性精神障碍。

（6）情感倒错：患者的情感体验与当时外界刺激及患者思想内容不相协调。如谈及别人在迫害他时，还表现为愉快的表情。听到高兴的事时，反而表现为伤感，多见于精神分裂症。

（7）病理性激情：是一种突然发作，非常强烈的又较短暂的情感障碍。此时患者可产生冲动行为，以致伤害别人，患者难于控制，常伴有一定程度的意识障碍，多见于癫痫。

（三）意志行为及意志行为障碍

意志是指人们为达到预定目的所采取的自觉活动。人在实践活动中反映客观事物本身的方面为认识活动，继之反映人与客体关系的态度的体验为情感活动，在此基础上产生了满足人的需要和愿望的行动即为意志活动，故意志与认识、情感有联系，但又有区别，是互相影响的。

临床上常见的意志障碍有以下几种：

（1）意志增强：指意志活动的增多。这类症状的产生往往与其他精神活动有密切的内在联系，或以其为基础，或受其支配和影响。在精神分裂症患者中，患者由于迫害妄想的支配，反复上诉控告，或在夸大妄想的支配下，患者夜以继日地从事无效的发明创造。

（2）意志减退：指意志活动减少。由于情绪低落，对周围一切事物无兴趣以致意志消沉，不愿活动。工作学习感到非常吃力，甚至不能进行，以致整日呆坐或卧床不起，常与思维迟缓、情绪低落同时存在，多见于抑郁状态。

（3）意志缺乏：指意志活动缺乏。患者对任何活动缺乏动机、要求，对工作学习无自觉性，故个人生活极端懒散，严重时本能的要求也没有，行为孤僻、退缩。这类症状常与思维贫乏、情感淡漠同时出现，为精神分裂症常见的基本症状之一。

（四）运动及运动行为障碍

简单的随意运动和不随意运动称为动作。有动机有目的而进行的复杂随意运动称为行为。行为受一定的思想支配。精神病患者由于病态思维及情感的障碍，常有动作及行为的异常。

临床上常见运动行为障碍如下：

（1）精神运动性兴奋：是指整个精神活动的增强。故涉及精神活动的各方面，但由于疾病的不同可有不同表现。

1）协调性精神运动性兴奋：患者的言语动作增多，与其思维、情感活动的增多相一致，并与环境密切联系配合。患者活动的增多是有目的的，是可理解的，整个精神活动是协调的，多见于躁狂状态。

2）不协调性精神运动性兴奋：患者的言语动作增多与思维情感不相配合，动作单调杂乱，无动机及目的性，使人难以理解，所以精神活动是不协调的，与外界环境也是不配合的，如精神分裂症青春型兴奋。

（2）精神运动性抑制：是整个精神活动的降低，患者的言语动作普遍迟缓和减少。

1）木僵：患者意识清楚，出现言语动作行为抑制。轻者言语动作和行为显著减少，缓慢迟钝。严重时运动完全被抑制，缄默不语，不吃不喝，保持一个固定的姿势，僵住不动，对体内外任何刺激不起反应，口涎外溢，不自动大小便，面无表情，见于精神分裂症紧张型。较轻的木僵也见于抑郁症、反应性精神障碍及脑器质性精神病。

2）蜡样屈曲：在木僵严重的患者中，患者的肢体可任人随意摆布，即使成不舒服的姿势，较长时间似蜡塑一样维持不动，见于精神分裂症紧张型。

3）缄默症：患者缄默不语，也不回答问题，有时可以手示意，见于癔病及精神分裂症紧张型。

（3）违拗症：患者对于别人向他提出的要求不仅没有相应的行为反应，甚至加以抗拒。患者做出与对方要求完全相反的动作为主动性违拗，如让患者张口患者却闭紧。患者对别人的要求加以拒绝，不去执行为被动性违拗，多见于精神分裂症紧张型。

（4）刻板动作：患者持久地重复单一单调动作，常与刻板言语同时存在，多见于精神分裂症紧张型。

（5）模仿动作：患者无目的地模仿别人的动作，常与模仿言语同时存在，多见于精神分裂症。

（6）作态：患者做出古怪的、愚蠢的、幼稚做作的动作、姿势、步态与表情，如患者做怪相、扮鬼脸等，多见于精神分裂症。

二、精神状态检查

（一）精神检查的重要性

精神检查对精神患者是很重要的检查。是通过与患者交谈及观察检查患者精神活动的一种方法。当医生了解病史后通过观察患者并与患者接触、交谈进行精神检查后即可发现精神症状，为症状学诊断提供客观依据。医生根据所检查的精神症状，再结合病史资料加以比较，将疾病过程的纵横断面情况加以分析综合，即能对疾病的性质、严重程度、预后得出一个初步的印象。

（二）精神检查的一般原则

医生应以亲切和蔼、同情、尊重患者的态度接触患者，进行精神检查。使患者消除顾虑能主动地谈出病情，医生应耐心倾听，鼓励患者畅谈，不要打断患者的谈话。可引导启发患者，但勿暗示和支持病态观念，也不必反驳争辩解释。也可适当地提问病史中的内容，患者不愿谈时勿勉强，一次不谈出可再次补充。在尚未全面了解病态情况前勿对患者的谈话进行评论。在交谈中注意患者的表达方式、用词和说话的态度，是否有突然中断、省略、转移话题等。患者谈话过多时，可适当地提问题加以制止。还应根据患者的情况，如年龄、性别、职业、病情及当时患者心理状态，采取不同的灵活态度，如对老人要尊敬并注意礼貌，对小孩要和蔼、亲切。医生提出问题的分寸要适当，要切合患者的身份和工作情况等。

（三）精神检查的方法

精神检查可直接交谈，分为自由的交谈或询问式的交谈。根据患者的情况，如主动谈病情、合作的患者可直接交谈。受病态支配或其他原因，不主动暴露病情或不合作的患者只可采用询问方式，询问时态度要和蔼亲切。另外除直接交谈外，可以间接地观察患者谈话时的态度、表情、行动，平时独处时的表现以及患者在医院中所写的书面材料、日记、信件。特别是兴奋不合作的患者，主要靠观察患者表现。最好的检查方法是将直接的交谈与间接的观察结合起来，互相补充就会更全面。

精神检查应在比较安静的环境中进行，尽量避免外界的干扰。一般检查时间为 1 小时左右，但可多次检查。与患者交谈时先从一般性问题谈起，如工作学习情况，然后自然地谈及目前的病情内容。精神检查时，要了解患者病态思维，还应观察患者的表情态度，有什么异常行为，精神活动之间的关系以及精神活动与周围环境的关系。

精神检查时医生应心中有数，首先应对患者一般表现进行观察，之后应按着认知、情感、意志行为的顺序全面观察，以免漏掉精神症状，但也可根据患者合作与否灵活运用。如检查感知觉障碍时，询问患者有无幻听，可问患者"独自一人时，有没有听到人与你说话"，如患者说有，即可问"声音从哪里来，男的还是女的，熟悉的还是不熟悉的，讲些什么，是赞扬声还是辱骂声，是经常出现还是偶尔出现"等。与患者交谈时要注意患者的言语是否连贯，主题是否明确，回答是否切题，言语增多还是减少。概念之间的逻辑性以及思维的内容如何。如考虑患者有妄想，可问患者，"你们单位的同事或家人对你态度怎样？有没有对你不友好的，暗中使坏的，故意为难的？""有没有人当着面指桑骂槐地议论你的？""外界有什么东西能影响或控制你的思维、情感或行动吗？"当了解患者情感的内心体验时，可以问"近来你的心情如何？感到高兴吗？或是悲观失望呢？""或是紧张恐惧，焦虑不安呢？""有没有消极厌世的想法"等。

（四）精神检查的内容

对合作的患者可按以下次序及内容做精神检查。

1. 一般表现

（1）意识状态：意识是否清楚，有何种意识障碍，意识障碍的水平及内容。

（2）定向力：包括自我定向如姓名、年龄、职业，以及对时间、地点、人物周围环境的定向能力，有无双重定向。

（3）与周围的接触：对周围事物是否关心，主动接触及被动接触能力，合作情况及程度。

（4）日常生活：包括仪表如是否穿着特殊的服饰，衣着是否不整或不洁，饮食、大小便能否自理，睡眠情况，女患者月经情况，平时患者在病房与病友接触及参加病房集体活动表现。

2. 认知活动

（1）知觉障碍

错觉：种类、内容、出现时间及频度，与其他精神症状的关系及影响。

幻觉：种类、内容、真性还是假性幻觉，出现时间及频度，与其他精神症状的关系及影响。

感知综合障碍：种类、出现时间及性质。

（2）思维活动障碍

思维联想障碍：语量、语速、结构的异常，有无思维迟缓、思维中断、思维奔逸及思维贫乏等。

思维逻辑障碍：思维逻辑结构如何，有无思维松弛、破裂、象征性思维、逻辑倒错，语词新作等。

思维内容障碍：如有妄想，其种类、内容、性质、出现时间、原发或继发，发展动态、涉及范围是否固定或成系统，内容荒谬或接近现实，与其他精神症状的关系。

记忆力：记忆力减退，包括即刻记忆、近记忆力及远记忆力减退。有无记忆增强，有无遗忘，逆行性或顺行性遗忘。有无错构、虚构。如有明显记忆减退，应进一步检查智力。

智能：可按患者文化水平适当地提问，包括一般常识、专业知识、计算力、理解力、分析综合及抽象概括能力等，如有智能减退可进一步详细检查。

自知力：自知力缺如，有部分自知力，或自知力基本完整。

3. 情感活动

情感活动可从客观表现和主观体验两方面检查。客观表现可根据患者的面部表情、姿势、动作以及面色、呼吸、脉搏、出汗等自主神经反应来判定。主观体验可通过交谈，启发了解患者的内心体验。可根据情感反应的强度、持续性和性质，观察出病态的优势情感反应是什么，如情感高涨、情感低落、焦虑、恐惧、情感淡漠。情感的诱发是否正常，如易激怒、烦躁、发愁，有无病理性激情等。情感是否易于起伏变动，有无情感脆弱。有无与环境不适应的情感、情感倒错等。

4. 意志行为活动

意志减退或增强，本能活动（食欲、性欲）的减退或增强，有无兴奋、冲动、木僵以及怪异的动作行为。与其他精神活动配合程度如何。

（五）对兴奋、木僵不合作患者的精神检查

对这种患者检查是困难的，只有通过耐心、细致地观察患者的言行表情来检查。可注意以下方面。

（1）一般外表：可观察患者意识状态、仪表、衣着如何、接触情况、合作程度以及睡眠饮食，生活自理情况等。

（2）自发言语：内容如何，有无模仿言语，对问话是否回答，应答速度与声调如何，缄默不语患者是否能用文字表达出来，有无失语症等。

（3）面部表情：有无呆板、欣快、愉快、忧愁、焦虑等。有无凝视、倾听、闭目、恐惧表情。对医护人员及家属亲友的态度反应如何。

（4）动作行为：有无特殊姿势，动作增多或减少，有无刻板动作、模仿动作，动作有无目的性，有无违拗、被动服从、冲动、伤人、自伤的行为。

（六）对器质性精神病精神检查

对有脑器质性精神病及症状性精神病患者的精神检查，除做一般的精神检查外，还应重点做以下方面的检查：

（1）意识状态：根据患者与环境的接触，感觉阈是否提高，定向力有无障碍及注意力是否减低，思维是否迟钝或不连贯，事后有无遗忘等来判断有无意识障碍。

（2）记忆力：记忆力检查以顺背数字、倒背数字、回忆近期生活事件及往事，如重要的个人经历，以了解患者的记忆、近记忆力及远记忆力有无减退、有无遗忘，以及有无虚构、错构。

（3）智能：智能检查可根据患者的文化水平：生活经历、社会地位的不同情况选择合适的内容进行。一般可根据记忆、计算、常识、理解、抽象概括能力，综合判断患者有无智能减退或痴呆。计算最常用心算 100-7 连续递减至 2 为止，看患者能否完成。常识及理解抽象概括能力可比较两种东西的相同点、不同点，解释成语如坐井观天、过河拆桥等以判断智能有无障碍。

（4）人格变化：可将患者前后的人格加以比较。

第二章　感觉系统的定位诊断

第一节　解剖生理基础

一、感觉的分类

1. 特殊感觉

特殊感觉指由特殊感觉器感知的感觉，包括嗅觉、视觉、听觉、味觉及前庭觉。

2. 普通感觉

（1）浅部感觉（皮肤或黏膜内感觉）：包括温度觉、痛觉及触觉。
（2）深部感觉（本体感觉）：包括震动觉和位置觉。
（3）复杂感觉（皮质感觉）：系大脑皮质综合分析的结果，包括皮肤定位觉、图形觉及实体辨别觉。

二、感觉的传导束

（一）痛觉和温度觉的传导

第一级神经元是脊髓神经节内的假单极细胞，突起分周围支及中枢支。周围支分布于皮肤及黏膜，同时痛觉纤维也到达深层组织。中枢支经脊髓后根的外侧部进入脊髓后角的背外侧束（李氏缘束），并在该束内上行。然后联系到脊髓后角固有核（有人认为起于胶状质；有人认为胶状质在脊髓主要起联络作用），此为第二级神经元，由该神经元发出纤维经白质前连合交叉至对侧，形成脊髓丘脑侧束。

脊髓丘脑侧束在脊髓内的排列次序：来自骶部的神经纤维位于脊髓丘脑侧束外侧，从外向内依次为腰、胸、颈部的神经纤维。

脊髓丘脑侧束上行至平锥体交叉时位于内侧丘系之外侧。至脑桥尾端，脊髓丘脑侧束仍位于内侧丘系之外侧。在脑桥首端，脊髓丘脑侧束则连于内侧丘系之外缘。至中脑脊髓丘脑侧束紧挨内侧丘系之背外侧，后终于丘脑之腹外侧核。该核为痛温觉的第三级神经元，由该核再发出神经纤维，经内囊后肢的后 1/3 至大脑皮质的感觉区（中央后回）。

（二）深部感觉的传导

第一级神经元起于脊髓神经节。周围支分布于肌肉、关节及肌腱；中枢支经后根内侧部进入脊髓后索，直接上升形成薄束（由中胸节段以下的纤维组成）及楔束（由中胸节段以上纤维组成）。两者分别终于延髓的薄束核及楔束核。从该核发出第二级神经元的纤维交叉至对侧的内侧丘系上行，终于丘脑腹外侧核，再由此核发出第三级神经元。其纤维经内囊后肢的后 1/3，终于大脑皮质之感觉区及顶叶皮质。

深部感觉纤维还传导至小脑，属于无意识的深部感觉。其传导束有二：其一，脊髓小脑束，该束分腹侧及背侧两束。其第一级神经元在脊髓神经节内，进入脊髓后终于脊髓后角之克拉克氏细胞柱，有的终于后角细胞，此为第二级神经元。从克拉克氏细胞发出的神经纤维，在同侧脊髓上行，形成脊髓小脑背侧束；由后角细胞发出的神经纤维，形成脊髓小脑腹侧束，其大部分纤维在同侧脊髓上行，一小部分由白质前联合交叉至对侧上行。脊髓小脑背侧束，经小脑下脚至小脑蚓部，为传导平衡与肌张力反射的传导纤维。其二，薄束及楔束一部分纤维，以楔束核为第二级神经元发出纤维形成后外侧弓纤维，经同侧小脑下脚入小脑蚓部。

（三）触觉的传导

触觉的传导纤维也起于脊髓神经节。周围支分布于皮肤，中枢支经后根内侧部进入脊髓后索，其中一部分纤维在同侧后角内上行 2～3 个节段后，终止于后角固有核，此为第二级神经元。由此发出纤维于白质前连合处交叉至对侧的前索中，形成脊髓丘脑前束，在脑干中加入内侧系，止于丘脑腹外侧核，此为第三级神经元，由此发出纤维至大脑皮质感觉区。另一部分传导触觉的神经纤维，经同侧后索，随同深部感觉纤维上行。

（四）面部感觉的传导

详见脑神经章三叉神经部分。

三、皮肤感觉之节段性分布

（一）皮节的重叠支配

每一个脊髓神经后根支配一定的皮肤区域（或称皮节），并且分布到皮肤的脊髓神经支互相重叠，绝大多数的皮节由 2～3 个后根重叠支配，故单一神经根损伤，常无感觉障碍出现，而且当确定脊髓损害的上界时，必须比感觉障碍的上界高出 1～2 个节段来计算（在脊髓病变时常用之）。

（二）脊椎与脊髓节段的关系

在胚胎时期，脊髓占据椎管全长。其后因椎管发育比脊髓迅速，故成人的脊髓末端只达第 1 腰椎体的下缘。脊髓、脊神经和脊椎之间的关系在脊髓及脊椎病变诊断时有非常重要的意义。

（三）脊髓神经根与周围神经的关系

脊神经的前支在颈部及腰部形成臂丛、腰丛、骶丛等。从这些丛中又发出周围神经，在体表的分布与脊髓节段的分布不同。

（四）脊髓神经根的体表标志

（1）上肢：$C_5 \sim T_2$。C_6：拇指；C_8：小指；T_1：前臂内侧；T_2：上臂内侧。
（2）躯干：$T_2 \sim T_{12}$。T_4：乳腺；T_7：剑突；T_{10}：脐；T_{12}：腹股沟。
（3）下肢：前面：$L_1 \sim S_1$。L_4：跗内侧；S_1：小趾。后面：$L_5 \sim S_3$。$L_5 \sim S_1$：下肢外侧区；$S_2 \sim S_3$：内侧区；S_1：足外侧缘；L_4：足内侧缘；S_2：足跟。

第二节 感觉系统病变时的症状

1. 感觉消失

任何强度的刺激均不能引起感觉。临床上可分为全部感觉消失、痛温觉消失、触觉消失及深部感觉消失。

2. 感觉减退

对刺激的感觉迟钝，但并未完全消失。临床上可分全部感觉减退，痛、温觉减退，触觉减退及深部感觉减退。

3. 感觉过敏

由于感觉阈限降低，轻微刺激即引起强烈的反应，或由检查时的刺激和病理过程中在感觉冲动的传导路径上所产生的刺激总和而产生。临床上最常见，其中包括痛觉过敏、冷觉过敏及热觉过敏；而触觉过敏在临床上较少见。

4. 感觉过度

感觉过度的特点是兴奋阈增高，对刺激的精细辨别及分析力丧失。刺激必须达到一定的程度方能感觉到。同时从刺激开始到感到刺激有一个潜伏期，并呈暴发性的剧烈疼痛，疼痛定位不明确，具有扩散的趋势和除去刺激后的后作用。多见于丘脑病变时，也可出现在大脑皮质中央后回的病变。

5. 感觉分离

就是在某一个区域内，某一种感觉单独受侵，如脊髓空洞症时痛、温觉障碍，而触觉正常，脊髓痨时深部感觉障碍，而浅感觉正常，皆属于感觉分离现象。

6. 感觉异常

无任何外界刺激而产生的不正常的感觉。此类感觉种类很多，如麻木感、蚁走感、冷或热感、刺痛或灼热感等。可见于周围神经病变及中枢神经系统病变。

7. 感觉倒错

对刺激的感受发生错误，把触觉误认为是疼痛，把冷误认为是热等。

8. 疼痛

根据病变的部位及性质不同，疼痛可分为以下几种：

（1）局部疼痛：疼痛的部位与病变的部位相符。例如，当某一周围神经发炎时，在神经的分布区感到疼痛，疼痛的部位与神经干的解剖部位完全一致。

（2）放射痛：不仅受刺激的部位发生疼痛，疼痛也放射到该神经所支配的区域，见于神经根或神经干受刺激时。前者如胸中段脊神经根部受到刺激时，在躯干产生带状疼痛；后者如尺神经在肘关节部受到刺激时，第4、5手指感到疼痛。

（3）扩散性痛：神经干之某一分支受刺激时，疼痛可扩散至神经干的其他分支。例如，三叉神经之某一分支受刺激时，疼痛会扩散到其他分支，见于各种神经痛及交感神经干炎等。

（4）灼性神经痛：这是一种特殊的疼痛现象，是一种烧灼性剧烈的疼痛，交感神经不全损伤也能见到。多见于正中神经或坐骨神经不全损伤时，是该两神经中交感神经纤维较多之故。除疼痛外，局部皮肤潮红、毛发增加、指（趾）甲增厚等营养障碍的表现也较多。

（5）幻肢痛：在截肢后，虽无外界刺激，仍有该肢体的疼痛，是神经近端受瘢痕刺激之故。

（6）牵扯性疼痛[海德（Head）氏过敏带]：当内脏有病时，可在与脊髓节段相对应的皮肤区有感觉过敏。例如，横膈下的病变可引起肩部疼痛，是为牵扯性疼痛。此种疼痛的发生，系由于刺激通过内脏感受器经交感神经走入总干，再经交通支而进入后根和脊髓后角。如该神经纤维受刺激，可将疼痛兴奋扩散至所终止处之感觉细胞，疼痛就发生在相应节段所投射的皮肤分布区。所以牵扯痛是刺激扩散的结果。发生这种疼痛的区域称为海德氏过敏带。除疼痛外，还发现有感觉过敏。

第三节　感觉系统病变的定位诊断

有感觉障碍时，必须弄清以下几个问题：第一，感觉障碍的范围；第二，感觉障碍的种类及其程度；第三，除皮肤感觉障碍外有无疼痛及感觉异常等。临床上常见的感觉障碍有以下几种类型。

1. 末梢型

该型感觉障碍主要表现为双侧对称性、四肢末梢为主的手套及袜套型感觉障碍。受损区域中各种感觉皆有障碍，但感觉障碍的程度不同，有的感觉消失，有的感觉减退，或末梢端消失而近端减退，总之越末梢端越重。往往下肢重于上肢，并常在感觉障碍区内有感觉异常、疼痛、自主神经障碍、不同程度的瘫痪、肌萎缩及腱反射减退或消失等。多见于末梢神经炎及多发性神经炎。

2. 神经干型

受损神经的皮肤区域内的各种感觉都发生障碍。感觉障碍的区域内常伴有疼痛或感觉异常。此种感觉障碍的范围与周围神经支配的皮肤区域相吻合。判定神经干型感觉障碍时应注意以下两点：第一，每条周围神经中的感觉纤维可能包含来自几个脊髓根的纤维，故神经干损伤时，其感觉障碍的类型既不呈根型，也不呈节段型。第二，周围神经所支配的感觉区边缘多与其附近的周围神经互相重叠，故在其病变时，感觉障碍区常较支配区略小。并且感觉障碍的程度不一致，病区中心部为感觉消失带，周边部为感觉迟钝带。

3. 神经丛型

神经丛分为颈丛、臂丛、腰丛及骶丛。当任何一个神经丛发生损伤时，则出现该丛支配区内的各种感觉减弱或消失，同时多伴麻木及疼痛、肌力减弱、肌肉萎缩、肌张力减低、腱反射减低或消失及自主神经功能障碍等。

4. 后根型

感觉障碍呈节段性分布，可出现感觉减退或感觉消失。并常伴有根痛，感觉障碍的分布区域不一样，在躯干呈环状，在四肢呈带状。单一的后根损伤常不产生感觉障碍，后根损伤时常伴有后根性疼痛。如果同时有脊髓神经节损伤时，则在相应的皮肤节段内发生带状疱疹。

5. 后角型

病灶同侧出现节段性痛觉及温度觉障碍，但受损区域的触觉大致正常，深部感觉仍保存（分离性感觉障碍）；因部分触觉纤维及深部感觉纤维绕后角进入脊髓后索，故多见于脊髓空洞症。又因肢体远侧端的感觉纤维止于后角之前内侧细胞群，肢体近侧端的纤维止于后角之背外侧细胞群，脊髓空洞症可能先累及前内侧细胞群，故能出现手套状痛觉及温度觉障碍。

6. 白质前连合型

双侧对称性、节段性的痛觉及温度觉障碍，而触觉大致正常，深部感觉完全正常。亦称为浅感觉分离现象，多见于脊髓空洞症（中央管型）。

7. 传导束型

（1）脊髓后索损害：薄束及楔束的纤维受损，病变侧病灶以下出现深部感觉障碍（减退或消失）。也可能发生触觉的轻度障碍。深部感觉障碍时出现感觉性共济失调。深部感觉障碍时首先出现震动觉障碍，以后出现位置障碍。后索病变比较少见，病变原因为亚急性联合变性、脊髓性共济失调及脊髓痨等。

（2）侧索病变：主要侵及脊髓丘脑侧束（痛、温觉传导束），则在病灶以下对侧发生痛觉及温度觉障碍而触觉正常。因痛温觉纤维进入脊髓后先在同侧上升 1～2 个节段再交叉至对侧，故痛温觉障碍的上界常较脊髓病变的实际上界低 1～2 个节段。

脊髓丘脑侧束在脊髓内的排列顺序自外向内为自下而上。如以颈髓为例，自外向内为骶、腰、胸、颈。因此脊髓遭受到自外向内的压迫时（如脊髓外肿瘤），在外侧的纤维首先受到损伤，其感觉障碍的症状首先从骶部开始，并依次向上。反之，如病变自内向外压迫（如脊髓内肿瘤）势必损伤脊髓丘脑侧束之内侧份，其感觉障碍从病变水平开始自上而下发展，而脊髓丘脑侧束最外侧的纤维常不受侵。因此发生脊髓内肿瘤时，甚至在较晚期，也往往在骶部遗留感觉正常区，是临床诊断的重要依据。

（3）脊髓半离断[布朗-塞卡（Brown-Sequard）综合征]：病灶以下同侧出现中枢性瘫痪及深部感觉障碍，在对侧出现痛、温觉障碍，而触觉障碍不明显。

（4）脊髓全横断损害：病变以下一切感觉皆消失，同时有双侧中枢性瘫痪，并伴有大小便功能障碍。

8. 脑干病型

（1）延髓病变：脊髓丘脑侧束向上至延髓部，在延髓内侧丘系刚刚交叉过来并居于中央部分，而脊髓丘脑侧束则居于外侧，三叉神经脊束及脊束核也在外侧，故容易出现交叉性及分离性感觉障碍。

在内侧丘系交叉之上一侧延髓有病变时，则出现对侧上下肢及躯干的一切感觉消失，同侧三叉神经分布区痛、温觉消失。后者乃因未交叉的三叉神经脊束及脊核受累。

如延髓一侧中心部受损，只出现对侧深感觉障碍，此为深浅感觉分离障碍。

如延髓一侧外侧部受损，则出现同侧三叉神经支配区痛、温觉障碍，而对侧上下肢及躯干痛、温觉障碍，此为交叉性痛、温觉障碍。多见于小脑后下动脉血栓形成时。另外还有疑核及下降的交感神经纤维障碍及同侧小脑的症状及体征。因小脑后下动脉供应往往略有变异，病变时累及的组织略有不同，故可能出现以下几种类型的感觉障碍。

①交叉型痛、温觉障碍：因累及脊髓丘脑侧束及三叉神经脊束及核，出现病灶同侧面区痛、温觉障碍及对侧上下肢及躯干之痛、温觉障碍。

②半身型痛、温觉障碍：病变稍向上及靠近内侧，累及脊髓丘脑侧束及传导面区痛、温觉的三叉神经二级纤维，于病灶的对侧出现半身痛、温觉障碍。

③双侧面及一侧上下肢、躯干部痛、温觉障碍：病变范围稍大，累及脊髓丘脑侧束、同侧三叉神经脊束及核和传导对侧面区痛、温觉的二级纤维，故出现双侧面区痛、温觉障碍及病灶对侧上下肢及躯干之痛、温觉障碍。

④一侧上下肢及躯干的痛、温觉障碍：病变范围稍小，只累及脊髓丘脑侧束，故出现病灶对侧上下肢及躯干的痛、温觉障碍，不出现面部的痛、温觉障碍。

（2）脑桥、中脑病变：自脑桥开始至中脑，内侧丘系及脊髓丘脑侧束两者彼此靠近，并自内向外依以下顺次排列，即最内侧为深部感觉纤维，稍外为触觉纤维，再向外为痛、温觉纤维。在内侧丘系附近部分组织受损时，在对侧肢体可能主要出现某 1～2 种感觉障碍；在内侧部受损时主要出现对侧半身之深感觉障碍；在外侧部受损时主要出现痛、温觉障碍。

9. 丘脑病变

丘脑为感觉的集中站，当其受损伤时，可产生丘脑综合征。

（1）对侧半身感觉减退或消失：各种感觉皆出现障碍，其特点为上肢重于下肢，肢体远端重于近端，肢体与躯干比较，肢体障碍重，躯干障碍轻；深感觉障碍重，浅感觉障碍轻；同时出现感觉性共济失调。

（2）自发性剧痛：丘脑痛或中枢性疼痛，是一种病灶对侧半身性疼痛，丘脑疼痛的特点是一种痛苦难忍的、异常不适的、定位不确切的、性质难以形容的强烈灼热感或疼痛，检查病灶对侧半身感觉时，常可发现感觉过敏。

（3）感觉过敏：如用痛、冷、热、触等刺激施于病灶对侧半身时，皆可出现感觉过敏，有时伴有感觉倒错，如以冷为热、以触为痛等。

（4）同向偏盲：如果累及视放射纤维，则出现同向性偏盲。

（5）不自主运动：当丘脑与纹状体联系受侵时，则出现各种不自主运动，常为舞蹈症及手足徐动症，但症状表现程度不如基底节病变时明显。

（6）水肿：丘脑损害时，常出现对侧半身（特别是肢体）的水肿。

10. 内囊病变

在内囊后肢的后 1/3 通过丘脑皮质束，此处受损，则出现对侧半身的感觉减退或消失。内囊感觉障碍的特点：四肢重于躯干，肢体远侧端重于近侧端，深部感觉重于痛、温觉。

内囊病变常侵及运动、感觉和视觉纤维，常出现偏瘫、半身感觉障碍及偏盲，即所谓"三偏"症候群。

11. 皮质型感觉障碍

（1）刺激性病变：刺激性病变可引起杰克逊（Jackson）感觉性癫痫发作，其特点为病灶对侧某一肢体或半身出现感觉异常，多先从某一局部（如拇指）开始，逐渐扩散至单一肢体或半身。如果向皮质的邻近区域扩散可引起全身痉挛发作。

（2）破坏性病变：大脑的感觉皮质区是感觉分析综合的最高级部分，当其损害时出现复杂感觉（实体觉、图形觉、皮肤定位觉）的障碍。

破坏性病变时，出现对侧半身的感觉障碍比较罕见。因感觉区皮质面积较大，故有破坏性病变时，常出现某一肢体的感觉障碍，中部受损时，则出现上肢的感觉障碍。出现半身的感觉障碍时，具有四肢重于躯体，肢体远端重于近端的特点。

人体各部位感觉向大脑皮质感觉区的投射，有一定的规律，不仅有横的方向排列，即下肢在上，躯干与上肢依次在下，同时也有纵方向排列，如上肢感觉区内，来自桡侧的在前（在中央后回前部），而尺侧在后（在中央后回后部）。如发生小病灶时，则出理假性节段性感觉障碍。

12. 癔病性感觉障碍

癔病性感觉障碍有以下几个特点：

（1）青年女性患者多见。

（2）病前有精神刺激史。

（3）常不伴有神经系统器质性体征。

（4）感觉障碍的特点：①感觉障碍的分布不符合解剖生理界限；②感觉障碍的范围变化性大；③感觉障碍的范围及程度易随暗示而变化，或经暗示治疗而很快治愈；④感觉障碍在治愈后易复发。

（5）患者具有其他癔病特点。

感觉神经因受损部位不同，临床特点不一样，这对定位诊断极为重要。

第三章 运动系统的定位诊断

人类的各种复杂运动功能，是在大脑皮质的统一控制下，通过锥体系统、锥体外系统和小脑共同完成的。锥体系统司随意运动，而锥体外系统和小脑调节随意运动时的身体姿势、肌肉张力及共济协调，从而保证复杂运动的顺利完成。为了便于说明和理解，现将运动系统分为锥体系统、锥体外系统及小脑三个部分讨论。

第一节 锥 体 系 统

一、解剖生理基础

锥体系统是起源于大脑皮质支配横纹肌运动的主要运动径路，是完全置于人的意识控制下的运动传导系统。锥体系统由上、下运动神经元连接组成。大脑皮质运动区的细胞及由该细胞发生的锥体束共同组成上运动神经元或称上运动神经单位。锥体束包括皮质脑干束和皮质脊髓束，分别终止于脑神经的运动核及脊髓前角细胞，脑神经的运动核、脊髓的前角细胞及由它们发出的神经纤维称为下运动神经元或称为下运动神经单位，下运动神经元发出的纤维直接支配横纹肌。

（一）大脑皮质运动区

大脑皮质的运动区包括中央前回及旁中央小叶，上运动神经元起源于大脑皮质运动区的大锥体细胞，亦称贝兹细胞，这些细胞主要分布于大脑皮质的第五层，由这些细胞发出的锥体束，分为皮质脑干束和皮质脊髓束，分别终止于位于脑干的脑神经运动核和脊髓前角细胞。

中央前回及旁中央小叶的神经细胞对身体各部分的支配有一定的排列顺序，呈一个倒置的人形，即最高部分支配下肢的肌肉，其中支配足趾者在最上部，依次向下为足部及小腿、大腿、躯干、上肢、面、软腭、喉。各部分所占皮质面积的大小与其功能大小精细程度成正比，皮质运动区对肌肉的支配是交叉性的，即左侧大脑半球的运动区主要支配右半身的随意运动，而右侧大脑半球的运动区主要支配左半身运动。皮质运动区的锥体细胞发出轴突，从皮质走向半球内，作为辐射冠，组成皮质脑干束和皮质脊髓束。

（二）锥体束的传导

从大脑皮质运动区发出的运动纤维，经过辐射冠逐渐集中到内囊，再通过内囊后肢的前 2/3（支配上肢的纤维通过内囊后肢的前 1/3，支配下肢的纤维通过内囊后肢的中 1/3），皮质脑干束则通过内囊膝部。锥体束通过内囊时的排列次序自前而后为头面上肢、躯干及下肢。

锥体束下降到中脑时位于大脑脚底的中间 3/5，在此处锥体束的排列自内向外依次为支配对侧面、上肢、躯干和下肢的纤维，其内侧 1/5 是来自额叶皮质到达脑桥核的纤维，称额桥纤维，其外侧 1/5 是来自颞叶、顶叶及枕叶皮质到达脑桥核的纤维，分别称颞、顶、枕桥纤维，中央的 3/5 为皮质脊髓束及皮质脑干束，皮质脑干束的一部分纤维终止于中脑的眼运动神经核，然后与皮质脊髓束继续下行至脑桥。

锥体束至脑桥时，被桥横纤维及脑桥核分隔成为很多小束。而皮质脑干束进入脑干后依次分别到达同侧与对侧脑神经运动核（第Ⅲ、Ⅳ、Ⅵ对脑神经核，三叉神经运动核，面神经核的上核、疑核）。而面神经下核及舌下神经核仅接受来自大脑皮质对侧的纤维，其他脑神经的运动神经核，则受双侧大脑皮质支配。

皮质脊髓束下降到延髓下端时，进行不完全的交叉，大部分的纤维交叉，称为锥体交叉。交叉后的纤维下行于脊髓侧索中，称皮质脊髓侧束。少部分的纤维不交叉，直接下行于同侧脊髓前索中称为皮质脊髓前束。在进行锥体交叉时，支配上肢的纤维先交叉；支配下肢的纤维后交叉，皮质脊髓侧束下行于脊髓侧索中，逐渐分出纤维终止于每节脊髓的前角细胞。皮质脊髓束在脊髓内的神经纤维排列亦有一恒定的顺次，自内向外是自上而下的支配关系，支配颈部的在最内侧，支配上肢的在稍外侧，支配下肢者在最外侧。皮质脊髓前束，下行于脊髓前索中，其大部分纤维通过白质前联合交叉终止于对侧前角细胞；小部分纤维终止于同侧的前角细胞，皮质脊髓前束至脊髓下胸段就终止了，主要支配颈部及躯干部的横纹肌。

从以上的叙述可见，虽然说运动的支配是交叉性的，右侧大脑半球支配左侧半身，左侧大脑半球支配右侧半身的运动，当一侧锥体束病变时，对侧半身出现运动障碍，但并非对侧所有的肌肉都发生障碍，尚有许多肌群如眼肌、咀嚼肌、面上部表情肌、咽肌、喉肌、颈肌、躯干肌和会阴肌等不受损害。这是由于以上肌群均受双侧大脑皮质支配之故。当一侧运动中枢损伤时，只有单独受该侧半球支配的肌群出现瘫痪，这样的肌群主要包括四肢肌、舌肌和面下部表情肌。

（三）下运动神经元

下运动神经元包括两部分：一部分是脑神经运动核及其发出的支配横纹肌的运动纤维，另一部分是脊髓前角细胞及其发出的支配横纹肌的运动纤维。

二、锥体系统病变时的定位诊断

锥体系统由两个神经单位组成，一是大脑皮质运动细胞及其发出走向脑神经运动核及脊髓前角细胞的纤维，称上运动神经单位或上运动神经元、第一级神经元或高级神经元；二是脑神经运动核和脊髓前角细胞及其发出走向肌肉的纤维，称下运动神经单位或下运动神经元、第二级神经元或低级神经元。上运动神经单位对下运动神经单位有支配作用。

（一）锥体束病变的定位诊断

1. 大脑皮质运动区的病变

（1）刺激性病变：临床主要表现为局限性癫痫，多从一个肢体的某一局部开始的单肢痉挛发作。因病变累及皮质的部位不同，其痉挛发作的分布亦各异。如前中央回上部的病变则引起对侧下肢局限性癫痫发作，中部病变则引起对侧上肢的局限性癫痫。如癫痫兴奋波逐渐扩散，可由单一肢体的局限性癫痫发展成为半身或全身性癫痫发作，如扩散至额中回后部，在局限性癫痫发作的同时出现双眼向病灶对侧转动。如一天中有多次发作，称为局限性癫痫连续状态。局限性癫痫一次接一次地急速发作伴意识丧失，称为局限性癫痫持续状态。如局限性癫痫反复多次出现，则发生癫痫的肢体发生暂时性轻瘫，称为托德（Todd）瘫痪。

（2）破坏性病变：临床主要表现为单瘫，单瘫的肢体常伴有感觉障碍，亦具有上运动神经元性瘫痪的特点。

2. 内囊的病变

内囊为锥体束集中的地方，该处有病灶，容易出现对侧偏瘫。主要表现为上下肢、舌及面下部表情肌瘫痪，而躯干、面上部表情肌等肌群受双侧大脑皮质支配，故不出现瘫痪。

内囊瘫痪的特点是均等性偏瘫，但也有肢体远端重于近端、上肢重于下肢的特点，并伴有半身感觉障碍，如果累及眼球同向运动中枢下降的纤维，则患者头及眼向病灶侧偏视。主侧半球内囊病变时可能出现失语症。

内囊病变多见于脑血管病、脑肿瘤及脑脓肿等。

3. 脑干病变

因皮质脑干束先于皮质脊髓束交叉，故脑干一侧病变时出现病灶同侧脑神经周围性瘫痪，病灶对侧中枢性上下肢瘫痪，称为交叉性瘫痪。因病灶位于脑干的部位不同，而症状及体征各异。

（1）中脑病变

动眼神经交叉瘫[韦伯（Weber）综合征]：病变位于中脑基底部，侵及大脑脚及动眼神经时，出现病灶同侧的动眼神经瘫，对侧核上性面神经瘫、舌下神经瘫及上、下肢瘫痪。

贝内迪克特（Benedikt）综合征：病变位于中脑被盖部，侵及红核，动眼神经及内侧丘系，出现同侧的动眼神经麻痹，对侧上、下肢运动过度（如震颤、舞蹈、手足徐动症）及小脑性共济失调，并有对侧半身感觉障碍。

（2）脑桥病变

面神经交叉瘫[米亚尔-居布勒（Millard-Gubler）综合征]：病变位于脑桥腹侧部，累及锥体束、面神经及展神经纤维，出现同侧面神经及展神经的核下瘫，对侧舌及上、下肢中枢性瘫痪。

福维尔（Foville）综合征：病变向背侧扩展侵及后束及副展神经核，也侵及锥体束及面神经核。则出现同侧的侧视瘫痪（两眼注视瘫痪侧），面神经核下性瘫，对侧舌及上、下肢中枢性瘫。

（3）延髓病变：延髓内病变时出现舌下神经交叉瘫，同侧舌下神经麻痹，对侧上、下肢上运动神经元性瘫痪。

4. 脊髓病变

（1）高位颈髓病变（$C_1 \sim C_4$）：一侧脊髓半离断，则出现同侧上、下肢中枢性瘫痪，同侧病灶以下深感觉障碍，对侧病灶以下痛、温觉障碍，双侧病灶以下触觉轻度减退或正常，称脊髓半离断综合征（下同）。若为横断性损害，出现四肢中枢性瘫痪，病灶以下所有感觉都发生障碍（减退或消失），大小便障碍。如病变较高而涉及枕大孔区，则可出现颅后窝症状，如眩晕、眼球震颤等；如病变在 $C_2 \sim C_3$，多在枕部或耳后出现根痛；如病变涉及 C_4，则有膈肌麻痹或刺激现象。

（2）颈膨大处病变（$C_5 \sim T_1$）：一侧颈膨大处病变，出现同侧上肢下单位性瘫痪，下肢上单位性瘫痪。同侧病灶水平以下深部感觉障碍，对侧痛、温觉障碍，病灶以下双侧触觉减退或正常。

颈膨大处横断性病变，则出现双侧上肢下单位性瘫痪，双侧下肢上单位性瘫痪，病灶以下深浅感觉及大小便障碍。

（3）胸髓病变：胸髓病变时出现截瘫（中枢性），临床上该部位的病变最常见，多见于脊髓炎及胸椎结核。

（4）腰髓病变：较少见，出现双下肢下单位性瘫痪，同时出现病灶以下各种感觉障碍及大小便障碍。

（二）下运动神经单位病变的定位诊断

下运动神经单位是指脊髓前角细胞、脊髓前根、脊髓周围神经、脑神经运动核及其运动纤维。这种瘫痪的特点是腱反射减弱或消失、肌张力减低及肌萎缩等。

1. 前角细胞病变

瘫痪呈节段性及弛缓性。慢性病程者多伴有肌萎缩及肌纤维性震颤，如侵及前角细胞的内侧群则身体近端的肌肉出现症状，如侵及前角细胞的外侧群则身体远端肌肉出现症状。

前角细胞的病变常见的有脊髓前角灰质炎、进行性脊髓性肌萎缩、脊髓空洞症或延髓空洞症等。

2. 前根的病变

其症状和体征与前角细胞损害时相似，但有两个特点：
（1）常有后根同时受损害，故有根性疼痛及感觉障碍。

（2）因前根的运动纤维密集，受刺激时常出现肌纤维束性震颤。

前根病变常为椎管内病变的症状之一，常见的疾病有脊髓神经根炎、脊髓蛛网膜炎、椎管肿瘤、脊柱结核等。

3. 周围神经病变

周围神经为混合神经，病变时出现弛缓性瘫痪、疼痛和感觉障碍。此种感觉障碍的范围与周围神经的支配区是一致的。

第二节　锥体外系统

一、解剖生理基础

锥体外系是锥体束以外的所有运动纤维通路的总称，是多种神经元结构。

（一）锥体外皮质

除锥体皮质外，凡能引起躯体运动的皮质均属锥体外皮质，但主要是 6 区，又称运动前区或大脑皮质的锥体外系区。

（二）基底神经节

基底神经节包括四部分：纹状体、红核、黑质及底丘脑核（又称 Luys'体）。主要是纹状体。

1. 纹状体

（1）尾状核：位于内囊前肢内侧。

（2）豆状核：位于内囊外侧，其内侧份称苍白球，外侧份称壳核。苍白球又名旧纹状体，壳核与尾状核为新纹状体。苍白球系也包括红核、黑质及底丘脑核。

2. 红核

红核为卵圆形细胞团，由大细胞组成，位于中脑的被盖部，动眼神经由此经过，由此发出的纤维组成红核脊髓束。

3. 黑质

黑质位于大脑脚的基底部与被盖部之间，黑质细胞接受来自大脑皮质的纤维，并发出纤维至中脑的网状结构与中央灰质，黑质与肌肉的张力有关。

4. 底丘脑核

底丘脑核为一柱形灰质块，在红核的腹外侧、黑质的背侧，与苍白球有密切联系。

（三）与锥体外系统活动有关的径路

1. 锥体外系统与大脑皮质的联系

（1）皮质与纹状体纤维：主要起源于6、3、9各区，其通路不通过延髓直接止于尾状核。

（2）皮质脑桥小脑束：从大脑皮质起源的四组纤维——额桥束、颞桥束、顶桥束及枕桥束，从大脑皮质发出到脑桥核更换神经元后再到小脑。

（3）皮质丘脑束：大脑皮质与丘脑之间的联系。

2. 通过脊髓的主要锥体外传导束

（1）红核脊髓束：由小脑发出的神经纤维，经小脑上脚（结合臂）至对侧红核，然后红核又发出红核脊髓束交叉至对侧，下行到脊髓各节段，终止于脊髓前角细胞。故红核脊髓束与同侧小脑功能有关。

（2）网状脊髓束：起源于脑桥上部之网状结构，分成两路下降至脊髓前角细胞。

（3）前庭脊髓束：该束始于前庭外侧核，于同侧下降至脊髓，止于前角细胞，与姿势协调有关，并传导伸展性兴奋至脊髓。

（4）四叠体脊髓束：四叠体上丘之兴奋来自视网膜，亦来自枕叶皮质（皮质四叠体束）。下丘之兴奋来自听神经。上、下丘发出的纤维交叉到对侧，形成四叠体脊髓束，终止于脊髓之前角细胞。

二、锥体外系统病变时的症状及定位诊断

大脑皮质尚不发达的动物，锥体外系统是决定其运动的中枢，如跳、跑、游泳等。随着动物的进化，锥体外系统起保证锥体束的作用，调节肌张力，使锥体束完成的运动行为又稳又准。

临床上常见的基底节病变综合征有两组。

（一）肌张力增强运动减少综合征（苍白球黑质系统损伤时）

临床表现特点如下：

（1）肌张力增强：呈铅管样或齿轮样强直，这与中枢性瘫痪的"折刀状"肌张力增高不同，前者抵抗力自始至终保持一致，即"蜡样强硬"。后者的抵抗力开始时大，到运动终了大为减少。

（2）运动减少或少动症：不是运动瘫痪，而是运动的主动性显著减少，患者难以从静止转向活动是主要的症状，即使采取的姿势不舒适也"僵"住不动。

（3）姿势与表情：全身呈屈曲状态，由于躯干及肢体屈曲似乎比以前矮小，头弯向胸前，屈背，上肢屈而内收，肘、腕部屈曲，掌指关节屈曲，膝关节屈曲（屈曲姿势）。

患者表情贫乏，颜面似假面具状，情感易冲动，易哭泣。眨眼动作减少，呈雕像样外观。

（4）步态与言语：起步困难，起步后跨步很小，急步前行，呈慌张步态，不能立即听令止步。患者声音低哑、单调。

（5）震颤：苍白球损害时，出现特殊的静止性震颤，多发生于手、足及头部，震颤频率为6～10次/秒。在静止时出现，情绪激动时加重，在执行随意运动时减弱或消失，睡眠中消失。

（6）联合运动障碍：走路时两臂摆动幅度减小甚至消失，起立或坐下的联合运动消失。

以上症状可发生在帕金森病（Parkinson病）或帕金森综合征（Parkinson综合征）。后者由脑动脉硬化症、一氧化碳中毒、脑炎后遗症或脑瘤等引起。

（二）肌张力减低运动增多综合征（纹状体损害时）

静止时肌张力减低，同时发生各种各样的不自主运动。它与苍白球损害相反，不是表情缺乏，联带运动消失，而是运动不安，迅速地大挥大舞运动，丰富的连带动作，挤眉弄眼的动作，临床上常见的锥体外路运动过多有以下数种。

（1）舞蹈症：为肢体及头面部迅速的、粗大、无目的、不规律的、不自主运动。常伴有肌张力低下，于进行随意运动及精神激动时加重。于精神安静时减轻，睡眠时消失，可累及各部肌肉，也可只限于半身肢体，称半身舞蹈症。多见于风湿性脑炎，其次见于遗传性舞蹈病和妊娠性舞蹈病。

（2）手足徐动症：多见于肢体远端，为缓慢的手指与足趾之伸屈与分散的运动。有时也可累及躯干及咽、面部肌肉。患者可见间歇性的、缓慢的、弯弯曲曲的蚓蚓样运动，在间歇期身体呈不自然的姿势。本症由纹状体病变导致。

（3）扭转痉挛：是肢体或躯干以肢体长轴为中心的徐缓的扭屈转动，其特点为躯干肌、颈肌及四肢肌（近端为主）呈有力的收缩，因而产生各式各样的扭屈状态。如头部后仰或过度前屈，躯干扭转，休息时减轻，睡眠时消失，情绪激动及随意运动时加重。本症可单独出现或合并手足徐动症发生。

（4）肌阵挛：为一块或一组肌肉的突然而迅速的阵挛收缩，呈间歇性发生，不产生肢体运动，如有则甚轻微，见于小脑齿状核、下橄榄核与中央被盖束的病变。纹状体的病变也可引起。

（5）半身跳跃：即半身痉挛发作，呈大幅度的跳跃样运动。常限于身体之一侧，其运动甚为有力，以躯干及肢体近端为主，见于底丘脑核病变，其症状较半身舞蹈症为重。

（6）痉挛性斜颈：颈部肌肉的阵挛性或强直性收缩造成的一种头部旋转性姿势，见于锥体外系损害。

第三节 小 脑

一、解剖生理基础

（一）小脑的形态与结构

小脑位于颅后窝内，在延髓及脑桥的背侧。小脑由中部（蚓部）及两个半球组成。小脑蚓部分上蚓和下蚓，是躯干的代表区；小脑半球借水平裂、初裂、前下沟、后上沟分为三个叶，即前叶、中叶和后叶。

（二）小脑的内部结构

1. 小脑内核

小脑共有四对神经核：①齿状核，是小脑内最大的神经核；②栓核；③球核；④顶核。这些核主要接受浦肯野细胞的纤维，其传出纤维经小脑上脚而出。

2. 小脑白质

小脑白质位于小脑皮质深部，由三种神经细胞组成：①投射纤维，传出或传入经小脑脚；②联系纤维，联系同侧半球的各部；③连合纤维，连合小脑两半球的纤维。

3. 小脑脚

小脑脚是小脑与中枢神经的联系路径。共分为三条大束，即小脑上脚、小脑中脚、小脑下脚。

（1）小脑下脚：也称绳状体，主要接受深部感觉传入。

1）传入纤维：脊髓小脑背侧束，终止于双侧小脑半球但以同侧为主；背外侧弓状纤维，由同侧楔束核及薄束核而来，终止于小脑半球皮质；腹外侧弓状纤维，由对侧腹外侧弓状核发出，终止于小脑半球皮质；还有三叉神经、面神经及舌咽神经等感觉核发出的纤维。

2）传出纤维：小脑前庭束，终止于同侧前庭核，并下传至前庭脊髓束及内侧纵束至动眼神经诸核；小脑橄榄束，至双侧橄榄核，再经橄榄脊髓束至脊髓；至延髓的网状结构，由这里更换神经元，再至脑神经运动核及通过网状脊髓束至脊髓。

（2）小脑中脚：也称桥臂，主要为传入纤维，由桥核发出，止于对侧小脑半球后叶，这束纤维主要是来自额桥束及颞桥束纤维的继续。

（3）小脑上脚：也称结合臂。

1）传出纤维：起自顶核以外的所有小脑核，主要为齿状核发出的纤维，在中脑交叉至对侧终止于红核。其中一部分纤维复经红核上升至丘脑，终止于对侧大脑半球，其中小部分下降至延髓部的网状结构。

2）传入纤维：脊髓小脑腹侧束由脊髓上行，经延髓、脑桥至脑桥之较上平面，转经小脑上脚终止于同侧小脑前叶皮质。

二、小脑病变时的综合征与定位诊断

（一）小脑病变时的综合征

小脑的功能是反射性地维持肌肉张力，平衡动作的共济和协调。小脑病变时，发生一系列的共济失调性运动障碍。

1. 小脑性步态（醉汉步态）

患者走路时两脚远离，摇摆不稳，步行时两脚交叉或呈跨大步向后侧倾倒之势。微抬两肩，借以保持平面，在转弯时尤其明显。严重者站立不能，甚至坐立不能。此主要为小脑蚓部损害的结果。

2. 共济失调

动作时引起震颤，由共济运动失调引起，此症状在静止时消失，在运动时出现，在动作终了时最明显。在上肢可用指鼻试验检查，可见手指、全手甚至整个上肢，越接近鼻尖时震颤越重。在下肢可用跟膝胫试验检查，在抬高腿、弯曲膝关节，再把后跟放于另一腿的膝盖上，继之后跟沿胫骨前缘滑下时，皆出现明显的摇摆及动作性震颤。严重者几乎不可能做此项动作。小脑性共济失调与深感觉障碍性共济失调截然不同。前者睁、闭眼无大区别，后者只在闭眼时出现。

小脑性共济失调另外表现在轮替性快复动作失调，如迅速摇手，迅速地手拍桌面或另一手，迅速一反一正地手拍桌面或另一手等，均能检查出这些轮替快复动作不能。

3. 协调运动障碍

协调运动为执行稳定身体重心的辅助运动，是人体活动时必不可少的，如站立时，头向后仰，必须腿、膝及踝关节以协同之，方能稳定身体重心，在小脑有病时做此动作，因缺乏协同动作而向后倾倒。再如健康人从站立到坐在椅子上，必须同时屈其髋及膝关节，而行动自如地坐在椅子上。但在协调运动障碍者，则先屈其髋关节，以后再屈膝关节，似用力将臀部投入椅中。协调运动障碍者，走路时两臂不会自然摆动，协同运动障碍多见于蚓部受损害时。

4. 眼球震颤

小脑病变时可见到眼球震颤，有水平性、垂直性及旋转性三种，但以水平性较多，此种眼球震颤，在向病侧注视时最为明显。眼球震颤发生的原因，是病变侵及前庭及小脑之间的联系。

5. 肌张力减低

肌张力减低多见于小脑半球病变，病灶同侧肌张力减退，于被动运动时关节屈伸过度，可伴有四肢腱反射减弱。

6. 言语障碍

这是小脑性共济运动障碍的表现，言语不畅，发音不清，忽高忽低，断续而涩滞，有时呈吟诗状语言或暴发性语言，常见于小脑蚓部的病变。

7. "反冲力"消失

嘱患者用力屈肘，检查者紧握患者前臂，用力牵拉时，在两力相互对抗之下，检查者突然放松。在正常人，因拮抗肌（前臂伸肌）的兴奋，很快发挥作用，防止冲击自己的身体。在小脑病变时，由于缺乏拮抗肌的兴奋，前臂立即缩回反击自己的身体（胸前和肩部）。

8. 辨距不良（或称辨距过远）

辨距不良有以下两种检查方法。

（1）病人仰卧，令其一腿的足跟碰另一腿的膝盖，结果在小脑病变患者，其足跟举过膝以至碰到大腿。

（2）患者取站或坐位，两手前伸，手指分开，手掌向上，然后令其迅速反转使手掌向下，结果在小脑障碍的一侧旋转过度。

9. 低估重量

小脑病变患者，往往不能正确估计手中所持物体的重量，亦在病灶同侧出现。

10. 书写障碍

字迹不整齐，直线写成锯齿状，是动作性共济失调及动作性震颤的结果，有时出现写字过大症。

11. 肌阵挛

小脑齿状核病变时可发生肌阵挛，偶尔可出现肌张力过高。

（二）小脑病变时的定位诊断

（1）小脑病变时，症状表现在病灶同侧，此与大脑病变时相反。因小脑功能与同侧身体有关。

（2）小脑半球的病变，症状表现在同侧肢体，小脑上半部司上肢，下半部司下肢。

（3）小脑蚓部病变，小脑蚓部司躯干，左侧蚓部司左半身，右侧蚓部司右半身，上蚓部司躯干的上部，下蚓部司躯干的下部。

第四章 反　　射

第一节　反射的概念

　　神经活动的基础是反射，反射的种类很多，从简单反射到复杂反射也是动物适应环境所发生的一切活动的基础。狭义的反射，是指以某种刺激施加于身体某一部分，身体产生不随意的反射活动。在临床工作中，尤其对神经系统损伤的定位诊断，检查反射有较重要的意义。

第二节　反射弧的组成

　　反射弧常常由两个或三个（有时更多）神经元组成，一般把神经元分成三个部分。首先是传入神经元，该神经元的末梢接受刺激，该刺激发生的冲动沿着神经干传向脊髓后根，并进入脊髓，再把冲动传向中间神经元。中间神经元有一个或多个，与反射的简单或复杂有关。最后，中间神经元再把冲动传向传出神经元，经过脊髓的前根到达神经末梢，引起反射活动。

第三节　反射的分类及各反射的意义

一、浅　反　射

　　浅反射是刺激皮肤或黏膜引出的反射，浅反射与深反射不同，浅反射是皮肤-肌肉反射或黏膜-肌肉反射，故浅反射又称皮肤黏膜反射。

1. 角膜反射

　　角膜反射的径路：该反射是通过大脑的反射，其传入神经为三叉神经眼支。入脑干后进入三叉神经脊束核，从该核发出二级神经纤维（三叉丘系）交叉到对侧上升到丘脑。再经过内囊到达大脑皮质。其传出神经元，从大脑皮质经过皮质脑干束到达双侧面神经核，再由面神经核发出纤维支配双侧的眼轮匝肌。

　　有人认为，角膜反射反射弧如下：角膜接受刺激，经三叉神经眼支传入，至三叉神经感觉主核，再经联系纤维到达双侧面神经核，再经双侧面神经，支配双侧眼轮匝肌收缩。

面神经核上性瘫痪而无角膜感觉改变者，其角膜反射正常。虽其反射弧之传出通路发生障碍（皮质脑干束损害），但其传入纤维正常，同时眼轮匝肌运动又无障碍，当角膜遭受刺激时，仍能眨眼。

临床意义：三叉神经眼支、脊束或脊束核的病变引起同侧的直接角膜反射消失，对侧间接角膜反射消失。面神经核或其纤维的病变，则引起同侧直接与间接角膜反射皆消失，对侧正常。丘脑与内囊病变累及感觉纤维时，则引起病灶对侧直接角膜反射消失，病灶同侧的间接角膜反射消失。角膜反射十分敏锐，如果发现有障碍，应仔细做神经系统检查。角膜反射在深度麻醉或深睡时都能消失。角膜反射有时在健康人也可缺如。

2. 咽喉反射

咽喉反射反射弧：由第Ⅸ、Ⅹ对脑神经的咽支（感觉纤维）传入，并经该神经的运动纤维传出。

临床意义：咽喉反射很不稳定，健康人也可消失。例如，老年人，咽喉反射可完全消失。神经功能性疾病，如癔病，常常可出现双侧的咽喉反射消失，因此在临床工作中双侧咽喉反射消失意义不大。而一侧的咽喉反射的减弱或消失，则具有重要的诊断意义。因此，必须两侧分别试验。双侧的咽反射障碍，如伴有发音障碍及吞咽障碍，则更有诊断意义。

3. 腹壁反射

在临床上具有重要的意义，应反复、仔细检查。

腹壁反射分为以下三种：

（1）上腹壁反射（$T_7 \sim T_8$）：自外向内引划，可引起脐及腹白线的牵动。

（2）中腹壁反射（$T_9 \sim T_{10}$）：自外向内平行引划，表现同上腹壁反射。

（3）下腹壁反射（$T_{11} \sim T_{12}$）：自外向内引划，所引起的反射同上。

腹壁反射的反射弧，其传入神经为下部胸髓的感觉神经，上行至大脑额叶与顶叶，以后随皮质脊髓侧束下行，并位于该束的内侧，终于下部胸髓的前角细胞，从这里发出纤维，支配腹壁的肌肉。

临床意义：

（1）腹壁反射的减弱或消失，其原因很多，可分为两类：一为一般性原因，如老年人、经产妇及腹壁松弛者，腹壁反射可减弱或消失。肥胖者腹壁反射多减弱或消失。腹腔内急性病变时，腹壁反射也多减弱或消失。以上原因出现的腹壁反射减弱或消失，皆为双侧对称性的。二为神经系统损害的原因：①反射弧本身的损伤：传入神经元的损害，皆可引起腹壁反射的减弱或消失。例如，胸下段神经根炎，或胸下段脊髓蛛网膜炎累及神经根时。②锥体束损伤：胸中段以上锥体束损伤可出现相应侧的腹壁反射减弱或消失，当脑或脊髓中的锥体束发生轻度损伤时，相应侧的腹壁反射出现易疲劳现象，当开始划腹壁时，双侧腹壁反射存在并对称，但连续划十几次或几十次，病变侧腹壁反射减弱甚至消失，而正常侧腹壁反射无大改变。腹壁反射的易疲劳现象，对于早期发现锥体束损伤，具有重要意义。总之，神经系统损伤引起的腹壁反射减弱或消失，往往双侧不对称。当锥体束损伤时，可出现腹壁反射减弱或消失，而腹肌反射则亢进，称为深浅腹反射分离现象，有重要的临床意义。

（2）在临床上，腹壁反射亢进多无重大意义，健康人也常见到。最多见于神经官能症。基底节病变累及红核时，也可出现腹壁反射亢进。

4. 提睾反射

反射弧位于 L_1～L_2，此为恒常反射。在正常情况下，多数是双侧对称及反射量相等。少数正常人可能出现左右不对称（可能是由于睾丸在阴囊中的位置不同）。因此，一侧提睾反射减弱或消失，则常提示该侧有锥体束的损害。在儿童期引划一侧大腿内侧皮肤，可引起双侧的提睾反射，且多数是双侧对称性的。因此，在儿童期内如果引划一侧大腿内侧皮肤只出现同侧的提睾反射，而划另一侧大腿内侧皮肤，则出现双侧提睾反射，也可指示有锥体束损害。

提睾反射需与睾丸的阴囊反射相区别，后者是由于阴囊受到寒冷刺激或会阴处的疼痛刺激而发生的阴囊的肉膜缓慢蠕动样的收缩，这是一种内脏反射。

5. 肛门反射

反射弧位于 S_4～S_5，多见于腰骶神经根损伤时，出现该反射的减弱或消失。

6. 跖反射

跖反射经过胫神经传导（L_4～S_1/S_2）。跖反射是一种正常的生理反射。在锥体束损害初期可出现跖反射减弱或消失，癔病性瘫痪的患者也可出现跖反射减弱或消失。

二、深 反 射

深反射通常包括下颌反射、肱二头肌反射、肱三头肌反射、桡骨膜反射、膝腱反射和跟腱反射。

（一）深反射减弱或消失

深反射减弱或消失，多见于周围神经病变。少数的情况下，也可见于中枢神经病变，也可见于肌病、骨关节病和正常人。分述如下。

（1）脊髓反射弧病变：末梢神经、神经干、神经根、脊髓中间神经元、前角、前根及末梢神经等任何一处有病变时，皆可发生深反射减弱或消失，临床上常见的疾病，如末梢神经炎、神经根炎、脊髓空洞症及脊髓前角细胞病如脊髓前角灰质炎和进行性脊髓性肌萎缩症等。

（2）当脑或脊髓发生急性病变从而出现脑或脊髓的休克时，病灶损伤的超限抑制也抑制了低级反射弧，则出现腱反射的减弱或消失。休克期过后，出现腱反射亢进以及其他中枢性瘫痪的体征。

（3）肌张力增高时，可出现腱反射减弱或消失，如帕金森病等。

（4）脊髓性截瘫处在屈曲性截瘫阶段时，因肌张力过高，伸肌腱反射减弱或消失。

（5）骨关节病时，骨关节强直，腱反射减弱或消失。

（6）肌肉疾病，如肌营养不良症之肌肉萎缩时，肌肉丧失收缩能力，腱反射减弱或消失。

（7）正常人在深睡时，腱反射可以减弱或消失，为双侧对称性的。

（二）深反射亢进

最多见于锥体束损伤时，也可见于神经官能症，某些内科病和正常人往往也能出现深反射亢进。

（1）在锥体束损伤时可出现腱反射亢进。这是由于中枢性神经元对脊髓反射弧抑制释放的结果。有人谓前庭脊髓束也参与这种抑制，但从临床实践来看，锥体束损伤后，只要不处在休克期，就会出现腱反射亢进。因为病灶往往位于脑和脊髓的一侧，损伤了一侧的皮质脊髓束，脑对侧肢体或脊髓的同侧肢体出现腱反射亢进，所以双侧的腱反射是不对称的。

（2）神经官能症的患者，往往出现双侧对称性的深反射亢进，腹壁反射也亢进。

（3）甲状腺功能亢进及某些药物中毒也出现腱反射亢进。

（4）一部分正常人出现双侧对称的腱反射亢进，腹壁反射比较活跃。

深反射对称性减弱、消失或亢进，未必都是神经系统损害的指征。双侧深反射不对称，则往往表示有神经系统器质性损害，因此，判定深反射的对称与否是非常重要的。所以医生在检查时，必须耐心、细致、争取患者的合作，反复多次地双侧对照检查，姿势要摆正及叩击的力量要相等等，必要时要采取不同的叩击力量，反复对照，方能得出正确的结论。

在判定深反射的意义时，还要结合浅反射及病理反射进行综合分析。

阵挛：是腱反射亢进的极度表现，阵挛是在拉长某一肌腱以后，该肌肉所发生的一连串有节律的收缩。从本质上来说，阵挛是由于肌腱不断拉长而引起的一连串的腱反射。最常见的阵挛有膝阵挛和踝阵挛。

膝阵挛：下肢伸直用手按住膝盖，用力向下推动，并保持这个位置不动，即可引起膝阵挛，膝盖有节律地上下运动。

踝阵挛：患者取仰卧位，膝关节与髋关节半屈曲，右手猛力推足，踝关节背屈，此时由于跟腱被拉长，而发生足的有节律的跖屈和背屈运动。

膝阵挛与踝阵挛在锥体束损害时出现，而在中枢神经系统兴奋性亢进和神经官能症时也可出现。但后两者不如前者持续，只不过阵挛几下而已。

三、病 理 反 射

临床医生常用的病理反射，也就是在锥体束损害时出现率最高的病理反射，共有6个。上肢2个：霍夫曼征、罗索利莫征。下肢4个：巴宾斯基征、奥本海姆征、查多克征、戈登征。上肢的2个病理反射，在锥体束损伤时可以出现，在中枢神经系统兴奋性亢进或神经官能症时，也偶可出现。而下肢的病理反射，多在锥体束损伤时出现。少数情况下亦可见于深睡及麻醉时，因此，应用病理反射判定锥体束的损害及其程度时，下肢的病理反射比上肢的病理反射更重要。而且在判定病理反射意义时，应注意以下几个问题。

（1）正常 1～1.5 岁的小儿，锥体束的纤维尚未完全被髓鞘包绕，可以出现病理反射。

（2）病理反射在锥体束轻度损伤时即可出现，甚至患者尚能走路也会出现病理反射。因此，病理反射对锥体束损伤的早期诊断有更大的作用。

（3）脑或脊髓急性病变时，脑或脊髓处在休克状态，不出现病理反射。在病后的 1～6 周，休克期过后方出现病理反射。在休克期内，腱反射减弱或消失，肌张力也减退。而在休克期过后，病理反射出现时，腱反射亢进及肌张力增高也相继出现。

（4）脊髓的锥体束损伤时比脑的锥体束损伤时的病理反射明显而持久。

（5）神经生理学家富尔顿（Fnlton）的研究发现，将猿猴的中央前回（运动区）的皮质切除，对侧肢体不出现病理反射，只出现趾的扇形外展，如将运动区和运动前区都切除，所出现的病理反射，较单独切除运动区时更加明显。

防御性反射，也称为集团反射，也是锥体束损伤的症状之一。当脊髓完全性横贯损伤时，表现得特别明显。反复刺激病灶以下的皮肤，最好是刺激足底或用力地使足趾向跖面屈曲，最容易引起此种反射。该反射的特点是有相当长的潜伏期，需进行连续刺激，瘫痪下肢方出现髋关节、膝关节不自主屈曲，使下肢缩回（缩短反射）。此时对侧下肢（预先摆在屈曲位）各关节伸直（伸长反射）。如果轮流地刺激两足，则可得到拟似步行的自动征。如果在刺激前，两下肢皆在伸直位，刺激一侧足底，可引起双下肢屈曲反射。在引起该反射时，常伴有不能控制的排尿，以及病灶以下的皮肤发汗。

防御性反射，对于判定脊髓横贯性损伤的定位，可能有某些帮助。刺激病灶以下身体任何部位，皆可出现防御性反射，故对判定病灶下界有参考意义。

第五章 脑神经的定位诊断

脑神经为周围神经的一部分,共计 12 对。从组织结构和发生学来看,嗅神经和视神经不是周围神经,而是大脑的一部分,是嗅叶和枕叶的退化物。脑神经核的位置,除嗅神经和视神经外,其他 10 对脑神经核均位于脑干内。运动核均靠近大脑导水管及第四脑室的腹侧,而感觉神经核则位于运动神经核的外侧。脑神经纤维除滑车神经自脑干背侧出脑干外,其他脑神经均出于脑干的腹侧。在中脑有动眼神经及滑车神经,在脑桥有展神经、三叉神经及面神经,在脑桥及延髓交界处有听神经,在延髓有舌咽神经、迷走神经、副神经及舌下神经。

第一节 嗅 神 经

一、解剖生理基础

嗅神经的第一级神经元起源于鼻腔黏膜内的双极细胞(嗅细胞),该细胞发出纤维(嗅丝)穿过筛孔至嗅球,并与嗅球内的僧帽细胞(第二级神经元)相联系,后者发出纤维组成嗅束,嗅束终止于胼胝体下回及前穿质(第三级神经元)。从胼胝体下回及前穿质再发出神经纤维终止于颞叶钩回及海马回(嗅觉皮质中枢)。

一侧鼻腔黏膜所接受的嗅觉刺激,传达到同侧及对侧的大脑皮质嗅觉中枢。因此,当一侧嗅觉皮质中枢损害时,不出现明显的嗅觉障碍。

二、嗅神经病变时的症状及定位诊断

(一)嗅觉减退或消失

双侧嗅觉减退或消失见于鼻病或先天性嗅觉丧失,在神经病诊断上没有重要意义;一侧嗅觉减退或丧失见于嗅神经传导径路上的病变。如颅前窝骨折或额叶底部血肿、颅底脑膜炎、颅前窝蛛网膜炎、额叶脓肿;颅前窝肿瘤,如嗅沟或蝶骨嵴脑膜瘤、垂体瘤,额叶底部的胶质瘤。其中嗅沟脑膜瘤可引起同侧原发性视神经萎缩及嗅觉障碍,对侧出现视乳头水肿,称为福-肯(Foster-Kennedy)综合征。

（二）嗅觉过敏

嗅觉过敏常见于癔病、精神病、妊娠恶阻、可卡因中毒。

（三）嗅幻觉

（1）见于癔病及精神病患者。
（2）嗅觉皮质中枢受刺激的结果，属皮质性癫痫发作的一种形式，又称沟回发作，是病灶刺激了海马回沟或附近的颞叶内侧部所致，临床表现为嗅幻觉或味幻觉，伴有咀嚼、尝味及吞咽等动作的癫痫发作。

（四）嗅觉倒错

给患者嗅觉刺激后，患者没嗅出原物的气味、多半嗅出恶臭难闻的气味，见于精神分裂症，颅脑损伤后遗症（伤及沟回部）。

第二节　视　神　经

一、解剖生理基础

视神经通路较为复杂，从定位诊断的角度简要叙述如下。

（一）视网膜

视网膜共有三层：外层视神经为杆状细胞及锥体细胞层，内层为节细胞层，两者之间为双极细胞层。外层细胞对光线有感受性，其余两层细胞仅可传导外层细胞的冲动。节细胞之轴突合成视神经纤维，其集合点即是视乳头。

黄斑：直径 1~3mm，位于视乳头的颞侧。黄斑部只有锥体细胞而无杆状细胞，是视网膜中视觉高度敏感的区域，黄斑部的锥体细胞发出纤维组成黄斑乳头束。自黄斑向鼻侧走行，直到视乳头的边缘。

（二）视神经

视神经开始于眼球内的视乳头，终止于视交叉。视神经并非真正的周围神经，而是中枢神经系统中自视网膜节细胞至外侧膝状体之间的传导束的一部分。视神经管入颅，共分为四段：

（1）眼球内段：自视乳头至巩膜后孔出口处，长约 1mm。
（2）眶内段：自巩膜后孔至视神经管之间，长约 25mm。
（3）骨管内段：系穿过视神经管的部分，长约 5mm。

（4）颅内段：自视神经入颅处至视交叉，长约 10mm。

视神经包有三层膜，分别与三层脑膜相连续。

视神经纤维在视神经内的排列：来自视网膜上部的纤维位于视神经的上部，来自视网膜下部者则位于视神经下部，来自颞侧视网膜者位于视神经颞侧，来自鼻侧视网膜者则位于视神经的鼻侧。至于来自黄斑部的纤维，则呈扇形位于视神经的外侧，随视神经走行约 10～12mm 渐向中心迁移，直至视交叉之前位于视神经中心。视神经的血液由眼动脉供应。

（三）视交叉

视交叉位于蝶鞍上方的脑基底池中。内侧视神经从前方进入视交叉，而两侧视束从其后方引出。当视神经进入视交叉时则分成交叉的和不交叉的两种纤维；交叉纤维来自视网膜的鼻侧半部，通过视交叉而进入对侧视束，左右相交叉的纤维以鼻侧下 1/4 的纤维交叉先于其上 1/4。不交叉的纤维来自视网膜的颞侧半部，通过视交叉进入同侧视束。

视交叉处神经纤维的排列：来自黄斑部的纤维位于中央；来自视网膜上部的纤维位于视交叉的背侧（上部），来自视网膜下部的纤维则位于视交叉的腹侧（下部）。因此在脑垂体腺瘤时自下向上地压迫视交叉，其双颞侧偏盲从上 1/4 开始；而颅咽管瘤时自上向下压迫之，其双颞侧偏盲先从下 1/4 开始。

视交叉的血液供应：来自颅内动脉、大脑前动脉、前交通动脉和后交通动脉的小分支。

（四）视束

视束介于视交叉及外侧膝状体之间，每侧视束包含着四种纤维：①同侧视网膜颞侧的不交叉的纤维；②对侧视网膜鼻侧的交叉的纤维；③同侧眼黄斑部不交叉的纤维；④对侧眼黄斑部交叉的纤维。

交叉及不交叉的视觉纤维进入视束后，又集合在一起，其排列情形如下：视网膜上半部的周围纤维（包括交叉的和不交叉的）位于视束的背内侧，视网膜下半部的周围纤维位于腹内侧。黄斑部的纤维（包括交叉的和不交叉的）位于视束的背侧，黄斑部上部的纤维位于下部纤维的背侧。

视束纤维向后行，终于：①外侧膝状体；②四叠体之上丘；③顶盖前区。

（五）外侧膝状体

外侧膝状体为视神经第三级神经元所在处。它位于丘脑枕的下外面属于间脑的一部分。外侧膝状体中视觉纤维排列如下：其上半接受双眼视网膜中心的纤维，上半内侧来自中心上部，上半外侧来自中心下部。其下半接受双侧视网膜周围的纤维，下半内侧来自周围上部，下半外侧来自周围下部，故一侧外侧膝状体之上内份接受同侧眼颞侧视网膜中心上 1/4 与对侧眼鼻侧视网膜中心上 1/4 的传入冲动，其余依此类推。

视束纤维大部分终止于外侧膝状体的节细胞，从该细胞发出纤维组成视辐射至视觉皮质。视束中的另一小部分纤维终止于四叠体上丘（与视觉反射有关）及顶盖前区（与光反射有关）。

视束的动脉供应：除前端（由脉络丛前动脉、颈内动脉、大脑前动脉和后交通动脉分支供应）外，皆由脉络丛前动脉供应。

（六）视辐射

视辐射起始于外侧膝状体，向后通过内囊后肢，位于浅深感觉纤维（丘脑皮质束）之后及听觉纤维（听辐射）之内侧。此后视辐射乃展如扇形，其腹侧（或下部）的纤维先朝向前外进入颞叶，绕过侧脑室下角前端的上方形成弯曲，称为项祥（或 Meyer 祥）。然后转向后方经侧脑室外侧止于枕叶皮质。背侧（或上部）的纤维直接在颞叶及顶叶内向后行，以达枕叶皮质。这种解剖生理关系说明，在颞叶病变（如肿瘤）时可引起对侧同向性上 1/4 偏盲；而在顶叶病变时则引起对侧同向性下 1/4 偏盲。病理解剖学的研究还证实了视辐射背部纤维到达距状裂的上唇，而腹部纤维则到达距状裂的下唇。

视辐射的血管供应，主要由大脑后动脉供应，但视辐射的前部及内囊的后部则由脉络丛前动脉供应。

（七）视觉中枢

视觉中枢位于两侧大脑半球枕叶的纹状区，该区相当于 Brodmann 大脑皮质分区的 17 区，该区由一水平位的距状裂分为上下两唇。

关于视觉纤维在视觉中枢的投射问题，学说较多，经过很多学者研究已确定了视觉纤维在视觉皮质中有一定精确的投射关系，即视网膜上半部的纤维投射于距状裂的上唇，其下半部者投射于距状裂的下唇。而且黄斑部的纤维投射于纹状区的后部，视网膜周围部的纤维投射于纹状区的前部，而视网膜颞侧半月区的纤维则投射于纹状区的最前部。

综上所述，每一侧的纹状区与两眼同侧一半的视网膜相联系，如左侧纹状区与左眼颞侧和右眼鼻侧一半的视网膜相联系。视网膜之各部在纹状区各有一定的投射部位。距状裂的上唇（楔回）自前向后排列着视网膜周围上半部来的纤维及视网膜中心上半部来的纤维。其下唇（舌回）自前向后排列着视网膜周围下半部来的纤维及视网膜中心下半部来的纤维。

二、视神经损害的症状及定位诊断

视神经纤维自前向后贯穿全脑，自额叶底部穿过顶叶及颞叶到达枕叶，因此脑部病变时常累及视神经通路而出现视力、视野障碍及眼底改变，临床上常常根据这些变化做出定位诊断。

（一）视力及视野障碍

在脑部疾病时，因视神经病变部位不同，而产生各种各样的视力障碍及视野缺损，临床上常常根据缺损的类型做出定位诊断。

1. 视觉障碍

（1）视力减退或消失：双眼视力减退多见于眼科疾病如球后视神经炎，也见于慢性酒精中毒及糖尿病所致的视神经萎缩。神经科疾病视神经脊髓炎患者，其视力减退可先发生于脊髓病变出现之前。

单眼视力减退常为单侧视神经病变引起，如视神经邻近的肿瘤、颅前窝局限性蛛网膜炎、骨折等，尤其要警惕额叶眶面的肿瘤及颈内动脉供血障碍。

（2）幻视：见于视觉传导通路上（尤其是枕叶皮质）刺激性病变所致癫痫先兆，也见于精神分裂症。

（3）皮质盲：指大脑视觉皮质破坏所致视觉障碍。特点：①视觉（双侧）完全丧失；②瞬目反射消失；③瞳孔对光反射存在；④眼底正常；⑤眼球运动正常。多见于老年人之脑动脉硬化或大脑后动脉供血障碍、局限于枕叶的脑萎缩、枕叶肿瘤等。患者常有否认自己视觉丧失的现象，称安东综合征（Anton syndrome）。

2. 视野障碍

（1）视神经病变：病灶侧全盲或中心性盲点，视觉纤维在视神经中尚未交叉，故视神经病变时，引起同侧全盲，在全盲前也可出现中心性盲点。病侧眼直接对光反射消失，而间接对光反射存在。日久可出现原发性视神经萎缩，见于神经的炎症、脱髓鞘性病变、肿瘤、外伤等。

病变侵及视神经的最后端时，除产生病灶同侧全盲外，同时出现对侧眼颞侧上象限盲。这是因为视神经最后端有视交叉袢，它传导对侧眼视网膜鼻侧下 1/4 的纤维。

（2）视交叉病变：①正中部视交叉，正中部病变的特征性改变是双颞侧偏盲（管状视野），多见于垂体瘤、颅咽管瘤及鞍上脑膜瘤等。②两侧部，如视交叉的一侧受损则产生同侧眼的鼻侧视野偏盲，如视交叉的两侧均受损，则产生双眼鼻侧视野偏盲。临床上少见，偶见于颈动脉硬化或肿瘤。

（3）视束病变：一侧视束损害则损害了不交叉的同侧眼的颞侧视网膜纤维及交叉来的对侧的鼻侧视网膜纤维，出现双眼同向性偏盲，即同侧眼的鼻侧视野及对侧眼的颞侧视野缺损，其同向性偏盲的特点是两侧视野缺损的范围、大小不相等及有黄斑分裂现象和偏盲性瞳孔强直，主要见于视束邻近组织的肿瘤压迫、炎症、变性病等。

（4）外侧膝状体病变：外侧膝状体原发病变罕见，多由邻近组织病变影响，脉络丛前动脉及大脑后动脉的出血、血栓多见。病变时出现同向性偏盲，但无偏盲性瞳孔强直。

（5）视辐射损害：主要引起同向性偏盲或象限性同向性偏盲，并多伴有黄斑回避现象（即黄斑视力不受影响）。①视辐射背束（传至楔回）受损时，产生两眼同向性下象限盲，见于顶叶病变；视辐射腹束（传至舌回）受损时，常产生两眼同向性上象限盲，见于颞叶病变时。②视辐射前部（近内囊）及背、腹侧纤维集合处病变则出现完全性同向性偏盲。多见于脑血管病、脑内肿瘤、炎症、脱髓鞘性病变等。

（6）枕叶损害：①刺激性病变。当距状裂区受刺激时出现单纯性视幻觉，如单纯的光亮感。多是视觉性皮质癫痫的表现。有时也是癫痫大发作的先兆。如果受刺激的部位不是距状裂区的舌回及楔回，而是枕叶外侧面，则发生复杂性视幻觉，如出现图形、人形、建筑物及电影样景物等。②破坏性病变。当视觉皮质受破坏时，往往出现不完全的视野缺损，多为象限性视野缺损，如左侧楔回病变时只有双眼右下象限视野缺损。当病灶位于左侧舌回时则双眼出现右上象限视野缺损。由于双侧视觉中枢紧紧靠近（枕叶内侧面），因此有时一个病灶（肿瘤）可同时波及双侧视觉皮质；如病灶波及双侧楔回时则出现双眼下半视野偏盲。如果双侧舌回受累则出现双眼上半视野偏盲。

（二）视乳头水肿

视乳头水肿是一种重要而且常见的临床征象，对神经系统疾病的诊断有重要意义。

1. 视乳头水肿的机制

视神经与大脑及脊髓一样被三层膜包绕，这三层膜分别与三层脑膜相连续，视神经蛛网膜下腔与脊髓蛛网膜下腔相通，视网膜动、静脉皆在眼球后约 12mm 处穿入视神经。当脑蛛网膜下腔压力增高时，视神经蛛网膜下腔的压力必然升高。因此压迫通过该腔的蛛网膜中央血管，致使视网膜静脉回流障碍而引起视乳头水肿。另一方面，在正常状态下，可能经常有液体自眼球内流入颅内，当颅内压力增高时，这种液体的流动发生障碍，也是引起视乳头水肿的一个因素。

视网膜中心静脉在眼球后方离开视神经之后，通过视神经蛛网膜下腔。当颅内压增高时，可受到压迫，成为视网膜静脉怒张和出血的原因。

2. 视乳头水肿的眼底表现

视乳头水肿的早期辨认是重要的，在辨认早期视乳头水肿时也要结合患者的主诉（尤其颅内压增高的主诉，如头痛、恶心、呕吐等）及神经系统体征综合考虑。

（1）早期视乳头水肿的眼底表现：①视乳头轻度充血，乳头颜色稍红。②视乳头边缘模糊。一般先从鼻侧开始，渐及视乳头的上、下缘，最后出现颞侧边缘模糊。③视乳头凸起。视乳头生理凹陷变平或凸起。④视网膜静脉充盈，变粗。⑤动脉搏动消失。⑥生理盲点扩大。

（2）旺盛期视乳头水肿：①视乳头充血及出血，静脉极度怒张，并且弯曲，同时可发生视网膜出血，多呈放射状与血管走行相平行。②生理凹陷消失，视乳头边缘模糊不清。③视网膜出现水肿及渗出物。④后期视乳头颜色变淡或发白，可出现继发性视神经萎缩。

视神经乳头水肿临床可出现暂时性视物模糊或持续性视力减退等症状。

3. 视乳头水肿的原因

视乳水头肿的主要原因为颅内压增高。多见于颅内占位性病变、颅内炎症及颅内血管病等。

（1）颅内肿瘤：是引起视乳头水肿最常见的原因。颅内肿瘤引起视乳头水肿的主要机制是颅内压增高，继之引起蛛网膜下腔压力增高，而妨碍了视网膜中央静脉回流。

（2）颅内炎症：脑膜炎、脑炎、脑蛛网膜炎、脑脓肿及脑寄生虫病等。

（3）颅内血管病：脑出血、脑血栓形成、蛛网膜下腔出血及颅内静脉窦血栓形成等。

（4）颅脑外伤：颅内亚急性或慢性血肿时。

（5）代谢中毒病：糖尿病及尿毒症时偶见。中毒，如铅、砷及其他重金属中毒时也可出现视乳头水肿。

（6）血液病如严重的贫血及红细胞增多症时。

（7）大脑发育畸形：狭颅症等。

（8）特发性良性颅内压增高症。

（三）视神经炎

视神经炎一般分为两种，炎症位于视乳头者称为视乳头炎；位于视乳头之后者称为球后视神经炎。若炎症波及视网膜则称为视神经网膜炎。

视乳头炎的原因：①邻近组织的局限性炎症，如眼球内炎症、眶内、齿、鼻窦炎等。②全身性炎症，如结核病、病灶感染（扁桃体）、急性传染病等。③中毒，如甲醇中毒、铅中毒、妊娠中毒等。

球后视神经炎的原因：脱髓鞘性病变，可能是多发性硬化的一种表现形式。

视神经炎最主要的症状是视物障碍。视力减退甚至失明，伴头痛、恶心、眼球疼痛，活动时加重等症状。视乳头炎眼底可见视乳头充血或轻度水肿，球后视神经炎多眼底正常。视神经炎后期可出现视神经萎缩，视乳头炎时呈继发性视神经萎缩外观，而球后视神经炎后期呈原发性视神经萎缩外观。

（四）视神经萎缩

视神经萎缩为视神经纤维变性的结果，主要表现为视力减退及视乳头苍白。

视神经萎缩通常分为两大类，即原发性（单纯性）萎缩和继发性萎缩。两者共同的特点是视神经纤维的变性及消失，视力减退、视乳头苍白。两者的不同点主要为视乳头边缘表现不同，原发性视神经萎缩视神经纤维消失后无其他组织代替，视乳头边缘清晰可见；反之，继发性视神经萎缩视神经纤维消失则由胶质组织代替，视乳头边缘模糊不清。

视觉通路各部损害皆可出现视神经萎缩，但其发生速度不同，视网膜节细胞病变，引起上行性变性，这种变性发生较快。如病变位于视神经、视交叉和视束则引起下行性变性，这种变性发展较慢。视觉皮质病变也可发生视神经萎缩，多出现在数年之后。

原发性视神经萎缩的原因：急性球后视神经炎、视神经脊髓炎、多发性硬化、视网膜中央动脉血栓形成或栓塞、中毒（酒精、铅、砷、奎宁、二硫化碳等）、遗传性共济失调、遗传性视神经萎缩、梅毒、色素性视网膜炎等。

继发性视神经萎缩的原因：视乳头水肿、急性视神经乳头炎、各种视网膜炎、视网膜中央静脉血栓形成和栓塞、青光眼等。

第三节　动眼、滑车和展神经

一、眼球运动核上性支配的解剖生理基础及其障碍时的定位诊断

（一）眼球运动核上性支配的解剖生理基础

眼球运动的核上性神经支配是从大脑皮质的"动眼中枢"开始的。从该中枢发出纤维到达皮质下的"动眼中枢"，再由皮质下的"动眼中枢"发出纤维直接到达支配眼外肌的神经核或经由内侧纵束将冲动传至支配眼外肌的神经核以实现眼球的共同运动。眼球共同运动分为同向运动和异向运动，前者又分为侧方同向运动和垂直同向运动，后者又分为集合运动和分开运动。这些运动都是由于皮质同时支配两眼完成眼球的共同运动，如果发生障碍也同时累及两眼。

1. 侧视运动的核上性支配

（1）皮质的侧视中枢：位于额中回后部，左右各一。该区受刺激时头与两眼转向病灶的对侧。该区破坏时头和两眼则转向病灶侧。经前人实践证明眼球的侧视中枢位于 Brodmann 大脑皮质的 8 区，而头的转动中枢则位于 6 区，该两区甚为接近，故往往一起发生破坏症状或刺激症状。自额中回后部发出的纤维可能经过内囊前肢的后部下行至大脑脚。该纤维于中脑下部或脑桥上部交叉至对侧再继续下行至侧视中枢（副展神经核）。刺激枕叶的大脑皮质各区（17 区、18 区、19 区）都可能引起眼球侧视运动，并出现幻视。该中枢与视觉反射有密切关系。如该中枢被急性病变破坏可引起两眼暂时性地注视病灶侧，但其强度较额中回后部受破坏时为轻。此外颞叶也有眼球运动的侧视中枢，与听觉反射活动有关。

（2）皮质下的侧视中枢：又称副展神经核。在脑桥紧靠近中线处，恰在脑桥展神经核上端。每侧副展神经核接受对侧大脑半球支配，并由该核发出神经纤维至同侧的展神经核，亦借内侧纵束传至对侧动眼神经核的内直肌核。

2. 垂直运动的核上性支配

（1）皮质的垂直运动中枢：眼球垂直同向运动的皮质中枢与侧视运动的皮质中枢皆位于大脑的同一部位。该区的上部代表向下运动和侧视运动，而该区下部代表向上运动，从该垂直同向运动中枢发出的纤维，可能与侧视中枢的纤维并行，通过内囊以后垂直同向运动的纤维则与侧视中枢下行的纤维彼此分开；垂直同向运动纤维经过上臂而至上丘。司眼球向上运动者止于四叠体上丘上半；司眼球向下运动者止于四叠体上丘下半。

（2）皮质下垂直运动中枢：位于四叠体上丘及其附近。四叠体上丘上半司眼球向上运动，并由其发出纤维至双侧动眼神经核；四叠体上丘下半司眼球向下运动，由其发出纤维至动眼神经核及滑车神经核。

3. 集合中枢

集合运动由双侧大脑皮质支配，其中枢亦位于额中回后部。其皮质下中枢可能位于上丘或动眼神经正中核。

4. 内侧纵束

两眼的共同运动永远是同时的、协调的，无论是随意的共同运动还是反射性共同运动。这就依靠内侧纵束的存在完成这项联系和传导任务。内侧纵束核位于中脑动眼神经核的前方，中央灰质的腹外侧。两侧的内侧纵束紧靠近中线，沿脑干下行，并由前庭神经核发出纤维走向同侧及对侧的内侧纵束，并分出上行支和下行支。上行支向上与眼肌神经核联系；下行支入脊髓，下行在脊髓前索中，终止于脊髓前角细胞与脊髓发生联系，通过前庭神经和小脑建立联系。眼肌神经核也与皮质下的视觉中枢及听觉中枢（四叠体上丘及下丘）发生联系。以完成由于视觉或听觉刺激，头及眼向刺激侧发生的不随意的反射性转动。

（二）核上性眼球同向运动障碍的定位诊断

眼球运动的核上性神经支配，是从每一侧的大脑皮质的"动眼中枢"发出纤维支配两眼的同向运动。所以一侧核上性的病变也影响到两眼，因此并不引起复视，这一点与核下病变不同。

1. 侧视运动瘫痪

（1）皮质病变：额中回后部病变时，对皮质本身产生两种作用：一种是刺激作用；另一种是破坏作用。

刺激性病变：额中回后部发生刺激性病变（如脑蛛网膜炎、脑囊虫或外伤性皮质瘢痕等）时，两眼发作性的向对侧偏视，发作过后则偏视消失。因此刺激性病灶所引起的向病灶对侧偏视是暂时性的，属于皮质癫痫的一种表现形式。临床经验证明，额中回后部"动眼中枢"的刺激性病灶，其所表观的两眼向对侧偏视，可以反复地以这种单一的形式出现，也可作为大发作的先兆，即先有两眼向对侧偏视，继之发生全身性痉挛发作。

破坏性病变：额中回后部的急性病变，可出现两眼向病灶注视，这种共同偏视，持续时间较短，数小时到3天左右恢复。慢性病变时，不出现两眼向病灶侧的共同偏视，临床上常见的急性病变有脑出血、急性脑脓肿及脑血栓形成等。此种共同偏视常伴有病灶对侧的上肢中枢性瘫痪。无论是额中回后部的刺激性病变还是破坏性病变，产生两眼球向一侧偏视时，往往伴有头的同向偏转。

枕叶"动眼中枢"的病变，所引起的共同偏视非常少见。刺激性病变时，除引起两眼向病灶对侧同向偏视外，多半出现视幻觉。而破坏性病变时，除引起两眼共同向病灶侧偏视外，都伴有视野的缺损。而且视野缺损的程度往往非常显著。

（2）皮质下白质病变：多出现破坏性症状，两眼共同向病灶侧偏视，头亦向病灶侧偏转。除以上症状外，往往伴有对侧面及上肢为主的偏瘫。皮质下白质病变常见的原因有高血压性脑出血、脑血管畸形引起的脑出血、脑脓肿、脑卒中和脑炎等。

（3）皮质下侧视中枢（脑桥）病变

刺激性病变：两眼向同侧转动，时间甚为短暂，脑桥的皮质下侧视中枢病变时，表现为刺激症状者，甚为少见。

破坏性病变：两眼向病灶对侧转，即注视瘫痪侧的肢体。此种侧视瘫痪，较大脑持久。多持续 2 周以上，但偏视的程度较轻。脑桥有许多神经核及锥体束通过，因此当脑桥病变而累及皮质下侧视中枢时，常伴有第Ⅴ、第Ⅶ或第Ⅷ对脑神经的损伤，也可损伤锥体束。

因副展神经核靠近中线，双侧副展神经核距离较近。故一个病灶，有时可侵及双侧的副展神经核，则出现两眼向双侧的侧视瘫痪。

（4）内侧纵束的病变（又称为内侧纵束综合征）：内侧纵束损害时引起特殊的表现，称为核间性眼肌瘫痪。是脑干内病变的特征性表现，见于脑干炎、脑干肿瘤、脑干血管病及多发性硬化等。

核间性眼肌瘫痪是指自动眼神经核至展神经核之间的内侧纵束的病变所致的眼肌瘫痪，又称"核间麻痹"，主要表现单（或双）眼的外直肌或内直肌的分离性瘫痪，多伴有分离性水平性眼球震颤。临床分前、后两型。①前核间眼肌瘫痪：由位于脑桥的侧视中枢（副展神经核）到动眼神经核之间的内侧纵束病变所致。表现为患者直视没有斜视或一侧眼球轻度外斜多无复视，向病灶侧侧视时病灶对侧眼内直肌瘫痪，并出现复视，同时出现分离性眼球震颤，即外展的健眼比"内收"的病眼震颤得更明显，于集合运动时，两眼内直肌皆正常。②后核间眼肌瘫痪：内侧纵束的后部（脑桥部），即副展神经核到展神经核之间的内侧纵束损害所致。主要表现病灶侧的外直肌不能做侧视运动，两眼的内直肌在侧视运动或集合运动时皆正常，直视时无明显斜视，亦无复视，只有向病灶侧侧视时才出现复视、外展瘫痪及分离性眼球震颤。

2. 垂直运动瘫痪

（1）皮质病变：垂直运动中枢与侧视运动中枢虽都位于额中回的后部，但当该部病变时主要表现为侧视运动障碍，表现为垂直运动障碍者极罕见。而脑干的病变引起垂直运动障碍比侧视运动障碍多见。这是因为在中脑上丘及其附近的病变多于脑桥的病变之故。

（2）皮质下垂直运动中枢病变：上丘是眼球垂直运动的皮质下中枢，上丘的上半司眼球的向上运动，上丘的下半司眼球的向下运动；因此上丘病变时能引起眼球垂直运动的障碍。

刺激性损害：在临床上表现为垂直性的动眼危象。该危象为发作性的，持续时间较短，眼球多转向上方，多发于流行性脑炎之后。

破坏性损害：眼球垂直同向运动瘫痪，称为帕里诺（Parinaud）综合征（又称中脑顶盖综合征）。有三种表现：第一，眼球向上运动瘫痪，是最常见的一种表现形式；第二，眼球向上下运动皆瘫痪；第三，眼球向下运动瘫痪，最少见。

垂直同向运动瘫痪的原因最多见者为松果体肿瘤、四叠体胶质瘤，可见于脑炎、神经胶质瘤及血管性病变等。上丘病变时病变若向腹侧扩展，常合并瞳孔的障碍，瞳孔扩大，对光反射消失；若病变再向腹侧扩展，可影响到动眼神经核，引起核性眼外肌麻痹，如向外侧扩展影响到外侧膝状体，则出现双眼对侧同向性偏盲。

3. 集合运动瘫痪

两眼集合运动瘫痪表现为注视 1 米以内的物体时两眼不集合，并发生复现。在侧向运动时内直肌的功能正常，只有集合功能障碍。由于大脑皮质的损害而出现集合功能障碍者极为罕见。主要见于正中核的损伤。

二、眼球运动神经核下性支配的解剖生理及障碍的定位诊断

（一）眼球运动神经核下性支配解剖生理

1. 司眼球运动的神经核

司眼球运动的神经核有动眼神经核、滑车神经核和展神经核。

（1）动眼神经核：位于中脑上丘的水平大脑导水管周围灰质的腹侧部，为一条形的细胞团块，长 5～6mm。其下端与滑车神经核相连。动眼神经核由 3 个主要细胞群组成。

主核：两侧的主核分别支配上睑提肌、上直肌、内直肌、下斜肌和下直肌。因此主核自上端至下端依次分为上睑提肌核、上直肌核、内直肌核、下斜肌核和下直肌核。学者们通过实验研究证明，支配上睑提肌和上直肌的纤维完全不交叉，支配内直肌的纤维大部分不交叉，支配下斜肌的纤维大部分交叉，支配下直肌的纤维则完全交叉。

从主核发出的神经纤维分布于以下诸眼外肌：

上睑提肌：司眼睑上提。

上直肌：司眼球向上和稍向内转。

内直肌：司眼球内转。

下斜肌：司眼球向上和稍向外转。

下直肌：司眼球向下和稍向内转。

埃-魏（Edinger-Westphal，E-W）核：位于动眼神经的背侧，左右各一，由小型的细胞构成（副交感神经核），并发出纤维走向眼内平滑肌，司瞳孔缩小及调节。

正中核（Perlia 核）：位于动眼神经核中部之内侧部，由小型细胞构成，司眼球的集合。

发自动眼神经核的神经纤维（眼外肌运动纤维和副交感神经纤维）通过红核及黑质到达动眼神经沟，而进入脚间窝。

（2）滑车神经核：位于中脑中央灰质的腹侧部平下丘的水平，位于动眼神经核的下方。由该核发出纤维支配上斜肌，使眼球向外下方运动。该神经有一特点，自神经核发出纤维后再交叉到对侧，而终止于上斜肌。

滑车神经的纤维自该核发出后，先弯向背侧，再行向背内方。最后进入上髓帆而交叉至对侧，于下丘的下方穿出中脑。

（3）展神经核：位于脑桥第四脑室底部面丘的里面，从此核发出纤维支配外直肌，使眼球向外侧转动。展神经自核发出后斜向腹外侧进行，于锥体束的外侧出脑桥。

2. 眼球运动诸神经的行径及分布

（1）动眼神经：自动眼神经核走出后先位于颅后窝，在大脑后动脉和小脑上动脉之间，再向前行在蝶鞍后床突的外侧进入海绵窦，位于海绵窦的外侧壁内，由该窦前部穿出后再经眶上裂而进入眶内，分为上、下两支，上支较小，支配上直肌和上睑提肌，下支较大，分布于内直肌、下直肌和下斜肌，从下支还分出一小支进入睫状神经节，从该节再发出纤维至瞳孔括约肌及睫状肌。

从定位诊断的角度来看，以下两点值得注意：第一，动眼神经中的副交感神经纤维从脑干至海绵窦段位于该神经上部，故天幕疝时首先损及动眼神经的副交感神经纤维，出现瞳孔改变。第二，上睑提肌的神经纤维位于动眼神经的表层，故在脑底炎症性病变时，上睑下垂往往是常常发生和最早出现的症状。

（2）滑车神经：自滑车神经核发出后先向腹外侧走行，后绕中央灰质向背内侧走行，在上髓帆前端双侧的滑车神经纤维进行完全性交叉，于上髓帆的两侧系带出脑，经小脑上脚及大脑脚的侧面走向脑底，再经鞍背稍后侧处达颞骨岩部进入海绵窦外侧壁的后端，自窦端穿出，再经眶上裂进入眶内，支配上斜肌。

（3）展神经：自展神经核发出后向腹侧走行，从延髓脑桥沟出脑。然后向前及上外方走行，沿基底动脉的外侧而行。至颞骨岩部上缘穿过硬脑膜，行向岩尖。再转向前进入海绵窦。出海绵窦后经过眶上裂入眶腔，支配外直肌。

（二）眼球运动诸神经核及核下性障碍的定位诊断

1. 动眼神经病变的定位诊断

（1）核性病变：比较少见，而神经干的病变比较多见。因为动眼神经核的分布比较弥散，因此在发生病变时一侧整个神经核都受损伤而造成动眼神经完全性瘫痪者比较少见。另外，病变只选择性地侵犯一个眼肌的神经核者亦属罕见。故动眼神经核处发生病变时多为双侧性的，且为不完全性的，同时多合并有集合功能瘫痪及瞳孔障碍。

（2）核以下的神经纤维病变：指自核发出的纤维到达眼球这一段神经纤维的病变。如一侧神经纤维的损伤，引起同侧眼的瞳孔散大，对光反射消失，调节功能丧失，眼球向外并稍向下斜视。在脑干内段（自核发出至出脑干以前）神经纤维比较分散，组成很多小束穿绕红核及黑质。因此髓内纤维损伤有两个特点：第一，多为不完全性损伤，完全性损伤者比较少见；第二，多合并附近组织的损伤症状，如红核、黑质及锥体束损伤的症状。因此形成各种交叉性综合征，如贝内迪克特综合征或韦伯综合征。

颅底的病变可引起动眼神经双侧瘫痪、动眼神经单侧瘫痪、完全性瘫痪或不完全性瘫痪。依病变的部位及性质不同而异。按部位说，只有脚间窝的病变，即使是比较局限的病变（如肿瘤）也容易引起双侧动眼神经损伤。自中脑底部向前双侧动眼神经相距较远，孤立性局限性病变多只损伤病灶侧的动眼神经。但在脑底部有些病变比较弥散，如脑膜炎及颅底蛛网膜炎等往往容易侵犯双侧动眼神经。因为以上两种疾病比较常见，故颅底病变时出现双侧动眼神经障碍比较多见。大脑后动脉或后交通动脉有动脉瘤时可引起病灶侧动眼神经瘫痪。

动眼神经位于海绵窦的外侧壁内，而展神经位于海绵窦中，当海绵窦血栓形成时，除动眼神经受侵犯外，第Ⅳ、第Ⅴ、第Ⅵ脑神经也受侵犯，但以展神经瘫痪出现最早。动眼神经出海绵窦到达眶后，此处病变的症状与海绵窦内病变的症状相似。动眼神经到达眶内分为两支，因此眶内病变多引起动眼神经不完全性瘫痪。

2. 滑车神经病变的定位诊断

一侧滑车神经瘫痪只有在向下注视时才发生斜视和复视。患者感觉只有在下楼梯时，眼向下看，才会出现复视。患者的头常歪向对侧以减轻复视，此为滑车神经瘫痪时特有的征象。

（1）核性病变：单纯滑车神经核病变时出现对侧上斜肌的瘫痪，临床上甚为少见。滑车神经核性病变常合并动眼神经核的损害，则出现滑车神经-动眼神经交叉性瘫痪；病变的同侧出现动眼神经瘫痪，病变的对侧出现滑车神经瘫痪。

（2）核以下神经纤维病变，上髓帆病变：由于两侧滑车神经纤维在上髓帆内交叉，故该处有病变时引起双侧滑车神经瘫痪。在脑底部海绵窦内或眶后有病变时多合并第Ⅲ、第Ⅵ对脑神经损害。

3. 展神经病变的定位诊断

（1）核性病变：展神经核在面丘内被面神经纤维所环绕，因此，展神经核发生病变时多合并面神经纤维的损害。除了展神经瘫痪外，还合并面神经下运动单位性瘫痪。

脑桥侧部较大的病灶除损伤展神经核外，也可损伤其他脑神经核及其纤维，如第Ⅴ、第Ⅶ对脑神经。也可侵及长的传导束如感觉、运动传导束。

（2）核以下的神经纤维病变：展神经或其根在脑底部病变时可发生孤立的外直肌瘫痪，引起内斜视，眼球不能向外侧转动，并有复视。特别是向患侧注视时更加明显，展神经干在颅底的行程最长，故受侵犯的机会最多；如脑膜炎、颅底蛛网膜炎、动脉硬化、脑底动脉瘤、脑肿瘤或颅内压力增高等，皆可引起一侧或两侧的展神经瘫痪（轻瘫或完全性瘫痪）。当颅底病变造成展神经损伤时也常常合并其他脑神经的损害，如第Ⅲ、Ⅳ、Ⅴ、Ⅶ、Ⅷ对脑神经。

三、瞳孔及其障碍的定位诊断

（一）瞳孔的解剖生理

瞳孔是虹膜的游离缘所形成的孔，位于角膜的后方，虹膜由两种平滑肌（瞳孔括约肌和瞳孔开大肌）构成。瞳孔受两种神经支配，瞳孔括约肌受副交感神经支配，其使瞳孔缩小；瞳孔开大肌受交感神经支配，其使瞳孔扩大。

正常时瞳孔直径变化较大，为 2～5mm，平均约 4mm。小于 2mm 者称为瞳孔缩小，大于 5mm 者称为瞳孔散大。瞳孔的大小受很多因素影响，如光线强弱、年龄、屈光时状态及睡眠等。光强时瞳孔缩小，较暗时瞳孔散大。儿童时期瞳孔较小，成人较大，老年又缩小，睡眠时瞳孔亦缩小。

1. 瞳孔括约肌的神经支配

支配瞳孔括约肌的神经是来自中脑 E-W 核发出的神经纤维，这种纤维包括在动眼神经中，直到眶内进入睫状神经节。并在其中交换神经元发出节后纤维，形成睫状短神经，支配瞳孔括约肌，该神经兴奋使瞳孔缩小。大脑皮质亦有瞳孔缩小中枢，位于额叶和枕叶。在额叶者位于"动眼中枢"附近，在枕叶者位于纹状周围区。

2. 瞳孔开大肌的神经支配

瞳孔开大肌由交感神经支配，该神经兴奋则使瞳孔散大。大脑皮质的额叶、后中央回及颞上回受刺激时都可引起双侧瞳孔散大。从以上的皮质发出纤维经内囊进入丘脑下部（漏斗的外侧部是第二级瞳孔开大中枢），从该区发出纤维经脑干（部分交叉，部分不交叉）到达脊髓的睫状体脊髓中枢，从该中枢发出交感神经纤维经第 8 颈神经和第 1 胸神经根出脊髓，加入第 1 胸交感神经节。并向上经过交感神经颈下节、颈中节，而进入颈上节。在该节交换神经元，并发出节后纤维构成以下 3 支：①心上神经；②颈内动脉神经丛；③颈外动脉神经丛。然后由颈内动脉神经丛再经鼻睫状神经和睫状长神经，分布于瞳孔开大肌。

交感神经颈上节以上的病变只有第二支的损害方出现霍纳（Horner）综合征，但无病侧面部的发汗障碍。因此，颈内动脉丛病变或海绵窦丛病变皆可产生霍纳综合征，但不出现面部发汗障碍；这一点有重要的定位诊断意义。

3. 对光反射

以强光照射一侧瞳孔引起双侧瞳孔收缩，称为对光反射。被照射侧的瞳孔反射称为直接对光反射；另一侧的瞳孔反射称为间接对光反射。

对光反射的传导路径：起始于视网膜的杆状细胞和锥体细胞，其纤维沿着视神经向后行，在视交叉中一部分纤维交叉，一部分纤维不交叉而进入视束。在外侧膝状体的前方则离开视束。经上丘臂进入顶盖前区。在此区更换神经元，发出纤维终止于同侧及对侧的 E-W 核。由两侧 E-W 核发出纤维进入睫状神经节，再从此节发出节后纤维形成睫状短神经，分布于瞳孔括约肌。

4. 集合反射和调节反射

当两眼突然注视一近物时，同时出现两种反射，即集合反射和调节反射（瞳孔缩小及水晶体凸度增加）。

两眼集合称集合反射。集合反射通路亦为视神经传到枕叶皮质，再由枕叶皮质传至额叶皮质，再由额叶皮质发出纤维至正中核，使两侧内直肌收缩。集合反射的兴奋亦可直接起源于大脑皮质，双眼做随意的集合运动。

调节反射的兴奋自视网膜开始，经视神经至枕叶 17 区，在 17 区交换神经元后至 19

区，交换神经元后经皮质中脑束至正中核，自正中核发出纤维至双侧 E-W 核，再经动眼神经至瞳孔括约肌及睫状肌。

（二）瞳孔运动障碍的定位诊断

1. 瞳孔收缩功能受损（副交感神经）的病变

副交感神经病变时主要表现为破坏性病变，即瞳孔散大，对光反射减弱或消失，临床上比较多见。其定位诊断如下：

（1）病变在视神经同侧：直接对光反射与对侧间接对光反射减弱或消失，但同侧的间接对光反射和对侧的直接对光反射正常。

（2）病变在视交叉正中：双颞侧瞳孔对光反射减弱或消失。

（3）病变在视交叉的双外侧：双鼻侧瞳孔对光反射减弱或消失，此种征象在临床上罕见。

（4）病变在视束：同侧眼鼻侧与对侧眼颞侧瞳孔对光反射减弱或消失。

（5）病变在中脑后连合：双侧对光反射减弱或消失，而调节功能正常。

（6）病变在顶盖前区与 E-W 核之间：同侧直接对光反射与间接对光反射减弱或消失，对侧正常。

（7）病变在 E-W 核：同侧瞳孔完全瘫痪。

（8）病变在正中核与 E-W 核之间：调节功能消失。

（9）病变在动眼神经：瞳孔完全瘫痪。

（10）病变在睫状神经节：瞳孔对光反射减弱或消失，而调节功能正常。

2. 瞳孔开大功能受损（交感神经）的病变

支配眼部的交感神经病变临床上有两种表现：第一，交感神经麻痹；第二，交感神经刺激综合征。其中以交感神经麻痹较多见。

第一，交感神经麻痹（霍纳综合征）：该综合征由自丘脑下部发出的下行的交感神经纤维（经脑干及脊髓）或交感神经颈节及节后纤维任何一处的病变引起。这一系统的交感神经传导分三级神经元。第一级神经元：自丘脑下部至脊髓的睫状体脊髓中枢。第二级神经元：自睫状体脊髓中枢至交感神经颈上节。第三级神经元：自交感神经颈上节至虹膜。症状与体征：霍纳综合征的主要表现为三主征，即瞳孔缩小、眼裂变小和眼球内陷。除此之外还有发汗障碍和面部皮肤的温度变化等。

（1）瞳孔缩小：最主要症状之一。瞳孔虽然缩小，但对光反射和调节反射、集合反射存在。

（2）眼裂变小：上睑提肌中的平滑肌（睑板肌）瘫痪之故，这种瘫痪的程度远较动眼神经瘫痪者为轻。且在第一级神经元病变时，往往无此症状。

（3）轻度眼球下陷：眼球后部平滑肌（Mjjeller 肌）瘫痪之故，亦为主要征象之一。

（4）发汗障碍：面部及颈部发汗减少或无汗。

（5）面部或颈部温度增加：血管扩张所致，多为暂时性的。

引起霍纳综合征的原因很多，引起第一级神经元病变的原因有脑干和颈髓的炎症、肿瘤、出血、空洞症及脱髓鞘病等。引起第二级神经元病变的原因有颈肋和肺尖结核、肺部肿瘤、动脉瘤、胸腔瘤和甲状腺肿大等。引起第三级神经元病变的原因有颈内动脉硬化和颈内动脉瘤等。

第一、二、三级神经元病变引起霍纳综合征的鉴别诊断甚为重要。其鉴别诊断的根据有三：

（1）第一级神经元的病变引起的霍纳综合征多不完全，而第二、三级神经元病变时，所出现的霍纳综合征多为完全性。

（2）病灶邻近结构受损的症状。如脑干病变时，多有脑神经及长束的症状及体征等。

（3）药物试验。

第二，交感神经刺激综合征：多在交感神经病变的早期出现，后期多出现破坏症状。交感神经刺激症状为"三大"，即瞳孔散大、眼裂大及眼球略外突。

其原因有肺结核、肺肿瘤、肺脓肿、支气管扩张症、颈外伤、颈部肿瘤及交感神经炎等。

3. 影响瞳孔散大及缩小的因素

（1）瞳孔缩小（瞳孔直径小于2mm为瞳孔缩小）：①老年人；②动脉硬化症；③远视眼；④梅毒；⑤酒精中毒；⑥药物中毒，吗啡、鸦片中毒和巴比妥类中毒等；⑦动眼神经受刺激；⑧颈交感神经麻痹；⑨颅压高；⑩睡眠；⑪昏迷；⑫角膜成眶内异物；⑬迷走神经张力增高，亦见皮肤稍冷、血压低、脉搏慢以及眼心反射亢进等；⑭深呼气。

（2）瞳孔散大（瞳孔直径大于5mm为瞳孔散大）：①焦虑、恐惧、疼痛；②甲状腺功能亢进；③近视眼；④药物作用，如阿托品、后马托品等；⑤动眼神经麻痹；⑥颈交感神经受刺激；⑦眼病，如视力低下者；⑧精神兴奋或愤怒的反应；⑨深吸气；⑩丘脑下部受刺激；⑪大脑皮质额中回后部受刺激；⑫交感神经张力增高，瞳孔散大、皮肤温暖、脉快、血压高以及眼心反射减弱。

（3）瞳孔大小不等：瞳孔的大小不等较双侧瞳孔的扩大或缩小更有重要的意义。①生理性的：正常人亦可出现瞳孔不等大。某些神经官能症患者、精神病患者、屈光不正者及药物的影响皆可能出现双侧瞳孔大小不等，但很少见。②一侧交感神经受刺激，则引起该侧瞳孔散大；一侧交感神经麻痹，则引起该侧瞳孔缩小。③动眼神经受刺激引起瞳孔缩小，动眼神经麻痹则引起瞳孔散大。④虹膜炎。⑤视力减退或失明者：瞳孔轻度散大。⑥内耳疾病可引起瞳孔缩小。⑦海马疝：瞳孔散大并且固定。多因大脑半球之急性脑血管病、急性脑脓肿或脑肿瘤引起海马疝压迫同侧动眼神经。⑧病灶损害了自额叶起始经过内囊下降的瞳孔扩大纤维，则引起对侧瞳孔缩小，而同侧瞳孔扩大。⑨视束疾病引起偏盲者，病灶侧瞳孔散大。

4. 瞳孔病变综合征

（1）阿-罗（Argyll Robertson）瞳孔：①病因：该瞳孔最早见于神经梅毒，因此认为阿-罗瞳孔是神经梅毒的特征性的改变。其实不然，韦尼克（Wernicke）脑炎、四叠体肿瘤、血管病、外伤（尤其外伤性去大脑强直状态）、严重的内因性或外因性中毒、脑炎、儿童期脑病均可见此种瞳孔。此外，半侧颜面萎缩症亦偶可出现此种瞳孔。②临床表现：瞳孔对光反射的纤维经过中脑的顶盖前区（中脑导水管后）更换神经元，再将冲动传至E-W 核，再与调节反射纤维同路至瞳孔括约肌，引起瞳孔收缩，而调节反射的传导为视网膜→视神经→大脑皮质枕叶视中枢→额叶→内囊→中脑之大脑脚 E-W 核。调节反射的传导不经过中脑导水管周围的后区及侧区。故该区有病变时，则引起对光反射消失而调节反射仍然存在。

（2）阿迪（Adie）瞳孔：又称强直性瞳孔，又称为伴有腱反射消失的紧张性瞳孔。①病因：未明，认为与外伤、中毒、感染及中脑病变有关。②临床表现：患侧瞳孔较健侧瞳孔略大，但有时呈卵圆形。患侧瞳孔的对光反射（直接或间接）皆极迟钝，或者消失。试验调节反射时亦常缓慢地出现瞳孔收缩。患侧瞳孔对阿托品或后马托品等散瞳药有瞳孔散大反应。患侧视力因瞳孔散大而减弱。多见于青年女性，常伴有膝腱反射减弱或消失，预后良好。

第四节 三 叉 神 经

一、三叉神经的解剖生理基础

三叉神经是混合神经，由感觉神经及运动神经组成。感觉神经司面部、口腔及头顶前部的感觉。运动神经支配咀嚼肌的运动。三叉神经共分 3 支：第一支为眼神经，第二支为上颌神经，第三支为下颌神经。分别经由眶上裂、圆孔及卵圆孔出颅。

（一）感觉神经核及其联系

三叉神经是最大的脑神经，它的感觉核也是最长的脑神经核，从中脑直至颈髓的第二节。感觉核共分三个核：最上部的是位于中脑的中脑核，司面部的深部感觉。感觉主核位于脑桥网状结构的背外侧部，司触觉。此核向下延伸称为三叉神经脊束核，该核向下直至颈髓第二节，司痛觉及温觉。同时该核的上端司面部中央区的温、痛觉。核的下端司面部的周围区的温、痛觉，并依次排列。三叉神经脊束核的这种节段关系，在临床上有较重要的定位意义。

1. 半月神经节及其纤维

三叉神经感觉支的第一级神经元位于半月神经节，半月神经节由单极细胞组成。其细胞的周围接受面部的感觉，细胞的中枢合成感觉根。该根从脑桥中部的外侧入脑桥，这些纤维入脑桥后分为短升支（中脑根）与长降支（脊髓根）而终于三叉神经感觉核。从半月神经节细胞发出的周围支接受面部的感觉，共分为 3 支。第一支是眼神经。接受来自额部、上睑与鼻前半的皮肤以及鼻腔、额窦、角膜与结合膜等处黏膜的感觉。眼神经经眶上裂入颅。第二支是上颌神经。其神经纤维分布于下眼睑及眼外眦皮肤、面部侧面的一部分皮肤及颊上部、上唇、上颌的皮肤，上颌的牙齿、齿龈及鼻腔上部的黏膜。该支经圆孔出颅。第三支是下颌神经，下颌神经是混合神经，其感觉纤维分布于下唇、颊下部、下颌及外耳的一部分皮肤以及下颌的牙齿和齿龈、颊部、口腔下部黏膜及舌前2/3。该支除含有感觉纤维外，亦含有运动纤维，分布于咀嚼肌（咬肌、颞肌、翼外肌、翼内肌）和二腹肌之前腹。

2. 三叉神经感觉传导的核上联系

感觉主核和脊束核所发出的纤维，交叉至对侧，形成三叉丘系，包含三叉腹侧及三叉背侧束至丘脑（腹后内侧核）。自丘脑发出三级神经元纤维，经丘脑皮质束到达皮质感觉区。中脑核的核上联系尚未完全明确。

（二）运动神经核及其上下的联系

三叉神经运动核在脑桥位于感觉主核的内侧，从该核发出的纤维支配咀嚼肌。三叉神经运动核接受双侧皮质脑干束的支配，但主要接受对侧的支配。

二、三叉神经病变的定位诊断

1. 周围性病变

周围性病变是三叉神经根、半月神经节、三叉神经干或其三支的病变。其表现分刺激性症状及破坏性症状。刺激性症状主要表现为三叉神经痛，是一种发作性剧烈的疼痛，每次持续几十秒或几分钟，说话、洗脸及咀嚼时均可诱发三叉神经痛的发作。破坏性症状主要表现为感觉减退或消失，伴有同侧直接角膜反射减弱或消失，对侧间接角膜反射减弱或消失，同侧咀嚼肌瘫痪，张口时下颌偏向病侧。

（1）三叉神经根的病变：以各种脑膜炎、蛛网膜炎、癌性脑膜转移等为多见。三氯乙烯选择性侵犯三叉神经。用锑剂治疗（如治疗黑热病时）数月后可出现面部麻木及蚁行感。维生素B族缺乏也是面部麻木的一个原因。

三叉神经根病变时多数合并有第Ⅶ、Ⅷ对脑神经的损伤及同侧小脑症状及体征。该部以听神经鞘瘤最多见，首先侵犯听神经，在病程的中后期也可能同时侵犯三叉神经和面神经，该部位的病变也可见于局限性蛛网膜炎或脑膜瘤等。

（2）三叉神经节的病变：三叉神经痛是三叉神经节病变最常见的症状，并常伴发带状疱疹，三叉神经区的感觉迟钝或消失，同侧直接角膜反射及对侧间接角膜反射减弱或消失，咀嚼肌瘫痪（完全性或不完全性）。

三叉神经炎可出现带状疱疹，分布在三叉神经分布区或某一支的分布区内，其中以眼支最多见，并且容易伴发角膜溃疡甚至发生全眼炎，伴有或不伴有青光眼。

三叉神经节的病变除发生病毒性感染外，还有神经节细胞瘤、神经纤维瘤及其他肿瘤；

如脑膜瘤、垂体腺瘤及骨瘤也可侵及三叉神经节；恶性肿瘤的转移，如鼻咽癌，也可侵犯三叉神经及其他脑神经。

（3）3个分支的病变：主要的早期症状是三叉神经痛，继之是各分支支配区的感觉迟钝或消失。如第三支有病变时多合并有咀嚼肌肌力减弱或完全瘫痪。开口时下颌向患侧偏歪，久之也可出现萎缩。

颅底部原发性或继发性肿瘤、各种脑膜炎、颅底蛛网膜炎都是三叉神经3个分支病变常见的病因。此外颅脑外伤也可引起三叉神经各支的损伤，以眶上神经最多见（如眶上缘骨折时）。

2. 核性病变

核性病变主要指脑桥及延髓中三叉神经核的病变，病变在脑桥腹外侧部可损害三叉神经感觉主核及三叉神经运动核，前者的损害出现同侧面部的触觉障碍；后者的损害出现同侧咀嚼肌瘫痪（完全性或不完全性），延髓腹外侧部的病变可损害三叉神经脊束核，出现同侧面部节段性的痛、温觉障碍，即所谓分离性的感觉障碍，即痛觉及温度觉消失，而触觉存在。在该核不完全性损害时可出现节段性痛、温觉障碍。当脊束核的上端发生病变时，则表现为同侧面中心部痛、温觉障碍，而其下端病变时则面部的周边部出现痛、温觉障碍。这种损害最常见于延髓空洞症，病灶多位于延脑腹外侧部，侵及脊束核及疑核，出现同侧面部痛、温觉障碍，声音嘶哑，软腭瘫痪及咽反射消失等。除此之外发生在脑桥延髓内的病变还有脑干内肿瘤、脑干内血管病（尤其是小脑后下动脉血栓形成）、多发性硬化。

总之，三叉神经周围性损害与核性损害之间的鉴别有三点：

（1）周围性损害的感觉障碍区内各种感觉皆有障碍（触觉、痛觉、温觉及深感觉）。而核性损害者，则视哪一个核的损害而定，出现该核的功能障碍、分离性感觉障碍。如感觉主核受损害则出现三叉神经区内的触觉障碍。脊核受损害，主要出现三叉神经区的痛、温觉障碍。

（2）周围性损害则按支的分布出现各种感觉障碍，而核的损害则出现核性分布的单一种的感觉障碍，如脊束核上部病变，则病侧面中心部出现痛、温觉障碍，而脊束核下部病变，则出现同侧面周围部痛、温觉障碍。而触觉完全正常。

（3）周围性损害多合并其他脑神经（尤其是Ⅲ、Ⅵ、Ⅷ）的障碍。核性损害多合并脑干内其他脑神经及其髓内纤维及长传导束的障碍。

3. 传导束性病变

感觉方面：三叉神经在脑干、丘脑、感觉辐射及皮质感觉中枢的病变都可发生病灶对侧面部的感觉障碍，但多合并运动障碍的症状及体征。

运动方面：单侧皮质脑干束病变不出现明显瘫痪，因为一侧三叉神经运动核接受双侧大脑皮质支配，当核上性运动结构损伤时，可出现下颌反射活跃或亢进。

三、眼球运动神经与三叉神经同时受损的常见综合征

1. 岩尖（Gradenigo）综合征

多由急、慢性中耳炎及乳突炎引起，在颞骨岩部的尖端硬脑膜外间隙引起局限性脑膜炎。出现病灶侧展神经瘫痪以及三叉神经眼支甚至上颌支受侵，首先出现眼支或上颌支的三叉神经痛，继之出现三叉神经第一支、第二支支配区的感觉障碍及角膜反射障碍。

2. 破裂孔综合征

该综合征与海绵窦后部的综合征相似，除了损伤Ⅲ、Ⅳ、Ⅴ、Ⅵ脑神经外，还侵及交感神经出现霍纳综合征。如果为占位性病变还可能闭塞颈内动脉而出现脑症状。最常见于鼻咽癌转移。

3. 海绵窦综合征

该综合征侵及Ⅲ、Ⅳ、Ⅵ脑神经及三叉神经，其中展神经多首先受侵。根据病变的部位与范围分为前、中、后三型：这种分型多见于海绵窦动脉瘤时。

（1）前型：脑神经Ⅲ、Ⅳ、Ⅵ及三叉神经第一支受侵。

（2）中型：脑神经Ⅲ、Ⅳ、Ⅵ及三叉神经第一、二支受侵。

（3）后型：脑神经Ⅲ、Ⅳ、Ⅵ及三叉神经三支全受侵。海绵窦内较大的病变也可出现后型的症状与体征。

4. 眶尖综合征

视神经孔在眶上裂内侧，眶尖病变可同时损害眶上裂通过的神经（Ⅲ、Ⅳ、Ⅵ及三叉神经眼支）与视神经孔通过的视神经。

（1）Ⅲ、Ⅳ、Ⅵ损害，眼外肌瘫痪及瞳孔散大，对光反射及调节反射皆发生障碍。

（2）三叉神经眼支病变，首先出现眼内及额区痛，继之感觉迟钝或消失，同侧直接角膜反射减弱或消失及对侧间接角膜反射亦减弱或消失。

（3）视神经损害，同侧视力障碍，久之出现原发性神经萎缩。

（4）有时可出现眼球突出。

5. 眶上裂综合征

（1）Ⅲ、Ⅳ、Ⅵ脑神经及三叉神经眼支损害，其症状及体征同前，其中以动眼神经瘫痪最显著。

（2）同侧眼球有可能出现轻度外突（静脉受压、眼球后水肿所致）。

（3）眼交感神经受侵可出现交感神经破坏性体征（霍纳综合征）：瞳孔缩小、眼裂变窄及眼球内陷。但因有动眼神经瘫痪出现眼睑下垂及瞳孔散大，因有眼球后水肿出现眼球外突，故霍纳综合征多不显著。

（4）有占位性病变时 X 线摄片可发现有眶上裂骨质破坏。

6. 三叉神经旁（Raeder）综合征

该综合征是由三叉神经节附近的局限性病变引起的，如动脉瘤、骨折、梅毒及局部骨炎。主要表现为三叉神经及交感神经障碍，前者首先表现为三叉神经痛，继之出现感觉减退甚至消失及角膜反射障碍，也可出现咀嚼肌瘫痪，后者表现为霍纳综合征，该综合征多伴有动眼神经麻痹。

第五节　面　神　经

一、面神经的解剖生理基础

面神经是混合神经。其主要成分是运动神经，司面部的表情运动；其次主要成分是感觉（主要是味觉）及分泌纤维（唾液腺及泪腺）。

1. 运动神经

面神经的运动神经司面部表情肌运动。

（1）核上通路：起源于大脑皮质中央前回下 1/3 的锥体细胞。其发出的神经纤维参加皮质脑干束，经内囊膝部与大脑脚中部下行。至脑桥时一部分纤维终止于对侧的面神经核，一部分纤维终止于同侧的面神经核。

一般认为，面神经上核接受双侧大脑皮质支配，而下核只接受对侧大脑皮质支配。也有人认为，面肌是表情肌，也接受来自丘脑的纤维联系。

（2）面神经核及其纤维：面神经核位于脑桥下半部上橄榄体的背外侧，三叉神经脊束核的腹内侧，网状结构的腹外侧。该细胞团分为上下两组。上核司面上部肌肉运动，下核司面下部肌肉运动。前已述及，上核接受双侧大脑皮质支配，下核只接受对侧大脑皮质支配。

面神经核在其背侧发出纤维束向背内侧进行，沿着展神经核的内侧上行，再从展神经核背侧绕过，于第四脑室底部形成面丘。此后自展神经核外侧并向脑桥腹外侧行进，由脑桥下缘在下橄榄体与绳状体之间出脑干。

面神经出脑干后与听神经并行，并一起入内耳道。在内耳道底部面神经乃与听神经分道而入面神经管，循该管迂曲行进达茎乳孔，面神经由该孔出颅支配面部表情肌、茎突舌骨肌与二腹肌后腹，并在出颅之前分支至镫骨肌。

2. 感觉纤维

面神经的感觉纤维组成中间神经，其中不只包括传入的感觉纤维，也包括与分泌有关的副交感神经纤维。

其感觉纤维分为三种：其一是味觉纤维，是感觉纤维中最主要者。味觉的第一级神经元在膝神经节，该节由单极细胞组成，其周围支主要入面神经鼓索支内，鼓索接受味蕾的感觉，借舌神经入鼓索，经茎乳孔入颅后终于面神经中。其中枢支组成中间神经，在运动支的外侧入脑干，终于味觉神经的第二级神经元——孤束核。面神经与舌咽神经之味觉纤维皆终于孤束核上部、中部。迷走神经的味觉纤维终止于孤束核下部。自孤束核再发出纤维，交叉至对侧加入内侧丘系上行，终止于丘脑腹后内侧核。从该核再发出纤维，终止于大脑皮质中央后回下部。其二是普通感觉纤维，此感觉细胞也位于膝神经节内，接受来自鼓膜、内耳、外耳及外耳道皮肤的感觉。这些纤维有病变时则产生耳痛。其三是深部感觉纤维，它接受自眶部、后鼻部及腭部的深部感觉，借岩大浅神经与翼管神经至膝神经节。

3. 分泌纤维

副交感神经纤维在中间神经中出脑干。司泪腺、舌下腺的分泌。该纤维起自上泌涎核，通过面神经之鼓索入舌神经止于下颌节。节后纤维支配舌下腺及下颌下腺。另一部分神经纤维至蝶腭节，发出节后纤维加入三叉神经上颌神经的颧支至泪腺。

二、面神经病变的定位诊断

1. 核上性病变

大脑皮质运动区之下 1/3 的面肌运动代表区及其发出的纤维（在皮质脑干束中）的损害出现病灶对侧下半面部表情肌瘫痪。因上半部表情肌由双侧皮质支配，故一侧损害时不出现瘫痪。核上性面神经瘫痪又称为中枢性面神经瘫痪。单独出现中枢性面神经瘫痪者甚为少见。只在额叶后下部和中央前回下部局限性损害时出现。中枢性面神经瘫痪多与偏瘫同时出现。如内囊血管病变、脑肿瘤、多发性硬化及脑外伤等。

2. 核性及髓内纤维病变

脑桥病变时损害了面神经核及脑桥内由面神经核发出的纤维，出现病变同侧面神经周围性瘫痪。如果病变的范围较大侵及了同侧的锥体束，则出现面神经性交叉性瘫，病灶侧面神经周围性瘫痪，病灶对侧出现舌下神经及上下肢中枢性瘫痪。围绕展神经核附近的面神经纤维病变时，容易损及展神经核，则出现病灶侧面神经及展神经的瘫痪。面神经核的病变多见于肿瘤、炎症、血管病、急性前角灰质炎（脑干型）及脱髓鞘性病变等。

3. 脑桥外的面神经病变

脑桥外的面神经病变时可产生面神经周围性瘫痪，即病变侧表情肌全部瘫痪。其表现为自上而下有额纹消失、额部不能蹙起皱纹、不能皱眉、眼轮匝肌无力及眼睑不能闭合，称为兔眼。用力闭眼时出现贝尔（Bell）现象，即眼球上窜。同侧直接角膜反射及间接角膜反射消失，对侧正常。受累侧眼泪外流，鼻部皱褶消失，口角下垂，闭口鼓气时患侧颊部突出，不能吹口哨，患侧鼻唇沟变浅或消失，而且变短，哭笑尤甚。咀嚼时食物存于患侧颊部与齿龈之间。如合并其他脑神经损害则有其他脑神经受损害的症状及体征，也有助于定位诊断。

脑桥外的面神经瘫痪，病因甚多，其中以贝尔麻痹为最多见，约占所有面瘫的 83%。

此外，尚见于枪弹伤、岩骨骨折、脑膜炎、蛛网膜炎、颅后窝肿瘤及血肿、传染性神经根炎等。

（1）面神经周围性瘫痪合并耳鸣、耳聋、味觉消失、前庭神经功能紊乱，并有唾液分泌及泪腺分泌障碍，表示病变位于颅后窝或听道，侵及中间神经及听神经，如小脑脑桥角肿瘤、局限性蛛网膜炎及各种脑膜炎等。内耳道的病变如颅底骨折及中耳炎或耳部手术也可侵及该处。

（2）面神经周围性瘫痪合并味觉消失、唾液分泌障碍、角膜反射（直接、间接）障碍及耳壳、外耳道、鼓膜等处发生带状疱疹，舌前 2/3 也可能出现带状疱疹，称为拉姆齐-亨特（Ramsay-Hunt）综合征，这是病毒侵及膝神经节的结果。当发生膝神经节炎时，炎症也可波及第Ⅷ对脑神经，故可伴有耳鸣、听力减退与眩晕等。

（3）面神经周围性瘫痪合并味觉消失、听觉过敏、唾液分泌障碍及角膜反射（直接、间接）障碍，表示病变累及镫骨肌支，引起镫骨肌瘫痪，鼓膜张肌相对张力增加，因之对振幅大的低音过敏，亦侵及味觉及唾液分泌纤维。

（4）单纯面神经周围性瘫痪而无其他症状，表示病变位于茎乳孔之外。

4. 面肌痉挛

面神经受刺激时发生面肌抽搐，称面肌痉挛。多见于中年，阵挛性痉挛多见，表现为一侧或双侧眼部、口部及颊部肌肉不自主的不规则的频率不一致的肌肉痉挛。为发作性的，情绪激动时加重，集中注意力时减轻，睡眠中消失。见于脑桥小脑角蛛网膜炎、肿瘤、神经官能症等。

第六节　听（前庭窝）神经

听神经是感觉神经，包括蜗神经及前庭神经两个部分。

一、解剖生理基础

1. 蜗神经

蜗神经又名听神经。它的第一级神经元位于耳蜗管内的螺旋节中的双极细胞。其周围支终于科蒂（Corti）器。其中枢支合成蜗神经，在内耳道内与面神经伴行，经小脑脑桥角入脑干，终止于蜗神经核。

蜗神经核分前核与后核，位于脑桥与延髓交界处。从该核发出第二级纤维。起自前核向内行，形成斜方体交叉至对侧，继之绕过上橄榄核形成外侧丘系（一部分纤维在斜方体与上橄榄核联系）。起自蜗神经后核者绕过绳状体背侧，在第四脑室底走向中线交叉至对侧，继之与前核来的纤维会集，形成外侧丘系。蜗神经前核及后核（主要是后核）发出少量纤维并不交叉，仍在同侧外侧丘系中上行。外侧丘系终止于四叠体下丘（听反射中枢）和内侧膝状体。再从内侧膝状体发出纤维形成听辐射，通过内囊及听辐射终于大脑皮质之颞上回及颞横回后部。

听觉刺激沿脑干两侧传导，因此每侧外侧丘系中都有来自两耳的听觉纤维。所以一侧外侧丘系的损害不产生明显的听力障碍。

2. 前庭神经

前庭神经是感觉神经，其神经节位于内耳底部，该神经节的周围支终止于半规管壶腹、椭圆囊和球囊。其中枢支和蜗神经一样经内耳道入颅组成前庭神经根入脑干，终止于前庭神经核。另外还有一小部分纤维直接入小脑组成前庭小脑束的一部分。

（1）前庭神经核：位于第四脑室的外侧部，共分四个神经核，即前庭神经内侧核、脊核、上核和外侧核。

（2）核上联系：前庭神经核与神经系统其他部分有密切联系。①小脑蚓部的顶核主要是同侧的联系（经过绳状体）；②经过内侧纵束，前庭神经核与眼运动神经诸核发生联系；③前庭神经和丘脑以及大脑颞叶皮质发生联系；④通过前庭脊髓束和脊髓前角细胞发生联系；⑤前庭神经与脑干的自主神经中枢、网状结构和迷走神经核等发生联系。

二、听神经病变的定位诊断

（一）蜗神经病变时的症状及定位诊断

（1）刺激症状：耳鸣。蜗神经受到刺激时则发生耳鸣，如听神经瘤时，耳鸣是最早期的症状。听中枢的病变，也可发生耳鸣及幻听，由简单的杂音到复杂的音响，如音乐声、语声等。此外神经官能症可出现耳鸣，服药或疲劳时亦可出现耳鸣。

（2）破坏症状：耳聋。通常将耳聋分成两种：一种是神经性耳聋（又称感音性耳聋），一种是传导性耳聋。

传导性耳聋是外耳或中耳的病变所致。如急慢性中耳炎或耳硬化症等。此种耳聋骨传导大于气传导，用韦伯法检查时，音响偏向患侧，常伴发耳鸣。

神经性耳聋是听神经或内耳感受器的病变，见于迷路炎、科蒂器病变、听神经瘤或其他原因的听神经损伤时。林纳（Rinne）法检查时患耳听不到音响，但在健侧能听到。如用韦伯法检查，音响偏向健侧，常伴发眩晕。

1）蜗神经核及蜗神经（听神经的一部分）病变：病灶侧听力障碍。

2）外侧丘系病变：一侧的外侧丘系传导对侧耳的大部分听觉纤维及同侧耳的一小部分听觉纤维。故一侧的外侧丘系损害时则出现对侧耳听力障碍较重，而同侧耳听力障碍较轻，但在临床实践中一侧之外侧丘系病变时听力障碍只出现在病灶的对侧，见于脑干肿瘤时。

3）大脑皮质听觉中枢病变：多先有耳鸣及幻听，以后出现双侧听力不完全性障碍，以病灶对侧较为明显。同时伴有颞叶损害的其他症状。

（二）前庭神经病变时的症状及定位诊断

前庭神经系统损伤时可能出现眩晕、眼球震颤和共济失调三组症状及体征。

1. 眩晕

眩晕是前庭神经病变时的主要症状：一是患者感觉周围环境有方位的变动，如外周景物向一侧移动、摇晃或升降，重者感到外周景物顺着一定方向旋转，称为客观性眩晕；二是感受自身在转动或摇动，犹如躺在船上飘浮，称为主观性眩晕。两种感觉均有者称为旋转性眩晕。前庭结构病变是产生眩晕的主要原因，眩晕发作时多伴有明显的恶心、呕吐、面色苍白及血压降低等症状。

旋转性眩晕多见于半规管或前庭神经的病变，前庭性眩晕多伴有步态不稳、错定物位、眼球震颤、恶心及呕吐等症状，因半规管病变所致之眩晕多在忽然改变头部位置时加重，大脑皮质疾病也可产生眩晕。

神经官能症之头晕，表现为眼前视物不稳或有上下摇动感，而无旋转感觉，不属于眩晕范畴，应注意加以鉴别。

2. 眼球震颤

眼球震颤是中枢神经系统疾病、内耳疾病及前庭神经系统疾病常见的症状，但也可见于眼病，也可见于少数的先天性眼球震颤，也有极少数正常人出现生理性眼球震颤。眼球震颤虽然是神经系统损害常见的征象，但单独从眼球震颤来说没有确切的定位意义，必须结合其他神经系统体征方能做出较肯定的定位诊断，但眼球震颤还是有较重要的参考意义的。

眼球震颤是一种不自主的、节律性的（很少的是非节律性）往返摆动的眼球运动，因神经系统各部位病变所出现的眼球震颤不太相同，因此眼球震颤对神经病定位诊断有一定的参考意义。

（1）眼球震颤的形式：①水平性（眼球向侧方摆动）；②垂直性（眼球上下摆动）；③旋转性（眼球循前后轴而旋转），分顺时针及逆时针两种；④混合性（水平性或垂直性兼有旋转性）。

（2）眼球震颤的分类

1）视觉性眼球震颤：①视动性眼球震颤：是一种生理现象，正常人皆可出现。此种眼球震颤是由注视点连续不断地移动所致，如乘火车或汽车向窗外凝视时可引起。②视力障碍性眼球震颤：见于各种视力障碍者，如先天性白内障，高度屈光不正及视网膜炎等，为粗而慢的钟摆样震颤。眼球自中点向两侧方等距离和等速地摆动，不分快慢相，多为水平性的，间或有垂直性的，极少见有旋转性者。③职业性的眼球震颤：多见于在光线暗的环境中工作者。此种眼球震颤速度快，每分钟 150 次以上，呈钟摆性，常为垂直性及旋转性，且向上看时加重，向下看时减轻，所以患者走路时多习惯向后仰，而两眼俯视，常伴有头部震颤、眩晕、畏光和上睑提肌痉挛等症状。

2）眼肌性眼球震颤：①生理性眼球震颤：向外侧极度注视时即可引起短而有节律的眼球震颤。快相向注视侧，且眼球震颤仅限于该眼，此现象在很多正常人可能出现，没有临床意义。②眼外肌轻瘫性眼球震颤：如果眼外肌轻瘫，当眼球向轻瘫侧注视时，为了避免复视患肌呈急动性收缩。当患肌暂时性弛缓时，眼球即被拮抗肌向中点拉回，乃形成慢相，两眼的震颤不相等或只限于患眼出现震颤。

3）前庭性眼球震颤：指内耳迷路或前庭神经发生病变时产生的垂直性、旋转性及水平性眼球震颤。

迷路或前庭神经发生刺激性病变时产生水平性和旋转性眼球震颤，其快相朝向病灶侧，此种眼球震颤存在的时间较短，如病变不尽快恢复而转为破坏性损害，其眼球震颤的方向也发生改变。

迷路或前庭神经破坏性病变具有抑制作用，所以使头部和两眼转向病变侧，震颤的慢相朝向病灶侧，而快相则朝向对侧。两眼如转向快相的方向，可使振幅增加。因为前庭神经与蜗神经伴行，故前庭神经病出现眼球震颤时常常伴有听觉障碍，不常伴有眩晕；迷路病变时常伴有眩晕，不常伴有听觉障碍。这是前庭性眼球震颤与迷路性眼球震颤的区别。

两侧前庭神经急性损害时（部分性或完全性的），既不出现眩晕也不出现眼球震颤。

前庭神经核及其与小脑或脑干的联系发生病变，其特点为出现垂直性及旋转性眼球震颤，也可出现水平性或混合性眼球震颤。垂直性眼球震颤往往认为是前庭神经核病变的征象。向上的垂直性眼球震颤，表示病变位于前庭神经核的上部；而向下的垂直性眼球震颤尚不能确定病损部位。旋转性眼球震颤也是前庭神经核受损之征。逆时针者，向左侧注视时稍见加重，可能为左侧前庭神经核受损之征。

4）小脑性眼球震颤：小脑有病变时产生眼球震颤的机制尚不完全清楚，或谓是小脑协调运动障碍之故，或谓与小脑共济失调有关，或谓与前庭神经系统的联系障碍有关。现在多数人认为与后者关系较大。

5）内侧纵束病变的眼球震颤：当内侧纵束或其附近的网状结构发生病变时，可破坏两眼协同性同向侧视运动。因此可引起分离性眼球震颤，即两眼的震颤不相等。

内侧纵束在展神经核以上水平发生病变时，损伤了自侧视中枢去内直肌核的纤维，则引起前核间眼肌瘫痪，表现为两眼向侧方注视时，向外侧转动的眼球正常，向内侧转动的眼球出现内直肌瘫痪，此时向外转的眼球出现水平性眼球震颤，其快相朝向眼球外转的方向。这类病例，即便是双侧病变，其集合功能仍然是正常的，这是其特点。多见于多发性硬化、脑干空洞症、脑干血管病及脑干肿瘤等。

6）先天性眼球震颤：两眼出现持续不停的水平性呈摆动性眼球震颤，不分快慢相，两眼向前注视时则眼球震颤较轻，向两侧侧视时则眼球震颤较重。此种眼球震颤较快，每分钟 120 次左右，视力良好是其特点。

有学者推荐一种先天性眼球震颤与后天性（器质性）眼球震颤的鉴别诊断方法：如患者表现为水平性眼球震颤，在向前方注视或向侧方注视时皆甚明显，当两眼向上注视时还保持原来水平性眼球震颤的特点，并且振幅及频率变化不大，就是先天性眼球震颤。反之，当两眼向上注视时眼球震颤消失、明显减弱或改变形式（如变为垂直性的），则是后天性眼球震颤。这个方法适用于检查水平性、垂直性或旋转性眼球震颤。先天性眼球震颤多在早期发现，终身不愈，原因不明，可有家族遗传史。

3. 共济失调

前庭系统的作用是维持身体的平衡，前庭系统病变时则出现躯体性平衡失调。检查时嘱患者站立，两脚并拢，观察有无站立不稳及倾倒，前庭系统病变则出现睁眼时站立不稳，闭眼时站立不稳更甚，并向前庭系统破坏侧倾倒，称为前庭性共济失调。

第七节 舌咽神经

一、生理解剖基础

舌咽神经是混合神经，含有运动纤维、普通感觉纤维、味觉纤维和分泌纤维，舌咽神经在延髓中有相应的神经核，其中有几个神经核是与迷走神经所共有的核。舌咽神经出脑后与迷走神经以及副神经伴行，由颈静脉孔前部出颅。

1. 感觉纤维

舌咽神经传导的感觉有两种。

（1）味觉：舌咽神经传导舌后 1/3、咽部及腭部之味觉，其第一级神经元位于岩神经节内。其周围支分布于舌后 1/3、咽部及腭部，其中枢支通过舌咽神经终于孤束核之中部。从孤束核再发出二级纤维至丘脑，然后由丘脑发出第三级神经纤维上行至大脑皮质。其通路与面神经之味觉相同。

（2）普通感觉：包括触、压、痛、温等感觉。其第一级神经元也位于岩神经节内。其周围支接受舌后 1/3、软腭、咽后壁、扁桃体区、喉门、咽鼓管、中耳道之后壁、颅后窝的硬脑膜以及乳突附近的普通感觉。其中枢支通过舌咽神经终于脑干的孤束核。从该核发出二级纤维交叉至对侧的内侧丘系上升至丘脑。再由丘脑上升至大脑皮质。

2. 运动纤维

舌咽神经运动支起源于疑核之上部，从疑核上部发出的神经纤维支配同侧的茎突咽肌，该肌的功能是使软腭上提，疑核接受双侧大脑皮质支配，由双侧大脑皮质的相应代表区发出纤维通过皮质脑干束终于疑核上部。

3. 自主神经

自主神经司分泌作用，起源于下泌涎核的副交感神经纤维，通过鼓室支进入鼓室参加鼓室丛，继经岩小浅神经至耳节并终于腮腺，司腮腺的分泌。

二、舌咽神经病变时的定位诊断

1. 核上性病变

其核上性损害属于假性延髓麻痹的一部分。舌咽神经损害在假性延髓麻痹的症状与体征上起作用也较少。

2. 核性病变

症状及体征基本上与核下性病变相同，唯缺乏腮腺分泌障碍。核性病变多见于进行性延髓麻痹、脑干空洞症、多发性硬化、脊髓前角灰质炎（脑干型）、肿瘤、血管病、梅毒及结核等。

3. 核下性病变

（1）刺激性症状：①舌咽神经痛：为一种发作性尖锐的刺痛，发生于舌根或扁桃体区，放散到鼻咽部或耳部。常因咽下或舌体运动诱发疼痛或使疼痛加重，该神经痛的发病率仅次于三叉神经痛。②咽肌痉挛：当舌咽神经受刺激时咽部肌肉发生痉挛，该痉挛也可为中枢神经损害的结果或为神经官能症的表现之一。

（2）破坏性症状及体征：①同侧舌后 1/3 的味觉消失。②同侧舌后 1/3、咽部上半及上述区域的普通感觉消失。③同侧软腭轻度下陷及咽反射轻度障碍。因咽反射是由舌咽神经传入及迷走神经传出的反射。④轻度及暂时性吞咽困难。尤其是吃干食物时由于茎突咽肌瘫痪而造成吞咽困难，但发音毫无影响。⑤腮腺分泌暂时性减少。在腮腺分泌方面舌咽神经起作用较小。患者多无任何感觉，因为有舌下腺及颌下腺代偿。⑥咳嗽反射消失。正常时刺激咽部、喉部、大气管、支气管、鼓膜或外耳道时引起咳嗽反射，舌咽神经病变时该反射减弱或消失。⑦吞咽反射消失。正常时刺激咽壁及舌后部可引起吞咽动作，舌咽神经病变时该反射减弱或消失。

舌咽神经单独损伤甚为少见，多合并迷走神经、副神经及舌下神经或其他脑神经同时受侵。同时在吞咽及发音方面，迷走神经的作用大于舌咽神经的作用。

第八节　迷走神经

一、生理解剖基础

迷走神经是混合神经，它包含有普通运动神经纤维、平滑肌运动纤维、感觉纤维（普通感觉、味觉和内脏感觉）及分泌纤维，与此相适应，在延髓中有数个神经核，其中某些核为与舌咽神经所共有。迷走神经在延髓下部橄榄体与绳状体之间出脑，并与舌咽神经及副神经伴行由颈静脉孔出颅。其分支分布于胸腔器官和大部分腹腔器官，支配心、肺、支气管、喉、胃、肝、脾、小肠、肾和一部分结肠（升结肠和横结肠）。

右侧迷走神经经右锁骨下动脉前方进入胸腔，当其越过右锁骨下动脉时发出右喉返神经。左侧迷走神经下降至主动脉弓前方时发出左喉返神经，该喉返神经绕过主动脉返至颈部，分布于喉肌，迷走神经的具体组成如下。

1. 感觉（包括三种成分）

（1）普通感觉：一级神经元在颈静脉节内，其周围支分布于外耳道底、鼓膜下部、颅后窝及硬脑膜，其中枢支终于三叉神经脊束核。

（2）味觉：一级神经元在结状节内，其周围支分布于会厌。其中枢支终止于孤束核下部。

（3）内脏感觉：为副交感神经纤维，第一级神经元在结状节内，其周围支分布于咽、喉、气管、肺、胃、肠和腹腔等其他器官。

2. 运动

迷走神经支配的运动分随意运动及内脏运动两种。

（1）随意运动：由疑核下部发出的神经纤维支配腭肌，并借喉上神经支配环甲肌，借喉返神经支配喉肌（除环甲肌），其上运动神经元起自双侧的大脑皮质，通过皮质脑干束到疑核。

（2）内脏运动：神经纤维起自迷走神经背核，支配咽、气管、胃、食管、小肠及结肠上段的平滑肌。其分泌纤维也有的发自迷走神经背核，分布于胃及胰腺，司分泌功能，也有至心脏的抑制纤维以及至血管的血管运动纤维。

二、迷走神经病变时的症状及定位诊断

1. 核上性病变

一侧核上性病变也就是一侧皮质脑干束损害时，不产生咽喉肌瘫痪，只有病变位于双侧的中央前回下部的咽喉运动中枢或双侧皮质脑干束时，方出现咽喉肌瘫痪，属于假性延髓麻痹的一部分。

2. 核性病变

一侧疑核病变时可出现吞咽及发音障碍，按照疑核的功能定位，疑核上部损害出现吞咽困难，疑核下部损害出现发音障碍。疑核上、下同时损害方出现吞咽及发音障碍。

一侧迷走神经背核的损害不出现任何自主神经功能障碍。

3. 核下性病变

（1）一侧性损害：①一侧性软腭瘫痪时软腭下垂。发"啊"音时病侧运动无力或完全不能运动，悬雍垂偏向健侧。两侧软腭瘫痪，在吞咽食物时，食物反流入鼻，说话时呈鼻音声。②病灶侧声带麻痹并有声音嘶哑。声带麻痹需用喉镜检查。③一侧咽肌瘫痪时，病侧咽壁下垂，有轻度咽下困难及咽反射消失。两侧咽部瘫痪时，发生咽下困难，双侧咽反射消失。吞咽流质饮食时，更易发生吞咽困难及呛咳。④一侧迷走神经损害时，多不出现自主神经功能紊乱。

（2）双侧性损害：软腭、咽喉完全瘫痪，严重的吞咽困难及失音；心率快及心律失常。呼吸困难，吸气伴喘鸣；失去饥渴感、呕吐、腹痛、胃肠扩张而失去张力。

（3）迷走神经的刺激症状：脉缓，出现反射性呕吐及咳嗽，胃肠肌张力亢进，心跳慢，喷射性呕吐（颅内压增高所出现的喷射性呕吐就是刺激迷走神经的结果），潮式呼吸（陈-施呼吸）、间停呼吸[比奥（Biot）呼吸]及库斯莫尔（Kussmaul）呼吸，呼吸性抽搐，并可出现喉肌痉挛、咽肌痉挛、贲门痉挛及幽门痉挛等。

第九节 副 神 经

一、解剖生理基础

副神经是运动神经，支配胸锁乳突肌及斜方肌的运动。

1. 核上联系

副神经受双侧大脑皮质支配，但主要支配同侧的肌群，刺激其皮质代表区时可出现头转向对侧，为同侧胸锁乳突肌收缩之故。

2. 副神经核及其纤维

副神经核及其纤维分延髓及脊髓两部分，主要是脊髓部分。

（1）延髓部分：发自疑核下端，神经纤维经颈静脉孔汇入迷走神经，支配喉肌、咽肌及腭肌。

（2）脊髓部分：发自第 1～4 颈髓前角细胞，其纤维汇总成神经干在椎管内沿脊髓侧面上行经枕骨大孔入颅腔，再经颈静脉孔出颅腔支配胸锁乳突肌与斜方肌。所以实际上副神经是脊神经。

二、副神经病变的定位诊断

1. 核上性病变

（1）刺激性病变：一侧大脑皮质运动区的副神经代表区受刺激时患者头部向健侧转动，眼球也伴随向健侧转动，有时伴有耸肩，是 Jackson 癫痫的表现之一。双侧大脑皮质副神经代表区同时受刺激时则出现点头样运动（点头痉挛）。

（2）破坏性病变：较刺激性症状少见，如有破坏性损害常不引起明显的瘫痪，病灶侧可引起轻度的肩下垂，偏瘫的患者可出现暂时性的头及眼向对侧转动困难。

2. 核性病变

不太常见，但可见于进行性延髓麻痹、进行性脊髓麻痹、进行性脊髓性肌萎缩及脑干脊髓空洞症等。核性损害除了引起瘫痪外，还可出现肌萎缩及肌肉纤维束性震颤等。

3. 核下性（或周围性）病变

副神经的作用是使头转向对侧（胸锁乳突肌），使肩、臂上举（耸肩），使肩胛带拉向后方，肩胛向脊柱靠拢及使两臂举过水平线（斜方肌）。当发出副神经的脊髓前角细胞及其纤维受损害时，胸锁乳突肌及斜方肌上部肌肉萎缩，出现肌肉纤维束性震颤。一侧胸锁乳突肌瘫痪时，头向健侧转动困难，双侧瘫痪时头向下垂，仰卧时不能抬头；一侧斜方肌瘫痪时，患侧肩下垂，肩胛下角离开脊柱而斜向外上方，患侧耸肩困难，上肢不能举过水平线；双侧斜方肌瘫痪时出现颈部的轮廓变形，两肩下垂及其他与单侧病变相同的症状及体征。

髓外颅内的病变、颈静脉孔区病变及颈部病变最常引起副神经瘫痪，如颅底骨折、脑膜炎、骨炎、髓外肿瘤及颈部的肿瘤、外伤、脓肿及淋巴结病变等。

第十节　舌　下　神　经

一、解剖生理基础

舌下神经是运动神经，支配舌肌的运动。

1. 舌下神经的核上联系

其第一级神经元发自前中央回的最下端，其发出纤维经内囊及中脑至脑桥下部，部分纤维交叉到对侧终于舌下神经核。舌肌由双侧大脑皮质支配，只有颏舌肌仅受对侧大脑皮质支配。伸舌时颏舌肌收缩使舌体向前及向对侧运动。双侧舌下神经健全，伸舌时舌保持正中位。

2. 舌下神经核及其纤维

舌下神经核位于菱形窝底部之舌下神经三角的深处，其尾端可达颈髓 1～2 节。其神经根在延髓橄榄体与锥体之间出脑干，经舌下神经管出颅分布于舌肌。

舌下神经核同时发出纤维支配口轮匝肌，故舌下神经核性病变时常伴有口轮匝肌的轻瘫、肌束震颤及肌萎缩（口唇变薄），而舌下神经病变时则无以上症状及体征。

二、舌下神经病变的定位诊断

1. 核上性病变

患者伸舌时偏向病灶对侧，为颏舌肌瘫痪之故，多见于瘫痪患者。最常见者为脑血管病、脑肿瘤及脑脓肿等。双侧皮质脑干束损害致假性延髓麻痹时，出现双侧舌下神经瘫痪；

如为完全性的则舌肌完全瘫痪；如为不完全性的则舌肌力变小。双侧神经瘫痪程度不一样时，伸舌可出现偏歪。核上性瘫痪时，无舌肌纤维束性颤动及舌肌萎缩。

2. 核性病变

核性病变时出现舌肌瘫痪、舌肌萎缩和舌肌束颤，可见于运动神经元病、脑干空洞症、脑干肿瘤、脑干血管病及炎症等。舌下神经核的上部发出纤维随面神经伴行支配口轮匝肌，因此舌下神经核病变时，病灶侧口轮匝肌也出现轻瘫、萎缩及肌束震颤。是真性延髓麻痹的表现之一。

3. 核下性病变

一侧舌下神经或其纤维的损害：一侧舌肌瘫痪时，伸舌偏向病灶侧，缩回舌时舌偏向健侧。久之有舌肌萎缩、舌肌纤维束性震颤。

核下性瘫痪的病因以急性前角灰质炎、传染性多发性神经根炎、脑干脊髓空洞及运动神经元病等最常见。此外，结核性脑膜炎及颅底蛛网膜炎皆可能侵及舌下神经。舌下神经核损害时除了舌肌瘫痪外，口轮匝肌也同时受侵犯（口唇变薄、闭嘴无力、多皱、不能吹口哨），但其他面肌不受累及，这可能是因为支配口轮匝肌的运动纤维一部分起自舌下神经核。

三、后组脑神经病变的综合征

1. 颈静脉孔综合征（Vernet）

（1）受累脑神经：Ⅸ、Ⅹ、Ⅺ。
（2）病变部位：颈静脉孔。
（3）症状表现：病侧软腭及咽喉感觉缺失，声带及软腭肌瘫痪，斜方肌、胸锁乳突肌瘫痪。舌后 1/3 味觉缺失。
（4）常见病因：近颈静脉孔处原发性或转移性肿瘤，颈静脉球瘤，血栓性静脉炎，颈内静脉上段血栓。

2. 后破裂孔综合征（Collet Sicard）

（1）受累脑神经：Ⅸ、Ⅹ、Ⅺ、Ⅻ。
（2）病变部位：颈静脉孔与枕骨髁周围。
（3）症状表现：Ⅸ、Ⅹ、Ⅺ、Ⅻ脑神经麻痹。
（4）常见原因：该区的颅底病变，如原发性或转移性肿瘤、颅底枪弹伤、淋巴结肿瘤。

3. 腮腺后间隙综合征（Villaret）

（1）受累脑神经：Ⅸ、Ⅹ、Ⅺ、Ⅻ脑神经，眼交感神经。

（2）病变部位：颅外咽后部。

（3）症状表现：Ⅸ、Ⅹ、Ⅺ、Ⅻ脑神经麻痹，霍纳综合征。

（4）常见原因：鼻咽癌或其他恶性肿瘤转移、创伤或感染（如扁桃体周围脓肿）。

4. 枕骨大孔综合征

（1）受累脑神经：Ⅸ、Ⅹ、Ⅺ、Ⅻ。

（2）病变部位：枕骨大孔附近。

（3）症状表现：Ⅸ、Ⅹ、Ⅺ、Ⅻ脑神经麻痹，小脑征，延髓、颈髓损害所产生的锥体束征和感觉障碍。

（4）常见原因：枕骨大孔附近的肿瘤，环枕部先天畸形。

第六章　脊神经及其损害的定位诊断

脊神经属于周围神经。周围神经系统包括脑神经、脊神经和内脏神经。周围神经位于皮肤、肌肉、内脏等组织和中枢神经之间，主要功能是传递神经冲动，沟通中枢神经系统和感受器、效应器。通常把与脑相连的称脑神经，主要分布于头部；与脊髓相连的称脊神经，分布于躯干和四肢；与脑和脊髓相连，主要分布于内脏的称内脏神经。本章重点叙述脊神经病的诊断。

第一节　脊神经的解剖生理

脊神经共 31 对，自上而下，颈神经 8 对、胸神经 12 对、腰神经 5 对、骶神经 5 对及尾神经 1 对。

每一对脊神经均由与脊髓相连的前根（运动根）和后根（感觉根）在椎间孔处合并而成。前根由位于脊髓灰质前角和侧角及骶副交感核的运动神经元轴突组成，前角细胞的轴突分布到骨骼肌；侧角及骶副交感核细胞的轴突分布到内脏、心肌、血管平滑肌和腺体。后根由发自脊神经节中假单极神经元的中枢突组成。脊神经节是后根在椎间孔处的膨大部，主要由假单极神经细胞体积聚而成，其细胞的中枢突组成后根入脊髓，周围突以各种形式的感觉神经末梢分布于皮肤、肌肉、关节及内脏，把躯体和内脏的感觉冲动向中枢传递。所以，每对脊神经都是混合神经。

脊神经经椎间孔穿出椎管，脊神经干很短，出椎间孔后立即分为前支和后支。前支（混合性）粗大，分布于躯干的腹侧面和四肢的肌肉和皮肤。胸髓节段的前支形成肋间神经，而颈、腰和骶髓节段的前支则分别形成颈丛、臂丛、腰丛和骶丛，由丛再发出周围神经干或周围神经，分布于相应的区域。后支（混合性）较细，又称肌皮支，具有明显的节段性，分布于枕、颈部及脊背、腰骶部肌肉和颈、背、腰、臀部的皮肤。

第二节　脊神经病变的定位诊断

在临床上，脊神经可分为神经根、神经丛和周围神经三部分，神经根的前根是传出纤维，后根是传入纤维，而神经丛和周围神经大多是由传入纤维和传出纤维组成的混合神经。而且，周围神经还含有发自脊髓侧角及骶副交感核细胞的自主神经纤维。所以，脊神经损害时，可出现感觉、运动、反射及自主神经（血管运动、分泌及营养）等方面的障碍。

1. 感觉障碍

可出现感觉缺失、刺激症状或者二者同时存在。

（1）感觉缺失：可表现为痛觉、温度觉、触觉、压觉及本体感觉的减退或消失。而且浅感觉障碍比深感觉障碍更明显，特别是当较小的周围神经或大的周围神经分支损害时，深感觉障碍可不明显，而浅感觉出现异常。

（2）刺激症状：在其神经所支配的区域内，表现疼痛、感觉异常、幻肢痛、对冷及热觉的反应异常等，以疼痛最多见。但不同神经损伤时，疼痛程度差别很大，许多神经干损伤时无明显疼痛，只有感觉异常（如桡神经、前臂及大腿的皮神经）；而有些神经则相反，损伤时常有剧烈疼痛（如正中神经、胫神经），甚至表现为灼性神经痛。

一般来讲，神经干不全损伤时，往往表现出剧烈疼痛，而神经干完全损伤时，可不产生疼痛或疼痛轻微。另外，由于周围神经的皮肤支配范围互相重叠，因此，周围神经损伤时的实际感觉障碍范围较应出现的受损范围小。

2. 运动障碍

表现为下运动神经元瘫痪：肌张力减低、肌肉萎缩、深反射减弱或消失、电刺激反应和肌电图有异常变化，并伴有损害神经所支配部位的运动障碍。

在判定下运动神经元瘫痪时，需注意区别由肌肉、肌腱和关节损害而造成的运动障碍或因剧烈疼痛使肢体姿势固定造成的持久性痉挛而出现的运动障碍，其易被误认为是神经损伤。区别的要点是看具体肌肉损伤是否与神经支配相符合，如初步认为是神经损伤则应进一步检查有无神经分布区的感觉障碍，其中肌电图检查对鉴别诊断有一定帮助。

3. 反射障碍

脊神经损害时，它所支配的反射消失或减弱。当周围神经病变时，反射弧的传入或传出纤维被破坏，导致有关深浅反射减弱或消失。如肌皮神经损伤时，肱二头肌反射消失；桡神经损伤时，肱三头肌反射消失等。早期为刺激性病变时，偶可见深反射亢进。

4. 自主神经功能障碍

自主神经功能障碍可以引起汗液分泌、立毛、血管运动及营养障碍。

泌汗障碍可为多汗或少汗。

立毛反射可以消失。

血管运动及营养障碍常以远端为明显；皮肤温度增高或减低，色泽苍白或发绀，水肿或皮下组织萎缩、角化过度，色素沉着或脱色及发生溃疡；毛发脱落或不规则生长，指甲光泽降低或变暗、脆弱，以及手指末端指节可变弯曲。

但因脊神经病病因不同和脊神经支配及分布上的差异，在不同脊神经病变时，其临床表现也不尽相同，各有其特点，分述如下。

一、颈　丛

颈丛由第 1～4 颈神经（C_1～C_4）的前支组成，是较小的丛，位于颈侧部，胸锁乳突肌上部的深面，颈丛主要发出枕小神经、耳大神经、锁骨上神经及膈神经。临床上以枕小神经及膈神经损害常见。

1. 枕小神经

由 C_2 组成，为感觉神经，分布于枕部及耳郭背面上部的皮肤。此神经受刺激时产生剧烈的疼痛，称为"枕神经痛"，在该神经浅出处（胸锁乳突肌后缘）有压痛点，神经分布区出现感觉障碍，见于枕小神经炎或颈椎骨质增生累及 C_2 神经根时，多数病例刺激征象与破坏征象同时存在。

2. 耳大神经

由 C_2～C_3 组成，为感觉神经，分布于面颊下部及部分耳郭的皮肤。此神经损伤，其分布区出现感觉障碍，常伴有疼痛。

3. 锁骨上神经

由 C_3～C_4 组成，为感觉神经，分布于颈侧部、胸壁上部和肩部的皮肤。此神经损伤，分布区出现感觉障碍和疼痛。

4. 膈神经

由 C_3～C_5 组成，为混合神经，其运动支支配膈肌，感觉支分布于胸膜、心包膜及膈下面腹膜。该神经受刺激时产生呃逆、呼吸困难及向肩、颈及胸膜的放射性疼痛。该神经破坏可产生膈肌麻痹。双侧膈肌麻痹时可出现呼吸困难，一侧膈肌麻痹时症状轻微或缺如。

二、臂　丛

臂丛由 C_5～C_8 前支和 T_1 前支组成。分支形成所谓的干、股、束，最后由每个束的分支又重新组合成臂丛的主要神经分支：正中神经、尺神经、桡神经、腋神经、肌皮神经等周围神经。

1. 解剖

（1）干（位于锁骨上窝内）：上干由 C_5、C_6 组成；中干由 C_7 组成；下干由 C_8 和 T_1、T_2 组成。

（2）束（位于锁骨下窝内）：外侧束由上干和中干前股组成；内侧束由下干前股组成；后束由上、中、下三干之后股组成。

（3）由束发出的周围神经：①外侧束发出肌皮神经及正中神经外侧根；②内侧束发出尺神经，正中神经内侧根、臂和前臂内侧皮神经；③后束组成桡神经及腋神经。

2. 损害时症状及体征

（1）整个臂丛神经损害：引起整个上肢下单位性瘫痪、感觉障碍及自主神经功能障碍、霍纳综合征。不过，整个臂丛神经损害临床很少见。

（2）$C_5 \sim C_6$ 神经根或臂丛上干损害：临床最为常见。出现迪谢内-埃尔布（Duchenne-Erb）瘫痪，引起腋神经及肌皮神经功能障碍及桡神经部分功能障碍。其主要特点是上肢近端瘫痪，臂及前臂外侧面有感觉障碍，肱二头肌反射及桡骨膜反射减弱或消失。

（3）$C_8 \sim T_1$ 神经损害或臂丛下干损害：出现德热里纳-克隆普克（Dejerine-Klumpke）二氏瘫痪。引起尺神经、臂和前臂内侧皮神经功能障碍以及正中神经部分功能障碍（下干）。其主要特点是远端瘫痪，臂及前臂内侧皮神经感觉障碍。颈交感神经纤维受侵则出现霍纳综合征。

（4）C_7 神经根或臂丛中干损害：引起桡神经及部分正中神经功能障碍。

（5）外侧束损害：发生肌皮神经及正中神经上干损害。

（6）后束损害：发生腋神经及桡神经损害。

（7）内侧束损害：基本症状同臂丛下干损害。

臂丛各周围神经的损害

1. 腋神经

（1）解剖：腋神经由 $C_5 \sim C_6$ 神经根组成，为混合神经。该神经起初进入上干，以后构成后束的一部分。运动支支配三角肌及小圆肌；感觉支分布于三角肌的皮肤。如在锁骨上窝损害腋神经，则该神经与肌皮神经一起受损，如在锁骨窝损害，则该神经与桡神经同时受损。

（2）损害时的症状及体征：①三角肌瘫痪：上臂向外平举不能，三角肌逐渐发生萎缩。②小圆肌瘫痪：外展无力。③上臂外侧皮肤感觉障碍。

2. 肌皮神经

（1）解剖：肌皮神经起自臂丛外侧束，由 $C_5 \sim C_7$ 神经根纤维组成。运动支支配喙肱肌、肱二头肌及肱肌；感觉支分布于前臂外侧面，为混合神经。如在锁骨上窝损害，则该神经与腋神经同时受损，在锁骨下窝损害，则该神经与正中神经部分受损（外侧根）。

（2）损害时的症状及体征：①喙肱肌、肱二头肌及肱肌瘫痪，屈肘困难，并逐渐发生肌萎缩；②肱二头肌腱反射消失；③前臂外侧面感觉消失。

3. 桡神经

（1）解剖：桡神经主要由 C_7 神经根（部分 C_5、C_6、C_8、T_1）组成，为混合神经。首先进入中干，继之在后束中通过。运动支支配前臂伸肌（肱三头肌、肘肌）、手的伸肌（桡侧腕伸肌、尺侧腕伸肌）、指的伸肌（指总伸肌）、前臂旋后肌、拇长展肌和肱桡肌；感觉支分布于上臂后面的皮肤（臂后皮神经）、前臂背面的皮肤（前臂背侧皮神经）、手背桡侧面皮肤和第1、2指背面皮肤的一部分。有时也分布到第3指背面皮肤的一部分。

（2）损害时的症状及体征：①运动障碍：桡神经完全损害表现为伸肌瘫痪，肘关节、腕关节和掌指关节均不能伸直，表现为典型"垂腕征"。②感觉障碍：上臂和前臂的背侧面，手和手指背面的一部分感觉消失。③反射消失：肱三头肌反射及桡骨膜反射消失。

桡神经各段损害的鉴别：

在肱三头肌分布区以下损害：伸肘力量保存，肱三头肌腱反射存在。

在肱桡分支以下损害：部分旋后能力保留。

在前臂损害：只影响手指伸肌，手部感觉障碍。

桡神经损害的功能检查：

1）腕与手指不能伸展。

2）拇指不能外展。

3）患者两手手指伸直，手掌合拢，令其分开时，患侧手指不能离开，而弯着沿健侧手掌向下滑落。

4. 尺神经

（1）解剖：由 C_8 和 T_1 神经根组成，为混合神经，首先通过下干，然后在内侧束内行进。运动支司掌屈（尺侧腕屈肌），第4、5指屈曲和部分第3指屈曲（蚓状肌、指深屈肌、骨间肌、小指屈肌），手指的分开与并拢（骨间肌），拇指内收（拇收肌）及手指终末两节的伸展（蚓状肌，骨间肌）；感觉支分布于手部尺侧皮肤，第5指和第4指的一部分，少有分布于第3指者。

（2）损害时的症状及体征：①运动障碍：手掌屈曲力减弱，第4、5指屈曲运动消失，第3指屈曲力部分消失，手指不能分开与并拢（尤其是第4、5指），拇指不能内收。②感觉障碍：整个小指、环指尺侧及手掌面尺侧皮肤感觉障碍。③血管运动及营养障碍：小鱼际及小指的皮肤干燥、发冷及有时变色；小指指甲变脆及畸形，易因外伤产生顽固性溃疡，且久治不愈。另外，尺神经损害时有明显手肌萎缩、骨间肌萎缩及小鱼际肌高度萎缩，由于骨间肌及蚓状肌萎缩，而呈"鹰爪形手"。

尺神经各段损害的鉴别：

在肘关节及前臂上部损害：症状同上述。

在前臂中1/3损害：尺侧腕屈肌及指深屈肌保存，但手的爪形更重。

尺神经损害的功能检查：

1）第4、5指屈曲不全，第3指部分屈曲不全。

2）第5指末端不能屈曲（把手掌平放于桌面，小指不能做搔抓动作）。

3）手指不能分开与并拢，尤其第4、5指。

4）拇指不能内收，让患者用伸直的大拇指与弯曲的示指节夹住一张纸条，因拇收肌麻痹，而不能用伸直的拇指夹住。为了夹住，患者往往需正中神经支配的拇屈肌屈拇指末节以完成夹住动作。又称"拇指试验"。

5. 正中神经

（1）解剖：正中神经由 $C_6 \sim C_8$ 和 T_1 神经根组成，为混合神经。大部分通过中干和下干以后进入内侧束和外侧束，再由外侧束分出正中神经上干和由内侧束分出正中神经下干组合成正中神经。其运动支，大部分支配前臂的旋前肌及屈肌，即：①支配掌侧浅部诸肌，但尺侧腕屈肌例外；②支配掌侧深肌，但指深屈肌的尺侧半例外；③在手部支配第 1 蚓状肌及第 2 蚓状肌及位于拇长屈肌腱浅层的鱼际肌。其感觉支分布于第 1、2、3 指掌侧面和第 4 指桡侧半的皮肤以及上述各指末节背面的皮肤。另外，正中神经有大量自主神经（交感神经）纤维。

（2）损害时的症状及体征：①运动障碍：前臂不能旋前，手的掌屈力减弱，第 1、2、3 指屈曲不能，第 2、3 指中节不能伸展，拇指不能弯曲，且对掌不能。肌肉萎缩以大鱼际肌最明显，手掌变平，拇指紧靠示指，呈"猿手"样。②感觉障碍：表现为其感觉分布区的感觉障碍，但以拇指、示指末端最为明显；另外，正中神经损害时，大都出现疼痛，特别是部分损害时常常表现为灼痛。③自主神经障碍：正中神经损害时常常出现较明显的自主神经功能障碍、血管运动、分泌和营养方面的障碍，皮肤呈青紫色或苍白，皮肤干燥发冷及指甲无光泽而易脆断，汗分泌障碍，皮肤角化过度、脱屑，毛发过多，皮肤一旦受伤，愈合十分缓慢。

正中神经各段损害的鉴别：

从腋窝直到前臂上部的损伤：症状同上述。

在前臂中 1/3 处损害：手的旋前、屈掌和手指中节屈曲功能不受影响。

更低部位的损害：保留第 1、2、3 指末节的屈曲功能，而只表现鱼际肌和蚓状肌的功能丧失。

正中神经损害的功能检查：

1）握拳时第 1、2 指不能屈曲，第 3 指屈曲不全。

2）拇指与示指末节不能屈曲，手掌平放于桌面，示指不能搔抓。

3）拇指试验：患者不能屈指夹纸，必须伸直拇指内收，方能夹住。

三、胸 神 经

（1）解剖：胸神经为混合神经，由 $T_1 \sim T_{12}$ 神经根组成，除 T_1 的大部分参加臂丛、T_{12} 的小部分参加腰丛外，其余皆不成丛。胸神经出椎间孔后又分前支和后支。后支的运动纤维支配背部肌肉，感觉纤维分布于背部皮肤；前支名为肋间神经（第 12 对胸神经前支称肋下神经），上 6 个肋间神经的运动纤维参与支配与呼吸运动有关的胸部肌肉（前锯肌、提肋肌、肋间肌、肋下肌和胸横肌），下 6 个肋间神经的运动纤维支配腹部肌肉（腹直肌、腹斜肌和腹横肌）。肋间神经的感觉纤维分布于胸腹部的前面和外侧面的皮肤，也分布于胸膜和腹膜。

（2）损害时的症状及体征：肋间神经损害时可出现两组症状及体征。①感觉症状：主要表现为肋间神经痛。若脊神经节也受损害则可能出现带状疱疹。除以上的刺激症状外，也可出现感觉减弱或消失，其最大特点是，感觉障碍发生在受损害的肋间神经分布区内，在躯干感觉障碍的形式呈环形（双侧的损害）或半环形（单侧的损害）。②运动症状：往往不甚显著。下6个肋间神经损害时往往有腹壁反射的减弱或消失和腹壁肌肉的不全麻痹。如果多数胸神经后支损害，往往发生背部长肌肉（棘肌等）不全瘫痪，此时可出现脊柱前凸，躯干运动困难。

四、腰　丛

腰丛由 T_{12} 前支的一部分及 $L_1 \sim L_3$ 前支和 L_4 部分前支组成，位于腰大肌深面，腰椎横突之前。从腰丛发出的神经主要有股神经、闭孔神经、股外侧皮神经和生殖股神经。但从临床角度，以前3支神经较为重要，分述如下：

（一）股神经

（1）解剖：股神经由 $L_2 \sim L_4$ 神经根组成，为混合神经，是腰丛中最大的一根神经。其运动支支配髂腰肌和股四头肌等，感觉支分布于大腿前面下 2/3 的皮肤（股前皮神经）和小腿前内侧面的皮肤（隐神经）。

（2）损害时的症状及体征：①股神经在腹股沟韧带以下受损害时，小腿不能伸直（股四头肌瘫痪）、股四头肌萎缩和小腿前内侧面感觉障碍，可有膝腱反射减弱。②股神经在腹股沟韧带以上受损害时，除上述症状外，还有大腿前面下 2/3 的皮肤感觉障碍。③如果该神经在最高处发生损害，则除以上症状外，还出现髂腰肌功能障碍，大腿不能向腹部屈曲，平卧时不能抬起躯干。

股神经麻痹时突出表现为大腿不能屈曲（屈髋无力），小腿不能伸展。故影响行走，上楼更为困难。

有时股神经损害（不全损伤尤显）的主要表现为神经刺激征，大腿前面局限性烧灼样疼痛，伴局部压痛。令患者俯卧，直抬其患肢则疼痛加重，称为互色曼（Wasserman）征。

（二）闭孔神经

（1）解剖：闭孔神经由腰丛的3支前股汇合而成，含有 $L_2 \sim L_4$ 神经根纤维。其运动纤维主要支配大腿内收肌群（包括大收肌、短收肌及长收肌等）、股薄肌、闭孔外肌。感觉纤维分布于大腿内侧面皮肤。主要功能是使大腿内收、外旋和屈曲大腿。

（2）损害时的症状及体征：单纯损伤甚为少见。损伤后表现为大腿不能内收，一腿不能放置在另一腿上，腿外旋困难，可有感觉纤维分布区内感觉减退，闭孔神经的不全损伤也可能有疼痛。

（三）股外侧皮神经

（1）解剖：股外侧皮神经由 $L_2 \sim L_3$ 神经根组成，为感觉神经，其纤维分布于大腿外侧面皮肤，临床较易遭到损害与压迫。

（2）损害时的症状及体征：在其分布区域内的皮肤出现感觉异常，如蚁行感、麻木感，有时还有刺痛、烧灼痛，且感觉迟钝，偶有感觉过敏，称为股外侧皮神经炎，或称感觉异常性股痛症，也称罗特（Roth）病，为临床常见的皮神经炎，男性多于女性，常发生在一侧，偶有家族倾向。

五、骶　　丛

骶丛主要由 L_4 前支的一部分及 L_5～S_2 神经根前支和第 3 骶神经前支的一部分组成。骶丛位于骶骨及梨状肌前面，髂内动脉的后方。骶丛分支分布于骨盆壁、臀部、会阴、股后部、小腿及足的肌群和皮肤，骶丛主要分支为坐骨神经。

（一）坐骨神经

（1）解剖：坐骨神经由 L_4、L_5 和 S_1～S_3 神经根组成，为混合神经，是人体最大的神经。经梨状肌下孔出骨盆，在臀大肌深面，股方肌浅面，过坐骨结节与股骨大转子之间至大腿后面，在股二头肌深面下降达腘窝。多在腘窝上角附近分为胫神经和腓总神经二终支，支配整个小腿的活动。

（2）损害时的症状及体征：运动障碍：除引起胫神经及腓总神经功能障碍外，还引起腘肌瘫痪，小腿不能屈曲（具体说是股二头肌、半腱肌和半膜肌的瘫痪），跟腱反射减弱或消失。感觉异常：①疼痛，沿坐骨神经放射，拉赛格（Lasegue）征阳性，甚至出现灼痛。②感觉减弱或消失，在坐骨神经分布区内出现各种感觉减弱或消失。自主神经功能障碍：皮肤干燥水肿，足底皮肤过度角化，稍受外伤则难以治愈。坐骨神经痛又分为根性与干性。如坐骨神经根部损伤，其坐骨神经痛的特点是咳嗽、用力时疼痛加重（脑脊液冲击征），有时伴腰部活动受限；坐骨神经干损伤，除有坐骨神经痛的特征外，可出现沿坐骨神经走行的压痛，常见压痛点如环跳、承扶、委中、阳陵泉、丘墟穴等处，而不伴根性痛的特点。

（二）腓总神经

（1）解剖：腓总神经是混合神经，是坐骨神经两大分支之一，由 L_4、L_5 及 S_1、S_2 神经根组成。在大腿后侧的腘窝上方由坐骨神经分出，下降至腘窝外侧，走向浅表，在腓骨小头下方（相当阳陵泉穴处），分出腓深神经与腓浅神经。其运动支，主要支配足的伸肌（胫骨前肌）、趾的伸肌（趾长伸肌及踇长伸肌）和使足外翻的肌肉（腓骨肌）；感觉支分布于小腿外侧面的皮肤（腓肠外侧皮神经）、足背和趾背的皮肤（浅神经和腓深神经）。

（2）损害时的症状及体征

1）运动障碍：足的伸肌及外翻肌瘫痪，致使足和足趾近端各关节不能伸直，出现所谓的垂足。

2）感觉障碍：在足背及小腿外侧面出现感觉减退或消失。

3）无明显自主神经功能障碍。

（3）腓神经损伤的功能试验

1）令患者行走，可见足下垂，呈跨越步态。

2）足及足趾不能伸展、背屈，足不能外旋。

3）跟腱反射尚存在。

4）不能用足跟站立行走。

（三）胫神经

（1）解剖：胫神经是混合神经，是坐骨神经另一个主要分支，由 L_4、L_5 及 $S_1 \sim S_3$ 神经根组成。为坐骨神经干的直接延续。从功能上讲，很像腓总神经的拮抗神经。其运动支支配足的屈肌（小腿三头肌），趾的屈肌（趾长屈肌、蹰长屈肌）及足内翻肌（主要是胫骨后肌），感觉支分布于小腿后面（腓肠内侧皮神经），足、趾的跖面及趾末节的背面，亦分布于足侧缘。

（2）损害时的症状及体征：①运动障碍：发生足及足趾屈肌瘫痪，足内翻肌瘫痪，跟腱反射消失，不能用足尖走路。②感觉障碍：小腿后面、足掌、足底和足趾末端背面感觉减退或消失，且往往引起灼痛，由于腓总神经完好，故深部感觉正常。③自主神经障碍：小腿后肌群及足底肌群显著萎缩，血管运动、分泌及营养方面的障碍较明显。

（3）胫神经损伤的功能检查

1）足及足趾不能向跖面屈曲，足不能内翻。

2）跟腱反射消失。

3）不能用足尖站立行走。

（四）臀上神经

（1）解剖：臀上神经由 L_4、L_5 神经根和 S_1 神经根纤维组成，为运动神经，支配臀中肌、臀小肌和阔筋膜张肌。其主要功能是使大腿外展。

（2）损害时的症状及体征：此神经损害时，腿外展困难，如两侧神经同时损害，则发生行走不稳，表现为"鸭步"步态。

（五）臀下神经

（1）解剖：臀下神经由 L_5 神经根与 S_1、S_2 神经根纤维组成，为运动神经，支配臀大肌。其主要功能是使大腿伸展（向后伸展），当身体处于向前弯的位置时，使躯干挺直。

（2）损害时的症状及体征：此神经受损时，臀部萎缩，关节伸直困难，站立时前倾；当一侧损伤时，同侧下肢支撑身体上升障碍（如上楼梯困难），两侧损害时，从坐位站起困难，且脊柱前凸。

第三节　常见的脊神经病

脊神经包括运动、感觉及自主神经纤维，当其病变时可出现运动、感觉、自主神经及反射的障碍。但脊神经病的病因不同（炎症、中毒、维生素缺乏、外伤及机械性压迫等），其临床表现亦多种多样。

脊神经病的诊断，根据其病变部位可分为脊神经根病变、脊神经节病变、脊神经丛病变及末梢神经病变，本节主要介绍前两种病变。

一、脊神经根炎

脊神经根炎是指脊髓的前根及后根的炎症。脊髓的前根与后根被蛛网膜包绕，当后者发炎时亦易累及脊髓的前根与后根发生炎症。

（一）病因

脊神经根炎的病因甚多，其中病毒、风湿及结核是最常见的病因。在寒冷地区，寒冷与潮湿是临床上常见的致病因素。另外脊神经根炎亦可由脊髓膜炎伴发，所以脊髓膜炎的病因亦可成为脊神经根炎的病因。

（二）症状及体征

本病起病多为急性或亚急性，呈慢性者罕见。临床表现为感觉障碍、运动障碍、反射障碍及自主神经功能障碍等。

1. 感觉障碍

（1）症状：最早和最显著的症状是脊髓后根性痛，称为神经根痛。神经根痛是脊髓后根受刺激的表现，其特点为持续性，可表现发作性加剧；疼痛呈钝痛或刺痛，沿神经根分布区痛，在咳嗽、打喷嚏、用力大便时神经根痛加重（脑脊液冲击引起）。病变部位的棘突及脊椎旁亦有压痛及叩击痛。神经根炎的主观症状除疼痛外，在病变神经根的分布区内亦可出现热感、冷感、蚁行感及麻木感等。

（2）体征：初期可能只有刺激症状疼痛，而无感觉破坏现象。但继之就可出现感觉破坏现象，表现为病变神经根的分布区内出现痛觉、温度觉、触觉及深部感觉的减退或消失。

2. 运动障碍

（1）症状：运动障碍的症状出现较慢，亦较轻微，患者感觉肢体乏力、易疲劳，甚或无力，并可逐渐出现肌肉萎缩。

（2）体征：在病变神经根支配区内出现轻度或较明显的下单位性瘫痪，达到完全性瘫痪者甚为少见，受累的肌群亦可逐渐出现肌肉萎缩、肌张力减低，腱反射多减弱或消失，但很少出现肌肉纤维束性颤动。

3. 反射障碍

（1）深反射障碍：颈神经根炎时，肱二头肌反射、肱三头肌反射及桡骨膜反射障碍。

腰骶神经根炎时，表现为膝腱反射及跟腱反射障碍。深反射障碍出现有一定的规律性，在病变初期有可能出现腱反射一过性活跃，而后出现腱反射减弱甚至消失，不出现病理反射。

（2）浅反射障碍：如 T_7～T_{12} 的一侧或双侧脊神经根炎时，可出现病侧或双侧的腹壁反射减弱或消失。再如 L_1～L_2 的一侧或双侧的脊神经根炎时可出现病侧或双侧的提睾反射减弱或消失。

4. 自主神经功能障碍

自主神经功能障碍的症状常常缓慢出现。表现为皮肤菲薄、光滑，毛发增多，指趾末端发绀，厥冷，苍白，泌汗增多、减少或无汗。如果 C_8～T_1 神经根（前根）受侵，可出现霍纳综合征，属交感神经的破坏现象，即表现为病变同侧瞳孔缩小、眼裂缩小、眼球内陷、面部出汗减少或消失等。病变初期亦可能出现 Pounffour du Petit 综合征，属于交感神经的刺激现象，表现为病变同侧瞳孔散大、眼裂增大、眼球突出及面部出汗增多等。

5. 脑脊液改变

普通的脊神经根炎的急性期，部分病例可出现轻微的白细胞增多及蛋白质增高，而糖、氯无改变。如为脊髓膜炎合并神经根炎时，则依病因而异。

（三）病型

虽然每个节段的脊神经根都可发生神经根炎，但以下位颈段及腰骶段神经根炎最常见，其次是胸段神经根炎及上位颈段神经根炎。

（四）诊断及鉴别诊断

脊神经根炎的诊断常比较困难，需要与脊椎等骨关节病及肌肉病相鉴别。

1. 颈神经根炎的鉴别诊断

颈神经根炎需要与下列疾病鉴别：①颈肌纤维织炎；②颈椎病；③颈间盘突出；④颈椎结核；⑤颈椎肿瘤（原发或转移）；⑥颈椎管内肿瘤（原发或转移）；⑦肩关节周围炎。

2. 圆锥神经根炎的鉴别诊断

圆锥神经根炎需与下列疾病鉴别：①根性坐骨神经痛；②腰椎管内肿瘤；③腰肌纤维织炎；④腰椎结核；⑤腰椎肿瘤（原发或转移）；⑥腰间盘突出；⑦骶椎裂；⑧腰肌劳损。

二、脊神经节炎

脊神经节炎临床上又称为带状疱疹，属于后根神经节的病毒感染性炎症。主要表现形式为病变神经节所支配区内的剧痛及皮肤疱疹形成，一少部分病例也可侵及前根及中枢神经系统，如后者受累可发生带状疱疹性脊髓炎或带状疱疹性脑炎。

本病初出现发热、头痛及受累的神经根分布区内持续性神经痛，疼痛程度逐渐加重，多剧烈难忍，神经痛出现 3～4 天后受累的皮肤区发生红疹及水疱，水疱内含清澈透明的液体，水疱多散在，重者亦融合在一起，10～14 天后水疱结痂，痂皮脱落后往往有皮肤色素沉着。

带状疱疹可发生在任何脊神经节的节段内，但以胸段脊髓最多见，大约占总数的 75%，其次是腰段、颈段及骶段，并依次减少，脑神经节受侵甚为罕见，带状疱疹多发生在一侧的脊神经节，同时或继发另一侧病变者比较少见。

神经系统检查见，于病变初期病变神经根所支配的皮肤区内可出现感觉过敏，继之可出现感觉减退，而感觉消失者亦甚少见，除了感觉体征以外，可出现病变神经根支配区内的运动无力、肌肉萎缩及颈强直等。

其他神经系统损害的症状和体征：带状疱疹亦可伴发脊髓炎，呈横贯性、散在性或局灶性，也可伴发带状疱疹性脑炎。

发生带状疱疹时脑脊液内多有明显的改变，白细胞增多，白细胞分类以淋巴细胞占多数，蛋白质定量正常或增多，糖、氯完全正常。

诊断要点：①按神经根的分布出现症状；②病变区域内出现较剧烈的持续性神经痛；③病变皮肤区域内出现带状疱疹。再结合其他临床表现不难确诊。

本病可伴发三叉神经带状疱疹，是病毒侵犯半月神经节所致，约占带状疱疹的 5%，三叉神经可整个受侵或某一支受侵，临床以三叉神经眼支最易受侵，并且多是单侧性。

三叉神经眼支发生带状疱疹时，初期可出现皮肤感觉过敏，继之逐渐出现感觉迟钝或感觉消失。

三叉神经眼支发生带状疱疹时常伴发全眼球炎或结膜炎。

本病亦可伴发膝神经节带状疱疹（Ramsay Hunt 综合征），其是病毒侵犯膝神经节所致，主要表现为面神经下单位性瘫痪及出现带状疱疹，带状疱疹多分布于鼓膜、外耳道及耳郭，同时在这些区域内发生疼痛。诊断膝神经节带状疱疹时须与面神经炎（贝尔麻痹）相鉴别，其主要鉴别点在于后者绝无带状疱疹出现。

第七章 大脑皮质病变的定位诊断

对于大脑半球的定位诊断，大脑皮质的功能定位具有重要的实际意义。功能障碍的表现与大脑皮质损害的位置有一定关系，并存在着一定的规律性。目前，多数事实证实了这种功能定位是符合大多数疾病发生规律的。例如，中央前回主管对侧肢体的运动（第四区），其上部司下肢的运动，中部司上肢的活动，下部司面、舌的活动。通过电刺激与切除试验也证明了这一点。然而，这并不是绝对的，巴甫洛夫指出："机能定位可能有核心部分、周边部分，这两个部分均可导致疾病的发生。然而，这些机能定位又是相互联系的，绝不能决然分开，而死板地机能定位。"

第一节 大脑半球的解剖生理基础

人类的大脑高度发达，它被矢状位的半球间裂分成左、右大脑半球，其中间部由胼胝体连接在一起。

一、大脑半球的表面结构

大脑半球的外部形态，可概括为"三个面、四个极、五个叶"。

1. 三个面

（1）背外侧面：略为突出，向外侧倾斜，并与颅骨顶面平行。
（2）内侧面：位于两大脑半球之间，比较平直。
（3）底面：略为凹陷，其后方借小脑幕与小脑背侧面相分开。

2. 四个极

（1）额极：额叶前端。
（2）枕极：枕叶后端。
（3）颞极：颞叶前端。
（4）岛极：岛叶前端，隐藏在颞叶深部。

3. 五个叶

（1）沟裂：大脑表面有许多沟裂，小者为沟，大者为裂，沟与裂之间突起部称为脑回，大脑半球各叶依靠这些沟与裂划分。

中央沟：位于背外侧面近中间的部分，自顶部向下弯曲，止于外侧裂之上。其将顶叶与额叶分开。

外侧裂：为背外侧面最明显的沟裂，自前下方向后上方斜行，其上方为中央沟。其将额叶与颞叶、顶叶与颞叶分开。

顶枕裂：位于内侧面后部，自顶部向前下斜行，终止于胼胝体的后端。其将顶叶与枕叶、颞叶分开。

环沟：隐藏在额叶与颞叶的深部，为岛叶、额颞叶和顶叶的分界线。

（2）脑叶：依据上述沟裂，加上人为的虚线，将大脑半球分为五个叶，额叶、顶叶、颞叶、枕叶、岛叶，前四者在半球凸起的表面。中央沟两侧有两个重要区域——前侧为中央前回，后侧为中央后回。

额叶：位于中央沟之前方，外侧裂之上方。有三个横行的回，即额上回、额中回、额下回。

颞叶：位于外侧裂下方，后为顶枕裂下端，底部为嗅裂，由颞上回、颞中回、颞下回组成。

顶叶：前方以中央沟为界，下方为大脑外侧裂，后为顶枕裂之上方。由顶枕沟把顶叶分为顶上小叶与顶下小叶。在顶下小叶中有靠前的缘上回和稍后的角回。

枕叶：位于顶枕裂之后。枕叶有很深的距状裂，其上方为楔回，下方为舌回。

岛叶：位于外侧裂之深部，额叶、顶叶和颞叶覆盖在表面。

此外，在胼胝体周围，有一"C"形的回，为扣带回，包括膈间区、对角束、杏仁核、海马、穹窿、乳头体、丘脑前核等组织，称为边缘叶或边缘系统。

大脑半球底面，前部是额叶，稍后为颞叶，再往后为枕叶。额叶底部有嗅球和嗅束，稍后为视交叉，其后下方为相当大的一个结构——脑干。

二、大脑半球的内部结构

大脑半球的内部结构，从表到里可分为 3 层，依次为大脑皮质（灰质层）、皮质下白质和基底神经节。

1. 大脑皮质

大脑皮质由众多神经细胞、神经纤维及神经胶质细胞组成，其各个部分的细胞构筑（指所含细胞的形态、大小、密度及分层情况）并不一致，因而可以据此将大脑皮质划分为许多不同的区域。至今，最通用的是 Brodmann 区分法。

大脑皮质构成是复杂的，其基本结构分为以下 6 层。

（1）分子层：是最表面的一层，直接位于软脑膜下，细胞少，其纤维与皮质表面平行。

（2）外颗粒层：位于第一层之下，含有大量小锥体细胞和颗粒细胞。

（3）锥体细胞层：含有中型和大型锥体细胞。

（4）内颗粒层：与外颗粒层的细胞成分相同。

（5）节细胞层：含有巨大的锥体细胞。

（6）多形细胞层：由多种形状（三角形、纺锤形等）的细胞组成。

2. 皮质下白质

大脑半球体积的大部分由白质形成，它充填于皮质、脑室、基底节间。主要由上、下行纤维、联络纤维和连合纤维组成，内囊是上、下行纤维最集中的区域，分三种纤维，即投射纤维，为联系皮质和丘脑、脑干及脊髓的传入、传出纤维，呈放射状走行，联络皮质以下的各结构；联络纤维和连合纤维，即连接同一半球各皮质区的纤维与连接两半球的纤维。

3. 基底神经节

由尾状核、豆状核（壳核、苍白球）、杏仁核、带状核（屏状核）组成。从进化发生看，尾状核、壳核合称新纹状体，苍白球称为旧纹状体。

大脑基底部尾状核、豆状核诸核团与红核、黑质、底丘脑核组成纹状体-苍白球系，为锥体外系重要的组成部分。

三、大脑皮质的生理功能

1. 额叶的功能

额叶的主要功能有三个方面：运动功能、智能与情感及言语功能。此外，对自主神经调节与共济运动的控制也起一定作用。

额叶的运动区包括 Brodmann 4、6、8 区。

4 区位于中央沟之前，占中央前回的大部分，上端含半球内侧之旁中央小叶，为尿便的皮质中枢。4 区为人体随意运动的皮质高级中枢，主管对侧半身的随意运动，其支配身体各部器官的功能定位似一倒置人体的投影，其上部支配下肢肌、中部支配上肢肌、下部支配颜面、舌、咽喉的功能。

6 区位于 4 区前方，位于额叶背侧面，为锥体外系的皮质投射区，主要维持肌张力和较大的姿势运动。6 区单独损坏时，身体对侧产生暂时性无力，一过性肌张力增强，强握，腱反射轻度亢进，巴宾斯基反射仅引出扇形等。6 区与 4 区同时损害，则出现持久性痉挛性瘫痪，深反射亢进，巴宾斯基反射既有扇形，又有蹬趾背屈。

8 区的中段是额中回后部，为头眼转动中枢。该区为刺激性病灶时，头眼转向病灶对侧；为破坏性病灶时，头眼转向病灶侧。

额叶前部包括 Brodmann 9、10、11、12 区，该区域与人类智能和情感有一定联系，是高级精神活动的中枢。额叶前部损伤时，可见一般智能有所低下，特别是记忆、理解文字的功能障碍。

额叶的下回后部（44 区）含运动性语言分析器，右利手者该中枢位于左侧大脑半球，左利手者该中枢则位于右侧大脑半球。损害时出现运动性失语症。患者丧失说话的能力，但基本上还保留着理解语言的能力。

额叶损害可产生共济失调，以躯干共济失调为主，表现为直立与行走障碍，严重者坐、立、走均困难。轻者出现病灶对侧半身共济失调，以步态不稳，行走时向后和向病灶对侧倾斜为特点。为额叶脑桥小脑纤维的损害。

额叶（8 区）与自主神经功能有一定关系，损害时可出现对侧肢体水肿及血管运动功能障碍等。

2. 顶叶的功能

顶叶含有 Brodmann 3、2、1 区（位于中央后回），5、7 区（位于顶小叶）和 39 区（位于顶下小叶的缘上回和角回），以及 43 区（为顶叶的最下部）。

3、2、1 区为躯体感觉功能区，接受来自身体对侧皮肤、肌肉与肌腱的冲动。其投射次序与中央前回一致，即中央后回上部为下肢投射区，中部为上肢投射区，下部为头面投射区，皮质的代表区大小与身体的皮肤面积不成正比，而与身体的各部分功能的重要性成正比。如面部、手指及拇指的代表区特别大，而其他代表区则相对小些。

5、7 区为定位感觉运动方向和肢体在空间的位置的分析区。

43 区可能是领会身体部位（自身位觉认识）区与运用中枢。

39 区是与语言功能有关的皮质。

3. 枕叶的功能

枕叶含 Brodmann 17、18、19 区。

17 区是位于距状裂两侧的皮质，接受外侧膝状体来的视觉纤维，为视觉皮质中枢。

18 区位于 17 区周围，是视觉的认识区。

19 区又位于 18 区周围，其功能为视物出现（visual recall）。

以上三区均与视觉有关，为视觉皮质分析器。

4. 颞叶的功能

主侧半球的颞上回后部为感觉性语言功能与记忆功能区；颞上回及颞横回的功能是对听觉刺激进行分析综合。此外，与空间定位觉，眼、面运动等均密切相关。

5. 岛叶的功能

岛叶与内脏功能有关，尤其对平滑肌的影响可能更大。实验证明，刺激岛叶可引起胃部不适及胃的运动反应。

第二节　大脑皮质损害的定位诊断

一、额叶损害的定位诊断

1. 精神症状

额叶损害所出现的精神症状特点为最早是记忆力减退，尤以近记忆力更明显，同时，还表现情感淡漠，迟钝，缺乏自制性，注意力不集中。久之，出现智能明显障碍，人格衰退，可见欣快症，表现喜欢开玩笑、极易激怒、行为粗鲁；有时，马马虎虎、衣着不整洁，对时间、地点及人物的定向力障碍，重则导致昏睡。

精神障碍以额叶损害出现率高，其次为胼胝体，再次之为颞叶，还可见脑弥漫性损害。

2. 中央前回症状

（1）刺激症状：痉挛发作，表现为运动性皮质性癫痫（Jackson 癫痫）发作，病变位于皮质或皮质外。表现发作形式：部分性皮质性癫痫发作，完全性皮质性癫痫发作（半身性发作，全身性发作即大发作）。

（2）破坏症状：表现为单瘫。中央前回某一部位损害，表现其身体相应部位上单位性瘫痪。尤以腹壁反射敏感。也可表现为以单瘫为主的偏瘫。

3. 头眼同向运动障碍

（1）刺激症状：一侧受刺激时，头眼转向病灶对侧，见于癫痫发作或发作先兆等脑病。
（2）破坏症状：一侧出现破坏病灶时，使双眼不能向对侧注视，头不能向对侧转动，即头眼转向病灶侧。

4. 运动失语症

额下回后部（Broca 区）为运动语言分析器，其损害产生运动性语言障碍，患者丧失说话的能力，但基本上还保留着理解语言的能力。

（1）完全性运动失语症：患者全部丧失说话与组合语言能力，而理解语言能力尚保存，并能按要求完成某些动作。

（2）不完全或部分运动失语症：患者可以讲话，但词语异常贫乏，讲得慢而困难，常讲错（无文法），但讲错后立即发现。在更轻的病例，患者能运用所有词语，说话仅带发音困难与口吃的特征，但说话时常断断续续。

5. 反射

（1）握持反射：病灶对侧手触及某物时，出现不自主的抓握反应，分自动抓握与强迫抓握。
（2）Mayer 反射与 Leri 反射：当额叶病变时，病灶对侧手可见此两种反射增强。
（3）摸索现象：患者双手不自主地在空中摸索。
（4）猕犬反射：任何一物体放入上下齿间，患者会不自主地咬住该物。

6. 抵抗现象

抵抗现象（违拗现象）也是额叶损害症状之一，当检查者试图改变患者身体某部的位置时，则发生拮抗肌肉的自动紧张，使检查者感到一定的抵抗力。多发生在额叶广泛受损时，尤以双侧额叶损害最为多见。

7. 额叶性共济失调

约半数以上额叶损害可发生此症。左侧与右侧额叶损害均可见到，主要以躯干性共济失调为主，表现直立、行走，甚至坐均不能。

8. 书写不能

孤立的书写不能症，不是运动性语言中枢损害所引起的，是主侧半球额中回后部的书写中枢损害的结果。患者丧失书写能力，但保留着其余的语言功能（能说话，能听懂，能看懂）。

9. 木僵状态（紧张症）

表现像蜡人一样。患者的自主运动几乎完全消失，很长时间身体静止不动，处于僵卧状态。而且颜面对内外界刺激均没有反应，刺激皮肤亦无疼痛表情或防御反应。

10. 额叶底部病变

（1）Forster-Kennedy 综合征表现为病灶侧嗅觉障碍，视神经损害（视力障碍），可发生视神经萎缩，并见病灶对侧视乳头水肿。多见于嗅沟脑膜瘤、蛛网膜囊肿。

（2）额叶底部病变导致双侧视乳头水肿（颅内压增高所致）时，会使病灶侧视力突然下降，而病灶对侧视力则保持良好。

（3）额极肿瘤因直接压迫眼眶及眶上裂，可损害第Ⅲ、Ⅳ、Ⅵ对脑神经及三叉神经第一支，并可伴单侧突眼。

（4）岛盖区病变受刺激后可出现节律性的咀嚼、咂嘴、舔舌、吞咽等运动。多为全身癫痫发作的先兆，也可孤立性发作。

11. 前回转发作

在额上回后部受刺激时，立即发生对侧半身的肌肉突然痉挛抽搐，并且伴有头眼向该侧转动，意识障碍，为癫痫发作表现。

12. 孤立性中枢性面瘫

有时可能是额叶孤立性病变。

13. 小便行为的异常

表现为患者有时从床上起来向厕所走去，但未到厕所前就便到裤子里或厕所外面，有时甚至便到床边，重者则便到床上。为动作缺乏计划，或执行计划不彻底的表现。

二、顶叶损害的定位诊断

1. 中央后回病变

（1）皮质刺激症状：发生感觉性皮质性癫痫，可单独发作，也可以是全身发作的先兆。

（2）皮质破坏症状：对侧肢体相应部位发生感觉障碍，以复杂感觉障碍为主，表现实体觉、图形觉、两点区别觉等障碍明显，而普通感觉障碍轻。

2. 体像障碍

体像障碍即格斯特曼（Gerstmann）综合征，也称自体局部认识不能症（anosognosia）。病变发生在顶、枕叶交界处，特别是顶叶的急性损害。常见以下四种：

（1）偏瘫失注症：对自己的偏瘫不关注，好似与己无关。

（2）失肢体感：好像或确实觉得肢体缺如，常为左侧病变引起。

（3）偏瘫无知症：对偏瘫坚决否认，有的伴有虚构。或以某些无关的理由来解释不能活动的原因，或不承认瘫痪肢体属于自己而认为属于别人。

（4）幻多肢：认为自己有 2 个以上的手或脚，一般为 3 个。

3. 结构失用症

结构失用症又称失结构症，或运用不能症，或失用症。指缺乏多空间结构认识与识别能力，患者丧失了复杂的有目的的动作，为主侧半球顶叶缘上回损害时的主要症状之一。患者虽无瘫痪，但不能完成自己穿衣服、扣纽扣等日常动作，画线、画图等日常工作行为也发生障碍。如果病变位于主侧半球顶叶缘上回可发生双手失用症，若缘上回病灶较大侵入中央前回，则在右侧偏瘫的同时，可见到左手的运用不能。胼胝体损害也可发生孤立的左手失用症。

4. 失读症

主侧半球顶叶角回病变时，可出现失读症，即阅读能力丧失，多伴有书写障碍（病变程度次于额中回后部病变）。

5. 后回转发作

当顶上小叶受刺激时，可出现突然对侧半球感觉异常发作，有时伴有后回转发作，为癫痫发作的表现。

6. 象限性偏盲

顶叶深部病变损坏了视辐射上部的纤维，可出现病灶对侧同向性下象限盲。

7. 半身萎缩症

顶叶病变可出现对侧半身萎缩。

8. 定向障碍

不能辨别左右，丧失左右定向认识能力。

9. 地理障碍

顶叶病变可出现地理关系认识方向的障碍,如在一个熟悉地方迷失方向。

三、颞叶损害的定位诊断

颞叶非主侧半球损害发生症状很轻微,而主侧半球损害主要发生失语症。

1. 感觉性失语症

感觉性语言分析器位于颞上回的后部,又称 Wernicke 区。该区损害患者丧失理解语言的能力。听到的词与句不能与相应的形象、概念或事物联系起来,患者完全不能理解语言,就好像用他不懂的语言同他谈话一样。用谈话来和这种患者沟通是异常困难的,他不明白你希望他做什么。与运动性失语症不同,感觉性语言中枢损害的患者能够说话,但讲得不正确,讲错词,所答非所问,也称错语症。

2. 健忘性失语症

健忘性失语症又称命名性失语症、遗忘性失语症,为颞叶后部与顶叶下部交界处损害的结果。表现为称呼物品名称的能力丧失,但尚保留说话的能力。如果向患者询问名称,则可发现其缺陷,能讲出该物品如何使用及使用方法等,但说不出其名称,即使十分熟悉的物品也同样。

3. 听觉障碍

听觉中枢位于颞上回与颞横回。听觉中枢受刺激可产生幻听。有时为癫痫发作的先兆。一侧听觉中枢损害不产生听觉障碍,因为一侧听觉中枢与两侧的末梢感受器装置相联系。

4. 嗅、味觉障碍

嗅觉中枢位于海马回,味觉中枢位于其邻近的部位。当海马回及其附近受刺激时,产生嗅幻觉与味幻觉。多为癫痫发作的先兆,有时表现为小发作,短暂性意识丧失或意识朦胧状态。一侧嗅、味觉中枢损害不产生明显嗅、味觉障碍,因一侧皮质中枢与双侧末梢神经联系。

5. 共济失调

共济失调主要为颞叶-脑桥-小脑束损害之故。主要是躯干性共济失调,表现为行、走、坐、立不能。用病灶对侧的手试验时可发生向对侧指空现象。

6. 视野缺损

颞叶深部病变,损害了视辐射,可出现病灶对侧同向性上象限性偏盲。

7. 眩晕发作

颞叶有前庭神经的投射区，故颞叶病变可出现眩晕，常伴有幻听。前庭皮质性眩晕发作往往为颞叶特有的症状。

8. 音乐中枢症状

主侧半球颞叶的颞上回损害，患者不能唱歌，也听不懂别人唱歌。

四、枕叶损害的定位诊断

枕叶与视觉功能有关，其损伤主要有以下病变。

1. 视觉中枢病变

（1）刺激症状：表现为视幻觉，出现闪光、火星、火光、暗影等；而枕叶外侧表面受刺激，则产生复杂的视幻觉，如图形、画像、物体等；有时是动的，常常是奇形怪状的，可出现可怕的视物变形症。通常视幻觉为癫痫发作先兆。

（2）破坏症状：可引起同向性偏盲或象限性偏盲。距状裂以下一侧舌回损害，可产生对侧同向性上象限性偏盲；距状裂以上一侧楔回损害，可产生对侧同向性下象限性偏盲。上述同向性偏盲，中心视力保存，称黄斑回避。

2. 视觉认识不能症

表现为患者不是失明，而是完全可以看到物体，并能绕过障碍物走，但丧失了根据物形认出物品的能力。但用手触摸可辨别出来。

3. 顶枕交界区病变

在顶叶与枕叶交界区（靠近角回），有头和眼转动的"副中枢"，该区受刺激时头、眼向对侧转动和注视。往往伴有视幻觉，多为癫痫发作表现。

第八章 脑血管病变的定位诊断

第一节 脑血管的解剖与生理

中枢神经系统的血液循环是一个整体。其中包活动脉系统、毛细血管及静脉系统（静脉及静脉窦）。

脑血液循环是指大脑半球、间脑、脑干及小脑的血液循环。脑的血液供应来源于两个系统，即颈内动脉系统及椎基底动脉系统，这两个动脉系统又是密切相连的。脑的静脉系统包括静脉及静脉窦。从临床角度来看动脉系统发生病变的机会较多，而静脉系统发生病变的机会较少。

颈内动脉左右各一，皆起源于颈总动脉，左侧的颈总动脉起源于主动脉弓，右侧的颈总动脉起源于无名动脉，而无名动脉直接起源于主动脉弓。

椎动脉左右各一，皆起源于锁骨下动脉，左侧的锁骨下动脉起源于主动脉弓，而右侧的锁骨下动脉起源于无名动脉。

一、动脉系统

（一）颈内动脉系统

颈总动脉约在第 4 颈椎水平，体表约相当于甲状软骨上缘处，分成颈内动脉与颈外动脉。颈内动脉从颈总动脉分出后直接上升至颅底，经颈动脉管入颅腔，通过海绵窦，相继分出眼动脉、大脑前动脉、后交通动脉、大脑中动脉和脉络丛前动脉。按其行程可分为四部：颈部、岩部、海绵窦部及脑部。后三部合称颈内动脉颅内部，颈部又称颅外部。主要供应大脑的额叶、顶叶、颞叶的一部分（颞上回），同时供应基底节。

1. 眼动脉

眼动脉在颈内动脉虹吸弯处由颈内动脉发出，向前与视神经一起行经视神经孔入眶，分出视网膜中央动脉等。主要供应视网膜。

2. 后交通动脉

后交通动脉在视交叉外方起源于颈内动脉后壁。该动脉自颈内动脉发出后，从视束起始端的下方越过，与椎基底动脉系统的大脑后动脉的前壁相连。故后交通动脉可看作是颈内动脉系与椎基底动脉系的吻合支。

后交通动脉很细小，在其向后走行过程中陆续从动脉干垂直发出若干中央支以供应视交叉、视束、垂体、灰结节、丘脑下部，丘脑底部、丘脑外侧下核的较前部分以及内囊后肢前的下部、大脑脚和脚间的一部分。

3. 脉络丛前动脉

脉络丛前动脉为一细小动脉，多数在后交通动脉起始处外侧约 1.5～4.5mm 处直接由颈内动脉发出，但有少数病例起自大脑中动脉、后交通动脉或起自大脑前动脉与大脑中动脉的连接处。此动脉沿着视束方向向后进行而至外侧膝状体，并分支供应外侧膝状体的外侧半，而且供应视束的中部、内囊后肢的后 2/3（约相当于丘脑皮质束、视辐射、听辐射的纤维通过处）、大脑脚底的中 1/3（相当于锥体束通过处）、苍白球的大部分、侧脑室的下角的脉络丛及丘脑。

4. 大脑前动脉

大脑前动脉为颈内动脉两大终末支之一。该动脉发出后在大脑半球内侧面，首先向前向上绕过胼胝体的膝部，然后沿着胼胝体干形成弓状向后走行，最后终止于顶枕裂下端附近。两侧的大脑前动脉借短的前交通动脉相连接。该动脉发出的深支称豆纹内侧动脉，进入前穿质与大脑中动脉吻合，主要供应尾状核前部、壳核前 2/3 部分、苍白球外侧核和内囊前肢。其浅支，供应额叶内侧面、额极、额上回、旁中央小叶（包括中央前回上 1/5）、胼胝体膝部与体部的前 4/5 及脑底面和眶部内侧面。大脑前动脉主要分支如下。

皮质支（浅支）：

（1）眶动脉：一般在前交通动脉前方 4～10mm 处由大脑前动脉发出。供应额叶眶面和内侧面直至额极。

（2）额极动脉：单独或与眶动脉共同起自大脑前动脉，在胼胝体下方，向前上方走向额极，额极动脉移位常是额叶肿瘤在脑血管造影中的反映。供应额极内、外侧面。

（3）额前动脉：在胼胝体附近由大脑前动脉发出，沿额叶内侧面行向前上方，并转至半球的上外方。

（4）额中动脉：自胼胝体上方分出，向后上斜过扣带回，越过半球背侧缘到额中回。

（5）额后动脉：在胼胝体中部发出，斜向后上方，越过半球背侧缘至半球的背外侧面。

（6）旁中央动脉：由胼胝体中部发出，斜向后上至中央旁小叶并转至中央前回和中央后回两回的上 1/4 区。旁中央动脉闭塞可引起对侧下肢上运动神经元性瘫痪伴排尿障碍。

（7）楔前动脉：为大脑前动脉在胼胝体压部稍前方向后上的延续，并转至半球上外侧面的顶上小叶。供应扣带回上部、楔前叶前 2/3、顶上小叶及顶下小叶上缘。

（8）胼胝体动脉：为胼周动脉在走行中发出的若干细小分支。供应胼胝体及其邻近皮质。

中央支（深支）：

（1）内侧穿通动脉（又称 Heubner 动脉）：为一细小而特殊的分支，多在平前交通动脉处由大脑前动脉外侧壁发出，返向后外，潜入前穿质，分布于尾状核头及其邻近的壳核前部、内囊前肢及苍白球的外侧部。此动脉阻塞时，内囊前胶软化，出现额叶性共济失调。

若为优势侧半球动脉阻塞,尚可伴智力损害。

(2)外侧前穿动脉:由大脑前动脉根部发出,发出后进入前穿质。供应尾状核前部等处。

5. 大脑中动脉

大脑中动脉可视为颈内动脉的直接延续,是颈内动脉最大的分支,其动脉管径约 4mm,也是最易发生血液循环障碍的一支动脉。大脑中动脉从颈内动脉发出后,其皮质支进入大脑外侧裂后分布于大脑半球的外侧面,包括额下回,额中回,颞上回,颞中回,中央前、后回的下 4/5 及顶叶的缘上回与角回等。其中央支(称深穿支),由大脑中动脉起始处发出,经前穿质上行分为内侧豆纹动脉和外侧豆纹动脉。此动脉在高血压动脉硬化基础上极易破裂,故又称"出血动脉"。此动脉主要供应尾状核体、豆状核、内囊后肢前 3/5。大脑中动脉的主要分支如下。

皮质支:

(1)眶额动脉:从大脑中动脉上干或总干分出后,在大脑外侧裂上部附近分为两支。供应眶部、额下回后部及额中回前部。

(2)中央沟前动脉:从大脑中动脉干上发出后,斜向上方行于中央沟附近。主要供应额中回与额下回后部和中央前回下 3/4 的皮质。

(3)中央沟动脉:从干上发出后,在半球上外侧面沿中央沟或中央沟前、后缘上行。供应中央前回下 3/4 及中央沟后缘下 3/4 的皮质部。

(4)中央后沟动脉:也称顶前动脉,从干上发出后,经中央后沟上行至上部再弯曲向后深入顶间沟。主要供应中央后回下 3/4 及顶间沟前部上、下缘的皮质。

顶前动脉、中央沟前动脉、中央沟动脉合称额顶升动脉。

(5)顶后动脉:从大脑中动脉远端发出,沿大脑外侧裂的后支上行,并越过缘上回深入至顶间沟。主要供应缘上回(在优势半球为运用中枢,损伤后可发生运用不能症或失用症)及顶上小叶下缘皮质。

(6)角回动脉:从主干上发出后,沿颞上沟往后走行,越过角回深入至顶间沟后部。主要供应角回(在优势半球为阅读中枢)及顶上小叶后部上缘皮质。

(7)颞后动脉:多在大脑外侧裂后端浅出,越过颞上回向后。主要供应颞上回后部(在优势半球侧为听话中枢,损伤后发生感觉性失语)以及颞中回、颞下回后部。

由于顶后动脉、角回动脉、颞后动脉尚供应皮质内面的膝距束,故 3 支动脉发生阻塞后除产生皮质症状外均可产生同侧偏盲。

(8)颞中动脉:多在外侧沟中部越过颞上回,分布于颞叶中部。

(9)颞前动脉:多在大脑中动脉进入大脑外裂以前发出,先向外上绕到极凸面,然后转向前下。主要供应颞极及颞上回、颞中回、颞下回前部。

(10)颞极动脉:多在大脑中动脉分叉以前发出,但也可在分叉后起自颞前动脉。供应颞极部。

中央支(又称豆纹动脉):

(1)内侧豆纹动脉:发出部位为大脑中动脉起始部的 1cm 以内部位,有 2~3 支,为一组细小而彼此平行的血管,以直角发出入蛛网膜下腔后走行 0.8~1cm 后进入前穿质。

(2)外侧豆纹动脉:发出部位为大脑中动脉起始部外侧 1~2cm 处,数目为 2~6 条,以 4 条为最多，这些小动脉同样为一组细小而彼此平行的小血管，它们以直角发出后，在蛛网膜下腔中走行 0.8～1.2cm，然后进入前穿质。

内、外侧豆纹动脉主要供应尾状核体、豆状核、内囊上 3/5。在高血压动脉硬化时极易发生出血，故又称"出血动脉"。

大脑中动脉皮质支与大脑前动脉皮质支交错供应区为额上回，额中回上半，中央前、后回上 1/4 及顶间沟上缘等处皮质。

（二）椎基底动脉系统

1. 椎动脉

在颈根部起自锁骨下动脉第一段，向上穿行于 5～6 个颈椎横突孔。从第 1 颈椎横突孔穿出后，绕行其侧块，经枕骨大孔入颅，至脑桥下缘与对侧椎动脉汇合形成基底动脉。椎动脉按其行程可分四段，由椎动脉起始至进入第 5～6 颈椎横突孔之前为第一段。椎动脉第二段行于上 5～6 个颈椎横突孔内，丛状的椎静脉及交感神经丛攀附动脉走行。第三段又称水平段，在第 1 颈椎横突孔处与第二段接续，绕第 1 颈椎侧块后方经椎动脉沟前行，至寰枕后膜下缘。椎动脉穿寰枕后膜、硬膜及蛛网膜进入蛛网膜下腔，即续为第四段（又称颅内段）。此段在延髓前外侧面行经第Ⅸ～Ⅻ对脑神经根的前方，至脑桥下缘与对侧椎动脉汇合成基底动脉。椎动脉颅内段发出以下分支。

（1）脑膜支：约在枕骨大孔平面，椎动脉穿过硬脑膜前发出，此支行于硬脑膜与颅骨间，主要供应于小脑幕。

（2）脊髓后动脉：起自椎动脉或小脑下后动脉，在延髓侧面下行，出枕骨大孔后行于脊髓后外侧沟内。

（3）脊髓前动脉：在接近桥延沟处起自椎动脉，在延髓前面下降。左、右脊髓动脉多在锥体交叉至第 2～3 颈髓平面汇合为一条，并沿着正中裂继续下降。

（4）延髓支：为 1～3 条来自椎动脉的细小分支，一般经后外侧沟入延髓。分布至延髓的背外侧面。

（5）小脑下后动脉：为椎动脉的一大分支，约在下橄榄下端处发自椎动脉。小脑下后动脉的分支有：①蚓支：或内侧支，在小脑半球与后蚓之间后行，供应蚓部及半球内侧部；②扁桃半球支：或外侧支，行于小脑半球的下面；③脉络丛支：为数条细小分支，参与第四脑室脉络丛的构成；④延髓支：为许多细小分支，从延髓侧面入脑，供应延髓背外侧区。此动脉是栓塞或血栓形成的易患血管之一，并可出现 Wallenberg 综合征（延髓背外侧综合征）。

2. 基底动脉

沿脑桥基底动脉沟前行，至脑桥上缘分为左、右大脑后动脉。基底动脉的前下方为颅底斜坡，二者相距 2～3mm，但基底动脉前端向后弯曲约距鞍背 1cm，并在鞍背顶端或其稍上方分叉而终。当蝶鞍、斜坡或脑干占位性病变时，常使基底动脉移位。基底动脉发出以下分支。

（1）脑桥动脉：约 10 余条细支，长短不一。某些细小的分支均从基底动脉干上发出，包括旁中央动脉短旋与长旋动脉。主要供应脑桥底部、脑桥背盖腹侧部，以及脑桥内结构。

（2）小脑下前动脉：约起自基底动脉的下 1/3 处，发出后行向背外侧，在展神经、面神经和听神经的腹侧走行，供应小脑前下面及小脑白质与齿状核等处。其分支有：①桥延支：为在小脑中脚附近发出的一些细支，于脑桥腹外侧或桥延沟外侧部入脑。②内听动脉（又称迷路动脉）：供应半规管、球囊、椭圆囊及耳蜗等结构。因为此动脉无有意义的侧支吻合，似为一功能性"终动脉"，因此内听动脉血流稍减少时便可产生平衡障碍。

（3）小脑上动脉：起自基底动脉上段，从动眼神经根下方行向背外侧。供应小脑上部，包括上蚓部和邻近外侧部。

（4）大脑后动脉：为基底动脉的终支，跨越动眼神经上方，绕过大脑脚后行跨至小脑幕上，经胼胝体压部下方进入距状沟，分为距状沟动脉和顶枕动脉，主要供应颞叶基底部、枕叶内侧面及背外侧面和部分间脑，以及部分内囊，其分支如下。

大脑后动脉皮质支分支：①颞下前动脉：在海马回钩处行向前外，越过海马回前部，分布于颞下回前部以及背外侧面，其根部有些小分支深入海马裂。②颞下中动脉：在海马裂附近发出，发出后经海马回中部入侧副裂，在侧副裂处分为 2～3 支走行向外，主要供应梭状回及颞下回中部。③颞下后动脉：在海马裂后部发出，发出后越过海马回及侧副裂后部斜行向外，供应楔回后部、舌回以及枕叶背外侧面。④距状裂动脉：为大脑后动脉的终支之一，沿距状裂向后行，绕至枕极面，主要供应距状裂附近枕叶皮质。⑤顶枕动脉：为大脑后动脉终支之一，沿顶枕裂附近斜向后上，供应楔叶以及楔前叶的后部，并绕至大脑半球背外侧面分布。

中央支从大脑后动脉的根部（与后交通动脉相连接处）发出，约 5～7 小支。主要供应丘脑、下丘脑核、红核、小脑上角、大脑角外侧、内囊后肢的后部。主要分支有后内侧丘脑动脉、后外侧丘脑动脉、脉络丛后动脉、脚间动脉、乳头体动脉、四叠体动脉、丘脑膝状体动脉。该动脉阻塞后常表现红核丘脑综合征、丘脑综合征等。

总之，大脑后动脉供应范围为枕叶内面及下面、颞叶下面（颞极除外）、颞下回、枕叶外侧面一部分以及部分间脑和内囊。大脑后动脉的皮质与大脑前动脉和大脑中动脉的皮质支存在着侧支吻合。

（三）脑底动脉环

脑底动脉环，又称 Wills 环，位于蝶鞍上方，围绕视交叉、灰结节及乳头体形成环状。

脑底动脉环由两侧颈内动脉、大脑前动脉、后交通动脉、大脑后动脉以及 1 条前交通动脉组成。大脑中动脉不参与脑底动脉环的组成。从脑底动脉环的组成中可以看出两条大脑后动脉起源于基底动脉，其他的动脉皆起源于颈内动脉。其中前交通动脉为沟通左、右颈内动脉系的血管，位于视交叉前上方，它常发出 3～4 条中央动脉至下丘脑及隔区，前交通动脉较细且多变异，也是动脉瘤的易患血管。后交通动脉则为沟通颈内动脉系统和椎基底动脉系统的血管。

虽然一般书籍对脑底动脉环的描述大致相同，但实际上有相当的例数，此环有不同程度的变异或组成此环的某些动脉发育不良。

脑底动脉环的生理意义：脑底动脉环在保证供应脑组织足够的血液方面起着重大的作

用，具体作用有两个方面。第一，组成侧支循环。在正常情况下，动脉环左、右两半间，血液互不沟通，但在病理情况下，特别在血管闭塞时，对维持脑的血液供应有一定作用，故为一潜在的侧副循环代偿装置；第二，调整颅内动脉压，使双侧颈内动脉系统与椎基底动脉系统血压维持平衡。

其他脑动脉侧支循环途径：

（1）脑底动脉环。

（2）颈内动脉与颈外动脉吻合。

（3）大脑前、中、后动脉末端的相互吻合。

（4）颈外动脉与椎动脉吻合。

（5）大脑皮质与脑膜血管吻合。

（6）锁骨下动脉与椎动脉，颈深动脉与椎动脉的吻合。

这些丰富的吻合支，对于保证脑血液循环的供应有一定的作用。当血管闭塞时，侧支循环建立在三个水平面上，即颈部、脑底动脉环、半球间脑膜皮质血管吻合。

二、静 脉 系 统

脑的静脉分为浅静脉和深静脉两部分，一般均不与动脉伴行，没有静脉瓣。

（一）浅部静脉系统

（1）大脑上静脉：约 10～15 支，主要分布于大脑半球的外侧面上半部及内侧面，由下前斜向上后，注入上矢状窦。该静脉阻塞可造成对侧偏瘫和对侧以精细感觉障碍为主的感觉障碍，波动性症状是静脉偏瘫的特点。

（2）大脑中静脉：以 1～3 支为最多见。它起始于大脑外侧裂，斜向前下方，达大脑底面，最终注入蝶窦与海绵窦。它主要收集外侧裂附近的静脉血液。阻塞后可导致对侧中枢性轻面瘫与上肢轻瘫，发生在优势半球可有失语发生。

（3）大脑下静脉：位于大脑半球外侧面下半及底面，静脉数以 2～3 支最多见。它主要收集颞叶大部分及枕叶下部静脉血，注入横窦。此静脉阻塞可产生火花幻视，视物变形症以及视幻觉，同侧偏盲以及视力突然下降，而无眼底改变。

（二）深部静脉系统

大脑深部静脉系统收集大脑半球髓质（包括内囊、基底节、间脑及脑室脉络膜丛等处）的静脉血液，分为大静脉系与基底静脉系两部分。

脑部的深静脉大都注入硬膜的静脉窦，主要静脉窦如下。

（1）上矢状窦：位于大脑镰上缘。

（2）侧窦：位于小脑幕底部。因侧窦位于乳突后上方，故当慢性中耳炎时易并发静脉炎。

（3）直窦：位于大脑镰、小脑幕相接处。

（4）海绵窦：位于蝶鞍两旁，为视网膜静脉、眼静脉、蝶顶窦的汇合点。其为颈内动脉，第Ⅲ、Ⅳ、Ⅵ对脑神经与第Ⅴ对脑神经第一支通过处。海绵窦接收面、鼻、眼等静脉血，因此，面部感染易引起海绵窦血栓。

（5）上岩窦与下岩窦等：基底静脉系最终也注入大静脉系。

第二节　脑血管损害的定位诊断

1. 颈内动脉梗塞

常见症状和体征：颈内动脉梗塞的临床表现复杂多样，以症状的轻重来说，有的毫无症状，有的症状很严重。概括起来，颈内动脉梗塞的症状和体征如下：偏瘫或轻偏瘫，偏侧感觉障碍及偏盲，优势半球梗塞则有失语。如果累及眼动脉，可出现同侧视力障碍，并可导致视神经萎缩。病情急重者可发生昏迷、癫痫发作等症；病情发展缓慢者多伴严重头痛、呕吐、癫痫发作、智能障碍、语言障碍与知觉障碍等症。

颈内动脉梗塞的诊断除了以上所述的临床表现外，还有以下特征性的诊断依据。

（1）霍纳综合征：大约50%病例会出现，发生在病变同侧，即瞳孔缩小、眼裂变小及眼球内陷。发生机制是颈内动脉周围的交感神经纤维丛附贴于颈内动脉外膜上，当颈内动脉梗塞时，颈内动脉周围的交感神经丛受到缺血性损害，出现交感神经破坏性现象，即霍纳综合征。

（2）颈内动脉搏动：假如出现一侧颈内动脉搏动减弱或消失则有诊断意义。

（3）颈内动脉杂音：在颈动脉分叉处听到高调的收缩期杂音是颈内动脉狭窄的体征。

（4）视神经交叉瘫：病灶同侧眼一过性或持久性黑矇，而对侧偏瘫，称为视交叉瘫。这是颈内动脉关闭特征性的临床类型之一。

（5）视网膜中心动脉压：正常人双侧视网膜中心动脉压相等，当颈内动脉梗塞时病灶侧可能降低，双侧相差5mmHg以上即有诊断意义。

（6）前额内侧部皮肤温度降低：当颈内动脉梗塞时病灶侧的前额内侧部皮肤温度降低0.5～1.0℃，同时伴有局部的血压降低，血流减少及动脉搏动减弱。这是该区的供血来自颈内动脉系统，由眼动脉眶上支供血之故。

（7）颞浅动脉搏动：当颈内动脉阻塞时，病灶侧颞浅动脉搏动增强，这是颈外动脉循环血流增多之故。

（8）颈内动脉造影：这是最好的诊断方法。可证实诊断并能明确颈内动脉梗塞部位。

2. 大脑前动脉梗塞

（1）对侧偏瘫，偏瘫特点为下肢重于上肢，甚至下肢单瘫。

（2）对侧下肢远端出现感觉障碍。

（3）在优势半球病变时可出现运动性失语。

（4）失用症。

（5）有时出现中枢性大小便障碍。

（6）精神症状：因累及额叶及胼胝体故出现精神障碍。表现为精神迟钝、智力低下、定向障碍，偶尔出现痴呆。如果主干关闭或双侧大脑前动脉皮质支主干的终末支关闭则出现运动性缄默症，患者呈清醒状态、睁着眼睛，但对外界刺激毫无反应。

（7）额叶性共济失调，因累及内囊前肢。

（8）可出现强握反射、摸索反射、吸吮反射及猞犬反射。

3. 大脑中动脉梗塞

大脑中动脉梗塞病变常发生在大脑中动脉的起始处，也可在侧裂部分。症状严重，经常有严重的偏瘫并肌张力减低，大部分为均等偏瘫，少数可能上肢完全瘫痪，而下肢尚保留一定的肌力。表现为向病灶侧同向性偏视、中枢性面舌瘫、偏身感觉障碍与偏盲。病变在优势半球可见完全性失语症。急重患者可出现意识障碍。

（1）深支梗塞：产生病灶对侧均等性偏瘫，一般无偏盲与偏身感觉障碍。所谓均等性偏瘫，即面、舌、上肢及下肢瘫痪的程度相等，因大脑中动脉深支供应内囊上 3/5（相当于锥体束通过处），而内囊下 2/5（相当于深部感觉、浅部感觉及膝距束通过处）则有脉络丛前动脉供应。

（2）皮质支主干（分出深支以后的皮质支）梗塞：①病灶对侧偏瘫，头面、上肢瘫重于下肢；②病灶对侧半身感觉障碍，上半身重于下半身，并伴有皮质性感觉障碍的特点；③主侧大脑半球损伤时可出现失语症、失写症、失读症及失用症。

（3）额顶升动脉梗塞（包括中央沟前动脉、中央沟动脉与顶前动脉）：对侧半身上肢感觉与运动障碍重于下肢，如优势半球损害则伴运动性失语症。

（4）中央沟前动脉梗塞：产生对侧中枢性面、舌瘫，上肢远端轻瘫，如病变在优势半球则有运动性失语。

（5）中央沟动脉梗塞：产生对侧上肢单瘫成不完全偏瘫（以上肢为重），并可伴轻度感觉障碍。

（6）顶前动脉梗塞：产生对侧半身上肢感觉障碍，并有轻度瘫痪，在优势半球可伴有命名性失语。

（7）眶额动脉梗塞：产生额叶精神症状，在主侧半球则有运动性失语症。

（8）顶后动脉梗塞：产生对侧半身感觉障碍（以上肢为重），并以皮质感觉障碍重，在优势半球则产生运用不能或失用症。

（9）角回动脉梗塞：主侧半球的角回动脉梗塞时可出现视觉性失认症及格斯特曼（Gerstmann）综合征：失计算力、不辨左右、不识手指、失写症、失读症、失用症及失认症等。非主侧半球角回动脉梗塞时可出现低级失用症（如穿衣失用）及低级失认症（空间失认、身体失认、地点失认及记忆力障碍）等。

（10）颞后动脉梗塞：主侧半球病变则产生感觉性失语症。

顶后、角回、颞后动脉尚供应皮质内面的膝距束，故上 3 支动脉发生梗塞后，除产生皮质症状外均可产生同向性偏盲。

4. 前脉络膜动脉梗塞

前脉络膜动脉主要供应内囊后肢，苍白球的内侧段和中间段、膝距束的近端部分、外侧膝状体的外侧一半和大脑脚的中 1/3。

前脉络膜动脉损害时可产生对侧半身轻瘫、半身感觉障碍、对侧同向性偏盲和病侧瞳孔扩大及对光反应迟钝,偏瘫与偏身感觉障碍是一时性的。由于丘脑受损往往伴丘脑综合征。

5. 大脑后动脉梗塞

大脑后动脉的分支与大脑前动脉及大脑中动脉的周围支有丰富的吻合支,因此当大脑后动脉梗塞时供血区很少发生完全性软化。同时大脑后动脉梗塞亦较少见,尤其是脑的基底部和大脑脚,往往更不易受损。

(1)一侧大脑后动脉主干完全梗塞时可使枕叶的内侧面及底面、颞叶底面、中脑及丘脑的大部分发生软化。其典型表现为:①双侧同向性偏盲,伴有黄斑回避现象、皮质盲或视觉失认症、失读症、感觉性失语症;②对侧半身出现丘脑综合征;③对侧半身轻偏瘫及肌张力增高;④主侧半球病变时还出现失读症及感觉性失语症(角回及颞上回的 Wernicke 中枢受损)。

(2)丘脑膝状体动脉梗塞时,则于对侧半身出现丘脑综合征。①对侧半身感觉消失,但不久浅感觉逐渐恢复,而深感觉仍然障碍严重;②对侧半身感觉过敏或感觉过度及自发性剧痛;③久之出现对侧肩胛带及上肢神经性营养不良改变。

(3)大脑后动脉供应中脑的分支梗塞则出现 Weber 综合征及 Benedikt 综合征。

(4)后脉络膜动脉关闭时出现对侧同向性下象限盲。

(5)距状动脉梗塞时可产生对侧同向性偏盲。如上支梗塞则出现双眼同向性下象限盲。反之,下支梗塞则出现双眼同向性上象限盲,无论偏盲或象限盲皆伴有黄斑回避现象。

(6)一侧大脑后动脉皮质支主干梗塞则引起同向性偏盲。如主侧病变时,出现胼胝体压部的软化,使右侧枕叶与言语中枢的联系中断,导致出现失读症而不出现失写症。

(7)双侧的大脑后动脉皮支主干梗塞时可引起双侧枕叶软化,导致皮质盲,虽双侧瞳孔对光反射存在,但双眼视力消失。

(8)大脑后动脉梗塞时可出现记忆缺失综合征,伴有单侧或双侧视野缺损。因大脑后动脉供应颞叶海马,此处梗塞即可解释记忆缺失。其记忆缺失的特点为近记忆损害,即刻回忆与远记忆尚好。

6. 基底动脉梗塞

椎基底动脉缺血引起的梗塞可分为四类:一是局部软化,指单纯延髓、脑桥、中脑、小脑、枕叶的软化;二是弥散性软化,包括脑干、小脑、枕叶的多处软化;三是合并软化,颈内动脉系统与椎基底动脉系统同时有软化灶,波及脑干、小脑及大脑半球;四是继发性软化,占位性病变压迫引起局部血液循环障碍所致。由于梗塞部位及范围大小不同,临床上有不同的表现。主要如下:

(1)眩晕发作:是椎基底动脉缺血最常见的表现,且往往是首发症状。

(2)眼球震颤:往往与眩晕同时存在,并常合并其脑干的症状与体征。

(3)头痛:在椎基底动脉系统缺血时,侧支血管扩张而引起头痛,通常在枕部及颈部。

(4)视力障碍:主要由影响大脑后动脉的血液供应变化而引起,可以双眼同时失明,也可以出现同向偏盲或象限性盲伴有黄斑回避。

（5）健忘及精神模糊状态：大脑后动脉供应颞叶底面的分支，缺血时最突出的表现为健忘，有若干小时的近事记忆丧失，有时伴定向力丧失，特别是对时间、地点的定向力丧失，但行为定向表现完全正常。

（6）复视：主要侵犯第Ⅲ、Ⅳ、Ⅵ对脑神经及内侧纵束。

（7）面部感觉障碍：常有，为一侧或双侧。

（8）吞咽困难及构音障碍：由于损害第Ⅸ、Ⅹ、Ⅻ对脑神经，可表现为真性或假性延髓麻痹。

（9）瘫痪：可表现交叉瘫（脑干一侧性病变时则病变同侧脑神经损害，对侧上下肢瘫痪）或四肢瘫（基底动脉完全损害引起）。

（10）感觉障碍：多为交叉性感觉障碍，即同侧面部与对侧半身感觉障碍。

（11）共济失调：脑干或小脑的损害均可引起，为一侧或双侧。

（12）跌倒发作：表现为突然性跌倒，患者意识清楚，常能立即起来。与脑干网状结构损害有关。

（13）意识障碍：如昏迷、意识模糊与嗜睡。

（14）霍纳综合征：一侧或双侧，因损害眼交感神经纤维。

7. 小脑下后动脉梗塞

小脑下后动脉梗塞又称 Wallenberg 综合征或延髓背外侧综合征。其表现如下：

（1）年长者多，男多于女。

（2）起病较慢，晨醒时发现者较多。

（3）意识清楚。

（4）突然发生眩晕、恶心、呕吐及出现眼球震颤，多为水平性的，由前庭神经核损害所起。

（5）吞咽困难、声音嘶哑或失音，病灶侧软腭低下及咽反射减弱或消失，为疑核损害之故。

（6）面部痛、温觉障碍（一侧或双侧）及病变对侧半身感觉障碍。

（7）同侧肢体出现小脑性共济失调的症状及体征，为损害了绳状体、脊髓小脑后束、橄榄小脑束及小脑之故。

（8）同侧出现霍纳综合征，为损伤自丘脑下部下降的交感神经纤维之故。

（9）眼球震颤，多数病例常出现旋转性眼球震颤，左侧病变时呈顺时针方向，右侧病变时呈逆时针方向。亦可出现水平性眼球震颤或垂直性眼球震颤。

（10）呼吸障碍，出现膈肌痉挛时可出现呼吸困难。

8. 小脑下前动脉梗塞

小脑下前动脉梗塞甚少见。其临床表现类似小脑下后动脉梗塞，只是三叉神经脊束、脊核及疑核不受损害，而三叉神经感觉主核，面神经核及耳蜗神经核受损害。临床表现如下：①甚罕见；②年长者多；③同侧神经性耳聋；④同侧面神经下单位性瘫痪；⑤同侧面部触觉障碍，为侵及三叉神经主核之故；⑥对侧上下肢及躯干的痛、温觉障碍，偶尔也可出现面部痛、温觉障碍；⑦同侧上下肢出现小脑功能障碍的症状及体征，即小脑性共济失调；⑧同侧出现霍纳综合征；⑨意识障碍。

9. 内听动脉梗塞

内听动脉主要供应第Ⅶ、Ⅷ对脑神经根，其终支供应内耳半规管、球囊、椭圆囊及耳蜗；内听动脉梗塞可发生眩晕、呕吐、平衡障碍，并可发生突发性耳聋、耳鸣。

10. 小脑上动脉梗塞

小脑上动脉梗塞的临床表现：①同侧上下肢出现小脑功能障碍的症状及体征，如小脑性共济失调等；②对侧整个半身出现痛、温觉障碍；③同侧上下肢出现异常运动；④双侧听力障碍，但以对侧较重。

11. 静脉窦病变的临床症状

（1）上矢状窦阻塞：上矢状窦阻塞时主要造成颅内压增高，患者头痛、呕吐、意识障碍等，有时首发症状为癫痫；合并浅静脉阻塞时，则出现双侧上运动神经元性瘫痪，以下肢为重，多表现为截瘫的形式。双侧感觉障碍，也是以下肢为重。可出现大小便障碍，为旁中央小叶受损之故，也可有视乳头水肿，前额及眼睑部静脉怒张。

（2）海绵窦血栓形成：常为眼部和鼻咽部感染的并发症，首发症状多为眼眶部和鼻根部疼痛、水肿、眼球突出和视网膜静脉怒张。第Ⅲ、Ⅳ、Ⅵ对脑神经麻痹而引起不同程度的眼球运动障碍，三叉神经第一支受累而出现面上部感觉障碍。发病时伴有高热、寒颤与白细胞增高等表现。

（3）横窦或乙状窦梗塞：常为急性或慢性化脓性中耳炎引起；也可由乳突炎、颅骨骨髓炎引起。患者有寒战或发热，患侧静脉变硬有压痛，乳突处水肿并有静脉扩张、颈项强直，也可有舌咽神经、迷走神经和副神经麻痹。有时出现颅内压增高征，如头痛、呕吐、复视和双侧视乳头水肿。

第九章 自主神经系统病变的定位诊断

第一节 自主神经系统的解剖生理基础

一、中枢部分

间脑包括丘脑、丘脑上部、丘脑下部、丘脑底部与丘脑后部五个部分。其中丘脑下部是自主神经系统的皮质下中枢，脑干及脊髓也参与自主神经系统的活动。大脑皮质是自主神经系统的最高中枢，对自主神经系统的活动起调节作用。

（一）丘脑下部

丘脑下部位于丘脑腹侧，形成第三脑室的底及侧壁的一部分（下部）。

1. 大体结构

（1）乳头体：位于脚间窝内一对豌豆大的圆形隆起。

（2）灰结节：位于乳头体的前方及视交叉的后方，为一表面略为隆起的结构。在第三脑室底部，由薄层的组织所形成。灰结节附连着一个柄称漏斗，后者连着脑下垂体。

（3）漏斗：位于下丘脑视交叉和乳头体之间，灰结节向脑垂体延伸的漏斗状结构。

（4）视交叉。

（5）脑下垂体的神经部：是胚胎时期间脑向下的突出部分，脑下垂体的神经部及腺体部与内分泌功能有关。

2. 神经核

丘脑下部的神经核可区分如下：

（1）前面——视上部：①视上核：在视交叉之上循灰结节前部延伸，由此发出视上垂体束经垂体茎至脑下垂体后叶，视上核的功能与水的代谢有关。②室旁核：在第三脑室两旁前连合的后方，可能与糖的代谢有关，急性损害后出现糖代谢障碍。③视前核：第三脑室两旁终板的后方与身体的温度调节有关。

（2）外侧——灰结节的外侧部。

（3）中间——灰结节部：①丘脑下部腹内侧核：位于乳头体之前视上核之后的圆形灰质块，其功能与性功能有关。②丘脑下部背内侧：核居于腹内侧核之上第三脑室的两旁及室旁核的腹侧，与脂肪代谢有关。

（4）后面——乳头体部：①丘脑下部后核：位于第三脑室两旁，与产热保温有关。②乳头体：包括内侧核与外侧核。

（二）脑干

脑干结构中有重要的自主神经中枢，如呼吸中枢、心动中枢及呕吐中枢，另外还有咳嗽、喷嚏、咽下及唾液分泌中枢。

（三）大脑皮质

大脑皮质是自主神经的最高中枢，尤其是额回、眶回、扣带回及岛回与自主神经功能关系尤为密切，刺激或破坏某些皮质区域可引起血压、脉搏、呼吸、胃肠蠕动、胃液分泌及瞳孔改变。但到目前为止功能比较清楚的仅有以下几个区域：

（1）4、6区：与血管运动、营养、发汗及唾液分泌功能有关。

（2）8区：与瞳孔及眼球运动有关，该部位受刺激时双侧瞳孔散大及双眼向对侧共同偏视。

（3）13区：该区受刺激时呼吸及血压发生改变，该区亦与瞳孔、肾血流、尿量及膀胱活动有关系。

（4）24区：属于扣带回区，其前部受刺激时可出现眨眼、散瞳、发声、呼吸抑制、身体活动停止、肌张力低下、立毛及循环血量的变化等。

（5）17区及19区：与瞳孔活动有关，尤其与缩瞳有关（8区与散瞳有关）。

大脑皮质的自主神经功能对丘脑下部（体温调节，生殖功能，糖、脂肪及水盐代谢等）、脑干（呼吸及循环功能等）及脊髓的自主神经功能起到调节作用。

二、周 围 部 分

自主神经系统的周围部分由神经节、神经干及神经丛组成。其支配内脏、腺体、心、血管及其他的平滑肌。自主神经分布至全身各处，特别是头部、颈部、胸腔及腹腔内的器官。自主神经系统与躯体神经系统在形态及功能上各有不同，其主要区别如下：第一，躯体神经系统支配骨骼肌受人的意识支配，而自主神经系统支配平滑肌、心肌及腺体，不受人的意识支配；第二，躯体神经系统由低级中枢发出纤维后到达所支配的器官是由一个神经元完成的。而自主神经系统由低级中枢发出纤维后不直接到达所支配的器官而是在周围的自主神经节中更换一次神经元，由节内的神经元发出轴突到达所支配的器官，更换神经元以前的神经纤维称为节前纤维，更换神经元以后的神经纤维称为节后纤维；第三，躯体神经系统的神经纤维由脑及脊髓的全长发出，在周身体表保留一定的节段性，而自主神经系统的神经纤维则集中在一定的中枢神经部位，如在脑部则从脑干发出，在脊髓则由 $C_8 \sim L_3$ 及 S_2、S_3、S_4 发出。

从解剖学及生理学进行分类，自主神经系统分为两大组。即交感神经系和副交感神经系。其区别点如下：第一，交感神经系由脊髓的 C_8～L_3 发出，故又称为胸腰部神经。副交感神经系的低级中枢位于中脑的 E-W 核、脑桥的上泌涎核、延髓的下泌涎核、迷走神经背侧运动核及脊髓的 S_2～S_4 称为脑骶部神经；第二，交感神经节，主要位于脊柱两旁及脊柱前方，而副交感神经节则位于脏器附近及器官壁内（壁内神经节）；第三，通常交感神经系的节前纤维短而节后纤维长，而副交感神经系则相反，节前纤维长而节后纤维短。

（一）交感神经系统

1. 交感神经细胞

交感神经细胞为位于第 8 颈髓至第 3 腰髓的侧角细胞，其轴突随着脊神经的前根离开脊髓并穿出椎间孔，又与脊神经本干分离经由白交通支连接于交感神经干，并终止于交感神经节。

自主神经系统分为两级神经元。从胸髓至腰髓的侧角细胞发出神经纤维经过前根到达交感神经节，这些纤维是有髓鞘的，称为节前纤维；由交感神经节的细胞所发出的神经纤维是无髓鞘的，称为节后纤维。

2. 交感神经节

交感神经节主要分两种。

（1）椎旁节：交感神经干为一纵行排列的神经索，位于脊柱的腹外侧，上自颅底起，下至尾椎止。每侧神经索中含有 22～23 个膨大的交感神经节，里面含有交感神经细胞及传入和传出的交感神经纤维，这种神经节每侧各段含有的数目不同。①颈段：共有上中下 3 对交感神经节，即颈上节、颈中节及颈下节（颈下节往往与第 1 胸节合并而成星状神经节）。颈上神经节：该神经节发出的节后纤维加入 C_1～C_4 中，并有 3 个主要的分支：第一支为心上支，从颈上神经节至心丛，其纤维分布于心脏；第二支为颈内动脉支，其神经纤维在颈内动脉周围组成颈内动脉丛入颅内，然后在三叉神经节的前方加入眼神经，再经由鼻睫神经和睫状长神经分布于眼球，支配瞳孔开大肌、上睑板肌及眼眶肌；第三支为颈外动脉支，组成颈外动脉丛分布于头面部的皮肤及皮下组织，同时支配腮腺、舌下腺及颌下腺。颈中神经节：其节后纤维加入于 C_5、C_6 中，并分出心中支，支配心脏；此外还支配甲状腺，并组成颈总动脉丛。颈下神经节：其节后纤维加入 C_7、C_8 中，并分出心下支，支配心脏；此外还组成锁骨下动脉丛。②胸段：有 10～12 对交感神经节，排列成行比较整齐。由各节发出分支至胸神经。此外由第 1～4 胸节发出分支至心包、心脏、气管、支气管及肺，由第 1～5 胸节发出分支至主动脉弓，由第 5～10 胸节发出分支加入内脏大神经，组成腹腔丛分布于腹腔脏器。由第 9～10 胸节发出的内脏小神经亦进入腹腔丛。③腰段：有 3～4 对神经节，由其发出分支至胸神经并加入腹主动脉丛。④骶尾段：有 4～5 对神经节，而尾段只有一个单独的神经尾节。

（2）椎前节：为数不多，其中最大的有腹腔神经节、肠系膜上神经节及肠系膜下神经节。

3. 交感神经节的联系

交感神经的节前纤维由 12 节胸髓和 1～3/4 节腰髓的侧角细胞所发出的轴突组成，故交感神经系又称为胸腰神经系，其轴突（节前纤维）大部分具有髓鞘，经过脊神经的前根以后构成胸腰神经之白交通支，而至脊柱两侧的交感神经干进入交感神经节。在交感神经节内，节前纤维有以下 3 种联系方式。

（1）节前纤维在脊柱两侧的椎旁节内更换神经元并发出轴突称为节后纤维，一部分再经过灰交通支随脊神经的前根或后根到达所支配的血管、立毛肌及腺体；其余的节后纤维组成内脏交感神经丛到达内脏器官如心及肺。

（2）节前纤维经过脊柱两旁的椎旁时不更换神经元，而直接至椎前节，其节后纤维分布至内脏。

（3）节前纤维通过交感神经干而与上下交感神经节中之细胞连接。

（二）副交感神经系统

副交感神经系统称为脑神经系统，其节前神经细胞位于脑干和 S_2～S_4 中。

1. 脑部的副交感神经

起源于脑干的副交感神经核，其纤维随着动眼神经、面神经、舌咽神经及迷走神经离开脑干。

（1）E-W 核：位于中脑动眼神经核的首端。由 E-W 核的神经细胞发出轴突随着动眼神经而至睫状神经节，更换神经元后其纤维形成睫状短神经，分布于虹膜的括约肌（司瞳孔收缩）与睫状肌。睫状肌分环形及纵行两种，当看近物时纵行肌收缩使脉络膜向前，悬韧带松弛，晶状体的凸度增加，同时环形肌也收缩，更加使悬韧带松弛，晶状体凸度更加增加。当看远物时两种肌皆松弛，脉络膜保持在正常位置，悬韧带恢复正常张力，晶状体变平，凸度降低。

（2）上泌涎核：位于脑桥与延髓相连接处的网状结构中，恰位于面神经核下端之背外侧，其纤维经过面神经之中间神经，经蝶腭神经节交换神经元后终止于泪腺，经颌下神经节更换神经元，终止于颌下腺及舌下腺。

（3）下泌涎核：位于上泌涎核之下，其纤维经岩小浅神经至耳神经节更换神经元后终止于腮腺，司腮腺的分泌。

（4）迷走神经背侧核：其纤维经由迷走神经到达胸腹腔内的器官，如心、肺、气管、食管、胃及结肠左曲以上的肠管。

2. 骶部的副交感神经

由 S_2～S_4 前后角之间的细胞发出，有时 S_1 亦有之。经脊神经入盆丛终于盆腔内器官的节细胞而分布于肾、输尿管、膀胱、结肠左曲以下的肠管、盆腔内各脏器、外生殖器平滑肌及腺体。

三、自主神经的生理

身体内各内脏器官皆接受交感神经及副交感神经这两种神经的支配，这两种神经的功能既拮抗又协调，是对立统一的，共同来完成器官的正常生理活动。例如，心脏的活动，在体力劳动时交感神经兴奋使心跳加快加强，当人处于安静状态时副交感神经兴奋使心跳减慢减弱。交感神经及副交感神经的功能是在大脑皮质及皮质下中枢调节下有效地维持着机体正常的生理活动。故交感神经及副交感神经两者的功能平衡称为张力正常，若不平衡则称为张力障碍。如交感神经紧张，表现为眼睛发亮、突出、瞳孔散大、皮肤苍白、干燥、有竖毛倾向、心跳过快、血压升高、呼吸自如、口腔发干、胃液缺乏、胃扩张、无力性便秘、代谢亢进、趋于消瘦。交感神经张力增高见于恐惧和愤怒时。副交感神经紧张时表现为瞳孔缩小、皮肤湿润、发绀、心跳徐缓、血压降低、呼吸急促（气喘）、流涎、胃酸增高、容易发生痉挛性便秘与腹泻相交替、代谢降低、趋于肥胖。例如，睡眠状态时就是迷走神经紧张状态时。如两部分张力皆增高称交感迷走神经张力紧张，如性成熟期。两部分张力皆减低称为交感迷走神经张力减退，如老年人。若一个部分张力高于另一部分时称为交感神经紧张或迷走神经紧张。

第二节　丘脑下部病变的定位诊断

丘脑下部是一个古老的结构。丘脑下部前区的神经核都是古老的神经核，包括视上核和视旁核。它们不单是神经细胞的核，而且有腺体的功能，该两核分泌抗利尿激素。丘脑下部后区有乳头体，至少由 3 种神经核组成，亦为古老结构。此外尚有漏斗核，是较新的结构。丘脑下部与神经系统其他部分有密切联系。当它发生病变时可出现各方面的异常，例如，尿崩症、体温调节障碍、心脏节律及血压的改变、肥胖及性功能障碍、睡眠障碍、瞳孔改变以及内脏功能紊乱等。

丘脑下部病变时所出现的症状及体征较为复杂，除了丘脑下部本身病变所能引起的症状与体征外，丘脑下部邻近组织的病变也可引起一些神经症状与体征，在少见的情况下远隔的病灶也可引起丘脑下部的损伤。

从引起丘脑下部病变的原因来说，急性脑部病变所引起的丘脑下部的症状和体征较慢性脑部病变多见。所谓急性脑部病变有急性脑出血、急性颅脑外伤（尤其是脑底部外伤时）、脑部手术、急性脑炎及急性脑膜炎等。慢性病变有丘脑下部及其附近的肿瘤、脑炎后遗症、脑膜炎后遗症等。

急性脑部病变多表现为体温调节障碍、消化道症状、水代谢障碍、心血管功能紊乱及呼吸功能紊乱等。慢性脑病多表现为分泌及代谢障碍及性功能障碍等。

丘脑下部的病变可侵及邻近的垂体，故可出现垂体功能障碍的症状和体征，须注意鉴别。

颅后窝的疾病无论肿瘤或粘连性蛛网膜炎（小脑延髓池型蛛网膜炎）均可能阻塞第四脑室的侧孔及正中孔而产生脑内积水，导致第三脑室扩大，而使第三脑室底的丘脑下部发生损伤，出现丘脑下部损伤的症状及体征。

丘脑下部综合征的临床表现分述如下：

（一）体温调节障碍

丘脑下部有体温调节中枢，其前部的核群与散热有关，其后部的核群与产热、保热有关。在临床上如果病变侵及丘脑下部的前区则产生持久的体温过高，如病变侵及后外侧区则常引起体温过低。如果丘脑下部发生广泛性病变时则可能出现体温变化不定或相对性的体温变异。

丘脑下部的体温调节障碍主要有 5 种表现。

1. 中枢性高热

多由急性脑病引起，如急性脑出血、急性脑缺氧、急性脑外伤及脑手术等。另外脑桥的急性病变也可出现中枢性高热，如出血、栓塞及血栓形成等。中枢性高热的特点如下：

（1）多在急性脑病损及丘脑下部后数小时内出现。

（2）体温骤升。

（3）热度很高，常高达 39℃以上，甚至 40～41℃。

（4）全身皮肤温度分布不对称，双侧颈部、腋窝及腹股沟等大动脉经过处皮肤灼热，四肢温度较低，而躯干温度稍高。

（5）双侧体温往往不对称，常相差 0.5℃以上。

（6）不伴有中毒症状，无寒战。

（7）分泌汗很少或无汗。

（8）一般不伴有周围血循环白细胞的增高。

（9）无相应的引起高热的炎症性病灶。

2. 体温过低

在急性脑病时可出现体温过低，预后极差，多为临终前的表现。有的在急性脑病开始即出现体温过低；有的先出现高热，以后出现体温过低，都是预后极差的表现。体温过低应用物理升温措施及应用有关激素（如甲状腺素）均无良好反应。有人报告特发性低体温的病例可能也与丘脑下部功能障碍有关。另外上部颈髓的急性病变时也可出现低体温。

3. 中度或轻度的体温升高

多见于慢性丘脑下部病变，如丘脑下部慢性炎症等，体温多保持在 37.5℃左右，低热比中度热多见，持续时间较长，同时出现 24 小时的体温曲线异常。测量 24 小时体温曲线时要在同样的环境中，精神安静，避免过多的活动，每半小时测量一次体温，并记录。正常人的体温在下午较高而上午较低，而丘脑下部有病变时体温曲线与正常相反，上午较高而下午较低。

4. 相对性体温变异

其特点是体温随外界温度的变化而变化，外界温度高体温亦相应升高，外界温度低体温亦相应变低。

5. 发作性高热

多突然发生高热，持续时间不等，可自行恢复正常。也有人报告持久性周期性高热的病例也与丘脑下部的功能障碍有关。

（二）水代谢障碍

水的代谢是由丘脑下部调节的，丘脑下部病变时可出现水的代谢障碍，多表现为尿崩症；罕见情况下也可出现尿少症。

1. 尿崩症

尿崩症的临床特点为烦渴、多饮、多尿、尿比重低（多在 1.002～1.005）及脱水。患者烦渴及多饮甚至影响睡眠，多吃食盐及蛋白质时则饮水量更增加，反之饮水量减少。每天尿量 8～10L，甚者多至 40L。

尿崩症的发生是视上核、室旁核、视上垂体束及视旁垂体束受损的结果（其中以视上核及视上垂体束为主）。无论其病变性质如何皆可发生尿崩症，且有人证明破坏视上核和切断视上垂体束，可引起视上核、室旁核及垂体后叶的萎缩，病变越靠近丘脑下部的核区越容易发生尿崩症。上述神经如只损害85%还不一定发生尿崩症，如只切除垂体后叶则不一定发生尿崩症，如损害的神经纤维达 93%～100%则一定发生尿崩症。如果患尿崩症以后再切除垂体前叶，反而使尿崩症消失。垂体前叶对垂体后叶的抗利尿作用是通过生长激素、促肾上腺皮质激素和促甲状腺激素的作用而完成的。

2. 尿少症

该症比较少见。与尿崩症相反，尿量减少、少饮、尿浓度增高、全身水肿及腹水。血中氯化钠潴留为其重要表现。尿少为暂时性，突然发生，症状可自行逐渐消失。尿少症的原因是视上核及室旁核分泌抗利尿激素过多，血清钠浓度增加致肾小管再吸收增加。少吃食盐或注射利尿剂可暂时性地缓解水钠潴留。

（三）内脏的自主神经功能紊乱

丘脑下部是皮质下的自主神经中枢。其后部为交感神经中枢；其前部为副交感神经中枢。后部受刺激时出现呼吸深快、血压升高、脉搏增快、瞳孔散大、立毛肌收缩、皮肤血管收缩及胃肠道活动减少等交感神经兴奋的症状；前部受刺激时可出现心动徐缓、血压下降、瞳孔缩小、胃肠道蠕动增加及膀胱收缩排尿等副交感神经兴奋的症状。当丘脑下部病变时可出现消化系统、心血管系统、呼吸系统及泌尿系统等内脏自主神经功能障碍的临床表现。

1. 消化系统障碍

早在一百多年以前人们就发现在急性脑病时可出现胃的急性糜烂及溃疡，以后经过动物实验及临床的病例得到证实。当急性脑病如急性脑出血或急性颅脑外伤等侵及丘脑下部时可出现腹胀、腹痛、呕吐、呃逆或上消化道出血甚至穿孔，轻者吐出淡咖啡色的胃内容物及大便潜血阳性，重者出现柏油便甚至失血性休克。急性脑出血时的胃出血可达 3000ml 以上，患者多首先出现血压下降，5～6 小时后出现柏油样便。上消化道出血以胃出血及十二指肠出血最为多见，其次是食管及结肠的出血，除出血外也可形成急性溃疡甚至穿孔，以十二指肠穿孔最为常见。

当丘脑下部病变引起消化道的黏膜坏死、出血及溃疡时其病灶常为多发性，广泛地分布于上消化道。病灶在胃大弯处更为明显，因此这种溃疡与慢性溃疡病不同，后者多为多个病灶同时位于胃小弯、幽门及十二指肠近端。

丘脑下部急性病变时所发生的上消化道出血较为常见，其发生的病理变化有二：第一，胃及肠黏膜广泛性出血；第二，胃及肠（尤其是十二指肠）黏膜溃疡形成破坏血管造成出血。另外上胸髓的急性病变也可能发生上消化道出血。

丘脑下部病变时所造成的消化道溃疡及出血的原因有二：有人认为是由于交感神经的血管收缩纤维因丘脑下部损伤的刺激而发生麻痹，使血管扩张，因而血流缓慢及淤血，从而导致黏膜糜烂及出血，进而发生坏死，最后坏死区被胃液消化形成溃疡甚至穿孔；也有人认为是迷走神经紧张的结果。因迷走神经过度兴奋，胃肠蠕动亢进及肌肉层发生痉挛性收缩引起局部缺血、出血性梗死及最后溃疡形成。

早已有病理研究证实，从丘脑下部前区至延髓的迷走神经背侧运动核的这一束传导纤维的任何一处受刺激，皆可引起胃黏膜的急性出血性坏死、胃及食管下端的广泛性糜烂，以及食管、胃和十二指肠的急性溃疡。

2. 心血管系统障碍

心血管的功能正常是由于一系列的调节结构的完整性。因此当丘脑下部病变时虽然能出现各种各样的心血管功能紊乱，但是很难从心血管功能障碍的临床表现来做出定位诊断。但从动物实验及人的手术中发现，用电流刺激后区可出现心跳加速和血压上升，而刺激前区则出现心跳减慢和血压下降。前后区都有破坏时则引起血压及脉搏的波动不稳。

当丘脑下部损害时可发生发作性高血压、发作性低血压、发作性心率快、窦性心动过速、心率减慢及发作性直立性低血压等。但就血压来说当急性丘脑下部损伤时低血压多见，而高血压少见，且血压常不稳定、波动性大及两侧不对称等，如果低血压合并低体温时预后多不良。

3. 呼吸系统功能障碍

呼吸系统的正常功能受一系列因素的影响，其中也包括丘脑下部的功能在内。

（1）对呼吸节律的影响：丘脑下部损伤时可出现呼吸浅而快或呼吸减慢的现象。

（2）急性中枢性肺水肿：当视前区损害时可发生急性中枢性肺水肿。临床上可见于急性内囊内侧型或混合性脑出血（尤其是合并继发性脑室出血时）及急性颅脑外伤（尤其是颅底部外伤时），有人认为正常时视前区可抑制位于丘脑下部的渗透压中枢（渗透压感受器）附近的"致水肿中枢"，当视前区受到损伤时便失去了对该中枢的抑制能力，导致肺部血管通透性增加而出现肺水肿。

4. 肾功能障碍

丘脑下部损害时肾功能障碍较少见，在重症脑出血合并丘脑下部损伤时偶可出现尿中有少数的红细胞、蛋白质及管型，极罕见情况下出现肉眼血尿。极严重的病例可出现肾功能衰竭、少尿或无尿。

5. 膀胱与直肠功能障碍

膀胱与直肠在丘脑下部的代表区大部分在隔区，小部分在背外侧区。

在临床上帕金森病及慢性脑炎的患者表现有尿频及膀胱内压增加，说明膀胱运动部分的活动性增高。在灰结节病变时最早的症状之一就是不自主排尿。第三脑室区有肿瘤时可出现直肠的活动性增高，导致高度的排便反射亢进。

（四）瞳孔改变

在动物实验中刺激丘脑下部后区的核群可引起瞳孔散大，而破坏这一区域则出现瞳孔缩小、眼裂缩小和眼球内陷，即所谓霍纳综合征。用电流刺激穹窿周围核也可引起双侧瞳孔缩小。刺激丘脑下部的前区可引起瞳孔缩小，破坏该区则引起瞳孔散大。

临床上，由于天幕上占位性病变或急性脑出血而发生中央型天幕疝时，在初期即可出现双侧瞳孔轻度缩小，对光反应存在，到中期则出现双侧瞳孔散大及固定，对光反射消失，以上的瞳孔改变是由丘脑下部功能障碍所致。

临床上由于病灶的位置（位于前部或后部）及病灶的性质（刺激性或破坏性）不同可出现各种不同的瞳孔症状，也可双侧不对称。

（五）糖代谢障碍

实验资料证明脑桥盖部损伤后可引起暂时性的血糖增高及糖尿。有人认为丘脑下部的后外侧区的交感神经受刺激释放出肾上腺素可使肝内贮存的糖释放入血中，引起血糖升高，中枢性的血糖升高多见于急性重症脑出血或重症颅脑外伤时，这种血糖升高多数为暂时性的，血糖升高持续时间较长多为预后不良的征象。这种中枢性的血糖升高及糖尿患者的血及尿中无酮体出现。

相反，在视交叉水平损伤丘脑下部前区或室旁核时可出现血糖过低症。

（六）肥胖和消瘦

肥胖症：丘脑下部的腹内侧核及其他附近的区域损伤时常出现肥胖，其特点是呈向心性分布，脂肪的沉积主要分布在躯干，其次在肢体近端，多由脑积水、脑炎、脑膜炎、脑外伤及蛛网膜炎引起。由于丘脑下部的调节性腺的神经结构（灰结节）和脂肪沉积的结构极为相近，因而容易合并发生肥胖、性腺萎缩及第二性征缺失，称为肥胖性生殖无能症。

消瘦：丘脑下部病变时亦可出现消瘦，但很少达到恶病质的程度。

（七）性功能紊乱

性腺的正常功能与灰结节、漏斗核的活动密切相关，从此核发出纤维组成结节垂体束，此核能影响垂体的促性腺激素的排出量。

丘脑下部的结节漏斗核的病变可以产生性腺萎缩和肥胖，称为肥胖性生殖无能症，如果这种情况发生在成年前期，则称为 Frohlich 综合征。结节漏斗核的病变在儿童期多表现为性功能发育迟钝，在成人则表现出性欲减退。男性阳痿，女性无月经。也有相反的情况，出现性功能亢进的表现。在儿童期表现为性早熟，在临床上表现为第二性征发育过早和性欲早熟，外生殖器在儿童期或未成年时即发育长大，阴毛、腋毛和面部胡须过早发生，性欲过早成熟，肌肉特别发达和呈现出异常强壮体形。临床上 15% 的性早熟是由颅内病变引起的，主要见于松果体肿瘤时，但亦可见于颅咽管瘤及脑积水等疾病（80% 的性早熟由肾上腺或性腺的肿瘤引起）。在成人可表现为性欲亢进。

（八）意识及睡眠障碍

中脑上端的被盖部及丘脑下部的后部组成上行网状激活系统，其功能为保持觉醒及意识清晰，上行网状激活系统损伤后可表现出意识障碍及睡眠障碍。

1. 意识障碍

上行网状激活系统损伤后可产生意识障碍，为暂时性的或持久性的。多见于中脑上部及丘脑下部的后份的血管病、颅脑外伤、炎症及肿瘤等病急性损伤时。

2. 睡眠障碍

可表现为以下 3 种类型：

（1）睡眠过多症：①发作性睡病：主要表现发作性的睡眠，每次发作持续几十分钟到几小时。发作性睡眠时可被唤醒，可出现在任何情况下，如学习、工作、乘车、吃饭，甚至驾驶机动车时都可发生不可抑制的发作性睡眠。同时伴有猝倒症、睡眠麻痹、幻觉症及梦游症等。② Kleine-Levin 综合征：此为一罕见的发作性多眠伴多食、运动性不安、易激动、轻度的意识混浊及在某些病例中出现幻觉，每次发作多持续 2～3 天，长者可达 6 周。每间隔 3～6 个月发作一次，多发生于男性，10～12 岁时多见。

（2）失眠症：见于丘脑下部和中脑交界处的病变，如病毒性脑炎、颅脑外伤、血管病及肿瘤。

（3）睡眠倒错：较少见。

（九）精神障碍

精神障碍较少见，可表现为躁动不安、病理性哭笑、失定向力、幻觉及不能控制的暴怒等。

（十）丘脑下部发作

丘脑下部发作也称为间脑发作成间脑癫痫。可表现为以下两种形式。

1. 交感神经发作

发作时剧烈头痛、头昏、头胀、心悸、颤抖、寒战并常有恐怖感，皮肤潮红或苍白，多无意识障碍，血压增高或正常。发作过后常排出低比重尿，每次发作多持续数十分钟到数小时。

2. 副交感神经发作

突然眩晕、胸闷、心区受压感、胃部灼热感、恶心、呕吐、流涎、大汗淋漓、脉慢、呼吸节律不整，发作严重者可导致死亡。

（十一）皮肤色素沉着

丘脑下部病变或垂体中间叶的病变可出现皮肤色素沉着及发色的改变。可见于脑底部炎症、脑底部肿瘤及颅脑外伤时。其发生机制是黑素细胞扩张素由垂体中间叶分泌，垂体中间叶的功能还受丘脑下部所产生的黑素细胞扩张素释放激素的支配，皮肤及头发的颜色多变黑。

（十二）血细胞的改变

急性丘脑下部病变可引起血细胞的变化，红细胞及白细胞增多。红细胞增多而无血液浓缩，白细胞增多而无炎症。白细胞增多以多核白细胞增多为主，而淋巴细胞往往减少，嗜酸性粒细胞往往减少甚至消失，此种红白细胞的增多为暂时性的。

（十三）血液中离子改变

在急性脑部病变侵及丘脑下部时偶可通过垂体-肾上腺皮质系统引起血液中离子改变。

第三节 自主神经系统检查法

在进行自主神经系统检查之前，首先应注意病史中有关自主神经障碍的主诉，如出汗多少、面部潮红、心悸、紧张时腹泻、四肢发凉及麻木等。

一、脑心反射

1. 眼心反射

令患者安静仰卧并检查其脉搏数然后检查者用一指或两指的末端压受检者一侧的眼

球（检查此反射时不宜同时压两侧眼球，以防发生反应过重导致心搏骤停），压至疼痛为止。持续压眼球 20～30 秒后，在不停止压迫眼球的情况下再数脉搏，计算 1 分钟脉搏数，与压迫前 1 分钟脉搏数相比较。

判定方法：正常人脉搏数可减少 4～12 次/分。减少 12 次/分以上为阳性，证明迷走神经张力增高。减少 18～24 次/分证明迷走神经张力极高。此种患者很容易出现晕厥发作，甚至有在接受手术时发生心搏骤停的危险，迷走神经张力过高的患者除脉搏减慢外还合并有脉搏力量减弱、眼前冒金花、眼前发黑、头晕、恶心及呕吐，临床上通常称为迷走神经紧张症。眼心反射的记录方法"–16（80）"，示原先脉搏为 80 次，每分钟减少 16 次；反之，压迫眼球后脉搏不减少，反而增加称为倒错反应，说明交感神经张力增高。反射弧：传入神经为三叉神经第一支经三叉神经脊束核并更换神经元，交叉至对侧时发出侧支终止于迷走神经背核，从该核发出纤维终止于心脏。

2. 颈动脉窦反射

用中指和示指缓慢地压迫下颌角处直至感到颈动脉搏动为止。正常时脉搏减少 6～12 次/分，减少 12 次/分以上是阳性，证明迷走神经张力增高。

3. 上腹部（太阳神经丛）反射

患者安静仰卧，腹部肌肉放松并测量脉搏数，检查者用手掌放于剑突与脐中间并施加压力，直至感到有腹主动脉跳动为止，压迫 20～30 秒后记录脉搏数，正常人减少 4～12 次/分；减少 12 次/分以上是阳性，证明迷走神经张力增高。

4. 前屈（Erben）反射

于患者立位时记录脉搏数，然后令患者蹲下，用力使头前屈，最好使下颌碰到膝盖持续 20～30 秒再记录脉搏数。正常人脉搏减少 6～12 次/分，超过 12 次/分是阳性，说明迷走神经张力增高。

5. 体位反射

体位反射的检查包括 2 种方法。

（1）立卧反射：令患者由站位缓慢地变为卧位，变换体位前数脉搏，变换体位 1 分钟后再数脉搏，正常时减慢 8～12 次/分，超过 12 次/分为阳性。

（2）卧立反射：令患者安静平卧记录脉搏数，然后缓慢站起，1 分钟后再记录脉搏数，正常人脉搏增加 6～24 次/分，超过 24 次/分为交感神经张力增强，6 次/分以内为迷走神经张力增强。

二、颅部自主神经反射

颅部自主神经反射包括瞳孔反射及支配眼部的交感纤维病变症（刺激或破坏）。

三、皮肤自主神经反射

1. 立毛肌反射

立毛肌反射又称竖毛反射，是用冰或乙醚刺激皮肤所引起的竖毛反应，刺激颈后三角，正常人在同侧半身出现竖毛反应，称脑竖毛反射；刺激足底或足背，竖毛反射则由下而上出现，称脊髓竖毛反射。

2. 发汗试验

发汗功能由交感神经支配。试验方法有 3 种。

（1）阿司匹林法：口服阿司匹林 1g 并喝热水一杯则引起全身出汗，当皮质发生病变时则出现单肢型或偏身型的发汗减少或消失，在丘脑下部病变时则出现偏身型的发汗减少或消失。

（2）局部加热法：如用灯光加热 5 分钟则引起脊髓反射性发汗，这是通过脊髓侧角细胞来完成的。当脊髓有节段性损害时用局部加热法及阿司匹林法都能显示相应的区域内有发汗减少或消失。

（3）毛果芸香碱法：用 1%毛果芸香碱 1ml 肌内注射，使全身发汗。该药作用于末梢的泌汗装置，当周围神经损害时相应的区域内发汗减少或消失。

临床工作中为使发汗情况显示得明确，常采用米诺尔（Minor）法：在被试者皮肤上涂上碘、酒精和蓖麻油混合液（以 15∶100∶900 的比例配制）。涂的方法：在面及躯干上画长线，四肢画圆环，待干燥后再撒上一层细淀粉，出汗时白色淀粉变成蓝色，有时甚至呈蓝黑色，便于双侧对称部位对比，以变蓝色的深浅判定出汗的多少。

四、皮肤血管反射

1. 皮肤划痕症

皮肤划痕症是小动脉或毛细血管受刺激后的反应，分两大类。

局部性皮肤划痕症：是局部毛细血管对刺激的反应。①白色划痕症：用钝器轻而快地划过皮肤，在 20 秒内在划过之处出现白色划痕，持续 1～5 分钟，这是一种轴突性反射，是血管收缩所致。这种白色划痕症在下肢皮肤表现得比较明显，在交感神经兴奋性增高者更明显。②红色划痕症：用钝器慢而重压地划过皮肤，划后 3～5 秒出现红色划痕，持续 8～30 分钟，一般是正常现象，有时红色划痕甚宽，持续较久时才有相对的意义，这是由于副交感神经兴奋性高引起血管扩张。严重者引起隆起性皮肤划痕症，划后皮肤水肿是血管扩张及血清渗出之故，多在划后 1～2 分钟出现，持续 1～12 小时。局部性皮肤划痕症在正常人就可出现，只有在持续的时间过长或无论轻重划法皆出现一种皮肤划痕症时才有病理意义。如无论轻划法或重划法皆出现白色划痕症说明交感神经占优势；反之，对任何刺激皆出现红色划痕症说明副交感神经占优势。

（2）反射性皮肤划痕症：用针刺皮肤引起。其反射弧在脊髓节段内，刺激感觉神经，再经后根到脊髓侧角细胞，由侧角细胞发出血管扩张纤维，经周围神经终止于血管。划后数秒钟出现不同宽度的普遍红痕，红痕的宽度为 1～6cm 且持续数分钟之久（1～10 分钟），这是血管扩张的结果。在脊髓神经根、周围神经或节段性脊髓损害时皆不出现该节段内反射性皮肤划痕症，如果红痕的宽度超过 6cm 说明脊髓功能兴奋性增高。

2. 皮肤温度测定

测定皮肤温度是判定皮肤血管供应情况及血管神经支配状态的方法。其方法有二。

（1）用手触摸检查法：正常人手掌尺侧缘第 5 指基底部的皮肤对温度的敏感度最高，能察觉出 0.2～0.3℃的温度变化，因此检查者可用手掌尺侧缘去检查对称部位的皮肤温度并加以比较。该法简便易行，但不太准确。

（2）皮肤温度计测定法：在室温 20℃内进行，身体双侧对称部位对比及肢体的远端与近端对比。被检查者两侧体温不对称并相差 0.5℃以上就有一定的临床意义。正常人肢体近端比远端皮肤温度高 0.5～1.0℃，如果超出这个限度也属异常。

五、皮肤、毛发、指甲营养状态

自主神经功能受到损害后皮肤出现萎缩，失去正常的丰满光泽，变为光滑而菲薄，如油纸状。毛发粗糙极易脱落。指甲失去正常的光泽、变薄、有沟纹而且易脆断。

第四节　常见的自主神经病及综合征

一、神经源性膀胱功能障碍

（一）解剖生理

1. 肌肉

膀胱的肌肉分 3 种。
（1）膀胱逼尿肌：为平滑肌，收缩时排尿，放松时蓄尿。
（2）膀胱内括约肌：也为平滑肌，与逼尿肌的作用相反，收缩时蓄尿，放松时排尿。
（3）膀胱外括约肌：为横纹肌，收缩时蓄尿，放松时排尿。

2. 神经支配

（1）盆神经：由第 2、3、4 骶髓的前外侧细胞群发出副交感神经组成盆神经，经过盆神经丛达膀胱壁内神经节，再更换神经元，其节后纤维主要分布于逼尿肌。当其受刺激时使逼尿肌收缩，同时内括约肌放松，形成排尿动作。同时膀胱胀满之感觉亦经过脊髓后根，传到骶髓。

（2）腹下神经：由脊髓 T_{11}、T_{12} 及 L_1 神经节发出的交感神经纤维经过肠系膜下神经节及腹下神经到达膀胱，有传出纤维及传入纤维，传出纤维主要支配膀胱三角部的肌肉、内括约肌及膀胱血管。腹下神经受刺激时逼尿肌放松，三角部肌肉及内括约肌收缩。其传入纤维传导膀胱膨满时的疼痛。

（3）阴部神经：由 S_2～S_4 发出，其传出纤维支配会阴部肌肉、尿道外括约肌及肛门括约肌，其传入纤维传导会阴、阴囊、阴唇部分的皮肤与阴道黏膜的感觉。

3. 与排尿有关的大脑皮质

最高的皮质排尿中枢位于运动区上部的旁中央小叶及嗅脑，丘脑下部及嗅脑皮质下结构是其皮质下中枢，脑对膀胱的作用主要是抑制性影响，例如，膀胱已经充满尿液，但又不愿意马上排尿时，大脑可发出抑制性冲动促使逼尿肌放松及括约肌收缩，完成暂时性蓄尿，上位中枢与脊髓排尿中枢的联系传导有三：

（1）脊髓丘脑束：传导膀胱及尿道的温度觉及痛觉。

（2）脊髓后索：脊髓后索中的薄束传导膀胱的压力感觉（膀胱的胀满感觉）。

（3）下降的运动纤维：随锥体束下行至骶髓 S_2～S_4 的侧角细胞。

4. 排尿动作的形成

首先是膀胱内容量增加时膀胱内压升高，使逼尿肌受牵张，从而兴奋膀胱壁的张力感受器，传入冲动经盆神经至骶髓 S_2～S_4 的排尿反射中枢，并经薄束传导至脑干的排尿中枢及大脑皮质的排尿中枢。脊髓的排尿中枢如无大脑皮质有意识的抑制，则引起副交感神经兴奋，通过盆神经的传导，使逼尿肌收缩及括约肌放松，形成排尿动作。

（二）神经源性膀胱障碍的类型

1. 破坏性病变（神经传导束的完全性或不完全性破坏）

（1）无抑制性膀胱：本型由双侧锥体束的损伤所造成。表现为紧迫性排尿，患者意识清楚，出现不能控制的急而紧迫性排尿，膀胱张力正常，感觉正常，膀胱容量轻度减少，无残余尿，本型类似婴儿排尿，多见于大脑半球（尤其是主侧）病变、脑干病变或某些脊髓病变。

（2）反射性膀胱：本型由骶髓中枢以上传上及传下的感觉纤维及运动纤维完全中断所致。多见于脊髓横断损伤及大脑弥散性病变，患者可有定位不明确的胀感，在膀胱扩张后可出现腹肌收缩、面部潮红、立毛现象及出汗等排尿的信号。本型特点为排尿不能随意控制、排尿困难，或呈反射性急速排尿、容量减少且有少量残余尿。

（3）自主性膀胱：本型由骶髓、圆锥、马尾、S_2～S_4 骶神经的运动和感觉根及周围神经病变所引起。排尿动作靠膀胱壁内的反射弧完成。表现为膀胱胀感消失，容量增大，小腹部球形膨起，尿闭或尿充满后形成充盈性尿失禁且有大量残余尿。

（4）无张力（弛缓）型膀胱：本型由骶髓反射弧的传出纤维及传入纤维的病变所致。表现为膀胱胀感消失，容量增大，排尿及排空均困难，常有大量残余尿，严重者呈尿潴留。

2. 刺激性病变

（1）刺激性膀胱：主要为紧迫性排尿或尿频，传入或传出神经病变皆可出现。

（2）尿闭：由膀胱反射弧的传入神经或传出神经受刺激后引起尿道外括约肌的痉挛所致。前者如脊髓痨，后者如马尾肿瘤等。

（三）神经源性膀胱功能障碍的定位诊断

（1）骶髓反射弧病变：其传入部分损伤或传出部分损伤皆出现无张力性膀胱，其骶髓反射中枢的损伤则出现自主性膀胱。

（2）脊髓（骶髓）以上病变：急性脊髓横断性损害时，在休克期内出现完全无张力性膀胱，休克期过后则出现自主性膀胱，后继出现反射性膀胱。

（3）大脑及脑干病变：则出现无抑制性神经源性膀胱。

二、排 便 障 碍

排便是一种神经反射活动。

排便的神经支配：直肠和肛门的内括约肌接受盆神经（$S_2 \sim S_4$，副交感神经）和腹下神经（交感神经）的支配，肛门外括约肌接受阴部神经（$S_2 \sim S_4$，体神经）的支配。神经兴奋时直肠收缩及肛门内括约肌放松，进行排便。腹下神经兴奋时直肠松弛及肛门内括约肌收缩；阴部神经兴奋时肛门外括约肌收缩，进行蓄便。肛门内括约肌不受意识控制，阴部神经受意识控制。

骶髓以上的急性脊髓病变出现直肠及括约肌失张力。如果便干则便秘，如果便稀则失禁。继之大肠呈高张力性，则常出现便秘。其排便呈自动性。

如果骶髓及其根损伤，则直肠及括约肌松弛，如同前述的急性脊髓病变一样，大便干燥时则便秘，大便稀时出现顽固性腹泻。

三、霍纳综合征

霍纳综合征由霍纳于 1865 年首先报道，故在习惯上称为霍纳综合征。远在 1727 年 Pourffour du Petit 最先提出该综合征。后于 1856 年 Claude Bernard 在实验中切断动物颈部交感神经而出现了该综合征，故又称其为 Claude Bernard-Horner 综合征。该综合征的发生是自丘脑下部开始，下经脑干及颈髓至 $C_8 \sim T_1$ 的睫状体脊髓中枢、$C_8 \sim T_1$ 的前根、星状神经节、颈中神经节、颈上神经节及颈内动脉丛的交感神经纤维被破坏所致。

与霍纳综合征相反的现象称为 Pourffour du Petit 综合征或称为反霍纳综合征，是交感神经的刺激现象，这是习惯上的称呼，注意不要误解。

瞳孔散大中枢及其纤维联系：大脑皮质的瞳孔散大中枢的部位尚未确定，但刺激大脑皮质的额叶则引起暂时性瞳孔散大，丘脑下部有瞳孔散大中枢，该中枢位于第三脑室底部。但到目前为止自大脑皮质至丘脑下部的纤维传导的路径尚不清楚。一般认为自大脑皮质发出的纤维经过内囊至丘脑下部，从丘脑下部发出的纤维经过脑桥部中枢（Babinski-Nageotte）及延髓睫状体中枢再到达脊髓的睫状体脊髓中枢，该中枢位于 $C_8 \sim T_1$ 的侧角细胞，从睫状体脊髓中枢发出纤维经前根而至交感神经干，向上经颈下节、颈中节至颈上节，从颈上节发出颈内动脉丛及颈外动脉丛，组成颈内动脉丛的纤维继续向上进入颅腔，然后在三叉神经节前方加入眼神经，继之进入眶内，经鼻睫神经及睫状长神经到达瞳孔开大肌、上睑板平滑肌及眼眶平滑肌。组成颈外动脉丛的纤维分布于同侧的头面部支配汗腺及血管。自丘脑下部开始的瞳孔散大纤维共有三级神经元组成：第一级神经元，自丘脑下部开始至睫状体脊髓中枢；第二级神经元，自睫状体脊髓中枢至颈上节；第三级神经元，自颈上节至神经末梢。

（一）霍纳综合征的临床表现

1. 主要的临床表现

该综合征主要表现有三：瞳孔缩小、眼裂变小及眼球内陷。通常称为霍纳综合征的三主征。

（1）瞳孔缩小：是最主要的征象之一，瞳孔虽然缩小，但对光反射和调节反射、集合反射仍然存在。瞳孔缩小是由交感神经破坏，副交感神经的功能占优势所致。

（2）眼裂变小：是交感神经破坏后受交感神经纤维支配的上睑提肌中的平滑肌（上睑板肌）瘫痪之故，这种肌肉的瘫痪所引起的眼裂变小程度较轻。更较动眼神经瘫痪时的上睑下垂为轻。其上睑下垂的程度只不过是仅仅盖住瞳孔的上边缘，并不影响视力。

（3）眼球内陷：是眼球后部的平滑肌瘫痪之故。在霍纳综合征中眼球内陷是个有争议的问题，有学者持否定态度。用眼球突出计测定与健侧比较只有微小的差异，一般不超出3mm。有学者认为眼球内陷与眼球后脂肪消失有关。因为交感神经破坏的患者其面部脂肪也有消失。

2. 次要的临床表现

除了上述三主征以外也可出现以下次要的临床征象。

（1）发汗障碍：病灶同侧的面部及颈部可出现发汗减少或无汗。如颈上节以上的病变只累及颈内动脉周围的交感神经丛，而不累及颈外动脉周围的交感神经丛，只出现霍纳综合征而不出现面及颈部的发汗障碍。

（2）同侧颜面部血管扩张，眼球、眼睑结合膜、视网膜及鼓室黏膜充血，同侧颜面皮肤潮红。以上的症状急性期过后不显著，但当运动或精神兴奋时可再度明显。

（3）病灶同侧面部及颈部皮肤温度增高，因血管扩张所致，多为暂时性的。

（4）病灶同侧面部营养障碍，病程久者，可出现半侧颜面萎缩症。

（5）病灶同侧虹膜颜色变暗而颈交感神经病变时虹膜颜色变淡。

（6）病灶同侧上肢血压偏低，亦因血管扩张所致。

（7）自主神经支配的障碍，可出现横纹肌肌营养不良症。有的学者发现切除交感颈神经的21个病例中，有6例出现斜方肌、三角肌及胸大肌萎缩。

（8）颈交感神经切除后，在进食时腮腺剧烈疼痛，恐与唾液分泌障碍有关。

（9）唾液分泌：唾液腺受双重自主神经支配，即副交感神经（鼓索神经）及颈部交感神经。鼓索神经受刺激时分泌大量稀薄的唾液。交感神经受刺激时分泌少量浓厚的唾液。这是生理上的事实，但在临床上难以考证。

（10）眼泪及鼻液分泌障碍，颈部交感神经破坏后泪液及鼻液分泌增多。颈交感神经受刺激时正相反。

3. 霍纳综合征的定位诊断

发生霍纳综合征时鉴别第一、二、三级神经元的损害部位甚为重要。其鉴别诊断的根据有二：第一，病灶邻近的症状及体征，如脑干病变时可出现脑神经及长束损害的症状及体征；第二，药物试验，试验在各个神经元损害时药物对瞳孔的作用。

（1）霍纳综合征的定位诊断特点：①第一级神经元病变：是指自丘脑下部经脑干而至$C_8 \sim T_1$的睫状体脊髓中枢间的病变。因病变的部位不同可分别出现丘脑下部、脑干或脊髓损害的症状及体征。丘脑下部病变可出现尿崩症、肥胖性生殖无能症、糖尿病及体温调节障碍等。脑干病变可出现交叉性瘫痪或者出现多数脑神经损害、锥体束损害、感觉障碍及小脑损害的症状及体征。颈髓病变时常出现节段性或传导束性感觉障碍、锥体束损害及大小便障碍等。第一级神经元损伤所出现的霍纳综合征多为不完全性的，第二、三级神经元病变所出现的霍纳综合征多为完全性的。因为支配头面部的交感神经纤维受双侧中枢性交感神经纤维的支配，其大部分的纤维直接下降支配同侧（不交叉），而小部分纤维交叉后支配对侧。②第二级神经元病变：指自$C_8 \sim T_1$的睫状体脊髓中枢发出纤维经脊髓前根、颈下神经节、颈中神经节至颈上神经节之间的病变。当睫状体脊髓中枢病变时所出现的霍纳综合征多为完全性的，并且伴有颈髓下段及胸髓上段受损害的症状及体征。当颈交感神经节或颈交感神经干病变时多在破坏症状出现以前出现交感神经刺激现象（反霍纳综合征），主要表现为病变同侧头面部出汗增多。以后出现交感神经破坏的症状及体征（霍纳综合征）。③第三级神经元病变：指自颈上节至虹膜之间的病变。只损害经过颈内动脉丛的第三级神经元的病变不引起头面部出汗障碍，因调节汗分泌的纤维通过颈外动脉丛上行。

此外，第三级神经元病变时亦可伴发脑神经（Ⅲ、Ⅳ、Ⅴ、Ⅵ）的损害。因此常因动眼神经麻痹时副交感神经纤维也遭损害，交感神经障碍的表现可被隐藏起来。

（2）霍纳综合征的药物鉴别试验：①阿托品试验法：第一、二、三级神经元病变时皆出现瞳孔散大。②可卡因试验法：第一级神经元病变时瞳孔散大，第二、三级神经元病变时瞳孔不散大。③肾上腺素试验法：第二级神经元病变时不引起瞳孔散大，第三级神经元病变时可引起瞳孔散大。④依色林试验法：第一、二、三级神经元病变时皆不引起瞳孔散大，而皆引起瞳孔缩小。

4. 霍纳综合征的病因

霍纳综合征的病因很多，因此该综合征在临床上较为常见。在神经病的定位诊断上起到一定作用，现按解剖部位分三部分叙述。

（1）颈部及胸上部病变：①颈部病变：由于颈部病变侵及颈部椎旁交感神经节及交感神经链，可引起交感神经的破坏现象或刺激现象。引起的原因有颈部肿瘤、颈部外伤、颈部淋巴结炎、颈部的转移癌、颈部淋巴肉芽肿、颈椎肿瘤、颈椎结核、锁骨骨折、肩关节脱臼、颈交感神经节手术或普鲁卡因浸润、颈动脉造影、食管肿物、甲状腺肿物、纵隔上部肿物、锁骨下动脉瘤、颈动脉瘤及胸主动脉瘤等。②胸上部病变：主要指肺尖部病变容易引起霍纳综合征，这是早已周知的事实。该处的病变往往先出现交感神经刺激现象，后出现交感神经破坏现象，即霍纳综合征。该处的病变有肺尖结核、肺尖部癌肿、肺尖部肺炎、肺尖部胸膜炎及气胸等。

此外颈肋病变也可引起霍纳综合征。

（2）脊髓病变：主要指颈髓病变，尤其是下部颈髓及上部胸髓的病变最容易引起霍纳综合征。常发生在该处的病变有脊髓空洞症、脊髓出血、原发性或转移性脊髓肿瘤、脊柱结核、前角灰质炎、梅毒性脊髓病、脊髓蛛网膜炎、脊髓神经根炎、脊髓外伤及多发性硬化等。

（3）颅内病变：①丘脑、丘脑下部及中脑病变：可能出现霍纳综合征，但极少见。局限性丘脑病变时，有时可出现霍纳综合征。②脑桥、延髓病变：较容易出现霍纳综合征，如脑干空洞症、小脑后下动脉血栓形成或栓塞、小脑前下动脉血栓形成或栓塞、脑桥出血、脑干炎或多发性硬化等。③旁三叉神经综合征（Raeder）：在三叉神经节附近发生病变时除了出现三叉神经障碍的症状及体征外，亦可于病灶同侧出现霍纳综合征。该综合征引起的原因有颅内肿瘤、颅底骨折、半月神经节切断术、椎骨骨髓炎、三叉神经带状疱疹等。

（二）反霍纳综合征

该综合征与霍纳综合征相反，不是交感神经系的破坏现象，而是交感神经的刺激现象，其临床表现不出现三小综合征（瞳孔缩小、眼裂变小及眼球内陷），而是出现三大综合征（瞳孔散大、眼裂开大及眼球外突）。

（1）瞳孔散大：出现该综合征时瞳孔散大的程度较轻，对光反射仍然存在。

（2）眼裂开大。

（3）眼球外突。

（4）病灶同侧头面部出汗增多。

该综合征较霍纳综合征少见，同时多为交感神经病变的初期表现（刺激期），继之出现交感神经的破坏现象，即霍纳综合征（破坏期）。但也有只出现前者而不出现破坏性症状及体征者。

引起该综合征的原因有颈部肿瘤的初期、脊髓空洞症的初期、颈髓外伤、纵隔肿瘤、气管旁淋巴结炎、主动脉弓动脉瘤、肺尖部肿瘤、肺尖部结核、肺尖部胸膜炎、颈肋和咽后部肿物、甲状腺增生或肿物等。

四、Adie综合征（强直性瞳孔）

本综合征在1902年由Strasburger首先报告，也称为伴有腱反射消失的强直性瞳孔。

1. 临床特点

本综合征多发生于年轻女性，预后良好，80%的病例为一过性的，多逐渐起病，亦有在数小时内起病者。患侧瞳孔较健侧瞳孔略大，但有时呈卵圆形（水平轴或垂直轴较长）。在暗室中患侧瞳孔更稍大些。患侧瞳孔的对光反射（直接或间接）皆极迟钝，接近消失或完全消失，但在暗室内用强光长时间（15～30分钟）刺激时可出现缓慢而轻微的收缩。检查调节反射时亦常缓慢地出现瞳孔收缩。患侧瞳孔对阿托品或后马托品等散瞳药有散大反应。患侧视力因瞳孔散大而减弱。

本综合征常常伴有膝腱反射消失，跟腱反射消失或两者皆消失。

具备以上所述的条件者称为完全性强直性瞳孔，而不伴有腱反射消失的称为不完全性强直性瞳孔。

本综合征的发现多为患者本人照镜子时发现一侧瞳孔散大，或在揉健眼时发现病眼视力障碍方发现病眼瞳孔散大。

2. 病因

本综合征病因未明，多认为与外伤、中毒、感染及中脑病变有关。

3. 病变部位

（1）睫状神经节或睫状神经的病变。
（2）上部脊髓病变。
（3）动眼神经核及其附近区域的病变。

五、血管神经性水肿

血管神经性水肿分为急性及慢性两种，前者发病率高于后者。

（一）急性血管神经性水肿（Quincke水肿）

急性血管神经性水肿是一种急性起病的局限性皮肤、皮下组织及黏膜的水肿，有时可侵及内脏及中枢神经系统。

1. 病因

有人认为过敏是本病的基本病因，如对食物或药物过敏，由过敏引起急性局限性水肿。多数认为自主神经中枢功能不稳定是本病的发病基础，本病有家族遗传的倾向，多发生在青年，也偶见于儿童。

2. 临床特点

（1）前驱症状：本病发作前往往出现前驱症状，如周身不适、寒战及发热等。

（2）起病：急性起病，在几分钟或几十分钟内达到高峰。

（3）病程：本病可反复发作，每次发作持续数日或数十日，在其间歇期内症状及体征完全消失。

（4）主要症状及体征：①皮肤及皮下组织水肿：为局限性的、无疼痛、较硬及压之无指压痕的局限性的皮肤水肿，主要分布于手、前臂、面部，亦可见于其他部位。在罕见病例中，可出现全身性水肿。皮肤水肿区可出现毛发脱落。②黏膜水肿：咽喉部的黏膜最易受侵，出现声门、悬雍垂及舌的水肿，因为咽喉部水肿常引起窒息而致命。睑结合膜及球结合膜亦可出现水肿，发生暂时性突眼症。③神经系统：亦常受侵犯。脑症状：可出现嗜睡、头痛、恶心呕吐、精神障碍，全身痉挛发作及意识消失，亦可发生脑局限性损伤的症状及体征，如偏瘫、单瘫、半身感觉障碍、失语症及局限性发作等。视神经症状：可出现视神经炎或视乳头水肿。中心性浆液性视网膜炎，可出现单侧中心视力消失，伴有视物变形症及异常的"余像症"，如用眼底镜检查可发现视网膜中心部水肿。④其他：常见关节腔有液体渗出，如果消化道水肿可出现腹痛及腹泻，如肾脏受侵则出现发作性球蛋白尿或白蛋白尿；少数病例可表现为发作性梅尼埃病。⑤伴随疾病：本病也常伴随起源于自主神经中枢的发作性疾病，其中包括周期热、周期性腹痛症、周期性白细胞减少症、间歇性关节痛、过敏性紫癜及周期性麻痹。

（二）慢性血管神经性水肿（Milroy 或 Meige 水肿）

本病的特点如下：

（1）本病为遗传性家族性淋巴性水肿。

（2）水肿为苍白的、较硬的及压后无指压痕的水肿。

（3）分布在一个或数个肢体，尤其常见于下肢。

（4）起病后短期内即可出现症状并进行性加重。

六、特发性直立性低血压症（Shy-Drager 综合征）

本病是一种原因不明的自主神经系统疾病，主要侵及中枢及周围的交感神经系统。发病年龄多在 40～60 岁，女性多于男性，大部分病例属散发性，少部分病例属家族性。

1. 病理改变

本病主要的病理改变为交感神经节细胞及脊髓侧角细胞的变性及消失，也可出现延髓的下橄榄核、小脑的浦肯野细胞、中脑的黑质细胞、桥核、动眼神经核、迷走神经背核及脊髓的前角细胞、锥体束、脊髓小脑束及脊髓后索变性等。

2. 临床表现

本病的临床表现比较复杂，概括其特点如下：①多缓慢起病进行性加重，但病程进展中有波动性；②起立性血压降低，收缩压降低 30mmHg 以上，舒张压降低 20mmHg 以上；③起立时血压降低但脉搏数无显著改变；④大小便失禁；⑤发汗减少或无汗；⑥性欲低下，男性甚至阳痿；⑦虹膜萎缩；⑧锥体外路性肌张力增高及震颤；⑨联带运动消失；⑩四肢末梢肌萎缩及肌纤维束性震颤，肌电图检查显示脊髓前角细胞损害；⑪腱反射亢进及病理反射阳性；⑫眼外肌麻痹；⑬小脑性共济失调；⑭假性延髓麻痹。

3. 诊断

根据起病缓慢进行性加重并具有以上临床表现不难诊断。须与橄榄脑桥小脑萎缩症相鉴别。另外须与引起直立性低血压的各种疾病相鉴别。

七、红斑性肢痛症

红斑性肢痛症的主要症状是患者的肢端出现持续性的血管扩张、皮肤发红、皮肤温度升高及烧灼样剧烈疼痛，下肢常常重于上肢。本病原因不明。

八、雷 诺 病

雷诺病是一种周围性血管病，由肢体末端的小动脉阵发性痉挛所致。主要表现为双侧性肢体末端苍白、遇冷发绀或潮红，上肢较下肢多见。本病的原因不明，是一种血管运动障碍。主要表现为肢体末端的小动脉强度痉挛收缩。

第十章 辅助检查

第一节 脑脊液检查

一、脑脊液的采取

脑脊液的采取一般采用腰椎穿刺术（简称腰穿）。腰穿的目的有诊断和治疗两个方面。诊断性腰穿在临床上应用非常广泛，除测定其压力及化验成分外，也可进行脊髓造影，治疗性腰穿除了取出一些脑脊液以降低颅内压之外，主要为注射药物于椎管内以达到治疗目的。

1. 腰穿适应证

（1）中枢神经系统感染性疾病、脑血管疾病、变性疾病等取脑脊液检查。
（2）脊髓病变，经腰穿做脊髓动力学检查。
（3）神经系统的特殊造影，如气脑造影、椎管造影。
（4）于椎管内注射治疗性药物和减压引流治疗。

2. 腰穿禁忌证

（1）颅内压明显增高，特别是颅后窝占位性病变，或已有早期脑疝迹象者。
（2）穿刺点局部皮肤或脊柱有感染者。
（3）病情危重处于休克或濒于休克期者。
（4）开放性颅脑损伤或有脑脊液漏者。

3. 腰穿

（1）一般均采用侧卧位，头向胸前屈曲，两髋前屈，双手抱紧膝部，使腰椎后凸，椎间隙增宽。
（2）以3%碘酊及75%酒精消毒局部皮肤，铺消毒孔巾。
（3）临床多选择第3、4腰椎间隙作为穿刺点（相当于双侧髂骨嵴连线的中点）。用1%～2%普鲁卡因2ml在穿刺点处做皮内皮下浸润麻醉。
（4）通常以左手指紧按两棘突间隙的皮肤凹陷，右手持穿刺针于穿刺点刺入皮下，使针体垂直于脊背平面或略向头端倾斜，慢慢刺入（一般成人可刺入4～5cm，儿童刺入2～3cm），当感到阻力突然降低时，提示针已穿过硬脊膜，拔出针芯，转动针尾，可见脑脊液滴出。若无脑脊液流出，可缓慢将针退出少许，略加调节，即可见脑脊液流出。个别患者因压力过低，需用针筒轻轻抽吸一下才有脑脊液流出。

（5）穿刺成功后要求患者全身放松，平静呼吸，两下肢半屈曲，头略伸。接上测压玻璃管，即可看到液面慢慢上升，到一定平面后液面不再上升且随呼吸脉搏有微小波动，此时玻璃管刻度读数即为脑脊液的压力。如脑脊液压力不高，可慢慢放出需送化验的脑脊液，如脑脊液压力过高，则不应再放脑脊液，以防脑疝，可仅将测压管内的脑脊液送化验。

（6）测压和采取脑脊液标本后，放回针芯，拔出穿刺针。局部用拇指稍加按压防止出血，盖上消毒纱布并用胶布固定。术后要求患者去枕平卧 4～6 小时。

二、脑脊液检查内容

（一）压力

正常成人脑脊液压力卧位为 0.59～1.77kPa。正常情况下，每次放出脑脊液 0.5～1ml，压力降低 0.10kPa 左右。

1. 压颈试验

用以测定脊髓蛛网膜下腔有无阻塞及阻塞的程度。用一血压计气袋缠于患者颈部，接上血压表，患者侧卧，行腰穿。腰穿成功后接上测压管，记录初压读数。由助手用拳压患者腹部，持续 20 秒，脑脊液压力即迅速上升，然后除去压腹，压力如迅速下降至原水平，证明穿刺针头完全在蛛网膜下腔内，如压腹后压力不升或上升很慢，说明穿刺针孔不完全在蛛网膜下腔内或椎管阻塞平面很低。由助手将气袋升压至 2.67kPa 并持续之，术者从加压起每 5 秒报脑脊液压力一次，由助手记录，共报 30 秒或直至脑脊液压力不再上升，然后由助手将气袋压力放掉，仍每 5 秒报压力读数次并记录，到脑脊液压力不再下降为止。然后再重复压腹一次，便得到一组压力读数。按同样方法，将气袋压力升到 5.33kPa 及 8.0kPa，分别取得两组压力读数，将以上压力读数分别画于图纸上，便得一完整的压力曲线。

2. 压颈曲线分析

（1）正常脑脊液压力曲线：蛛网膜下腔无阻塞时，脑脊液压力应在加压后 15 秒左右升至最高点，而放压后 15 秒左右降至初压水平。加压 8.0kPa 时压力可升高到 4.9kPa 左右。

（2）当一侧乙状窦血栓形成时，压迫病灶侧颈静脉，脑脊液压力可不上升，如压迫健侧颈静脉则脑脊液压力仍能上升。

（3）蛛网膜下腔部分阻塞时，颈部加压后脑脊液压力上升及下降均缓慢，或上升迅速而下降缓慢，或解除压力后，压力不降至原来水平。

（4）蛛网膜下腔完全阻塞时，压迫双侧颈静脉时，脑脊液压力不上升，甚至加压 8.0kPa 压力仍不上升。

（5）腰椎椎管内有肿瘤时，压腹试验可不上升或上升很慢，甚至为"干性"穿刺结果。

（6）颈椎间盘突出、颈椎关节疾病等颈椎病变时，一般在做压颈试验时应加做头前屈及后仰位检查，因在头部正中位时的压颈试验不出现阻塞现象，但在头部尽量前屈或后仰时可发现部分阻塞或完全阻塞。

（二）实验室检查

1. 一般实验室检查

（1）外观：正常脑脊液为无色透明液体。如将盛脑脊液的试管振摇后有泡沫发生，常提示为病理性脑脊液。若脑脊液呈轻度混浊表示细胞增多，细胞数量在（0.4～0.6）×10^9/L（400～600 个/mm^3）以上，浅黄色表示混有血色素（陈旧出血），或者蛋白含量显著增多，尤其在椎管阻塞时尤为显著；如为血性脑脊液则表示蛛网膜下腔有血液存在（蛛网膜下腔出血、脑室及其附近出血、肿瘤出血、外伤等），但须注意与穿刺时的组织损伤出血相鉴别。将脑脊液存放若干时间，如有纤维网膜析出，提示结核性脑膜炎的可能，但也偶见于化脓性脑膜炎、乙型脑炎；如停放后有凝固现象，示脑脊液蛋白含量极高。

（2）显微镜检查：主要包括细胞计数、找癌细胞以及病原体。细胞计数检查最好在采取脑脊液 1～2 小时内进行。正常脑脊液的白细胞数为每立方毫米 0～5 个，6～10 个为界限状态。10 个以上在成人视为病理现象，以脑部炎症病变时增高明显，结核性、霉菌性及病毒性脑膜炎等以单核细胞增加为主，化脓性脑膜炎则以多核细胞增多为主，在中枢神经系统寄生虫病时可发现较多嗜酸性粒细胞。涂片检查时，有时可找到病菌、霉菌、寄生虫卵及脑肿瘤细胞等，对病原确诊有重要意义。

（3）生化检查：①蛋白质：含白蛋白及球蛋白，正常脑脊液蛋白质含量为 150～400g/L。正常情况下 Pandy 蛋白定性试验为阴性。蛋白定量在临床上更为重要，蛋白增高多见于脊髓蛛网膜炎、脊髓肿瘤、脑软化、脑肿瘤、颅内血管病、神经根炎、颅内炎症及变性病等。含血的脑脊液，蛋白质亦增高。②糖：正常脑脊液糖含量为 400～700g/L，糖增高可见于糖尿病，糖尿病昏迷时尤甚，脊髓前角灰质炎及癫痫时也可能略有增高。糖降低可见于急性化脓性脑膜炎、结核性脑膜炎急性期或慢性期有急性发作时、霉菌性脑膜炎、脑膜转移癌、蛛网膜下腔出血的血细胞破坏期。③氯化物：正常脑脊液的氯化物含量为 7200～7500g/L。增加见于尿毒症；降低常见于急性化脓性脑膜炎或结核性脑膜炎、肾上腺皮质功能不足综合征、长期呕吐等。

2. 特殊实验室检查

（1）脑脊液蛋白电泳：正常脑脊液的蛋白电泳图与血清电泳图类似，主要分为前白蛋白、白蛋白、α$_1$ 球蛋白、α$_2$ 球蛋白、β$_1$ 球蛋白、β$_2$ 球蛋白与 γ 球蛋白等。

前白蛋白：在正常腰椎部脑脊液中占比为（39±0.8）%。脑脊液蛋白质含量较高者，前白蛋白则较低，反之蛋白质含量较低者，则前白蛋白较高。感染性多发性神经根炎，其平均值为 1.8%，有时可消失，在脑萎缩及中枢神经变性的病例中可增加。

白蛋白：在正常脑脊液中仅占（45.0±6.0）%，一般较血清白蛋白[（56.0±3.1）%]略低。很多引起脑脊液蛋白增高的神经系统疾病，常伴有脑脊液蛋白增高，脑脊液蛋白电泳所见到的白蛋白比值减低，主要是脑脊液中球蛋白增高之故。

球蛋白：正常脑脊液球蛋白总量仅占 44.7%，其中 α_1 球蛋白占（6.8±2.6）%，α_2 球蛋白占（9.6±2.3）%，β 球蛋白占（21.6±4.7）%，γ 球蛋白占（11.1±2.7）%。

α_1 球蛋白、α_2 球蛋白：增高主要见于中枢神经系统的急性炎症，如细菌性脑膜炎、脊髓灰质炎等。若急性脑膜炎进入慢性期则出现 γ 球蛋白增高。α_1 球蛋白与 α_2 球蛋白的比例倒置对严重的动脉硬化有诊断意义，还可见于脑干及颈髓部的胶质瘤。

β 球蛋白：增高主要见于中枢神经系统萎缩与退行性病变，β_1 球蛋白在小脑胶质瘤及延髓部肿瘤时亦可增加。β_2 球蛋白降低见于脑与脊髓脑膜瘤及髓内肿瘤等。γ 球蛋白：在脑脊液中显著增高，通常表示中枢神经系统有炎性疾病，还可见于多发性硬化、麻痹性痴呆、白质脑炎、恶性肿瘤。

（2）脑脊液酶的活力测定：正常脑脊液谷草转氨酶的正常值为 0～19U/L，急性颅脑损伤、脑梗死和癫痫大发作后，脑脊液含量增高。

正常脑脊液乳酸脱氢酶含量为（20±12）U/L，在颅内肿瘤、脑梗死或脑出血等时含量增高，其活力也相应增大。

（3）细胞学检查：简便的脑脊液收集方法为沉淀室法，即以新鲜脑脊液 1～2ml 倒入沉淀管内，让细胞直接沉降于玻片上，约 30～60 分钟，水分即由沉淀管周围滤纸吸尽，然后取下玻片干燥和用 MGG（May-Grunwald-Giemsa）染色，做镜检，将微型沉淀室连同玻片和滤纸进行低速离心（1000r/min），称玻片离心法，效果也很好，这些方法克服了细胞容易破坏等困难，不但可以进行正确的细菌分类和发现肿瘤细胞，可同时发现细菌、真菌。中枢神经的化脓性感染呈中性粒细胞反应。病毒性感染呈软化型淋巴细胞反应。结核性脑膜炎呈混合性细胞反应，蛛网膜下腔出血时呈无菌性炎性反应，红细胞引起单核吞噬细胞反应，4～5 天出现含含铁血黄素的巨噬细胞，后者于出血后数周甚至数日仍可查到。

第二节　脑电图检查

脑电图是通过精密电子仪器，借助头皮电极将脑部的自发性生物电位加以放大并记录而获得的图形。脑电图不仅能证明脑部本身疾病，如癫痫、肿瘤、炎症、血管性疾病、外伤及变性等所致局限或弥散的病理表现，而且对脑外疾病，如代谢和内分泌紊乱及中毒等所引起的中枢神经系统变化也有一定的诊断价值。

一、脑电图波形的频率、波幅和波形

脑电图的电信号主要来源于皮质神经元的电活动，它不是个别神经元的电活动，而是皮质浅表数百万神经元树突的突触后电位或树突电位的总和。这些电活动在思维活动放松和睡眠等情况下为最大，思考和警觉时波幅较低。在成人，根据正常脑电图的频率及波幅，其波形可分为 α 波及 β 波两种。

α 波：频率为 8～13c/s，波幅为 10～100μV 的正弦形节律。是脑电图中的基本节律，主要出现在大脑半球后半部，特别是枕部的描记中。安静闭眼时出现最多，波幅也最高。心算时，特别是眼睁时减弱或消失，称 α 波阻断现象。其波幅呈周期性逐渐升高和降低的纺锤形或菱形变化,此即"调幅",调幅的周期是 0.5~4s。

β波:频率为 14~25c/s,波幅为 5~20μV。β 节律在前头部(额叶或中央前回)最多见。常重叠于 α 波或病理性波(如 θ 或 δ 波)上,在后头部则常见于 α 波调幅之间。α 波活动因外界刺激(如睁眼)而被抑制时即出现 β 波,在思考、情绪紧张、激动时和服用催眠药时 β 波活动可增多,在握拳时减弱,但不受视觉刺激的影响。

θ波:频率为 4~7c/s,波幅为 20~40μV,常见于正常小儿,以顶、颞叶多见,有 6% 的正常人可见少数 6c/s 的 θ 波。而电压较高的 θ 波见于成年人时多属病理性。

δ波:频率为 0.5~3c/s,波幅一般在 100μV 左右,见于儿童和成年人的睡眠间,过度换气、睁眼及呼叫其姓名等对 δ 波无影响。一般出现此波均属异常,但青年人中,枕部散在低电压 δ 波不一定提示局限病变。

棘波:是一种时限短的电位(20~80 毫秒),呈垂直上升和下降,波幅较高约 100~200μV,棘波极性向上者称为阴性棘波,向下者称为阳性棘波。棘波系病理波,为大脑皮质神经细胞过度兴奋的表现,一般认为棘波电压越高越接近于病灶,见于局限痫。多棘波为两个以上棘波组成的棘波群,见于肌阵挛性发作。频率为 20~30c/s 持续出现的有规则的棘波,见于癫痫大发作。14c/s 及 6c/s 正相棘节律,多见于青少年,一般在睡眠中出现,成人可在觉醒时出现,多在颞枕区,见于间脑癫痫。

尖波:又称锐波,是一种时限在 80~300 毫秒、形态是快直上升而缓慢下降的三角形波,波幅可达 200V 以上,也是一种病理波,是皮质刺激现象,多见于癫痫。局灶性尖波提示在记录到该波的电极附近皮质有局灶性损害。

3c/s 棘慢波:是一种由一个棘波和一个慢波交替结合起来放电,两侧对称的每秒 3 次的复合波。在全头部各条线上都有,但以额部为最显著,有时一开始可达 3.5c/s,而结束时可稍减慢至 2.5c/s。这种放电是小发作特有的。

尖-慢波:是由一个尖波和一个慢波组成的复合波,尖波的周期在 80~300 毫秒,慢波的周期在 500~1000 毫秒,见于局限性癫痫。尖-慢节律(小发作异型放电)见于失神性小发作。

多数性棘波或多数性棘-慢波:多数性棘波是指多个(3~6 个)棘波成串出现的放电。多个棘波后面跟着一个慢波就称为多数性棘-慢波。这种放电常可伴有肌阵抽动。见于小发作的肌阵挛性、肌阵挛癫痫或长期严重的癫痫发作的患者。

高幅失律症:常为高波幅的尖波、棘波发放,然后有一电活动静止期,发放可两侧对称,也可能不对称,不一定规则。见于婴幼儿,常在婴儿痉挛、苯酮酸尿症等患者中出现。各种频率范围的发作性高幅放电,如 14~30c/s、3~8c/s、4~7c/s、0.5~3c/s 的突然发放均可视作痫性放电。

二、正常脑电图

(一)成年人的脑电图

正常成人脑电图,几乎全由 α 波及 β 波组成,其波幅、波形及频率两侧均对称,频率恒定(频率调节即频宽在 2.5c/s 范围内,同一导联频率调节在 0.5c/s),波幅两侧可相差 30%，右利手者，右侧半球波较高。α 节律睁眼出现抑制反应，思考或感觉刺激时 α波也同样抑制。

在某些正常人的颞部可见 θ 波活动，波幅常较低（20～40μV），在疲劳状态下较为显著。部分正常人在额部可见某些低电压（10～20μV）的 δ 波活动，85%的正常人呈上述脑电图，而其余 15%则可有其他轻度异常。

（二）儿童脑电图

儿童脑电图与成人有很大不同，它随年龄而异，但又无明确的年龄界限。因变异较大，故只能作大概介绍。

儿童脑电图特点是以慢波为主，随着年龄的增长，慢波逐渐减少，α 波逐渐增多。新生儿至生后 3 个月内已有持续性脑电活动出现，主要为不规则低电压 δ 波，有时以枕部为著。3 个月以后的婴儿已有明显的清醒、困倦和睡眠时的不同变化。5 个月以后的幼儿，枕部电活动更为恒定和规则，在 4～6c/s 的 θ 波活动间可能出现与成人有些类似的 7～8c/s 的 α 节律。到 3 岁时，电活动增快到 7～9c/s，波幅从 75～100μV 减至 50μV，这种波可能仍着重选取在 δ 波上。3 岁以后的儿童，在枕区可见 8～9c/s 的波，同时可有各种频率和不同的波幅。θ 波于额顶为著。枕部重叠的 δ 波成分减少，有时可有高波幅、上升很陡的 θ 波，不要误认为枕部病灶。5～6 岁以后，枕部 α 节律变得更丰富，波幅较高，但仍保留着不规则性。10～14 岁的少年，可见恒定的约 100μV 的 α 节律，其平均频率为10c/s，但这个年龄段的少年，α 节律仍然很不稳定。14～18 岁时枕部 α 节律的波幅变得低些，而调幅更好，额部的 θ 波变低，且有 β 波出现。以上是儿童在发育过程中脑电图特点的大概演变情况。

三、异常脑电图

在生理条件下，精神安静、闭眼时记录的脑电图超过正常脑电图标准，或诱发试验中有异常所见时，均属异常脑电图。一般异常脑电图可分成两大类。

（一）持续性不正常脑电图

（1）持续性局限性脑波消失：半球肿瘤、囊肿、出血和半球切除术后可见到此种脑电图。此种局限性脑波消失不仅限于 α 节律，也可见于节律消失或睡眠样的消失，有时局限区域脑电活动虽未消失但波幅明显降低，只要某区域电压较对侧对称区域低过 50%，就属不正常现象。

（2）持续性局限性慢波：通常 θ 波和 δ 波均属慢波，正常人的颞区允许有少量低波幅θ 波（电压不超过 40μV，出现机会不超过 25%）；额区允许有少量 δ 波（电压不超过 20μV，出现机会不超过 10%）。如果局限区域出现超过上述限度的慢波，则往往是诊断颅内占位性病变的指标。此种慢波的特点是多为不规则的 0.5～3c/s 多形性波，其电压常在 50～100μV，此慢波由急性脑外伤或脑血管疾病引起时，其恢复过程常见其频率由慢变快，振幅由高变低，范围由大变小。

（3）持续性广泛性脑波消失：脑波电位呈广泛性低平状态，患者脑电图几乎成一条直线。此种脑电图在儿童少见，随年龄增长，低电压脑电图逐渐增多，60 岁以上有动脉硬化的老年人可达 5%～7%。此外，可见于脑外伤后综合征、一氧化碳中毒后遗症、去皮质状态及部分重型精神病等。

（4）持续性广泛性慢波：颅内压增高、脑水肿、脑炎及某些能引起意识障碍的疾病均能造成此类脑电图。常见的疾病有脑瘤、脑炎、脑外伤、脑出血等。慢波频率最低可达每秒 0.5 次，电压可达 100μV 以上，波形可能是单一波形也可能是复合波，部分肝昏迷患者可呈现三相波。

（二）发作性不正常脑电图

发作性棘波、尖波及爆发性节律均属不正常脑电活动。棘波或尖波可单独出现，也可与慢波组合成综合波，如棘-慢波、尖-波、多棘、多尖-慢波综合。棘波多呈散在形式，一般认为棘波电压越高越接近于病灶。棘（尖）-慢波综合常意味着深部结构的放电，组成综合波中的慢波时程常在 200～500 毫秒，振幅也多在 100V 以上。如棘-慢波综合规律地每秒出现 3 次，且广泛分散于头皮各电极，尤以前额为著，临床上多呈典型小发作。多棘（尖）-慢波综合易于伴有肌阵挛的癫痫中出现。入睡之初，在颞枕区出现每秒 6 次或每秒 14 次阳性棘波被认为是下丘脑性癫痫的特征。

皮质下或颅后窝病变有时在远隔的头皮电极可局限地、间歇地出现所谓远隔波，远隔波可能是 θ 波，也可能是 δ 波，间脑病变多呈双侧同步同时相波形规整的 θ 节律；而额叶深部或纹状体病变所引起的 θ 节律，既可能是双侧的，也可能是单侧的。一侧海马回脑疝，可以压迫间脑而在同侧额叶引出 δ 波。远隔波固然能反映一定的病理生理意义，但临床上不足以依赖它作为定位指标。

异常脑电图可分为轻度、中度及重度异常。

1. 轻度异常脑电图

（1）α 节律很不规则或很不稳定，两侧波幅差超过 30%，调幅不良，睁眼抑制反应消失或不显著。

（2）额区或各区出现高幅 β 波。

（3）θ 活动增多，某些部位 θ 活动占优势，有时各区均见 θ 波。

（4）过度换气后出现高幅 θ 波。

2. 中度异常脑电图

（1）α 活动频率减慢至每秒钟 7～8 次，或 α 波消失，有明显的不对称。

（2）弥散性 θ 活动占优势。

（3）出现阵发性 θ 波活动。

（4）过度换气后，成组成群地出现高波幅 δ 波。

3. 重度异常脑电图

（1）弥散性 θ 活动及 δ 活动占优势，在慢波间为高电压 β 活动。

（2）α 节律消失或变慢。

（3）出现阵发性 δ 波。

（4）自发或诱发地出现高波幅棘波、尖波成棘-慢综合波。

（5）出现爆发性抑制活动波平坦活动。

上述异常脑电图，一般指弥漫性或阵发性改变，如伴有局限性异常（包括 θ 波、δ 波、棘波、尖波、病理综合波、平坦活动等）可加以说明。如轻度、中度或重度异常脑电图，某区域（半球）有病灶。

四、癫痫的脑电图

脑电图对癫痫的诊断价值很大，不但能帮助确定癫痫的诊断，而且可以了解其发作类型，并也可对治疗药物的选择提供资料。癫痫患者不仅在发作时可描记到异常脑电图，约有 50% 的患者在发作间歇期也可描记到某种异常的电活动，统称为痫性放电。痫性放电的特点是基本电活动是突然产生的、一般是高波幅（可达到成千微伏）的电活动。

各种癫痫发作的脑电图：

（1）原发性癫痫大发作：发作时由于肌电及抽动不易描记，在间歇期测定时，常显示非特异性的轻度异常，可见在额区有短暂的阵发性 4～7c/s 的慢波或一些 3～4c/s 的慢波，各极均可见单独的时限为 125～140 毫秒的尖波，也可见一些棘波和一些不典型的棘-慢波。异常脑电图一般在发作频繁者容易出现，而发作较少（如 1 年左右 1 次）者常可正常。

在发作前阵发性波变得更频繁，棘波也更明显，每阵发作之间的节律变得不规则，自发波消失。有些在发作前一瞬间可见波幅短暂减低。发作时则见有规律的波幅逐渐增高的棘波，频率为 15～40c/s，阵挛期可见有慢波夹杂其中，同时可见有大量的肌肉棘波。发作终止后，波幅减低直到变成低平记录，提示神经元放电后的衰竭，进入昏睡期则见大的不规则慢（δ）波，患者清醒时再逐渐恢复到原来的波形。

（2）小发作：典型表现为规律的、反复出现而波幅一致的频率为 2.5～4c/s（最多见 3c/s）的"棘波与慢波"特殊结合，通常为两侧半球同步性放电，说明其障碍起源于深部的中线结构，在额、顶区较为明显，且电压也较高（可达 300μV 左右），这种放电通常为亚临床的，过度换气时易于诱发，而自然睡眠时则 3c/s 的棘-慢波被多棘波和随之不规则慢波所取代。经药物控制治疗后，典型的小发作波可被频率为 3～6c/s 的单个或多个棘波和慢波放电所代替。小发作持续状态时，则持续出现此种 3c/s 的棘-慢波。

（3）局限性癫痫：一般为单个棘波或棘波慢波综合的局限放电，还可见慢波灶与局限性快节律，波幅的不对称也可考虑为局限性异常。发作间隙的脑电图可以是正常的。儿童过度换气后枕部出现阵发性慢波可属正常，除非持续存在。

发作前不久，脑电图上可见局限性电活动或频繁出现波幅增高的异常活动。发作时局限性活动呈持续性高电压棘波的形成。棘波放电先扩散到同侧邻近部位,然后扩散到对侧。局限性慢波灶提示有占位性病变的可能。

　　局限性异常可以自行消失或通过抗惊厥药物治疗后消失,此种情况多见于仅单个棘波放电时,说明此局限性异常可见于中枢神经系统无器质性损害者。

　　(4)精神运动性癫痫:发作间歇期的发作波,主要是出现于一侧或双侧颞部的焦点性发作波,特别是局灶性棘波,颞部的焦点多数出现于颞叶前部,颞叶前部的棘波在睡眠时出现率很高,故颞叶癫痫属于睡眠癫痫之一型。颞部棘波一般在浅睡期或中度睡眠期,其发现率最高,阳性率可达90%,在清醒时异常率降为30%,有时病灶为两侧性,呈同步化,但病变侧电压较高,而另一侧属于"镜"灶。颞叶癫痫的放电灶并不完全限于前颞部,发作放电常可见于叶下面、嗅脑(特别是杏仁核、钩回及岛叶)。

　　(5)婴儿痉挛:其特征为经常存在的高幅失律,很短一段记录即可确定诊断。在其持续发作放电时,出现高电压多灶性非同步化棘波,混以高幅0.5～3c/s的不规则慢波。这些异常波在时间上和部位上可时有变化。正常的背景活动及正常的睡眠相不存在,因其在清醒时和睡眠时记录无差别,故此为唯一的对睡眠诱发无诊断价值的癫痫。

　　(6)肌阵挛性癫痫:表现为普遍性多棘波,随之为慢波,以中央区为显著,最常出现于睡眠时,也可由过度换气所诱发。

　　(7)自主神经性发作:最常见的波形为每秒14次及6次的正相棘波,是一种向下的梳状棘波,电压很少超过150μV,为双侧性但不同步,此类被认为是丘脑、丘脑下部损害所致。但在许多正常人,特别是在浅睡时也可见到。

五、颅内占位性病变的脑电图

　　颅内占位性病变往往可引起不同程度的脑电图变化,尤其是大脑半球的占位性病变,包括脑肿瘤、脑脓肿、脑转移癌和慢性硬膜下血肿等。多有一侧性或局灶性慢波(主要为δ波和θ波),也可表现为正常者,如生长较慢的脑膜瘤,对脑细胞影响较小,故未能引起脑电图改变。脑电图对大脑半球肿瘤的正确定位率一般在75%～85%,颅后窝肿瘤的脑电图一般无局限性或一侧性改变,只有弥漫性变化或正常,应用枕下电极做小脑脑电图检查,对颅后窝占位性病变常可做出准确的定位诊断。临床证实有不少无定位体征的大脑半球占位性病变的患者,经脑电图检查后发现有局灶性改变。就脑肿瘤的性质与脑电图的关系而言,脑瘤的脑电图改变不是特异性的,不能直接指明肿瘤的性质,但是有些现象可作为参考:①脑膜瘤引起的脑电图改变比较轻微,而临床症状可能已较明显,但脑电图往往缺乏异常所见,因此定位比较困难,当脑电图有改变时,局限性改变多以θ波、δ波为主。额叶脑膜瘤有时在早期就可呈现焦点性δ波,这种δ波一般为连续性并比较局限于病变部位,而对侧的脑电图多为正常。脑膜瘤的血管越丰富,δ波就出现得越明显,发作波较多见。②星形细胞瘤与脑膜瘤相似,慢波亦往往局限于病变侧。生长较快的星形细胞瘤,包括囊性变的,则异常的程度较显著,痫性放电也常见。③局限性慢波主要为θ波,在晚期才出现δ波,痫性放电多见。④胶质母细胞瘤由于生长迅速,脑组织浸润破坏严重,并引起重度脑水肿,在脑瘤中显示最严重的脑电图异常。局限性δ波的周期较长,振幅较高,其出现范围较广并常成为低幅多形性δ波病灶，发作波较少见。对侧半球散在的θ波或δ波亦较多。因此，临床上有明显的定位体征而脑电图正常时就不大可能为胶质母细胞瘤。⑤转移瘤单发性者一般显示与星形细胞瘤的脑电图相似，可以有局灶性δ波，但有时较严重，与胶质母细胞瘤相似，视其发作快慢而异。虽然临床上常有癫痫发作，但痫样放电则少见。多发时，脑电图改变亦为弥漫性。⑥血管瘤样放电常见，但可以有局灶性δ波，尤其是不久前瘤内有出血时更明显。总之，肿瘤生长较快，性质较恶者则脑电图的变化明显，定位定侧率亦较高些。

六、颅外伤的脑电图

（1）脑震荡：受伤后即刻测定则见到无节律的低平波，以后为广泛的θ波及δ波，可能与中脑网状结构功能障碍有关，清醒后脑电图恢复正常。

（2）脑挫伤：可见双侧α节律抑制，广泛的双侧高波幅θ波及δ波，以病侧较明显。有的可见局限性改变，在一侧半球或一脑叶出现θ波或伴有快波，α波减弱，重症脑挫伤时基本的α节律消失，主要为δ波。如合并脑干（特别是间脑）损伤则出现双侧同步的阵发性δ波。随着意识恢复，慢波变快，同步化也好转，如2个月内脑电图无恢复，则须考虑硬膜下血肿的可能。

（3）脑外伤后综合征：α波频率变慢，波幅增高且不稳定，并可出现病理性慢波。外伤后癫痫的患者则可见棘波、尖波、复合波等。随着病灶的恢复，脑电图逐步好转，α节律又复变快、规律、对外界刺激反应好转。脑电图的随访检查，可推测脑外伤的预后。

脑生物电地形图：它是对大脑损害的一种新的检测方法，是利用电子计算机技术将从脑电图记录到的各种信号（有自发脑电和诱发脑电）与其他信号放在一起，加以综合分析，然后画出它们在脑内的空间分布图，简称地形图，也有人称之为脑电图二次处理或2次元表示法。其原理是应用二维内抽补抽的原理，把脑电分析的结果做成头皮表面的分布图，从而能直观定量，准确地对颅内病变进行诊断。地形图直观醒目，定位准确，能够把脑损害的程度和面积在图上以数字的等级显示出来，和CT互相补充，以发现CT未能发现的病变，其灵敏度高于常规脑电图。

第三节　肌电图检查

肌电图记录神经和肌肉的电活动，借以判定神经和肌肉功能状态。它可以帮助区别神经源性疾病和肌源性疾病；在神经源性疾病中，可区别脊髓前角细胞病变或周围神经病变，在周围神经损伤的检查中，可以确定损伤的程度，并可对神经损伤后的再生和预后进行判断；在神经根压迫性疾病的诊断上亦有帮助。

一个下运动神经元的轴突支配几十条至千余条肌纤维。这个下运动神经元连同它所支配的肌纤维一起组成一个功能单位，称为运动单位。

一、正常肌电图

在做肌电图检查时，需观察针电极插入肌肉后，静止时（即肌肉完全松弛时）和主动收缩时的变化。

正常肌肉静止时没有电活动，所得记录为一条直线。当针电极插入肌肉时，常可引起一个相当大的、由机械刺激引起的一串动作电位，称为插入电位。插入电位的每个波的时限约为 1~25 毫秒，约持续 1 秒后消失。

在做主动肌肉收缩时，来自运动轴突的冲动抵达神经肌肉接头，触发终板，引起肌肉动作电位，并很快地扩散到整个肌膜的外表，引起肌肉收缩。每个运动神经元的一次冲动引起它所支配的肌纤维（即运动单位）的收缩，出现一个运动单位波。因此运动单位波是一个运动神经元所支配的所有肌纤维的电活动的总和。在肌肉极轻度主动收缩时，即可看到一个运动单位波。可能为单相、双相或三相。每一个波以每秒 5~10 次的频率重复出现。波宽或时限为 2~10 毫秒，波幅为 0.4~3mV。一般为 0.5~1mV，双相或三相波在运动单位波中约占 8% 以上。四相以上的则称多相波，在正常肌肉中约占 5%~10%。肌肉动作增强时，参与收缩的运动单位数目增加，于是就不止一个运动单位波，也有电极附近的其他运动单位的动作电位出现，使几个运动单位的动作电位混在一起。当肌肉大力收缩时，每个运动单位的放电频率增加，可达每秒 50 次，甚至 150 次之多，而且活动的运动单位数亦增加。它们各自的节律性的高频电挤在一起，以致无法辨认每个运动单位波的轮廓，称为干扰相。

二、异常肌电图

（1）插入异常电位：当针电极插入失神经支配的肌肉或移动针电极时，可出现多个连续的、排放的正相锋形电位，持续数秒至数分钟，或更长。这种电位见于失神经后 8~14 天，较自发性纤颤电位出现稍早，也可见于神经再生期。先天性肌强直时的插入电位则呈持续性肌强直电位。在肌纤维严重萎缩，或被纤维组织与脂肪组织所取代及肌肉不能发生兴奋（低钾）时，插入电位可显著减少或消失。

（2）自发性电位：正常肌肉在静息时无自发性电位，在神经肌肉病变时可见下列几种自发性电位。

1）纤颤电位：肌肉放松时出现的短时限、低电压自发电位，称纤颤电位。时限为 0.5~4 毫秒，大部分在 2 毫秒以下，波幅为 50~500μV，大部分小于 300μV，波形呈单相或双相，起始相为正相；放电间隔虽可有比较规律的间隔，但大多不规则。扬声器上可听到如雨点落地的嗒嗒声。该电位系失神经支配的肌肉对乙酰胆碱或其他物质的兴奋性增高所致。因其代表肌肉失神经支配，故又称失神经波。

2）正相电位：亦为肌肉失神经支配后出现的自发电位。图形上先偏离基线向下，之后向上稍超过线再回到基线，正相宽大，负相低矮，故呈"V"形线状或锯齿状。时限可长达 100 毫秒，波幅为 200~200μV，此电位常出现在针极插入时。

3）束颤电位：肌肉放松时出现的自发运动单位，时限 5～15 毫秒，波幅 100～600pV，频率 1～3c/s 或高达 50c/s 不等，放电间隔常不规则，波形呈双相、三相（单纯束颤电位）或多相（复合束颤电位），常伴有肉眼可见的肌肉束颤。束颤电位仅表示运动单位兴奋性增高，可见于运动神经元疾病和神经根疾病，也可见于无神经系统器质性改变的肌肉病变，因而不能单纯以束颤电位来确定病变的存在，不过频率低的复合束颤电位诊断价值较大。

（3）运动单位电位的改变：运动单位电位时限延长或缩短，波幅的增高或降低，多相电位数量增加，常提示异常。

运动单位电位的时程，随不同年龄不同肌肉而异，通常需测定 20 个以上运动单位电位计算出平均值。为迅速作出比较，可粗略地将时限大于 12 毫秒者称为运动单位电位时限增宽；小于 3 毫秒者为运动单位电位时限缩短。

正常运动单位电位的波幅差异较大，故其诊断价值较小，若其幅度大于 6000μV，称为波幅增高或巨大电位。长时间和高波幅的电位见于脊髓前角细胞疾病和陈旧性周围神经损伤、低波幅和短时限电位则见于肌源性疾病及神经再生早期。

多相电位的数量超过 12% 时，称为多相电位增加。位相繁多呈簇的多相电位，称为复合电位，多见于周围神经损伤。低波幅的多相电位，多见于神经再生早期，称为新生电位，尚可见于肌源性疾病。

（4）肌肉不同程度收缩时波形改变：当肌肉大力收缩时，正常情况下应出现干扰相，如有病变而致运动单位电位数量减少则不能综合成干扰相。随病变程度不同出现混合相或单纯相，有时可见单个电位组成的高频放电。上述波形多见于周围神经损伤或脊髓前角细胞疾病。

有时肌肉瘫痪严重，虽最大程度地用力，而肉眼仅见轻微收缩，肌电图上反而见到极高频率的放电，波形琐碎呈干扰相，称为病理干扰相，多见于肌源性疾病。

三、肌电图的临床诊断

肌电图对神经、肌肉疾病的诊断是一种很有价值的检查方法，它能鉴别神经源性和肌源性疾病，并能确定周围神经病变的位置。神经传导速度的测定对于疾病部位的确定很有意义，如疾病在脊髓还是神经根、是周围神经还是肌肉、是神经末梢还是神经肌肉接头处等。此外，还能估计神经肌肉病变的恢复程度，从而估计其预后。但是，肌电图不具有特征性的意义，如纤颤电位也只能说明病变性质属于神经源性损害可能性较大，因为纤颤电位也可见于多发性肌炎。

测定肌电图一般应从下列几方面观察：①插入电极或休止时自发性电活动的出现（失神经电位的出现）；②动作电位的平均时限；③动作电位的波幅；④轻微收缩时多相电位出现的情况；⑤有无同步性；⑥肌肉最大自主收缩时动作电位的波形；⑦神经刺激及传导速度等。

（一）下运动神经元病变的肌电图

（1）基本表现：急性下运动神经元损害后，在神经尚未发生变性前，肌电图表现仅呈完全性电静息（完全麻痹）或运动单位数减少（部分麻痹），插入电位正常。当神经变性发生后（一般约在2~3周后），其支配肌肉的插入电位，呈现失神经电位，如正相尖波、纤颤电位或束颤电位，且可持续一定时间；在肌肉静止情况下，失神经电位可自发地出现。失神经电位的频率越高，则病情越重，但随着肌纤维萎缩变性被纤维组织所替代，纤颤电位的消失就不能表示病情的轻重了。在部分神经变性的肌肉收缩时运动单位电位的波幅与时限增大，多相电位增多，运动单位同步性也可增多，在最大收缩时，如完全麻痹者则呈病理性电静息，不完全麻痹者，则呈单纯相，神经传导速度减慢性进行性的运动神经元病变的肌电图表现与神经变性后相似。

（2）神经再生后纤颤电位减少：最早期为新生运动单位电位，可在临床恢复前数周出现，因而有预后意义。特别是神经外伤时，出现这种电位则手术应当推迟进行。多次检查可见随着神经的继续再生，纤颤电位逐渐消失，运动单位逐渐增多，多相电位逐渐减少，最后恢复正常。

（3）病变定位：根据失神经电位出现的范围及其他异常肌电图表现，推测病变的部位在脊髓前角、神经根、神经丛或周围神经。

脊神经前支分布于肢体肌肉，后支分布于椎旁肌肉，因此，当失神经电位出现于肢体及相应节段的椎旁肌时，说明病变在神经根及前角细胞；如仅出现于肢体肌肉，而相应节段的椎旁肌不出现，则说明病变在神经根以下的神经丛或神经干。故可根据失神经电位的不同范围来确定病变部位。

（二）原发性肌病的肌电图

（1）肌营养不良：插入电位可较正常稍延长，有时可出现肌强直性发放，肌肉静止时为电静息，收缩时可见异常的肌营养不良性电位，其时限较短（在3~5毫秒内），波幅较低，其多相电位中等度增加，无纤颤及束颤等失神经电位，神经传导速度正常。

（2）肌强直症：针电极插入肌肉时迅速发生肌强直电位，呈持续的棘波样的运动单位电位排放，其频率时增时减，波幅逐步降低。肌静止时则为电静息。当肌肉用力收缩再放松后，出现肌强直。肌电图上呈现电活动并不随即停止，也发生肌强直电位，持续约数秒。

（3）多发性肌炎及皮肌炎：插入电位一般正常，但也可出现异常插入电位，呈连续的电位发放，称假性肌强直发放，肌静止时也是电静息，但相当一部分病例则可在针电极插入或移动后出现纤颤电位。肌肉收缩时则可见到与肌营养不良电位相似的异常运动单位，多相电位也增加。

（三）神经肌肉传递障碍的肌电图

重症肌无力的肌电图主要表现为运动单位电位的失节律性，即于持续用力时，开始的电位正常，其后波幅及频率逐渐减低，与正常人的运动单位电位波幅、频率逐渐增高相反。用频率为30c/s以下的电刺激时即产生神经肌疲劳。

（四）其他

（1）失用性肌萎缩：除运动单位动作电位的波幅在最大用力时减低外，基本上属于正常肌电图，个别运动单位呈多相电位轻度增加。

（2）功能性瘫痪：当令瘫痪肌用力时，其拮抗肌出现运动单位动作电位，且其频率、波幅显著不规则，提示为功能性瘫痪。有时功能性瘫痪可呈完全性电静息，但无临床肌萎缩，又无失神经电位，因而可与器质性瘫痪相鉴别。

第四节　计算机体层摄影诊断

计算机体层摄影（computed tomography，CT）图像在显示屏上以由黑到白不同灰度表示，黑表示低吸收区即低密度区，如脑室；白表示高吸收区，即高密度区，如颅骨。与X线片所示的黑白一致。由于CT有高的分辨率，故人体软组织吸收系数虽大多数近于水的吸收系数，但也能形成对比而显影。

1. 脑瘤 CT 诊断

通过CT检查，大多数的颅内肿瘤的部位、大小、轮廓及与周围结构的关系均可明确。增强CT扫描，还可进一步显示肿瘤的实质部分以及肿瘤的血供情况。

脑膜瘤平扫为略高或等密度肿块，病灶多呈圆形或分叶状，边界清楚，病灶常与颅骨或硬膜转折部相连，脑室内者多位于侧脑室三角区。脑瘤多较大，有明显占位征象，可有颅骨增生或破坏。增强扫描，肿瘤呈明显均一强化，边界更清楚锐利，但有5%～7%的脑膜瘤不具特征表现。

星形细胞瘤平扫为脑实质内低密度或混杂密度肿块，形态多不规则，与脑质分界不清，可有低密度的囊性改变，有占位征象，周围有脑水肿。增强扫描时多呈片状或环状强化，强化环厚薄不一，环壁上出现瘤节，是星形细胞瘤的特征。

鞍区肿瘤常见的有垂体腺瘤、颅咽管瘤、鞍结节脑膜瘤、异位松果体瘤等。垂体腺瘤位于鞍内，蝶鞍扩大，向上生长，突破鞍隔，可见鞍上池变形，亦可突入蝶窦，肿瘤为类圆形，边界清楚、光滑。垂体微腺瘤须高分辨率CT才能显示。颅咽管瘤平扫表现为鞍上低密度囊性肿块，CT值-40～10Hu，病变边界清楚，呈圆形、卵圆形或分叶状。实体性颅咽管瘤呈均一性，略高或等密度肿块。

脑桥小脑角肿瘤有神经鞘瘤、上皮样囊肿、脑膜瘤，听神经瘤占70%。听神经瘤与岩骨后缘紧密相连，表现为圆形或分叶状低密度病灶，多有明显强化，强化区常有大小不等的低密度病灶，代表囊变或坏死部分。低密度区有时很大，几乎占据整个肿瘤，仅周边发生强化。

2. 脑血管病 CT 诊断

CT平扫即可迅速而准确地显示高血压动脉硬化性脑出血的部位、大小及有无血液进入脑室系统，从而为早期手术治疗和判断患者预后提供重要参考依据；对于闭塞性脑血管病，CT检查能显示血管闭塞引起的脑梗死的部位和范围，对脑血管畸形和动脉瘤等检查也可提示病灶部位、大致的形态和轮廓等，从而为进一步行脑血管造影指明检查方向。

　　高血压性脑内血肿最常发生在基底神经节，其次为丘脑、脑桥和小脑。基底节出血常侵及内囊，并可进入脑室和蛛网膜下腔。CT 表现与血肿病程有关。新鲜血肿为边缘清楚，密度均匀的高密度区。2～3 天血肿周围出现水肿带，约 1 周后血肿从周边开始吸收，密度灶向心性缩小，边缘不清，周边低密度灶增宽，约 4 周后变成低密度灶。2 个月后成为近于脑脊液密度的边缘整齐的低密度囊腔。CT 可以反映血肿形成、吸收和囊变的演变过程。在吸收过程中，如行增强检查，可见周边的环状增强，至囊变期，则无明显增强。

　　CT 对幕上的脑梗死显示效果较好，对脑干及小脑梗死效果较差。幕上脑梗死除继发出血以外（所谓出血性脑梗死），均为低密度。低密度病灶的分布，与血管供应区分布一致。大脑中动脉梗死病灶呈三角形，基底朝向脑凸面，尖端指向第三脑室。大脑中动脉梗塞在豆纹动脉以远，病灶多为矩形。大脑前动脉梗塞表现为长条状低密度影。大脑后动脉梗塞则在顶叶看到半圆形低密度影，位于大脑镰旁后部。脑梗死早期可有轻度的占位征象，后期有脑萎缩征象。豆纹动脉梗塞表现为基底节、内囊、丘脑和脑干的椭圆形、圆形及长条形的低密度影，梗死灶的直径<2.0cm，称腔隙性脑梗死，小的腔隙是由血管脂肪透明变性所致，大的腔隙由穿通血管闭塞引起。腔隙性脑梗死临床诊断困难，脑血管造影亦不易显示，而 CT 是最好的显示方法之一。出血性梗死是缺血性梗死经抗凝治疗，血栓破碎变小，向远侧移动，血流进入再通但已有坏死的血管，破裂而形成的出血性梗死。CT 表现为大片低密度区中出现不规则的高密度出血斑。

　　脑动脉瘤直径<1.0cm，无血栓及钙化的，CT 检查不易发现。较大的动脉瘤的 CT 表现与瘤腔内有无血栓有关，分三型：①薄壁无血栓动脉瘤，CT 表现为边缘较清楚的圆形稍高密度处，有明显均一强化；②部分血栓动脉瘤，增强 CT 检查血栓无强化，瘤腔和外层囊壁有明显强化；③完全血栓化的动脉瘤，中心区无强化。动脉瘤破裂出血，CT 可查出血液在蛛网膜下腔、脑内或脑室内的分布情况。

3. 颅脑损伤 CT 诊断

　　CT 平扫不仅可以发现颅内血肿，而且可以分清血肿的部位，是脑内还是硬膜下或者硬膜外；脑挫裂伤 CT 检查，可以明确其部位及范围，亚急性或慢性期颅脑损伤的 CT 检查，可查明有无慢性颅内血肿的存在，血肿吸收情况，有无脑萎缩、脑瘢痕和脑穿通畸形等。

4. 颅内炎症的 CT 诊断

　　脑脓肿、硬膜下或硬膜外积脓等，CT 检查可做定位、定性及定量诊断。脑结核的 CT 检查，不仅可以了解脑内实质的损害及脑积水的情况，对脑结核的定位诊断亦有作用。脑部非特异性炎 CT 检查，有助于排除脑瘤、脑出血等，从而对确定诊断和治疗方法有重要作用。

　　硬膜外血肿表现为颅骨内板下方局限性双凸形高密度区，CT 值 40～80Hu，血肿密度均一或不均一，血肿内缘也可不规则，占位表现因血肿多局限而比硬膜下血肿轻，少数病例有脑积水。上矢状窦、枕窦、横窦损伤引起的硬膜外血肿，诊断有时较困难，行磁共振成像冠状位或矢状位扫描有助于确诊。

　　硬膜下血肿较硬膜外血肿多见。急性硬膜下血肿 CT 平扫为外缘紧贴颅骨内板，内缘沿大脑表面分布的镰刀状或新月形高密度影。一侧硬膜下血肿可使中线结构向对侧移位，侧脑室被压缩，两侧硬膜下血肿，可无中线结构移位，但双侧侧脑室前角的夹角变小，形成"兔耳征"。血肿于受伤后 5~10 天内呈高密度影，2~4 周呈等密度影，不能直接辨认血肿，但可见白质内移、脑沟消失及占位征象，增强扫描多数可见血肿膜有增强效应。

外伤性脑内血肿 CT 表现与高血压动脉硬化脑出血的血肿所见基本相同，轮廓多不规则，但常见部位为额叶底部及颞极。外伤性脑内等密度血肿亦多见，于受伤后 2~4 周内，此时平扫表现主要为占位征象。增强扫描可见环形征。

脑挫裂伤常合并脑内血肿。脑挫伤则多见局部脑组织因水肿而密度减低，其低密度区界限模糊，并可有多发的小片状或点片状高密度区，如病灶范围大，可伴有占位征象。约30%的脑挫伤为多发，40%并无其他病变，75%伴发骨折。脑干挫伤 CT 较难显示，但用高分辨率的 CT 薄层扫描有可能发现。

第五节　磁共振成像诊断

磁共振成像（magnetic resonance imaging，MRI），就是将人体置于特殊的磁场中，利用人体中的氢原子核和磁场的互相作用，产生一种磁共振信号，信号经计算机处理，重建人体内部结构的图像技术。

1. 脑的磁共振成像诊断

脑的正常结构用 SE 序列扫描，能清楚显示出脑的 3 种结构，灰质呈白色，白质呈灰色，脑脊液呈黑色。较小的旁中央小叶、岛叶也看得清楚，各脑叶的标志，如顶枕裂、距状裂和扣带回沟可辨。横断面可以显示基底神经节核及丘脑、内囊呈"＞"形，前肢窄，后肢宽。中脑、脑桥及延髓各部显示清楚，但脑干内神经核一般分辨不清。矢状面扫描，对中线结构显示比较直观，如丘脑下部及垂体结构。冠状面扫描，可显示 X 射线计算机断层成像（X-CT）易遗漏的颅顶及颅底结构，并且没有骨性伪影。脑室系统的显示与 X-CT 相似，但导水管及中孔比 X-CT 看得清楚，脑池系统也比 X-CT 显示好，特别是采用快速成像，脑脊液呈白色，比脑池 X-CT 更有优越性。还可看到颅内大的静脉及硬膜静脉窦。

（1）颅内肿瘤：脑膜瘤占颅内肿瘤的 15%~20%。发生在蛛网膜颗粒，并与硬脑膜相连，少数位于侧脑室内。脑膜瘤结构中纤维的排列较致密，以及水的含量较少，故 T_1 和 T_2 值较其他脑内肿瘤短。磁共振信号强度稍高于皮质者占 60%，相等者占 20%，稍低者占 20%。脑膜瘤周围水肿为血管源性，主要发生在白质，呈高信号。磁共振成像检查能较容易显示其相应区颅骨内板的侵蚀和破坏。对于颅底扁平型脑膜瘤，因受其空间分辨率的限制，而其 T_1、T_2 值与脑组织的相差甚小，故有时出现假阳性。

星形细胞瘤 T_2 成像为高信号，T_1 成像为明显低信号。星形细胞瘤体与周围水肿的鉴别有时困难。

髓母细胞瘤恶性程度高，浸润性生长，易种植生长，T_1、T_2 值长于周围脑组织，常有第四脑室受压及脑积水征象。

脑干胶质瘤，磁共振成像为其最佳诊断方法。T_1成像时，脑干胶质瘤呈高信号、低信号、等信号或混杂信号，T_2成像为高信号或混杂信号，脑干肿瘤占位征象明显，表现为脑干变形和体积增大，第四脑室和脑干周围池的形态及大小变化。中脑肿瘤脚间凹消失，中脑膨胀呈圆形，鞍上池前后径变短，环池和脚池消失。

脑桥肿瘤显示脑桥膨胀呈球形，第四脑室底部向后隆起，肿物进一步扩大，可使第四脑室变窄或消失，桥前池受压变窄或者消失。

垂体腺瘤位于蝶鞍，肿瘤向上生长可穿破鞍隔侵入鞍上池，肿瘤T_1及T_2值与正常脑组织接近或稍高。垂体腺瘤的磁共振检查，因肿瘤常有出血、坏死和囊变，而显示异常信号。冠状面和矢状面切层，从不同方向观察，可清晰显示肿瘤的鞍上侵犯，向下突入蝶窦，向双侧推挤海绵窦和颈内动脉。但低磁场的扫描仪因扫描层厚较大，空间分辨率低，故难于显示直径小于1cm的微腺瘤。顺磁性磁共振增强剂的使用，可提高垂体腺瘤，尤其是微腺瘤的检出率。这与垂体腺瘤的血运较丰富有关。

颅咽管瘤常位于鞍上，也可位于鞍内，还可发生在垂体蒂经过的任何一个部位，如蝶骨、蝶窦或咽顶，但少见。肿瘤70%~95%为囊性，钙化率为87%。肿瘤T_1及T_2值变化很大，主要取决于瘤内胆固醇结晶，上皮角化蛋白及囊液的比例，钙化为低信号。

听神经瘤占脑桥小脑角肿瘤的80%，多起源于内耳道前庭神经，起源于耳蜗神经者少见，由施万细胞发展而来。肿瘤多为单发，但在神经纤维瘤病时可发生在两侧听神经。大多数肿瘤有较长的T_1和T_2值，肿瘤囊变或有坏死区T值长，纤维成分密集则T值短，肿瘤周围有一明显的低信号带，提示包膜或假囊形成，肿瘤较大时有占位征象，如第四脑室受压移位，上位脑室系统扩大，脑干变形移向对侧，内听道扩大等。转移瘤多发生在中年以上患者，常见于大脑半球的皮质及皮质下区，好发于顶枕叶，这与肿瘤栓子较易进入大脑中动脉末梢分支有关，也可发生在小脑，但脑干少见。也可经脑脊液种植转移，如髓母细胞瘤、生殖细胞瘤。也有直接侵犯至颅内者，如鼻咽癌及眼眶肿瘤。转移瘤的磁共振成像表现多为多发，也可为单发，T_1及T_2值很长，瘤体小而水肿范围大，有时两者不易区分，占位征象显著。

（2）脑血管疾病：脑幕上半球梗死磁共振成像与X-CT显示效果相近，但是显示基底节腔隙性脑梗死及脑干、小脑梗死，磁共振成像明显优于X-CT，而且显示梗死灶与脑结构的关系，比X-CT清楚。T_1成像梗死灶为低信号，T_2成像为高信号。幕上较大的血管梗死，病灶为三角形或四边形，基底节及脑干梗死呈类圆形或长条形。病变早期可以有轻度占位征象，后期多伴有脑萎缩征象。

脑出血以基底节多见，大脑皮质次之，脑干及小脑更少。急性脑出血，血肿信号强度与周围脑组织差别不大。T_2成像，血肿信号强度高，慢性血肿信号强度更高。

动脉瘤和血管畸形，借其高的分辨率和流动效应，磁共振成像能明显地检出巨大的动脉瘤及其输入和输出血管。磁共振成像表现为条状或者圆形低信号影，血流淤滞或者血凝块，信号强度增加。

（3）脑外伤：X-CT诊断效果也很好，但是，等密度的硬膜下血肿特别是双侧等密度的硬膜下血肿，占位征象互相抵消，X-CT诊断尤为困难，磁共振成像显示出了它特有的优越性，较小低密度硬膜下血肿和扩大的蛛网膜下腔难于区别，而磁共振成像能将两者区别开来。硬膜下血肿磁共振成像表现为靠颅骨板条状或半月形高信号影，有占位征象，如脑沟受压，脑室及中线结构移位，相邻脑组织水肿、出血或梗死。对硬膜外血肿及脑内血肿的诊断，X-CT 显示似比磁共振成像简单明了。

（4）其他疾病：磁共振成像对多发性硬化的检出率明显高于 X-CT，阳性率可达 85%～100%，位于脑干的病灶，仅有磁共振成像才能检出。多发性硬化的磁共振成像表现为大小不等，形状不一的高信号病灶，主要分布在幕上半球脑实质、脑室周围，也可见于脑干和小脑，同时伴有脑萎缩征象。

脑脓肿的 T_1、T_2 值延长，磁共振成像表现为团状病灶，形态与肿瘤相似。用 Gd-DTPA 增强扫描，可使脑脓肿的实质部分增强，从而与其液化的中央部分和长 T_2 的病灶周围水肿带相区别。

2. 脊柱和脊髓磁共振成像检查

脊柱和脊髓磁共振成像检查，有许多优点，其中以高的软组织分辨能力和矢状切面的使用更为重要。故目前对脊柱和脊髓的检查，磁共振成像的应用越来越广泛。

（1）正常腰椎的磁共振成像表现：矢状面观察，椎体呈方形，骨松质和脂肪信号强度高，周围骨皮质信号强度低，椎间盘的髓核呈长方形或近似菱形。信号强度均匀，髓核周围有纤维环围成的低信号暗区，宽 2～3mm，矢状面正常髓核不超出椎体前后缘。椎体后方有一条白色带状结构，第 3 腰椎以下逐渐增宽，前后宽为 2～4mm。这是硬膜外脂肪形成的高信号区，身体肥胖者比较宽。

（2）腰骶椎间盘突出：①髓核突出：髓核超过椎体后缘小于 2mm，可考虑椎间盘膨隆，同时伴有神经根压迫症状者，符合椎间盘突出表现。②髓核突出形成的压迫征象：髓核突出轻者，白线形成半圆形深压迹；重者则致中断，硬膜受压占 84%，后纵韧带移位占 78%。③椎间隙变窄及磨角征：对椎间盘突出的诊断有肯定意义。

（3）椎管内占位病变：①脊髓内胶质瘤，矢状面 T_1 成像时，病变部位脊髓局限性增粗，信号不均匀，与正常脊髓分界不清楚，T_2 成像肿瘤信号稍高，病变周围蛛网膜腔变窄或者完全闭塞。②脊髓外硬膜内外肿瘤，常见的有神经纤维瘤和脊膜瘤等。表现为圆形、椭圆形或者不规则，轮廓较清楚，与脊髓界限可辨，磁共振成像信号稍高。压迫脊髓移位，肿物平面蛛网膜腔变窄或者闭塞，但肿瘤水平上下的蛛网膜腔增宽。横断面扫描，能鉴别肿瘤是硬膜内还是硬膜外，肿瘤与脊髓间存在一条低信号带，即硬膜外征，是肿瘤位于硬膜外的征象。

第六节　正电子发射断层扫描

正电子发射断层扫描（PET）与单光子发射断层扫描（SPECT）均系发射计算机断层扫描（ECT），属核医学范畴。

PET 的作用是诊断生理生化性异常，如局部脑血流、局部血容量、局部脑氧代谢及局部葡萄糖代谢等。PET 还能对脑内受体（如多巴胺受体）、递质（如内啡肽）、镇静安眠药、抗癫痫药及各类疾病的生化改变进行研究。

　　PET 的基本原理是某些化合物能放射正电子，它们进入脑组织后与电子碰撞而覆灭，同时转变为电磁放射并产生一对高能量（511keV）的光子。这一对光子向相反方向移动形成 γ 射线。排列成圆圈的 PET 探测器可在不同时间里从各个角度接受这些射线，然后输入电子计算机，经过与 CT 相似的处理后可重建出脑切面组织的图像。其切面厚可为 1～2cm。

　　PET 对反映人体内生理生化代谢方面的变化比较敏感。它能发现癫痫患者局灶性葡萄糖代谢降低，从而提示该区有病理学上的结构改变。PET 扫描能判断脑瘤的恶性程度，且比 CT 能更敏感地发现早期病灶，脑血管病在结构性损害灶出现以前，PET 图像即可显示病理生理性异常，有助早期防治。舞蹈病，在 CT 显示尾状核萎缩之前，PET 图像可发现尾状核区代谢率明显降低。说明代谢异常早于细胞丧失，有助于早期诊断。

第七节　大脑诱发电位

　　大脑诱发电位是给身体某种感受器以适宜刺激，激发大脑产生电活动并客观记录的一种新的电生理学检查方法，包括视觉诱发电位（visual evoked potential，VEP）、听觉诱发电位（auditory evoked potential，AEP）和躯体感觉诱发电位（somatosensory evoked potential，SEP）。该检查可选择性地观察特异性传入神经通路的功能状态，可用于视觉、听觉以及某些疾病（视神经炎、多发性硬化、脊髓病变等）的客观检查，对意识障碍、婴幼儿及初病者更是一种有用的客观检查手段。

　　SEP 指对皮肤给予电刺激或自然刺激，由周围感觉神经纤维引起的电位。可记录到感觉神经电位、脊髓成分、脑干成分和皮质成分。SEP 对多发性硬化的诊断阳性率为 49%～94%，主要表现为潜伏期延长，且见波幅明显下降。多与 VEP、AEP 联合应用。脑血管疾病在内囊病变时，SEP 异常为病灶侧全部成分缺如或波幅下降。顶叶皮质病变时，SEP 表现为 P_1、N_1 正常，其后成分全部或部分缺如，波幅下降及潜伏期延长等。去皮质综合征表现为双侧 SEP 缺如。末梢感觉神经有障碍时，SEP 多为异常，主要表现为各波峰潜伏期延长，严重者 SEP 消失。脊髓病变时，产生峰潜伏期延迟。

　　VEP 系指对视网膜给予光刺激，在头部记录到的由视觉通路所产生的电位变化。VEP 在临床上主要用于检查视路损害。视神经炎 90% 表现为波峰潜伏期延迟，波幅降低。多发性硬化主要异常是 P_{100} 延迟。它的异常形式与病损部位有关。脑部肿瘤压迫视路，VEP 异常多为波形改变，少数有潜伏期延迟。亨廷顿舞蹈病 VEP 各波幅减小。帕金森病 1/3 的患者 VEP 异常，主要为潜伏期延迟。脑缺血病变 VEP 波幅降低，有时合并潜伏期延迟。

　　脑干听觉诱发电位（BAEP）系指给予短声刺激，从头颅表面记录到的包括脑干成分的电位。BAEP 对听神经瘤瘤体小而 CT 不能发现者有重要诊断意义。病侧 BAEP 仅可见 I 波，或者 I～III 波，后面的波形成分均消失。I～III 波峰间潜伏期延长。多发性硬化 BAEP 的异常率为 87%，主要表现为 I～V 波峰间潜伏期延长，波形成分缺如及波幅明显降低。脑死亡（从昏迷发展到脑死亡），BAEP 波形逐渐发生改变，首先是中、晚成分消失，波幅下降，然后 I 波或 BAEP 全部成分消失。从而成为判断脑死亡的标准之一。

第八节　经颅多普勒检测

经颅多普勒（transcranial Doppler，TCD），是利用超声多普勒效应来检测颅内脑底主要动脉的血流动力学及各血流生理参数的一项无创伤的脑血管疾病检查方法。

目前经颅多普勒主要选择 3 个经颅窗直接描记出脑底动脉血流的多普勒信号。经颞窗可检测到大脑中动脉、大脑前动脉、大脑后动脉、前交通动脉、后交通动脉、颈内动脉终末段等；经眼窗（视神经孔）可检测眼动脉、颈内动脉虹吸段等；经枕窗（枕骨大孔）可检测椎动脉颅内段、基底动脉、小脑后下动脉等，通过这 3 个经颅窗基本上可全面检测脑底动脉环上各血管的血流信号。

在我国，近年来由于该检查日益为人们熟知，特别是近 4～5 年来引进了经颅多普勒的检测技术后，在临床各种脑血管疾病的诊疗中已得到广泛应用，并取得了丰富的诊断经验，使经颅多普勒的应用范围日益扩大，深受广大医务人员及患者的欢迎。

一、高血压的经颅多普勒检测

由于脑血管是高血压时最早、最易受累的血管之一，因此，高血压患者的经颅多普勒检测有较高的异常率（92.23%），且随着年龄的增高异常率增加。在高血压的不同阶段，脑血管受累的程度也不相同，因此，经颅多普勒检查时，其异常变化也不同。高血压患者常见的经颅多普勒变化有以下几种。

1. 脑血管痉挛

在经颅多普勒的检测中，往往可以检测到某支血管或多支血管单纯高流速（收缩期血流速度超过正常范围）的表现，而频谱图像及其他各项指标均属于正常范围。这种神经颅多普勒的变化往往是高血压早期的发现，这与高血压早期出现脑血管痉挛的病理变化相一致。脑血管痉挛的发生多见于颅内多支血管，单支血管的痉挛则较少。且以大脑中动脉、大脑后动脉的发生率最高，而椎动脉的痉挛较为少见，颅内血管的痉挛以双侧血管痉挛为主。左右两侧无明显差异。单侧血管痉挛较少见。

2. 脑供血不足

在高血压患者经颅多普勒检测中，较多见的是单支血管或多支血管出现低流速（收缩期血流速度低于正常范围）的表现，表明血流速度降低、供血量减少。脑供血不足者多数伴有脑动脉硬化的经颅多普勒表现，亦有少数患者无该表现，仅有单纯性的血流速度降低。此类表现往往见于渐进型的高血压患者，由于长期存在着血压升高，血管痉挛后导致脑动脉硬化而造成脑的供血不足。高血压患者往往发生多支血管的供血不足，单支血管供血不足较少见。且以大脑后动脉最常见，大脑中动脉次之，椎动脉也相当多见，基底动脉及大脑前动脉均较少见。一般多见两侧血管的供血不足，左侧血管的供血不足可略明显于右侧血管。单侧血管的供血不足极为少见。

3. 脑动脉硬化

在高血压患者经颅多普勒检测中，有相当一部分患者可出现脑动脉硬化的频谱图像（详见脑动脉硬化的经颅多普勒诊断标准）。在年龄较大，病程较长的高血压患者中多见，这与渐进型的高血压中持续性的高血压增高，引起动脉硬化的病理变化相一致，经颅多普勒检测的脑动脉硬化改变主要累及大脑中动脉，其次为大脑后动脉及大脑前动脉，椎动脉及基底动脉的硬化则较为少见。

经颅多普勒检测对高血压的诊断，虽说并没有直接的临床意义，但其检测的结果能帮助了解高血压患者脑部血流动力学的变化及病变的严重程度，有利于为高血压患者的诊治提供临床依据。

二、脑动脉硬化症的经颅多普勒检测

脑动脉硬化症是一种常见的临床疾病，以往对脑动脉硬化症的诊断主要是依据患者的病史及临床症状，尽管目前已有许多辅助诊断的检查方法，但多是间接的辅助诊断方法，如脑电图、眼底检查、头颅平片、CT 等；有的又因有创伤性不易为患者接受，如脑血管造影、脑血流的放射性核素检测等。脑阻抗血流图虽然能较直接地检测和判断脑动脉硬化，且方法简便、无创伤性，但它所测定的是区域性血流，不能检测单支脑血管硬化，对脑动脉硬化引起的脑动脉狭窄更不能检测到并做出判断。经颅多普勒检测的主要优点是能直接对脑动脉硬化进行判断，在经颅多普勒频谱图上有特征性的表现，判断的误差较小。因此，经颅多普勒检测对脑动脉硬化症的诊断具有相当大的临床价值，也可作为脑动脉硬化症治疗前后疗效观察的一个重要指标。

1. 脑动脉硬化症的经颅多普勒诊断标准

脑动脉硬化症在经颅多普勒频谱图上特征性的表现主要是：

（1）频谱图像改变：正常经颅多普勒频谱图像中，收缩峰陡直，呈现 S_1 和 S_2 两个峰，且 S_1 峰＞S_2 峰，在脑动脉硬化症患者收缩峰中 S_1 和 S_2 融合成一圆钝的峰，S_2 峰＞S_1 峰。

（2）高阻波形：正常颅内各血管除眼动脉外，所检测到的多普勒频谱图像均为低阻波形，即舒张期及舒张末期的流速均较高。在脑动脉硬化症患者，其舒张期及舒张末期的流速明显降低，有时舒张末期流速降低到零；因此，出现所谓高阻波形图像，高阻波形图像是脑动脉硬化症所特有的波形。

（3）频谱分析参数的改变：在脑动脉硬化症的多普勒频谱图像参数分析中，收缩峰流速与舒张峰流速比值（S/D）、指动指数（P_1），阻力指数（R_1）3 个参数均可明显增高，超过正常范围。

在经颅多普勒对脑动脉硬化症的诊断中，必须同时具有频谱图像、波形和频谱分析参数的改变，脑动脉硬化症的诊断才能成立。如果同时还具有收缩峰低流速（表明脑供血不足性波）或出现弥漫、涡流等表明有脑动脉狭窄存在的表现时，则脑动脉硬化症的诊断就更为明确。

2. 脑动脉硬化症的经颅多普勒表现

（1）脑动脉硬化的多普勒频谱：频谱图像、波形及分析参数符合上述脑动脉硬化诊断标准。颅内各血管几乎均是脑动脉硬化的多普勒图像，以大脑中动脉、大脑后动脉、大脑前动脉为主，椎基底动脉硬化次之，一般均为双侧性。

（2）脑供血不足：多数可以检测到多支血管收缩峰流速的明显降低。

（3）脑动脉狭窄：在严重的脑动脉硬化症的患者中，往往能见到脑动脉狭窄的经颅多普勒表现：①狭窄血管血流速度增高。频谱图像上，收缩期血流速度、平均血流速度及舒张期血流速度均会增高。如果是由于动脉硬化管壁增厚引起狭窄，则往往表现为整段血管的流速增高，如果是由于局部的粥样斑块或栓子突出于管腔内引起的狭窄则近端血流速度增高，而远端血流速度降低，当血管严重狭窄达到几乎梗死时，则血流反见明显降低。②出现湍流与涡流信号。在中度或重度脑动脉狭窄时，由于血流经过狭窄的血管，正常的血流遭到破坏，而出现湍流或涡流的信号。在经颅多普勒上出现弥散的波形，或在频谱的相反方向的收缩期内出现一较高流速的团状图像。③脑动脉硬化引起的脑动脉狭窄，在经颅多普勒图像中往往具有脑动脉硬化的表现。

三、缺血性中风的经颅多普勒检测

一般在缺血性中风发病数小时内病变血管即能出现多普勒频谱改变，并在恢复期甚至数年之后即使功能损害有所恢复，仍能检测到侧支血流信号，而对缺血性中风做出诊断，能明确病变血管的部位，如梗塞的血管、节段等，配合临床症状做出病因诊断；在急性期可与出血性中风做出鉴别诊断。国内外资料表明，经颅多普勒检测在缺血性中风诊断中有较高的临床价值。

1. 缺血性中风的经颅多普勒表现

（1）被阻塞血管多普勒频谱图像的缺如：此表现主要是在缺血性中风急性期内出现。

（2）检测到有侧支循环的多普勒频谱图像：此表现往往在缺血性中风急性发作后数天内即可出现，特别是在恢复期内一定能检测到，可一直持续下去。由于侧支循环的血流方向总是与原来的血管供血的血流方向相反，因此在经颅多普勒检测中，正常的血流方向多普勒频谱图像不能检测到，而能得到一个反向的多普勒图像。

（3）病侧血管出现收缩期血流速度明显降低的多普勒频谱，与健侧相比，两侧血流速度明显不对称。

2. 缺血性中风的经颅多普勒诊断标准

有下列情况中的一项经颅多普勒表现，即可诊断为脑血管阻塞。

（1）受累血管的多普勒信号缺如，并无侧支血流信号。血管多普勒信号的缺如并不是血管闭塞受阻的唯一原因，它受许多因素的影响。因此，未检测到血管多普勒信号时必须持慎重态度，一般如具备下列条件，缺血性中风的诊断才能成立：①受累血管的多普勒的信号消失，但对侧（健侧）同名动脉血管的多普勒信号良好；②受累血管的多普勒信号消失，但同一时间检测的其他动脉血管的多普勒信号存在；③在恢复期应能检测到侧支血流的信号，如检测不到，对缺血性中风的诊断应持慎重态度。

（2）受累血管本身多普勒信号缺如，而能检测到侧支血流的信号（侧支血流的血流方向与原血管的血流方向相反）则是缺血性中风最有价值的诊断。

（3）受累血管出现明显收缩期低速的多普勒频谱图像，而健侧同名血管的多普勒信号正常，不对称指数增大。

四、脑出血的经颅多普勒检测

急性脑血管意外由于其临床症状及体征明显，临床诊断有时并不十分困难，经颅多普勒的检测主要在于对急性脑血管意外是缺血性中风还是脑出血做出鉴别诊断。并可对出血血管进行定位。

1. 脑出血的经颅多普勒表现

（1）在急性脑出血的患者，一般在急性出血期对所有的检测血管均能得到良好的多普勒频谱图像，出血的血管可出现收缩期高流速的多普勒信号，有时平均流速也增高。在出血期内最为明显。因此在急性脑血管意外的患者，如检测到单支血管收缩期高流速的多普勒信号应考虑脑出血的存在。

（2）急性脑出血者，有时健侧血管可出现脑动脉硬化、脑供血不足的经颅多普勒频谱图像，即显示多普勒频谱为高阻波形或 S/D、PI、RI 指数增高、收缩期血流速度降低等，表明脑出血的病理基础为脑动脉硬化。

（3）在急性脑出血的恢复期，即在脑出血发病 4 周以后，患侧血管的多普勒频谱的收缩期血流速度可逐步降低。有时可检测到正常流速的多普勒频谱。

2. 脑出血的经颅多普勒诊断

经颅多普勒诊断急性脑出血，一般须符合以下几个条件：
（1）能得到颅内各血管良好的多普勒频谱图像。
（2）检测到某单支血管收缩期高流速的多普勒频谱图像。
（3）患者的病史、临床症状、体征与所检测到收缩期高流速的血管分布区出现的临床症状、体征相符。

五、椎基底动脉供血不足的经颅多普勒检测

经颅多普勒检测为椎基底动脉供血不足提供了一个无创伤性、简便且又准确的诊断方

法，并能了解单支血管的血流情况，有利于对轻度椎动脉供血不足做出诊断。另外，经颅多普勒检测有利于对椎基底动脉供血不足的病理生理学认识的提高，有利于对某些临床症状如眩晕、头晕、突发性昏厥、视野障碍等做病因学的鉴别诊断。目前对眩晕症患者进行经颅多普勒检测，已发现有相当一部分患者的眩晕是由椎基底动脉供血不足引起的。再如突发性昏厥，临床上也较为常见，在经颅多普勒检测中，往往显现有椎基底动脉供血不足的表现，因此可与其他病因，如心源性昏厥、癫痫等做出鉴别诊断。

1. 椎基底动脉供血不足的经颅多普勒表现

（1）椎动脉及基底动脉出现收缩期流速降低的多普勒频谱，可为双侧，也可仅为单侧，或仅为椎动脉或基底动脉出现收缩期低流速。有时出现基底动脉高流速的多普勒频谱，示基底动脉痉挛，导致供血减少。

（2）如椎基底动脉供血不足是由脑动脉硬化引起的，则经颅多普勒检查时，除椎动脉或（及）基底动脉出现低流速的特征外，还可出现脑动脉硬化的多普勒特征，包括收缩峰圆钝，S_2 峰 > S_1 峰，S/D、PI 及 RI 指数增高等。

（3）如椎基底动脉供血不足是由椎动脉或（及）基底动脉狭窄引起的，则经颅多普勒检测时，椎动脉或（及）基底动脉的某支血管出现血管狭窄的多普勒征象，即狭窄血管出现收缩期高流速的多普勒频谱，严重时可显现湍流、涡流的多普勒特征。

2. 椎基底动脉供血不足的经颅多普勒诊断

（1）凡是经颅多普勒检测中，两侧椎动脉及基底动脉中有一支或多支血管出现收缩期低流速的经颅多普勒频谱，均可结合临床考虑椎基底动脉供血不足的诊断。

（2）椎动脉和基底动脉出现脑动脉硬化的多普勒特征，且有某一支血管出现收缩期高流速的多普勒频谱，或出现湍流或涡流的多普勒信号，应考虑做出椎基底动脉硬化伴狭窄的诊断。椎基底动脉供血不足的病因可能是动脉硬化。

（3）如某侧椎动脉多普勒信号缺如，而对侧椎动脉多普勒信号良好，或基底动脉多普勒血流信号产生逆转，则应考虑椎动脉或基底动脉存在着梗塞的可能。

经　络　学

孙申田教授指出，经络学说是中医基础理论体系中的重要组成部分之一，它贯穿中医的生理、病理以及疾病的诊断、治疗等各个方面，它不仅阐明了中医学中人体各系统结构间的关系，同时还论述了其主要的生理作用，是人体生命活动的物质基础，其中包括联系内外、运行气血及营养代谢等维持生命活动的基础作用。一旦这种结构的变化和生理作用失调，则产生病理反应，人们就根据这些多种多样的反应来诊断疾病。

第一章 总 论

第一节 经、络的概念

"经"系指经脉，其原意是"纵丝"，就是直行主线的意思。起着贯通上下，沟通内外的作用，为经络系统中的主体部分；"络"有网络的含义。较经脉细小、纵横交错、遍布全身、起网络与联系的作用。《灵枢·脉度》说："经脉为里，支而横者为络，络之别者为孙。"所说的"经"与"络"实际上就是根据脉之大小、分布之深浅与部位之差异而分别称为"经脉""络脉""孙脉""细络"等。所以说经脉在里，表现直、大、深而不易见之特点；络脉在表，表现横支、小、浅而易见的特征。二者简称为"经络"。

第二节 经络的基本作用

以十二经脉为主体的经络系统通过多种渠道与方式，将人体的脏腑与体表、体表与脏腑以及人体的上下、前后、左右等各个部位紧密地联系在一起。具有"内属于脏腑、外络于肢节"的特点。说明了经脉内联于五脏六腑，外通过分布体表的穴位广泛地与体表各个部位发生联系，它们还通过十二经别加强了十二经脉在胸腹、头面、脏腑与脏腑、脏腑与体表间的密切联系；通过十五络脉加强了十二经脉在四肢部以及躯干前后左右各个部位间的紧密联系。使其发挥相互影响、相互协调的生理作用，维持着人体的、人体与自然界的完整与统一。与此同时，它们还担负着运行血气、抗御病邪的重要生理作用。借此使血气环流全身而濡润各个组织与器官，使其发挥正常的生理功能。除此之外，还有奇经八脉，是一组具有特殊作用的经脉，对其他经络起统帅、联络与调节作用。此外，还有十二经筋与十二皮部等，是经络分布在筋肉与皮肤的部分，起着约束骨骼、疏利关节与防御病邪的作用。所以说，经络系统是人体的重要组成成分，是人体不可缺少的结构。

第三节 经络的重要性

《灵枢·脉度》："夫十二经脉者，人之所以生，病之所以成，人之所以始，病之所以起，学之所以始，工之所止也。粗之所易，尚之所难也""经脉者，所以决生死，处百病，调虚实，不可不通"。喻嘉言说："凡治病不明脏腑经络者，开口动手便错。"以上经文都说明了经络有调节人体正常生理功能的作用，是人体维持正常生命活动不可缺少的结构；

同时，还能影响疾病的发生、形成与转归；在治疗疾病方面，可作为诊断疾病的依据和祛除病邪、指导临床的准则。所以说学医者首先必须要掌握这个理论。

从以上三个方面理解经络的概念，不难看出经络学说贯穿于整个人体的解剖、生理和疾病的病理、诊断、治疗等各个学科中。与脏腑学说、阴阳五行学说等共同构成了祖国医学的理论体系，是祖国医药体系中的重要组成部分之一。

第四节　经络学的学习与研究内容

经络学的学习与研究内容可以概括为四大部分。

第一部分为经络系统部分（相当于结构部分）。主要讨论经络的结构组成及其循行分布。其中包括经脉部分，由十二经脉、十二经别、奇经八脉组成；络脉部分，由十五络脉、浮络、孙络等构成；还有连属部分，其中包括内属部分，为经脉的脏腑连属部分，外部连属部分，即经脉分布于皮肤表面与深层的肌肉、肌腱、关节、韧带等的部分，由十二经筋、十二皮部构成。

第二部分为经络生理学，主要学习与研究经络与机体的联系和维持人体阴阳平衡与统一的生理作用，其中讨论多种多样的联系方式，同时，还讨论根结、标本、气街、四海等学说。并研究与阐明这种联系结构的重要生理作用。还讨论经络运行气血、防御病邪的重要生理作用。阐明气、血的实质与内容，重点讨论经气的产生与作用，以及气血运行的动力学、气血运行的轨道与方式等。最后还要讨论经络通过运行气血发挥的营养代谢作用。

第三部分为经络病理学，一旦经络在结构上失去了联系作用，破坏了正常的生理功能，则导致病理反应。在此主要讨论经络对疾病的传导作用与反应，以及传导的方式、反应的方式与途径等。重点讨论经络病候，包括十二经脉、奇经八脉、十五经脉、十二经筋以及十二皮部等。还要学习经络闭阻、气血阻遏的临床表现，同时，也讨论经气厥逆、经气终绝的临床病候。

第四部分为经络学在临床中的应用，包括经络诊断学、经络治疗学以及经络学说在其他领域与学科中的应用。

第五节　经络的命名

（一）十二经脉的命名

十二经脉即手三阴（肺、心包、心）、手三阳（大肠、三焦、小肠）、足三阴（脾、肝、肾）、足三阳（胃、胆、膀胱）的总称。由于它们属于十二脏腑，为经络系统中的主体，故又称为"正经"。它们是根据阴阳学说又结合脏腑学说而命名的。阴阳的本身根据其盛衰、消长程度不同，分为太阴（阴之太过）、少阴（阴之不足）、厥阴（两阴交尽）和太阳（阳之太过）、少阳（阳之不足）、阳明（两阳合明）。将三阴三阳配合手足，分别为手三阴、手三阳、足三阴、足三阳，合称十二经。又结合内为阴外为阳、腹为阴背为阳、脏为阴腹为阳的阴阳概念而决定了十二经的命名。

（二）奇经八脉的命名

《难经·二十七难》："脉有奇经八脉者，不拘于十二经。"说明奇经八脉不受十二经的约束，而为别道奇行，不拘于"常"也。根据其走行与分布不拘于常，而有别于十二经，故称之为奇经。因脉有八条，故称之为"八脉"，即为任、督、冲、带、阴维、阳维、阴跷、阳跷，总称为奇经八脉。

任脉："任"有妊之含义，因为这条经脉与女子妊娠有关而得名。

督脉：可作"中""监督"解释，因为这条经脉居脊背中央，有统帅诸阳经脉之作用，故因监督、统帅而得名。

冲脉："冲"有冲要之含义，这条经脉为十二经之海，起于胞中，挟脐直冲而上，故此得名。

带脉：其循行束腰如带、约束诸经，因其形象而得名。

维脉：古人作"网维"解释，是维系的意思。阳维维系一身之表阳，而阴维联系与维系人身之里阴，因此，得"阴维""阳维"之名。

跷脉：跷是足跟的意思。起于外踝为阳跷，起于内踝为阴跷，根据脉之起处而得名。

（三）十二经别的命名

经别指从正经别出，即从十二经别出，为十二经的沟通支，所以其生理作用，病理反应均与十二经相一致，故称之为"别行的正经"。每一条经脉有一条经别，故十二经脉有十二条经别，谓之十二经别。

（四）十五络脉的命名

根据其"网络""联络"作用而得名。十二经每一经有一支络脉，加任、督二脉与脾之大络脉，共十五络脉。

（五）十二经筋的命名

经筋，"肉之力也"（《说文》），意指产生力量的肌肉。根据其分布部位而得名，是十二经脉分布到全身筋肉部分的结构。

（六）十二皮部的命名

十二皮部为十二经脉分布于皮肤表面的联属部分，根据其分布部位而得名。

第六节　本书特点

（1）对奇经循行部位及分布腧穴作了审定。

（2）阐述了八脉所主的病候。

在此之前，奇经八脉资料散在，经李时珍整理之后，才较为系统而被人重视。

论及奇经八脉的书籍有徐师恩《经络全书》、张之锡《经络考》、钱雷《脏腑证治图说人镜经》。

本书除对脏腑、经络、腧穴进行了系统整理外，并均有发挥。

张介宾所著《类经图翼》阐明了人体每一个部位的经络分布，对经络理论也有了发挥。上书均为研究经络重要参考资料。

杨继洲所著《针灸大成》以及后来的《针灸聚英》《针灸大全》均对经络、腧穴临床应用等方面有较大的发挥，是学针灸、研究经络必读之资料。

第七节　近代对经络的研究

一、经 络 现 象

所谓经络现象，主要指沿经络路线出现的感觉传导或感觉异常现象，以及循经出现各种可见的变化，如循经出现的带状皮疹、血疹、红线、白线、出汗、汗毛竖立等现象。

经络现象大体可分为两类：一类为自发者，包括内脏诱发，如循经皮肤病；一类为激发者，即刺激经穴产生一过性红线、皮丘带等。在各类经络现象中，以沿经出现的感受传导现象最为多见，也是目前经络现象研究中的重点，所谓"循经感传现象"，简称"感传"。

经络现象并不是现代的新发现，古代文献早就有这方面的记载了。并且，经络现象是经络学说形成的基础之一。对经络现象研究，对于理解经络学说与探索经络本质具有重大意义。

（一）循经感传的主要特征

从 1972 年以来，通过全国各地对循经感传现象的调查和研究，特别是对显性循经感传者较系统的、全面的研究调查，对循经感传现象已有较多了解，掌握了一些主要特征。

（1）循经感传的感觉性质：以酸、胀、麻为主，还可见冷、热、虫爬、电麻、流水、跳动感，因刺激的性质和个体差异而有所不同。

（2）循经感传的路线：感传的路线与《灵枢·经脉》所载的经络路线基本一致，但也存在不同程度的变异。表现为超过、不及、串行或另有旁支。一般来说，四肢感传的路线与经脉的循行路线基本一致，躯干常有所偏离，头面部则变异较大。

（3）循经传感的趋向性病灶：当传感在延伸过程中接近某一病灶时，常常偏离所循经络路线，而趋向病灶部位。这种"趋向病灶"的现象，能产生较好的治疗效果。

（4）循经感传的速度：为慢速传导，从每秒几毫米到十几厘米之间，在身体不同部位，感传的速度也不完全相同，通过关节时常很缓慢。速度快慢受刺激的方法、频率、强度及温度影响。

（5）循经感传的方向性：除四肢末端的井穴所诱发的感传呈向心性单向传导外，其躯干穴位所诱发的感传多为从穴位开始沿经络的上下方向呈双向或同向性的传导。

（6）循经感传的宽度：循经感传路线通常呈带状，有一定宽度，一般为 0.5～5cm 或更宽。但不同的人，不同经脉或一经不同部位，其宽度是不同的。一般在四肢部分较窄而躯干部位较宽。在感传带中，常有一条较清晰的中心线。

（7）循经感传的深度：感传线都循行于皮下，但在不同的身体部位，其深度不同。一般在四肢末端、头面部肌肉浅薄处，感传线较浅似在皮下，而在臀、腹、上臂等肌肉丰厚处，感传线较深似在肌肉中。

（8）循经感传的回流：刺激停止后，感传停止向前行进，有的在停留处逐渐"淡化""消失"，而大多数则向原路回流，在回流过程中逐渐消失。

（9）循经感传对脏腑器官和功能活动的影响：当感传沿经脉到达相应脏腑时，这些器官的活动，常常发生显著变化。例如，感传到达上腹时，自觉胃部有灼热感或饥饿感，或腹胀、恶心等。到达眼部时，自觉视物清晰或眼睛发黑等。感传一过去，这些感觉亦随之消失。

（10）循经感传的可阻滞性：引起感传阻滞的因素主要有机械压迫、局部注射普鲁卡因和生理盐水、局部冷冻降温、局部皮肤触觉刺激和手术刀口、瘢痕等。感传阻滞后，可用针刺的镇痛作用使针刺对器官的影响削弱或消失。

（11）其他经络现象：除循经感传现象外，在经络现象中许多是"看不见""摸得着"的现象，它们也是经络路线的证据之一。

皮肤上出现循经异常现象：在皮肤上，循经可出现红线、白线、皮丘疹、皮下出血带、皮疹、汗毛竖立等肉眼可见现象。根据近几年来的不完全统计，沿经出现各种各样皮肤病约百余例，报告红线 10 例、白线 3 例、皮下出血线 1 例，还有沿经出现的汗毛竖立、出汗、带状皮肤脱毛、皮下条索状物等。

循经性疼痛与循经性感觉异常：临床上可偶见循经性疼痛和循经性感觉异常的病例。这两种现象往往是在无外加刺激和体内病理情况下自发出现的经络现象。循经性疼痛的特点是疼痛区按经脉体表行程分布，比较典型者从头沿经至该经所达的足趾，或自该经所起的手指沿经至头部，疼痛性质为钝性轻痛或压痛，有时疼痛难忍。疼痛区域边界模糊，不伴红、肿、热胀等现象。循经性感觉异常之性质有麻感、灼热感、吹风感、痒感、冷气或热流感等多种。宽度一般在 1.5～3cm。长度多超过肘膝关节，也有部分达全经脉或接近全经者，可能是一种病理性的经络敏感现象。

（二）古代文献有关经络现象的记载

经络学说的形成尤其对经络路线的描绘从大量事实证实与经络现象有关。据考证，马王堆出土的《帛书经脉篇》是目前最早的一部经络史料。从内容看，当时所描述的经络循行路线可能是实践中对大量的经络现象观察的总结。古代文献所描绘的经络现象也说明了这点。如《三国志·华佗传》记载"下针言，当引某许，若至，语人。病者言"，已到，"应便拔针，病亦行差"。这段记载说明华佗在针刺时告诉病人感传可能到达的部位，当病人已出现预期的感传后，即可停止针刺，疾病亦随之减轻或痊愈。又如《千金方针灸》所说："经络所行往来处，引气远入抽动。"说明针刺穴位，引发循经感传，并使之达到病灶部位，是获得良好针刺效果的关键。这里所说"气"的运动、变化，是能上升到意识而为病人所感知的。经络路线是这种特殊感觉的传导途径。早在西汉时期，名医淳于意就教导学生针刺注意"俞（穴）所居及气当上下出入"。明代针灸家杨继洲也指出："有病道远者，必先使气直到病所。"正因如此，在古代针刺操作中有"行气""催气""通经接气""飞经走气"等手法的应用，目的都在于调节与控制经络感传，使其能发挥更好的效果。

所谓"得气"，不仅仅指医生的手下感觉，或患者所体验到的针刺局部的酸、胀、重、麻，更重要的是引发循经感传。如感传不出现，要"以手循摄""以爪切掐""以针摇动""进捻搓弹"，直待气至。感传出现后又可根据病灶部位控制其感传方向，如《金针赋》"按之在前，使气在后；按之在后，使气在前"这是按医者的要求控制感传的一种方法。与现代感传研究上的"指压阻滞法"相同，可见古代对感传现象研究很深入。

循经感传现象往往接近大关节时传导速度减慢，似乎遇到某种"阻力"，而行过关节后，速度明显增快，而我们现在所观察的这种现象古代早已有记载，《灵枢·经脉》载有"关节阻涩，气不过"，遇到此种情况必须采用"过关节催运气"的方法，如《金针赋》所记载"以龙虎龟凤通经接气，大段之法，驱而运之，再以循摄爪切为辅助手法，才能飞经走气"，说明古人在针灸时也常遇到这种现象。

总之，在针灸临床上，古代有关文献所说的"气"多半是指一种动态的，沿着经络路线扩布并能为患者所感知的传导性感觉。当这种感觉向病灶部位延伸，也即所谓"气至病所"时，能明显提高疗效。历代所传的针灸手法，尽管种类繁多，但其中心围绕着引发、调节和控制这种"气"的传导，以期提高疗效。《灵枢·刺节真邪》所说"用针之类，在于调气"是很好的概括。

古代不仅观察到针刺穴位引发的循经感传，也观察到在病理状态下自发出现的循经感传，如《儒门事亲》记述："一人患头风，自颐下左右，有如两条蚯蚓徐行入耳，复从耳左右，分上顶，左过右，右过左。顶上起疙瘩两块，如猪腰然。前后脑如鼓声冬冬然。"不但非常具体地描述了循经感传的性状与路线，而且还描述了感传过程中所伴见的形态学改变。诸如此例，历代著作记载繁多，此不一一列举。但均与现代所报告的病理性经络现象一致。

另外，古代导引、气功、按摩等医疗保健方法的应用也体现了感传，当练功达到志一神凝、心息相依时，往往静极生动，从意守的穴位中渐渐出现沿经脉循行的感传。如所说的小周天，系指沿任督二脉的循行；由任督二脉引发的多经感传现象，称为"大周天"。而这种感觉必须达到一定深度，才能感知到。正如李时珍在《奇经八脉考》一书中说："内景隧道，唯返观者能照察之，其言必不谬也。"指出练功中所体验到的感传是确实可靠的。所说"内景隧道"指内脏活动和感传路线。如"中气穴，针游于巷""气速至则速效，气留稽则无效"等均是对感传现象的描述。

总之，通过砭石、针刺、艾灸、按摩、导引等医疗方法，对于经络现象开始是偶然发现，以后由于经验积累与综合分析，逐渐掌握了它的出现规律，从感性认识升华到理性认识，最后描绘出流传至今的经络循行详图，形成了经络学说。

（三）对经络现象的现代研究

现代经络现象的研究，大致可分三个阶段：偶见期、调查期、转化期。

1. 偶见期

此期由于临床中应用针刺、艾灸、按摩等治疗方法刺激穴位，而偶然产生了经络现象，是经络现象早期的研究工作。

1949年日本的长滨善夫与丸山昌朗二氏，在针刺治疗一例视神经萎缩的患者时，偶然发现循经感传现象，并此后做了较为仔细的研究，根据其研究结果写成《经络之研究》一书。主要内容：报告了针刺穴位而引发的十二经与奇经八脉的感传路线，基本与《十四经发挥》记载一致；针刺俞穴与募穴所引出的感传现象，能扩布至相应的募穴与俞穴以及相关的经脉；发现了两条古书上未记载的新经脉，命名为八俞经等；测量感传传导速度，为每秒15~48cm左右。

1950年，法国弗朗丹医生报告：针刺一名女患者三阴交时，出现沿足三阴经分布的3条白线，长30~35cm，宽2cm左右。

国内于1958年后相继报告了各种各样的经络现象。

1960年日本赤羽幸兵卫医生报告了1例沿胆与大肠经扩布的感传。

1965年德国的朗格（Lange）报告1例沿肾经出现的感传。

1969年日本的天野黄杨医生报告6条经显著感传的病例，并对其中2例作了详细描述。

1979年日本前田实报道在针刺时观察到沿经分布的白线，这些白线不高出皮面，宽约1cm，经40~50秒后，逐渐消失。这些均为后来对经络现象系统研究打下了基础，提供依据。

病理情况下自发出现的经络现象：

国内1958年开始，就陆续报告了自发感传：循经抽动，各种各样的皮肤改变，如红线、白线、皮丘带、带状脱毛、出血点等各神经络现象。据统计已百余例之多。

匈牙利的齐拉特（Szillard）报告两例沿经分布的皮疹：一例为子宫附件炎患者，化脓性皮疹从额部至足趾，与膀胱经循行一致；一例为荨麻疹，沿胃、大肠经、胆经与膀胱经，疹块排列成行，称为"活的经络图"。

所有上述的各类经络现象，均属偶然发现。未引起医学界的重视。至1972年全国针麻会议、中国人民解放军309医院（简称309医院）等报告了对感传现象的人群调查后，各省市相继展开了这方面的研究，从此开创了对经络的研究新的局面。

2. 调查期

自309医院等单位报道他们调查1000例所发现的8例感传显著者以后，感传引起了普遍的重视。此后，全国各地广泛开展了调查研究。至1977年3月止，全国调查总数达178 000多例，发现有感传者3000多例，其中感传显著者500多例。调查的民族包括汉、满、回等十多个民族。根据其感传出现的情况分四型：显著型、稍显型、较显型、不显型。一般方法以低频电脉冲仪刺激受试者的井穴或原穴，刺激强度以受试者有明显电麻感为度。有人在国外做的调查结果与国内相同，也有不同程度的感传存在。说明循经感传在世界不同国家不同人种是客观存在的。

感传现象大量的出现，使人们对循经感传现象的各种有关规律，可以进行比较深入的仔细研究。简述如下。

（1）感传出现的规律与影响感传出现的因素

年龄：各地报告结果不一致，有的报告中年人感传阳性率高。也有的报告感传出现阳性率有随年龄增高的趋势。

体质：感传显著与非感传者之间未发现明显体质上的差异。

疾病：有些单位观察截瘫患者感传出现率远高于正常人。也有相反的报告。有的报告小儿麻痹、聋哑患者也有类似情况。总的认为在疾病的状态下似乎感传出现的阳性率增高，随疾病的好转与痊愈消失。所以说感传与疾病有密切关系。

遗传：感传现象在人群中占的比例较少，而感传显著者则长年保持其"敏感性"，这使人们思考感传的自然显著是否与遗传有关。辽宁中医学院发现一家母女四人都是感传显著者，而父系则无。广西中医学院进而调查3例感传显著者的直系亲属92人，结果发现：他们的感传与显著者的出现率，都较一般人为高。其中配偶双方均为感传显著者，其子代24人中，有感传显著者11人，而感传出现率则高达87.5%。他们认为，这可能与多基因遗传有关。

温度：有的单位观察到，在刺激穴位的周围或感传线上加温，可增强感传的感应，延长并加宽感传线。而感传经过轻度降温区域时，感应强度减弱，速度也减慢。如在感传线上冷冻降温时，可使感传阻断。也有报告感传与自然气候和室温有一定关系，夏季或室温增高的情况下感传出现率增高。反之则降低。

机械压迫：在感传线上给予机械压迫，大部分可阻断感传，少部分不能阻断者也出现感传减弱，压迫感传的远端点其远端的感传消失，而近端感传线的感应则大多因而增强。有效阻滞压力有个体差异，有的单位认为，一般须在500g/cm²左右。要取得满意的阻滞效果，加压点应正在感传线上。但有时压感传线旁对照点或对侧的对等点时，也会引起感传的阻滞。

液体注射：在感传线上注射普鲁卡因或生理盐水，一般都可迅速导致感传阻滞。其有效阻滞时间约在25分钟。这种阻滞效应看来不在于药物对传入神经的麻醉作用，可能因注射液体增高了局部的组织压力，而与机械压迫的作用相同。

皮肤刺激干扰：据某些研究报告，以软毛刷反复轻刷感传线，可阻断感传，如在针刺穴位周围做环状刷动后，不仅能阻断感传，且可完全使针感消失。推测这种阻滞效应，可能与中枢干扰有关。

感传与时间关系：一般认为，夏秋季感传出现率较冬春季高；上下午差别不大；按子午流注的时辰观察感传出现率，结果表明穴位的开阖与感传的出现率似无关系。

刺激方法、强度、穴位与感传线出现的关系：刺激方法对感传线出现率有影响，但感传的路线与深度相同。一般认为针刺与电刺激的感传出现率较高，而按压法较低，但也有的报告药物穴位注射的感传出现率高于电刺激法。有的报告按压穴位结合气功入静的方法，感传出现率最高。

感传出现率还受刺激强度、手法及穴位选择的影响。一般说刺激强度大，感传反应亦强，感传线也长，但手法不能过强，否则仅引起痛感，甚至使原有感传停止。刺激井穴、原穴对感传出现率影响结果不一，有的说刺激井穴高，有的说二者无显著差异。

还有报告，针刺非穴位区也可诱发感传，但出现率低，传导距离近或很快并入其邻近经脉向前传导。

（2）隐形感传现象：除人们能感知到的沿经出现的各种感传现象外，还有人们感知不到的，实际还存在着一种沿经络的感传现象，称为"隐性感传"。在针灸临床实际工作中，针刺出现感传达到"气至病所"，能提高疗效，但事实并非被针刺的患者均出现这种"气至病所"的现象，而大部分患者针刺后并未出现沿经的感传现象，相反也会收到同样的疗效。这使人们联想到会不会存在一种人们感知不到感传现象。基于这种思想，一些机构做了大量工作，他们先在井穴上给予脉冲电刺激，然后用小型叩诊锤在经络线的各个不同水平上进行横向的连续叩击，叩击线与经络线垂直，从经线的一侧叩向另一侧。结果，在经线上的每一个水平，均可检出阳性敏感点，"叩击此点，受试者就感到有一种特殊的麻胀感向井穴放散"。由于在通电刺激过程中如不附加叩击，受试者就不能觉察到感传存在，故称此线为隐性循经感传线。临床调查结果表明，隐性感传在人群中分布是比较普遍的，检出率报告占 68% 左右。

与隐性感传相对，可以把感传看作是显性的，这二者可以相互转化，相互影响。它们从不同机能侧面反映出经络路线的客观存在。

（3）感传与脏腑、器官的联系：经络学说认为，经络系统在人体迂曲循行，内外分布，所谓"内属于脏腑，外络于肢节"，网络联系了人体所有的组织结构。每一经络功能的变化可以影响它所联系的组织、器官。这些论述在循经感传中得到了充分的体现。

1）感传到达头面五官时的功能变化：如针刺三焦、胆或小肠经井穴或原穴，当感传到达耳部时，受试者可闻及耳内呼呼声、轰轰声或低调耳鸣，或出现敲击声响等。如由针刺引发者拨动针柄后可使响声增强。

当感传沿大肠经到下齿时，可出现齿酸楚，如钻牙样疼痛，如达到迎香，自觉鼻酸异常。达到眼区时，觉得眼花缭乱、眼眶发热，外观还可见到结膜充血。如达到唇部则自觉口唇变厚。达到面部时，还可见面肌抽动，同时可记录到肌电发放。这种效应伴随感传阻断而消失。个别特例在感传到达头面时，反应殊为剧烈。如湖南报告一例感传显著者，当由针刺经穴所引发的感传接近头部时，立即引起睡眠。此时，其视觉、听觉、触觉、痛觉以及各种反射均明显减退，同时，心率变慢，收缩压下降，针刺 362 分钟，睡眠持续 362 分钟。而停止针刺后，经 5～10 分钟，即可觉醒。山东也有类似一例报告，但不同之处是，不论针刺哪一经穴，当感传完成经脉全程时，皆可出现睡眠状态，表现为睑闭、肌松颈垂、不能站立。脑电图显示：α 波幅度明显增高，频率减慢，梭形 α 活动逐渐增多，对光刺激呈完全抑制。类似例证上海也有报告，在一胆经出现感传完成全程后，即时发现视物不清；沿膀胱经出现感传到后枕部，即时出现昏眩欲扑，意识不清。当针刺停止后，感传向回流时，这些症状立刻消失。以上为感传达到无病器官时的功能变化，如果头面五官患有某种疾病，这时出现的感传为"气至病所"能取得明显疗效，使患者痛苦立时减轻。这些例证临床报告我们自己也遇到很多。如头痛患者，当针刺感传达到头部后，不但症状即刻消失，而且随访多年未再发作。某些目疾患者当感传到达目区时，立时觉眼睛明亮，视物清晰。听力减退的患者，当针刺胆、三焦或小肠经穴位，感传达到耳区时，立时听力改善。如有报告一例颞颌关节功能紊乱的患者，当感传达到面部时，开口度明显增大，咬肌重收缩肌电发放频率的变化也消失。另外，保定地区中医院等机构观察一"脾经味觉现象"的例证。因为脾经的循行"连舌本，散舌下"，根据这个道理在 4 例感传显著者身上做如下试验：用 4 种性味不同的药液，包括 50% 黄连素、维生素 B_1、等渗糖精钠、蒸馏水注射液，分别注入脾经"三阴交"穴，待感到感传至舌下时，经 16 次试验，受试者均能辨别出所注入药液的味道。试验采用双盲法，受试者和药物注射者均不知道药物的种类与性味。而在对照试验中，上述药注入非脾经穴位时，9 次中有 8 次，无感传到达舌下，也无上述味觉现象。他们认为，这种现象是因为感传到达舌下后，使味觉阈值显著降低（味觉灵敏度增高），致使有血液循环到达舌部的微量药液能被感知。虽这类例证报告很多，但并不是在每个人身上均能引发的。

2）感传到达内脏器官时的功能变化

（a）肺经感传与肺：研究报道一例在针刺肺经鱼际穴时，当感传沿肺经到达胸部时，每分钟肺通气量从 5250ml 增加到 7300ml。另有一例在电脉冲刺激肺经少商穴时，感传循经到达中府穴后，继续从胸腔下行入腹腔（《灵枢·经脉》记载，肺经"下络大肠"），受试者觉腹部发热，伴有肠鸣感，听诊肠鸣音亢进。有的甚至在感传到达腹部时，出现腹痛、腹泻。

（b）脾经感传与脾：脾主运化，与消化吸收功能有关。有一例在针刺脾经漏谷穴时，感传沿脾经到达腹部，受试者感腹内灼热感，当时是上午 9 时左右，但却感到饥饿异常。另一例在电脉冲刺激脾经隐白穴时，有泛恶感，肛门排气。听诊肠鸣音增强，停止刺激后 2 小时，此效应仍然持续存在。

（c）胃经感传与胃：有一例感传显著者，每当感传沿胃经到达胃时，即出现膈肌痉挛（呃逆）。另一例在感传到达胃部时，即感胃部胀感，同时肠鸣音亢进。黑龙江省中医研究院与福建医药研究所等机构，都以肠鸣音作为胃肠道运动功能的指标，在确定了针刺足三里等穴对肠鸣音有显著作用的基础上，观察到阻滞感传不使其上达腹部时，则针刺对消化道运动功能的调整作用也消失。

（d）心包经感传与心区：电刺激中冲穴时，有一受试者感传达到肺时，感到胸闷，同时心率明显加快（从每分钟 78 次增至每分钟 108 次）。当感传从肺部下行入腹部时，心率恢复。但停止穴位刺激，感传回流经过胸部时，又出现胸闷，心率再次增快（从每分钟 76 次增至每分钟 100 次）。另一例患有冠心病的受试者，原有心区闷重不舒症状，当感传沿心包达心区时，与上例相反，立刻感到心区豁然舒畅。

（e）胆经感传与胆囊：有一例受试者患有慢性胆囊炎伴胆结石。当针刺右侧下肢胆囊穴后，感传沿胆经上达胆囊区时，觉该区发胀，但原有的肋下疼痛感消失，数日后排出胆结石。

（f）肾经感传与肾：有一感传显著者，当沿肾经感传到达肾区时，立觉肾区酸痛难忍，类似肾绞痛发作。移去刺激电极，待感传回流离开肾区时，上述症状很快消失。上海第二医学院在针刺一感传显著者的肾经复溜穴与肾区志室穴时，患者每小时尿量从 36ml 剧增至 400～761ml。同时尿 cAMP 量在针后的 2 小时，高达针前的 10 倍以上。尿肌酐的排出量也有类似变化。针刺胃经天枢穴与脾经地机穴后，则无上述尿量与尿液成分的改变，而出现恶心、呕吐、肠鸣音亢进等与穴位所属经络有关的脏器功能改变。

此外，我们还可以在沿任脉循行的感传中，观察到感传所经过的内脏器官所发生的一系列变化。如针刺一感传显著者的中脘穴后，感传沿任脉做上下双向扩布，其向下的感传抵达耻骨联合部时，受试者感到尿意窘迫；其向上的感传达肺部时，受试者觉肺部紧迫，呼吸困难；达到颈部时，出现恶心呕吐、言语困难。

（4）感传与镇痛

1）临床与镇痛：前面已经谈到，历代针灸文献与近代针灸临床都普遍认为"气至病所"能提高疗效，这一点在临床镇痛上表现尤为突出。近年，有 10 余个地区重点观察与统计了上千的病例，结果表明，凡针刺后，感传能达疼痛部位的，镇痛效果都很好。几乎很少有完全无效的。有的长期受剧痛的折磨，经各种治疗无效，但一旦使感传到达疼痛部位后，剧痛立即缓解，确有奇效。并且，还观察到感传显著程度与镇痛效果的密切关系，凡感传显著者，镇痛效果都较好。若把感传显著者与无感传的两组进行比较，差异非常显著。因此得出"感传愈明显，疗效愈显著"的结论。

2）感传显著者镇痛区的循经分布：全国不少地区观察到针刺感传显著者的经穴时，其痛阈提高的区域有循经分布的趋势（无感传者无此种趋势）。有的研究者认为，较强和较长时间的穴位刺激，是引起感传线上痛阈升高的一个重要条件。但有的研究者认为，循经分布只是针刺镇痛作用发展过程中的一个时相，随着穴位刺激的时间延长，镇痛区可以向全身泛化。升高痛阈。有些研究者则认为，感传与痛阈的变化有"同步"关系，如有一例，当针刺合谷时，感传自合谷循大肠经从肩沿胸下达梁门附近，感传线上痛阈升高。起针后，感传自腹部"回流"，感传消失处，痛阈随即降低。上述镇痛区循经分布的情况，是可以重复的。这一现象对探讨针刺麻醉原理是一个重要的线索。

3）感传与针刺麻醉效果：由于调查所见的感传病例，在手术病例中分布较少，感传显著者更为少见，故目前要分析感传与针刺麻醉的效果，尚受到数量上的限制。但据全国 14 个地区的观察，初步看到，感传能到达手术区者，针刺麻醉效果好。有 8 个地区认为，感传显著者针刺麻醉效果一般较好，与无感传者相比，有显著差异。这方面的工作尚有待进一步观察。

（5）感传客观指标的探索：循经感传现象已经经过大量的人群调查，不同的民族、不同地区、不同年龄层、不同性别都能发现，其客观存在的事实已经被证实。然而，在感传过程中，虽伴随红线、白线等客观变化，但绝大多数主要是一种有赖于主观体验的感觉变化。所以，建立某种能反映这种感觉变化的客观指标是十分重要的。是能反映研究经络实质的重要手段与方法，也是多年来人们不断探索和研究的问题。

肌电：据上海等地机构报告，在感传扩散与"回流"过程中，能记录相应的肌电变化。但只限于个别感传显著的病例，有待进一步观察。

皮肤电阻：有些报告观察到感传线上相应穴的皮肤电阻有显著降低现象。

红外热象图：研究报告在部分感传显著者身上观察到，当感传进行时，热象仪屏幕上出现相应的低温带。

血流图与血管容积：一些单位观察到，在感传进行时，感传线局部血流图有明显变化，表现为波幅增高，主峰角变锐，与旁开对照区域有显著差异。有机构报告，当感传到达时，相应部位的血管容积脉波的波幅出现较大变化。

辐射场照相术：不少机构用辐射场照相术观察感传，但尚未取得较肯定效果。

综上所述，可以看出感传客观指标的研究尚处于摸索阶段，稳定而可靠的客观指标尚待今后努力研究。

（6）感传产生本质的设想与看法

1）感传现象究竟是病理现象还是生理现象，各单位调查结果不一致，有的报告病人感传现象出现阳性率高于健康人，随病的痊愈感传也随之消失。因此，他们认为感传是一种病理现象，是属于"经络病候"的一种表现。但从调查期所发现的感传例总数看，正常人高于病人。某些显著感传往往在健康人身上。这些人认为：感传是一种神经穴刺激后产生的生理现象，不能单纯作病理现象对待。一些机构试验表明，每个人都可能从隐性感传诱发至显性感传，或从不感传诱至感传，这是其为一种生理现象的有力支持。

2）有关感传基本过程的看法：基本上可分三种，即外周说、中枢说和中枢与外周结合说。

（a）外周说：主张感传基本过程在外周，主要根据是感传不仅是一种感觉上的变化，而且可伴见白线、红线、肌跳、线状出汗、皮下瘀斑等可见的形态学改变。在感传线上施加压迫、药液注射或冷冻等物理或化学的方法，能直接阻断感传和由感传而产生的相关脏器的效应。这些现象看来都发生在体表，从而推测沿着经络线应有某种结构或功能上的特殊联系，隐性感传现象也表明外周存在着某神经络轨迹。

有人认为，经络可能是一种具有特殊结构的传导系统，一种在进化过程中比较古老，分化较低的传导系统，或者是微小振动网络。也有人认为它可能是一些已知结构的未知功能，比如某种细胞间的特殊联系，或者是体内其他结构的某种有序联结。但无论如何，循经感传现象是一种感觉现象，它与神经系统有密切关系。有人认为，针刺穴位可能产生一种"波"（电磁波、兴奋波、蠕动波等），当这种"波"沿着具有特殊结构的经络系统向前传导时，就相继兴奋了沿途分布的一系列神经末梢，上升到意识就形成循经感传现象。

（b）中枢说：主张中枢说根据如下。针刺截肢病人残端肢体所引出的感传，可以通向并不存在的肢体；气功疗法中，在并无外周特定刺激的情况下，仅由于对穴位的意识集中（意守），就能引发循经感传现象；循经感传可以形成条件反射。

感传最基本也最奇特的现象是既能扩布，又可"回流"，而兴奋与抑制的扩散与集中，正是高级神经系统活动的基本流程。在 Jackson 癫痫中，发作性的抽搐可以从身体某一部分逐渐向远端扩散，发作终止抽搐停止的顺序也像感传的回流，由远端向近端恢复。在抽搐进行时，在中途压或结集而阻断之，能够终止癫痫发作，这与压迫感传线可以阻断感传，以及因感传而产生的相关脏器的效应也有类似之处。而直接电刺激皮质的第一体感区，可在身体对侧引起触觉性的蚁行感，很类似感传现象。因此，这部分学者主张感传的形成，很可能是由针刺穴位时的传入冲动，引起在中枢神经系统特别是大脑皮质内具有特殊排列的神经元之间的兴奋扩散，并投射至外周所引起的，并不是在肢体表面存在着一条能传导兴奋的特殊结构。

（c）中枢与外周结合说：持这种观点的人认为，上述两种看法各有其确切的事实根据，但似有其片面性，应中枢与外周结合起来探讨。因为中枢和外周在结构与功能上是紧密联系的，从经络系统的结构上看，如果确是作为一个实体存在的话，它不应局限于身体某一局部，应有它从外周到中枢，从低级到高级的谱系。从神经系统大脑皮质功能定位看，大脑皮质体感区与运动区、小脑皮质、丘脑腹侧基底核群等部位神经元的组合，有严密的身体区域式的编排，即与外周各部相对应而有明确的功能定位。可以把这些身体代表区看作是神经元的集合体，把身体看作是感受野的集合体，在这两个空间之间，有逐个的主体定向的排列。据已知的生理学知识，每一后根纤维在进入脊髓后索入口处不久，其上行侧支在后索按一定顺序排列形成纤维薄层，在这里有着身体代表区的片断；它们的序列在外周感受野中表现为由节段支配区纵向叠合而成的、连续的线状轨道，称为"皮节轨道"（the dermatomal trajectory）。虽然，后根入口带的身体代表区，是通过神经纤维的汇集而复原的。每一节段的上行传入，排列为"皮节轨道"，"皮节轨道"的联合投射，在皮质产生连续的身体代表区，也即皮质细胞柱的"线状构型"。可以设想，在中枢神经系统内的各个"身体代表区"中，存在着与外周经络线的空间分布形式相对应的线状排列（经络构型）。而在外周，据国内解剖学方面的研究，几乎所有的经穴都与浅层皮神经有关，那么，有如"皮节轨道的"形式，感受器的线状排列可能就是外周"经络构型"的表现形式之一。与此相应，从感觉传入到运动输出之间的紧密相关中，还应考虑到，效应器的某种线状联系，可能是外周"经络构型"的另一种表现形式，这样当穴位刺激的传入冲动在中枢"经络构型"中引起扩布性兴奋时，投射到外周相应的"经络构型"，产生循经感传现象。而这种投射，在正常情况下不应是一种感觉上的"虚影"，应伴有相应的效应器功能的变化，这可能就是感传过程中沿经出现白线、红线、肌跳等现象的生理学基础。

3）转化期：按古代经络学说的论述，经络系统在人体是普遍存在的。如果这种看法是对的，那么，作为其外部表现形式的经络现象，不应限于某些"特异体质"的人，理应人人都具备显示经络现象的可能性。上述对循经感传现象已积累大量资料，已有可能从调查深入到转化，从被动的机遇深入到主动的诱发。

要取得成功的诱发与转化，必须基于对感传本质及其出现规律的认识，转化工作的意义，不仅在于增加实验对象，更重要的是它将触及感传的本质，运用转化工作于针灸、推拿，使"气至病所"以提高疗效，将具有重要临床意义。应用的方法：从改变刺激方法入手，如反复接力法、手法导气法；另外从改变体内功能状态入手，如采用气功入静的方法诱导，再结合穴位压迫诱发感传。

近年来对经络现象的研究积累了丰富资料，为揭示经络的实质提供了可靠的基础。

二、近代对经络学说的研究

近代随着针灸医学的传播和发展，国内外医学科学工作者对经络学说曾进行了多方面的研究，从不同的角度，用不同的方法，做了大量的工作，积累了不少的资料。很多事实肯定了经络现象的客观存在，但对于经络的实质，看法还不一致，有待于更深入的研究和探讨。下面就有关的资料作简单的介绍。

（一）经络与生物电

在经络和穴位的研究中，曾有不少人以皮肤电现象作为客观指标进行观察。使用的方法有两种：一是在外加直流电或交流电的情况下观察电阻的变化；二是在没有外加电流的条件下直接从皮肤引导出电流或电位变化，用这种方法来研究腧穴与经络、脏腑之间的关系。1958～1962年，人们对活体以及尸体曾进行了大量的探测工作，"经络测定""良导络测定""皮肤活动点测定"等都属于这个范畴。

皮肤电位是用精密电流计或阴极示波器观察的。有一些研究者观察到皮肤电位因不同的生理状态而变化，这种变化又可与一定的经络穴位的电位变化呈现出相应的关系。如通过测定正常人进食前后皮肤电位，观察到胃经的内庭、陷谷、冲阳、解溪、足三里的电位变化都与进食有关，其中足三里最能反映胃的活动功能，在疾病的情况下，皮肤电位的变化以有关的主要经络为主。文献报道了肾炎、肝炎、高血压、溃疡病等9种疾病，其电位变化83.9%表现在相关的主经上。在动物实验中应用兔膀胱充盈法，也观察到肾脏与膀胱经的电位变化较大。有人报道：正常人十二经脉昼夜电位呈周期性变化，按照子午流注的十二经的主时规律，发现在本经的主时内，经穴电位较非主时要高，变化基本上呈一致性。

有些实验看到皮肤活动点的分布与身体解剖部位有一定的关系，越靠近手足的尖端，其电流越小，在躯干部的分布，背部较腰部高，胸部较腹部高；四肢部位则上肢较下肢高。由此可看出皮肤电位有向头面部逐渐增高或逐渐减低的趋势。从健康人的皮肤活动点（即电位差较大的点）分布的普查中，发现皮肤活动点的数量较腧穴为多，它们的排列基本上左右对称。在背腰部及胸腹部，有较明显的活动点呈纵行排列，四肢的活动点呈纵行排列不及躯干部明显，数量也不及躯干部多。手足和面部的活动点为散在性分布，有些活动点则与腧穴基本上一致。

皮肤电阻测定的大多数资料表明，经络、腧穴上呈现电阻低和通电量高的特点，故又称为良导点。在测定中发现，经穴导电量高、非经穴导电量低，气血旺盛者导电量高，气血虚弱者导电量低。他们认为经穴是人体导电的门户，经络是电子流动的路线。正常人进食后胃经穴位的测定值大多数增高。青年健康人在尿意较明显及排尿后测定，发现照海及膀胱俞导电量随膀胱的充盈而逐渐上升，排尿后则降低。穴位的导电量与病变也有关，尤其是原穴的导电量变化更能反映脏腑疾病。如肝炎患者的原穴测定中，观察的肝经原穴电阻下降占78%，而脾经原穴变化为64%，似有相克关系。在胃十二指肠溃疡患者的测定中，脾经原穴的变化最多，占79%；胃经原穴次之，占38.45%。尸体经穴的测定则完全是一种纯物理性的现象，在同一距离的穴位电流几乎相等，左右也几乎对称，因而认为经络穴位的电阻值的变化是机体生命活动的征象。一组报告通过人体皮肤穴位导电量和温度的测定结果分析，在测定10个被试者224穴位后，看到头面部穴位导电量最高，躯干次之，肢体末梢最低。认为皮肤导电量与解剖部位有一定的关系，表现向头部逐渐增高的趋势。被测穴位的皮肤温度值与导电量有类似的趋势，导电量最大的部位皮肤温度亦高。在穴位与非穴位的皮肤导电量的对比观察中，证明其中有些穴位皮肤导电量比周围皮肤高，有的则较低，有的则相接近。因而以皮肤导电量的大小作为穴位定位的依据，这种观点是值得商榷的，所以有人认为良导点并不能反映经络和穴位的特性。

综上所述，不少学者从生物电角度，把经络设想成人体生物电流的特殊通路，当脏腑气血运行变化时，就产生一定的电动势的改变，电流就沿经络流注到腧穴上，穴位是体内外通电的门户，是通电量最大的地方，而低电阻的点和高电位的点口，持有这种观点的人认为，当人体产生疾病时，经络穴位上就出现异常的高电阻点和低电阻点，左右经络出现是不平衡的。有的认为经络生物电特性是一种电磁波通过某些组织及体液流于体表的相应点上，因此设想用高磁性的磁石敷贴在经络腧穴上进行治疗，以期调正经络电性质的失常，称为"磁疗法"。

但是用皮肤电现象来解释研究经络学说，还存在许多不同的看法。因为这个方法本身存在不少缺点，如局部的出汗、干湿度、温度、测定探头的压力、环境的安静与否及精神情绪等，都在很大程度上影响着测定值的变化。其次，测定值的变动也很大，即便同一个体在不同的时间中测定值的波动也很大，因此，实际的研究结果很不一致。例如，健康青年的穴位导电量与人体解剖部位有一定关系，头面部导电量最高，躯干次之，手足末端最低。肢节末端的穴位导电量远不如头面部非穴位区的导电量，而且导电量的绝对值差异很大。即使是完全电磁波和电子波的学说也无法讲清经络电现象的规律，因此有人认为皮肤电现象的研究不是研究经络学说的好方法。

皮肤电位和电阻的变化与神经系统关系密切。在全麻三期Ⅱ级时，各原穴的导电量几乎全部下降，在腰麻时下肢的穴位导电量下降，若注射肾上腺素，则穴位导电量又明显上升，所以较多人认为皮肤电的变化受神经系统的影响，尤其是交感神经系统的影响占更重要的地位。

（二）经络与脉管

我国古代很早就有关于解剖的记载，如《灵枢·经水》说"其死可解剖而视之……脉之长短，血之清浊……皆有大数"。《汉书》也有一段对人体脉管解剖的描述："量有五藏，以竹导其脉，知其终始，云可以治病。"有的学者认为：经络是有形可见的组织结构，他们根据古代对经络功能的描述，以及近代解剖学的研究，认为经络与脉管系统密切相关。

1. 与动脉的关系

《灵枢·动输》："经脉十二，而手太阴、足少阴、阳明独动不休……"这里所指的手太阴动脉是桡动脉浅表处，即寸口；阳明动脉即足背动脉，足少阴动脉即踝动脉的浅表处，《难经本义》说得更具体："手太阴脉动中府、云门、天府、侠白；手阳明脉动合谷、阳溪；手少阴脉动极泉；手太阳脉动天窗；手厥阴脉动劳宫；手少阳脉动禾髎；足太阴脉脉动箕门、冲门；足阳明脉动冲阳、大迎、人迎、气冲；足少阴脉动太溪、阴谷；足太阳脉动委中；足厥阴脉动太冲、五里、阴廉；足少阳脉动下关、听会之类也。"这些部位都有浅表动脉分布。

2. 与静脉的关系

《灵枢·经脉》说："饮酒者，卫气先行皮肤，先充络脉，络脉先盛，故卫气已平，营气乃满而经脉大盛。"这段记载，说明饮酒之后，络脉先充盈，而后营气盛满才使经脉充盈，这里的经脉似乎是指静脉，因为饮酒之后先使皮肤及末梢毛细血管充盈，而后静脉充盈扩张，酒后浅表静脉变粗与经脉大盛又相吻合。从上述所载来看，经脉是静脉与动脉的统称，没有明确的区分。但是在《黄帝内经》里又有动脉血与静脉血的区分。《灵枢·血络论》："血气俱盛而阳气多者，其血滑，刺之则射。阳气蓄积，久留而不泻者，其血黑以浊，故不能射。"前者刺之则射当指刺中动脉，后者血黑以浊，不能射，指的是静脉血。

3. 与淋巴管的关系

《灵枢·寒热》："寒热、疬在于颈腋者，皆何气使生？此皆鼠瘘寒热之毒气也，留于脉而不去者也""鼠瘘之体，皆在于藏，其末上出于颈腋之间，其浮于腋中，而未内着于肌肉而外为脓血者易去也"。这里描述的腋颈瘰疬、鼠瘘是颈及腋下淋巴结的肿大，其认为病邪的根源在于内脏，邪气沿经脉的末端出于颈腋。古人也看到，若浮于脉中，外为脓血者，此毒气出于末，从脉溃，故易治愈。这与急性淋巴结炎化脓破溃而愈很为相似。这里所称的脉，可以说就是指的淋巴管。

动脉、静脉或淋巴管，古代论述经络时常涉及，因此有人试图从脉管的角度来解释和研究经络。

从近代的研究中可看到经络与血管的密切关系，某院解剖教研室观察了 309 穴的大体解剖，穴位正当动脉干者为 24 穴（占 7.77%），穴旁有动静脉干者为 262 穴（占 84.79%），说明穴位与血管的关系很密切。在针刺穴位的作用传导通路的研究上，也有文献认为：针感是沿血管壁的交感神经纤维传导的，某院生理教研室分别刺激"足三里"部位的皮肤、胫前肌、腓深神经及胫前动脉，结果表明针刺上述各部分结构均能增强小肠运动的效应，其中以刺激胫前动脉最为明显。估计针刺的刺激是沿血管壁上的神经丛（交感神经纤维）传入的。上海第二医学院、黑龙江省中医研究院也都证实了这一结果。上海中医研究所报道，脉管管壁上平滑肌的肌源性传导在神经支配缺失的情况下，可起局部代偿作用，认为脉管壁上肌源性传导可能是针刺引起感传的条件之一。有关经络与静脉的关系，安徽医学院曾利用截肢的新鲜肢体，用墨汁注射穴位，通过对 57 个穴位的观察，发现在 8 条腿的 17 个穴位内注入墨汁后，除局部组织被染黑外，又发出 1 条被墨汁充盈的纤维结构，分别循三阴经部分路线延伸，其中循肝经者 8 条，循脾经者 4 条，循肾经者 5 条。在三阴交穴位处，3 条墨汁充盈的纤维结构靠得很近，有汇聚的征象，这与古代描述三阴交是足部 3 条阴经交会穴相吻合。从解剖所见，循肝经或脾经路线延伸者，位置较浅，位于浅筋膜或深筋膜的表面；循肾经的径路延伸者，位置较深，在足底部与足底内侧神经血管末梢伴行，在小腿部则行于小腿后面的神经血管束的后内侧。组织切片观察证实，被墨汁充盈的血管均系小静脉。以上从大体解剖组织学以及针刺的实验研究来阐述经络与脉管以及脉管壁所分布的神经纤维的关系。当然，与经络有关的内容不限于这些，这只能看成是其中的一部分。

（三）经络与神经节段

在四肢部，经络固然与周围神经的分布有相似的地方，但是在躯干部，经络主要呈纵行分布，而神经则呈横行分布。如果进一步从经络所属的穴位作用来分析，则可以看出，经络在纵行联系中还包含有横行的前后联系，有人就根据这些提出经络与神经节段相关的假设。其论据有以下几个方面。

1. 经穴解剖观察

穴位靠近神经干者，占总穴数的 60% 左右，在穴位周围半径 0.5cm 范围内有神经干或较大分支通过者，可达 90% 以上。某院解剖教研室解剖 309 穴中，直接刺中神经干者 152 穴，占 49.19%。上海第一医学院、徐州医学院等也有类似的报道。以上是从穴位点解剖来分析经络与神经的关系，另有从经络循行路线来分析经络与周围神经的关系的，许多经络循行路线，尤其是肘膝以下的行经，常与一根或几根神经的主干及其主要分支和走向近乎一致。例如：手厥阴心包经与正中神经一致；手太阴肺经与前臂外侧皮神经的分布几乎一致；手少阴心经与前臂内侧皮神经、尺神经的分布几乎一致。另外，表里经之间，分布的往往是同一根神经或大致发自同一节段的神经，如肺经与大肠经相为表里，都有肌皮神经和桡神经的分布，两者同属 $C_5 \sim C_8$ 颈髓；心经和小肠经都与前臂内侧皮神经与尺神经有关，前者属 $C_8 \sim T_1$，后者属 $C_7 \sim T_1$。

2. 关于俞募穴的分析

躯干部有关脏腑的俞、募穴及任脉穴与其所主治的内脏，在神经所属节段上的关系密切。例如：肺的募穴中府，背俞穴肺俞，都受 $T_1 \sim T_5$ 节段的神经支配，而管辖肺的神经也出于该节段。又如任脉的膻中 T_4，主治呼吸系（$C_2 \sim T_4$）疾病；中脘属 T_8，主治胃（$T_6 \sim T_9$）疾病；关元属 T_{12}，主治泌尿系（$T_{10} \sim T_{12}$）疾病。肝和胆囊属 $T_8 \sim T_{11}$，肝的募穴期门、背俞穴肝俞，胆募穴日月、背俞穴胆俞，也是由这些节段神经支配的。当然不是所有的募、俞穴都完全对应，但出于同节段或邻近节段的占多数。

3. 从发生学角度分析

高等动物和人在胚胎早期，体节呈均等状排列，每个体节由三部分组成，躯体部形成未来的四肢躯干皮肤、肌肉和骨骼，神经节段形成未来的神经系统，再逐渐形成超分节的高级中枢及保持节段或有节段痕迹的脊髓和脑干。神经节段从外胚叶来；四肢、躯干从中胚叶来。研究者认为躯体-神经节段-内脏的联系，是体表-穴位、经络-内脏联系的基础，因而内脏的病变，往往能反映到相应的体表。目前临床上应用的穴位压痛诊断法，就是以此为依据的，相反，体表功能的变化也能影响相同节段的内脏，例如：手少阴心经从小指尖端内侧起，经前臂内侧上行于胸部，该经所经过的皮肤，原属 $T_1 \sim T_3$ 胸髓节，该区的皮神经，也属于 $T_1 \sim T_3$ 胸髓节，而胸腔脏器（心、肺、气管等）的自主神经（包括传入、传出神经）也均经过该段胸髓分节出入于脊髓，因此针刺心经穴位能影响心、肺、气管等。从远隔部位的穴位可以治疗内脏疾病的机制分析，胚胎发生学的结构特性可能是内脏体表联系的基础。

尽管上面列举了经络与周围神经的节段有密切的关系的现象，但是还有很多现象不是神经节段所能解释的。如针刺内庭穴可以对鼻部有镇痛作用，鼻部是三叉神经管辖的范围，而内庭穴属腓浅神经的分支足背内侧皮神经分布区域，由 $L_5 \sim S_1$ 节段分出，这就很难用节段的理论来完全解释针刺远距离穴位的治疗作用。

（四）经络与中枢神经

近来大量关于循经感传现象的报道，使人们深信经络的客观存在，但感传现象往往不能用神经节段学说来加以解释。一条完整的经络路线经常跨越多个神经节段，尤其是足三阳经的路线，从头到足，跨越了脊髓的全部节段。

针刺可以形成条件反射，在动物实验中，看到针刺所形成的条件反射出现沿经络泛化的现象，如针刺狗的足三里部位，与食物结合可以引起狗唾液分泌，经过多次训练就可以建立针刺足三里引起狗唾液分泌的条件反射，这种条件反射形成之后，再针足阳明胃经的足三里、伏兔、丰隆、乳根等穴，均可明显地引起唾液分泌增加，但针刺足太阳膀胱经的委中、委阳等，却无上述反应，这种现象称为条件反射循胃经泛化（扩展）现象。另外在人身上，用针刺肺经穴位代替氨水建立起抑制呼吸的防御性条件反射，也发现这种条件反射可以循肺经泛化到尺泽。这些都不能用神经节段理论来解释，从近代生理学观点来看，条件反射的泛化是在中枢神经系统里进行的。

从上述实验引出如下设想：经络是大脑皮质各部位之间特有的功能联系，当针刺某一穴位时，激发大脑皮质相应点兴奋，这一兴奋按其种系发生特有的线路，有规律地扩散，当兴奋在皮质扩散时，在体表相应的投影区就产生这种线状的感觉，即循经感传。

通过以上的简介，初步看到，近代学者对经络学说的研究是从生物电、脉管、神经节段以及中枢神经等不同角度来阐明经络的本质的。皮肤电阻与电位的研究，盛行于 20 世纪 50 年代和 60 年代初，多数的研究工作是针对性地观察某种疾病状态下的特定经络穴位的皮肤电阻和电位的变化。在 60 年代初，实验性的研究逐渐增多，对皮肤的良导点（低电阻点）和皮肤活动点（高电位点）与穴位之间的关系相关性和不一致性提出了商讨性意见，对依靠特定穴位的电阻和电位高低进行临床诊断的做法也产生了怀疑。很多学者认为内脏功能的变化，可以出现皮肤某些点或区域的电性质的改变，但是这种改变的特异性很小，区域的变化和导电量的大小波动都比较大。另外，在皮肤导电量的变化及其机制的研究方面有了一些进展，在家兔的实验性胃溃疡耳壳皮肤电阻的改变实验中观察到，在溃疡形成过程中，耳壳出现大量的低电阻点或片，在溃疡修复过程中这些低电阻点也逐步减少。若切断家兔颈交感神经后，耳壳低电阻点的形成受到很大的影响，若以微型埋藏电极安置在胃迷走神经腹支上，当给予刺激时，耳壳低电阻点逐渐增多，而刺激胃动脉周围丛的交感神经时，耳壳低电阻点未见明显的变化，这一工作的意义在于证明了胃溃疡家兔的耳壳低电阻点的形成是由于胃溃疡处受到胃内容物的刺激，其冲动是沿迷走神经传入的，在耳壳低电阻点的形成过程主要受到了颈交感神经的影响，但是低电阻点的形成中哪些中枢的结构参与了这一过程尚不清楚。不过曾在动物实验中，给猴子造成人工的胃创伤，在耳壳上形成固定的压痛点，如果在脑干中央脑室附近的神经组织注射麻醉药或兴奋剂，可以相应地使压痛点消失或反应增强，说明了耳郭压痛点的形成与中枢神经系统的某些结构的状态有关。在脉管与经络的关系中，已论证了经络穴位与动脉、静脉和淋巴管密切相关，针刺穴位可能是沿着血管壁上的交感神经纤维传到中枢而发挥其效应的。

经络穴位与神经节段和中枢神经的关系，综合起来可以归纳成以下的几点：针刺穴位，它的得气感应沿脊髓节段传入，同时也沿血管壁上的交感神经纤维传入，经过脊髓、脑干、中脑、大脑各级中枢最后到达皮质的感觉区，经过中枢的整合作用，再发出冲动沿传出神经包括躯体神经和自主神经传到效应器，另外还引起某些内分泌腺的兴奋，进一步较长时间地影响效应器。这就是关于经络是穴位-神经-体液-内脏联系的假设途径。这一假设尚存在许多难以使人信服的缺陷。首先，它不能讲清穴位的特异性，似乎只要给予一种产生得气感应的刺激，就可以引起上述一系列的改变，其次此假设的传入和传出的路线在中枢是如何整合和作用的都讲不清楚。为了弥补这个缺陷，有人想用"控制论"的黑箱理论来加以修正，以期进一步解释许多临床事实。

（五）从针刺镇痛的研究来认识经络

从针刺镇痛的临床实践逐步过渡到针刺麻醉，再从针刺麻醉进一步研究针刺阵痛的原理，这对于认识经络学说是有启示意义的。在针刺麻醉手术过程中，患者处于清醒状态，因而其心理活动影响着镇痛的效果，而麻醉医师、手术医师的语言、行为和表情对患者的心理活动也产生影响，还有辅助用药、手术的困难程度、手术部位对麻醉的要求高低等，都影响着镇痛的过程。痛是很复杂的心理过程，加上手术时对镇痛效果的多种因素的牵连，所以学术界对针刺麻醉存在着两种截然相反的看法：其一认为针刺麻醉是暗示、催眠、分散注意力和打消思想顾虑等心理活动的结果；其二认为针刺麻醉主要以针刺镇痛这一生理过程作用为基础，心理的活动是影响针刺麻醉效果的一个不可忽视的因素。国内外学者对此进行了不少的实验研究，因为研究是在经络穴位的基础上进行的，所以我们可以从这些研究的结果来分析经络和穴位是怎样的物质结构。

1. 针刺穴位的镇痛效应是生理的过程

有人把正常人分成暗示组、针刺组和暗示加针刺组三组进行研究，结果看到暗示组和针刺组都有体表镇痛作用，而暗示加针刺组的镇痛作用最好。近年来有人用"信号侦察论"把痛觉分为两种成分。一是包括有心理成分的报痛标准；一是反映疼痛阈限的指示，称为痛分辨针刺的作用。有些实验结论是针刺只能提高报痛标准，不能降低痛分辨力，但是 Chapman和上海的研究结果认为针刺既可以提高报痛标准，又能降低痛分辨力。在看到针刺镇痛作用之后，再注入人们普遍承认的吗啡类药物专一拮抗剂纳洛酮，结果证明针刺镇痛作用也可以被纳洛酮所抵消，提示了针刺镇痛的生理过程和其与脑内吗啡物质密切相关。

针刺穴位对人体体表痛阈和耐痛阈测定的结果证明，针刺感较强的穴位，多数都产生不同程度的镇痛效应。针刺穴位对正常人体深部痛和牵涉性痛在 60%～70% 的人次中出现镇痛效应，但在 30%～40% 的实验中看不到针刺有镇痛作用，极少数曾出现痛过敏现象，在同一个体不同实验中针刺效果的差别甚大。如果把针刺穴位用普鲁卡因封闭，包括皮肤和肌肉的深层感受器，则针刺的镇痛效应就消失，所以看来，针感是针刺镇痛的必要条件，但是怎样的针感好，是酸、是胀、是麻、是重、是触电感还是复合的感觉镇痛效果最好？尚无肯定的报道。不同的针刺刺激方法，包括不同的针刺手法，以及被试者所处的状态，包括精神情绪、心理状态、生理状态都可能影响针刺的镇痛效应。

针刺镇痛是生理过程的更有力的证据之一，就是通过动物实验的方法，排除针刺是暗示和催眠的道具等心理因素。现在很多动物实验的事实证明了针刺具有镇痛作用，从小白鼠、大白鼠、豚鼠、兔子、猫、狗、牛、马以及猴子身上都观察到针刺有不同的镇痛作用，有些实验还看到针刺后可测到中枢结构和脑脊液中脑啡肽含量的增高。另外，针刺镇痛作用可以被纳洛酮所拮抗。这些事实说明针刺镇痛具有神经生理的物质基础。

2. 针刺镇痛机制的研究

肯定针刺有镇痛效应，是先决条件。近年来对针刺镇痛原理的研究取得了一些进展，各方面进行了有益的探讨，并积累了大量的资料。但是现有的资料离阐明针刺镇痛原理还有相当的距离，尤其是中枢内的许多环节和作用方式还不清楚。下面只能概略地介绍一些有关的看法。

（1）针刺的穴位：从穴位解剖关系来看，目前针刺麻醉中所采用的穴位，无论是十四经脉的穴位，还是耳针、头针、鼻针、面针穴位，大体上可以归纳为三类：①按神经节段选择针刺点（穴位）的，多数用电针获得该神经所支配区域的镇痛作用，如电针扶突进行甲状腺手术，电针颧髎进行颅脑手术，电针极泉进行上肢手术等。电针频率以每秒100次左右镇痛效果最佳。②按经络学说循经远道取穴，这类穴位多数是以针感好的临床经验穴为主，如合谷、内关、足三里、三阴交、耳穴等。其刺激方法用手法运针或电针均有，刺激频率较低，以每秒钟数次为佳。③针刺督脉穴，如命门、脊中、至阳等，实际上是针刺到椎管的背侧，刺激电流要求扩布到脊髓及神经根。少数临床机构报道，用此法针刺麻醉，对克服镇痛不全、内脏牵拉反应和肌肉紧张有一定的效果。不管是哪一种取穴方法，它们要达到镇痛效应就必须有一个共同条件，即针刺的部位（即穴位）必须产生足够的针感，所谓针感就是受试者要感到穴位下有酸、胀、重、麻、跳动或兼有以上五种感觉的两种以上的复合感觉，否则就不能感觉有镇痛作用。针刺麻醉临床经验证明，在患者可以耐受的前提下针刺刺激加强可以提高镇痛的效果，因此手术刺激较强的步骤前几分钟，加重提插捻转的手法或加大电针刺激的强度常可以增强镇痛的作用。在动物实验中观察到，毫针的机械刺激可以兴奋深部组织，包括肌肉在内的牵张、触压等多种感受器，并且所有的I、II、III和IV类传入纤维，都可以被手法运针刺激所激活。有人分析电刺激传入神经纤维活动与镇痛作用的关系，看到肌神经和皮神经均有镇痛作用。就肌神经而言，电针刺激的强度达到足以兴奋III类传入纤维活动时，所得到的镇痛作用最好。在针刺人体的镇痛研究中也证明，针刺腰麻和截瘫患者下肢穴位，在不出现针刺穴位的酸、麻、胀、重等得气感应时痛阈不升高，脑电也不改变，针后2小时红细胞、白细胞、血糖不升高；若针刺其上肢的穴位，上述几个测定指标就产生了变化，即痛阈升高，脑电波改变（调整作用），红白细胞和血糖升高。综上所述，穴位下各种游离神经末梢的感受器是接受针刺刺激的第一站，也是针刺得气的物质基础。

（2）针感的传递：针感是针刺镇痛的第一环节，而针感又是如何传递的呢？也就是针刺冲动是沿着什么途径传入的呢？动物实验证实，针刺家兔的合谷和内庭部位，可以使因电击和光热刺激导致的鼻部灼痛减弱或消失，横断脊髓后，这种镇痛作用就不再出现。另外，在家兔慢性实验中观察到，针刺双侧后肢"足三里"穴和前肢的"足三里"穴或"曲池"穴，捻针20分钟后，大多数辐射热光照兔鼻的电光反应时间都有明显的延长，对照值为（4.14±1.56）秒，针刺前后痛阈进行同体比较，差均值为（7.36±6.13）秒。切断 T_{12}～L_1 段脊髓的双侧背索，在手术后的 2～9 天，针刺镇痛效应和手术前基本相似，切断单侧脊髓外侧索后，针刺对侧后肢"足三里"穴，尽管用较强手法，家兔无挣扎反应，也不出现镇痛效应；针刺同侧"足三里"穴，仍然能产生明显的镇痛效应，针刺时家兔也呈现挣扎的反应。这一结果证明：针刺机械刺激所产生的得气感应是沿脊髓内，主要是对侧外侧索上行的。近年神经解剖学的研究证明，前外侧索（又称腹外侧索）的大部分上行纤维投射到脑干网状结构、中央灰质和丘脑内侧核群等。因此这些结构可能与针刺镇痛有关。

（3）针刺镇痛的中枢机制：近几年的工作，多半是以电刺激或损毁中枢某些结构来研究对针刺镇痛的影响。限于实验方法，对针刺镇痛的中枢内具体的经络，只能是根据实验进行推理判断。

据目前报道，损毁以下结构之一就在某种程度上影响针刺镇痛效应，如扣带回前部、中隔、杏仁核、尾核头、下丘脑视上核以及脑干网状结构等，其中特别是中缝背核、中缝中央核和中缝大核等。这些资料表明,大脑边缘系统和一部分基底节参与了针刺镇痛效应。

另外一些实验表明,肌肉Ⅱ、Ⅲ类传入纤维活动主要投射到延髓网状结构巨细胞核,而刺激此核就抑制丘脑髓板内核群对伤害性刺激的放电反应。在中脑中央被盖区和中央灰质给予刺激也有类似的作用。因此,可以认为从脑干网状结构直接投射到丘脑非特异感觉核群的纤维,同样参与了针刺镇痛效应。

至于大脑皮质在针刺镇痛过程中起怎样的作用,这方面有力的证据比较少。近年曾有这样的报道,用阳极电流阻遏皮神经的粗纤维活动后,超强刺激该神经,可在猫皮质感觉区和联合区记录到由细纤维(Aδ和C类)传入活动所激发的长潜伏期诱发活动,电针肢体穴位可以抑制这种诱发活动。人的精神情绪对痛觉又有明显的影响,因此,可以推测大脑皮质具有控制和调节针刺镇痛的效应。

(4)针刺镇痛的传出经路:针刺穴位可以激活脑内某些结构,通过这些结构的活动调节痛觉的传递,下行的抑制通路在脊髓背外侧索靠近背角处,如切断高位脊髓这个部位,针刺镇痛效应就消失。

综合上述的观点,可以设想,针刺的得气感是传入纤维上传至脊髓,先在脊髓的背角内和痛觉的传入信号相遇,并发生相互作用,调节痛觉反射,并影响痛觉信号的进一步向上传递。针刺信号的大部分沿腹外侧索继续上行,到达丘脑激活内侧网状结构,终止在那里的巨细胞核,可能还有中缝核的神经元上。这些神经元的活动,一方面向下传递,又回到脊髓的背外侧索下行,作用于背角内与痛有关的细胞,以协助阻止痛觉信号自初级进一步上传,而另外这些冲动又向上传递,通过中央被盖束,进入中央中核,激发它的活动,抑制丘脑内侧核团的活动,达到镇痛的作用。

神经生理学的知识告诉我们,任何传入信号都必须达到大脑皮质才能进入意识的领域,而到达大脑皮质以前,除嗅觉冲动以外都必须经过丘脑。疼痛是一种有意识的感觉,因此,传递疼痛的信号也要到达丘脑。近年来的工作证明,中央中核-束旁核综合体与痛觉有密切关系。束旁核基本上是一个接受痛觉冲动的机构,用强电流直接刺激感觉神经,都可以引起束旁核细胞的电反应。这种反应潜伏期较长,后放电时程还长,缺乏适应现象,可以被吗啡所取消,因此用它作为痛的生理学指标。束旁核的痛放电可以被针刺穴位所抑制。针刺穴位的传入冲动达中央中核,可能这就是痛觉的调节中枢。以低频脉冲刺激中央中核时,每个脉冲之后,束旁核的痛放电都有大约160毫秒的完全抑制,所以针刺镇痛的中枢机制,可以看作来自穴位与来自痛区的传入冲动在各级中枢水平尤其丘脑中相互作用的结果。

中枢神经递质与针刺镇痛关系的研究中,比较多的实验较一致地证明,电针时脑内5-羟色胺能神经元活动增加,看来它是实现针刺镇痛的必要条件,脑内的去甲肾上腺素呈拮抗针刺镇痛的作用,它是一个不可忽视的因素,脑内的多巴胺和乙酰胆碱在针刺镇痛中的地位,由于实验较少,尚待进一步研究。近几年脑内吗啡物质研究迅速发展,并已和针刺镇痛研究结合起来,国内外研究先后证明,吗啡的特异拮抗药纳洛酮可以部分地对抗人体针刺镇痛效应。新近又在猴、兔和鼠的实验中证实了纳洛酮可以拮抗针刺镇痛。特别是近年我国用脑室灌流法证明,针刺兔"足三里"穴可使灌流液内吗啡样物质增加。国外又直接地证明针刺患者的脑脊液内吗啡多肽的含量增加。这样可以断言,针刺镇痛的机制之一是通过脑内吗啡样物质的释放。但是在针刺过程中,脑内吗啡物质是怎样产生、怎样作用以及与脑内其他递质之间如何互相作用等问题都不很清楚。

体液因素在针刺镇痛中也可能起着一定的作用。针刺镇痛需要有一定的诱导时间，而在停针之后又有相当长的镇痛后效应。因此，间接提示了体液因素的参与。国内动物实验中，在猫、兔、大白鼠、狗等身上进行交叉循环实验观察到针刺甲动物的穴位，在产生镇痛作用时，乙动物也出现了镇痛效应，从而推论针刺后产生某种与镇痛有关的体液性成分，通过血液循环流入乙动物的体内，产生镇痛的效应。鉴于实验中对甲动物采用的电针刺激强度都很强，是临床上患者所不能接受的刺激强度，而临床上所采用的弱电流刺激是否也产生镇痛性的体液成分，看法尚不一致。有人认为，这些体液因素可能与肾上腺皮质激素或单胺类物质有关。

以上从针刺镇痛机制的研究来探讨经络学说，不难看出，这部分研究者认为，中医所说的经络联系，可以用神经系统的反射活动去解释，内外界的刺激首先作用于感受器使之发生兴奋，然后兴奋沿着传入神经传至中枢神经系统，通过中枢神经不同水平上分析综合作用加以调节后，再沿传出神经到达一定的效应器，包括内分泌腺体，引起相应的活动。反射活动的实现有赖于反射弧在结构上和功能上的完整性，如果反射弧的任何一个环节被破坏或功能障碍，反射活动就不能实现，由此说明，针刺穴位产生镇痛效应的过程通过反射弧活动，当封闭穴位，阻断神经传导以及在不同脊髓水平上横断、完全麻醉以及破坏中枢的某些与痛有关的结构时，针刺的镇痛效应就被取消，针感也不出现。因此可以确信，针刺的镇痛效应是通过神经反射的途径来实现的，其中还包括体液因素在内。

（5）从"控制论"探讨经络本质：控制论是一门研究各控制过程共同规律的，关于控制系统基本理论的科学。它涉及数学、物理学、电子学、自动控制、通信技术、生物学等许多学科，是联系这些学科的新兴的一门边缘学科，它包括生物控制论、工程控制论等分支。生物控制论把人体看成是一个自动控制系统。在生物进化的过程中，人体已逐渐成为一个自行协调、自动平衡的多级控制系统。

用控制论的观点来分析经络学说，在概念上和方法上都有许多不谋而合的地方。如经络学说中"协调阴阳""调整虚实"与工程控制论中的"协调控制"的概念类似，针灸治疗中，"补虚泻实"原则，又与"扰动补偿"的控制原理相一致；"补母泻子"五行生克理论，则与控制论"反馈论"相似，临床上"审证求因"辨证施治原则，与控制论中的"黑箱理论"也很符合。因此有人设想，经络学说可能就是古人对人体控制系统的描述，经络学说可能就是最古老的"生物控制论"。在近代通信技术迅速发展、自动控制技术发展的基础上，1948年诺伯特·维纳综合通信、数学、自动控制系统等领域的经验，把"控制"概括提纯至理论高度，与现代生物学科发现的生物机体中某些控制机制进行类比，提出了"控制论"这一专门的学说。近几年其发展非常迅速，尤其电子计算机的发展，对控制论的日趋完善起着促进作用。现代的生物控制论，与祖国医学的经络学说中朴素的或说是古老的控制论的思想相比，当然有质的不同，今天在向现代化进军的征途中，有人想借鉴生物控制论去研究和阐明经络本质，这种尝试将有益于中医学术的发展。

1）黑箱理论与经络本质：黑箱理论是电机工程中常用的理论，当工程中遇到一个密封的箱子，箱子里电器原件不清楚，工程技术人员可以不打开箱子，由箱子的输入端送入信号，而从箱子的输出端收到信号，如此反复多次，根据这些输入与输出的资料，加以综合分析，就可以间接探知箱内的内容物。这个理论虽然是以电机工程的形式出现的，但在生物学和医学中广泛被采用。

经络是人体控制系统中的信息通路，它具体的线路和作用点也可以看成黑箱，人体的经络上的腧穴，可以看成黑箱的输入端，也可以看成黑箱的输出端，问题在于所观察的内容和对象。比如说，针刺内关穴可以调整心律失常和调节心率，用心电图或心电示波器作为黑箱的输出端，观察心电图图形和频率的变化，针刺内关穴和针刺的不同手法作为输入信号，当针刺一定时间就可以看到心率改变，原先快的趋向于变慢，原先心率慢的针刺使心跳加快。针刺心包经上的内关穴，作用是通过哪条经络实现的，是否有脊髓及更高级的中枢参与这一反应，我们还不完全了解，这就可以把它看成黑箱，又如急性阑尾炎患者，往往可在足阳明胃经的足三里与上巨虚二穴位之间的部位上找到明显的压痛点或硬结，这时的穴位就成为黑箱的输出端了。针刺足三里或阑尾穴，往往可以促进胃和小肠的蠕动，但是当患者胃肠蠕动亢进的时候，针刺上述穴位，却出现减慢胃和小肠蠕动的作用，所以针刺足三里、阑尾穴，对缓解机械性肠梗阻的腹痛有效，同样对麻痹性肠梗阻的腹胀也有效。所以经络系统可以看成黑箱，更确切点应当看成体内自动控制系统，它可能是通过信号反馈原理来实现的。

2）反馈论与经络的调整作用：反馈论是控制论的重要组成部分。所谓"反馈"，意指"当我们希望按照一个给定式样来运动的时候，给定的式样和实际完成的运动之间差异，被用作新式的输入来调节这个运动，使之更接近于给定的式样"。（维纳）反馈，按其作用的不同可分为两种：正反馈，取输出信号的一部分再输入，加强了输入的作用；负反馈，取输出信号的一部分再输入，减弱了输入的作用。人体是一个非常精密的自动调节系统，机体内外环境的平衡也是靠正负反馈来调节的。如当天气热的时候，高气温兴奋了外周感受器，冲动传入至散热中枢，引起心跳加快，呼吸加快，皮肤血管扩张，出汗增加，使散热增加。假如气温不降，体温偏高时，脑血流是正反馈，继续散热，若温度下降，脑血流温度也下降，输入负反馈信号，散热作用就减少。针灸临床上取用肘膝以下的五输穴，可以结合五行生克的理论配伍运用。五行的相生与正反馈相似，五行的相克与负反馈相似。所谓五行相生相克，从控制论的观点看，是由控制系统和控制对象组成复杂的控制系统，人体是以此来达到"阴平阳秘"的体内外环境的平衡的。五脏的任何一脏都是控制系统也都是控制对象。例如，心火与脾土的关系，脾的运化功能需要心阳的帮助，心血的生长又依赖于脾之运化提供来源。控制系统与控制对象之间是相互作用的。如心脏病心阳不足，影响脾的运化，这就叫作母病及子，除心脏病的心悸、怔忡之外兼见食少、浮肿等脾阳不足之象，临床上对肝胃不和的胃脘痛可用抑木扶土法，泻肝经的火穴行间，补胃经土穴足三里；肺虚咳嗽者，可补肺经的土穴太渊，泻肺经的水穴尺泽，取虚者补其母，实者泻其子的原理以培土生金。从广范围考虑，还可以选择胃经的穴位来治疗肺虚咳嗽的症状。

根据控制论的原理，研究者认为，在控制人体生命活动中，神经系统起着主导作用，而体液也有重要作用，经络作为人体自动控制系统，也许其物质基础就是神经-体液为主的原有结构。机体神经的冲动，中枢的介质和体液因素都可以看成信息的载体。总之，控制论只能从总体上来解释人体的一些生理功能，至于具体的细节上的问题还缺乏实验的依据。尤其对这些信息的传递以及如何利用这有效地控制输入和输出的信息尚有很大的距离。因此，用控制论来阐明经络的本质还处于假设的阶段，要进一步开展这项研究，还有待多学科的大协作。

3）国外对经络的研究概况：针灸医学于 6 世纪传入朝鲜、日本，17 世纪传入欧洲。作为针灸主要理论基础的经络学说也很早就传到国外，直到现在还在临床起着指导作用。但是，用现代科学方法研究经络则是近几十年间的事。例如，日本在第二次世界大战前的不少针灸研究，都是在体表任意一个部位针刺或艾灸而后观察其效应；到了战后，才注意用现代科学方法来阐明经络和腧穴。西欧利用现代新技术，如辐射场、热象图等研究经络也是近年来的趋势。

国外的研究大致有以下几个方面：①研究经络的循行规律，也就是经络的体表分布的路线，包括经络的感传现象，皮肤可见的经络现象、皮肤电现象、皮肤温度分布、皮下硬结、压痛点分布、皮肤蓝斑分布与经络的关系等；②研究经络的联系规律，也就是体表-内脏相关的内容；③研究经络的形态学基础；④以及微经络的研究等。这些工作曾陆续向国内介绍过，并对我们的工作有所启发。

（六）总结

这里就上述几方面的主要内容作一概括。

1. 皮肤电现象

利用皮肤电现象（电性质）来研究经络，探查穴位，进行治疗的方法，目前在国外较为盛行。早在 20 世纪 30 年代，日本就有人设计了电探测器来找穴位，并知道经穴部位容易通过电流；到了 50 年代才陆续涌现了多种方法。现已知有三种：①良导络（点）测定；②皮电点测定；③差电计测定。

良导络（点）测定是测定皮肤直流电阻的方法，是 1950 年日本中古谷义雄创始的。他在一例重症肾炎患者皮肤上进行直流电通电测定。发现自颈部开始，沿胸、腹、下肢到脚相当于肾经部位有一系列通电量较周围皮肤高的点，呈线状排列。后来在其他疾病中也发现了类似现象。他把这种纵向分布的皮肤上容易通电的点称为良导点，排列成与经络相似的线称为良导络。全身有十四条良导络，相当于十四经脉。把良导络、良导点应用于临床，即为良导络疗法或良导络调整疗法，据说对一百种疾病有良好效果。所用仪器称为 Neurometer，具体方法是在左右十二条良导络上的二十四个代表良导点（原穴）测定通电量，测定各良导络兴奋性增高（实证）还是降低（虚证）。然后在相应良导络的抑制点到兴奋点上治疗。目前 Neurometer 在日本、西欧、美国用者很多，多用来寻找穴位。耳穴也有用这个方法寻找的。

皮电点测定除了测定电阻外还测定电容成分。日本石川大刀雄设计了一种仪器称为皮电针。临床上可利用皮电点诊断一定的内脏疾病。石川等依据大量的临床试验资料做出了各种疾病时皮电点的分布图，称为皮电图。皮电点也可以用针刺或其他方法进行治疗。芹泽胜助证明：肺结核患者上肢桡侧皮电点出现率比健康人高，尤其是肺经和大肠经路线上皮电点密集，以此说明内脏与经络的联系。

差电计测定的是皮肤表面的电位差。1949 年苏联的巴特许别金研究从皮肤导出电流，发现从某部位导出的电特别高。这些部位就称为皮肤活动点。皮肤活动点电流量的变化反映了内脏的活动情况，以后又发现皮肤活动点位置和针灸疗法的穴位相符。日本芹泽胜助和大岛良雄根据此原理用差电计来检测皮肤电位差，各种疾病也有其特有的差电点分布。这种差电图和皮电图几乎相似。

2. 皮肤温度的分布

国外用液晶热象图和红外线热象图除了观察针刺治疗局部循环障碍的疗效外，还用于研究经络学。美国 Lee 观察了一例支气管扩张绿脓杆菌感染而进行左肺切除的患者。手术后切口部位严重疼痛，肋间神经封闭仅能暂时缓解，针刺治疗获得良好效果。在治疗同时进行液晶测温。针刺左侧公孙可使左胸温度明显改变。这说明左侧公孙和左胸壁之间存在着联系。

法国 Parras 及 Hubtr 用红外线摄影测温，发现在患者的有关胸、背部的俞、募穴上往往出现焦点。如腹绞痛患者往往在大肠俞两侧或在天枢水平内出现热点；膀胱功能失调则在日月水平内出现热点。另外他们报告一例右侧肱骨外上髁炎，红外摄影显示该部位温度较高。先针右侧合谷，发现"冷带"与大肠经的循行路线相符合，而且在温低处发出一个分支。再针左侧曲池，原来的"冷带"逐渐转为"热带"。

日本西条一止应用红外线热象图发现人体有高温点和高温线。在相当于胸腹部募穴部位的温度比周围温度高 $0.5\sim1℃$。高温点不因时间或季节而有变动，却因疾病等而发生变化。针刺高温点使原来皮肤温度上升，持续 10 分钟，而在高温点周围针刺则没有这种变化。在相当于太溪穴的高温点施灸，大腿内侧的肾经路线上立即出现点状高温反应；15～20 分钟后出现集合状的高温反应。

3. 皮下硬结和压痛点的分布

寻找皮下硬结和压痛点诊断内脏疾病进行针刺治疗，是日本针灸医师常用的方法。一种称撮诊，将皮肤和皮下组织轻轻提起检查有无硬结或压痛。沿经络检查就称为经络撮诊。皮下硬结、压痛点和经络经穴的关系可举三个例子说明：①和田英报告 50 例经络撮诊的发现和脉诊得到的经络虚实基本一致，经过治疗，症状、脉象和撮诊均有好转。②芹泽胜助报告健康成人 85 例，其中 73% 的硬结和经穴一致；各种疾病患者 44 例，其中 87.7% 的硬结和经穴一致。③藤田六郎注意到在压痛点部位，有时出现丘疹、色素沉着、斑点、肿块等。肺疾患者，丘疹出现于肺经；心脏病患者，丘疹出现于心经。

4. 皮肤蓝斑分布

日本采山博久、小田原良博等分别用亚甲蓝反复涂布皮肤，然后洗去，检查残留蓝斑点（直径 0.1～0.3mm）与经络经穴的关系。一组 50 例的前臂部蓝色小斑分布呈三种形式，按出现多少依次为纵向成经络状排列、散在性分布和集团性分布。纵向排列者，多见于心包、大肠、肺经等。值得注意的是，5 名痢疾患者的蓝斑多出现在大肠经。另一组 50 例在前臂、下肢、胸腹等处检查，多数也是纵向排列，也有的横向排列。采山博久等又在 80 例受试者中同时检查蓝斑和皮电点的分布，两者一致的点占 60%，两者与经穴一致的点，多分布在肺、三焦、心包、心、小肠等经上。

5. 井穴知热感度测定

日本赤羽兵卫于 1950 年自己患扁桃体炎时，偶尔发现拇指端肺经少商穴处的皮肤两侧冷热感觉不同，也就是呈现左右差现象。这种左右差可用轻微的刺激加以调正。以后通过临床观察，发现很多患者都有类似的现象。赤羽氏据此提出了"跷板学说"，意指像跷板一样的上下摆动，因而用线香测定左右十二经井穴对温热的热感度，名为知热感度测定，以此判断经络的虚实，而后用针灸加以调整，达到左右平衡来治病。别人称这种现象为赤羽氏现象，这种治疗方法为赤羽氏法。他的原始方法是用线香点火烘烤左右井穴，比较左右热感觉灵敏度的差别。低者为虚，高者为实。然后用皮内针埋针刺激，以纠正不平衡。现在改用特别的电热器——自动热感度测定器，治法也不限于用皮内针。

不仅温度觉呈现左右差现象，日本有人研究发现，痛觉和皮肤温度也有这种现象。1976年清水完治报告，从扭挫伤及关节炎患者（急慢性各 10 例）中观察到，健侧针刺前温度觉比患侧迟钝，痛觉患侧敏锐，健侧迟钝。健侧强刺激后，患侧出现热感，压痛程度也降低。皮肤温度，针刺前左右差明显，患侧大于健侧，针刺后左右逐渐接近，临床也取得好效果。另外有 3 例采取了相反的做法，即患侧给予强刺激，结果左右皮肤温度差别变大，病情反而恶化。近年来，日本出现了一种测定井穴痛阈以诊断疾病的方法，或者可称为知痛感度测定。

6. 测定"经穴力"

日本马场白晃于 1968 年首次报道，提出了"经穴力"的概念。他用针在背部腧穴刺入 5~10mm，然后用 5~10N 的力将针引出，并计算所需时间。时间乘以力，再除以刺入部分的针长，即为经穴力之值。此值各穴不同，并因疾病而发生变化，针刺治疗可纠正。通过临床观察，他发现在四肢经穴上针灸可使背部俞穴经穴力的异常恢复正常，同时症状也好转。因此，他认为经穴力异常反映了机体内部组织的病变。背部俞穴和有关路线上经穴有经穴力上的联系，而背部俞穴可看作四肢经络线和内部组织的交接点。

7. 拍摄井穴辐射图像

辐射场摄影是把被摄物体放在一个高频高压电场中，周围出现可见光，用胶片把所显示的电晕放电的发光图像记录下来。多数认为只有有生命物体显示发光图像，是一种"生命之光"。有人用它来研究经络穴位和气的变化。早在 20 世纪 40 年代，苏联 Kirlian 就报道人体有 140 来个发光较强的点完全符合针刺的穴位。1974 年，美国 Kightlingir 提出正常人指（趾）端（井穴部位）辐射场图像是没有空白区的，如出现缺口即为某一有关特定器官发生病变。他报道一例十二指肠溃疡在小指端（小肠经）图像上有缺口。一例主诉体重减轻、食欲不振、上腹不适患者，其第二足趾端（胃经）图像上有缺口，经 X 线检查确诊为胃癌。还有一例主诉发热咳嗽、呼吸困难，临床诊断为肺炎，但辐射场摄影检查，大拇指端（肺经）电晕完整无缺，后来 X 线检查，并非肺炎，仅有支气管充血，还有人报道针刺可使肢端闭合的电晕开放或发生明显变化，认为这是反映了气（经络中的气）的变化。

但是对于辐射场摄影的看法还很不一致。有人认为，这并不是什么"生命之光"，而仅仅是一种放电现象，有很多因素可以影响放电效应，并且本身没有一个"正常"的图像，因此认为用来说明或研究经络穴位是不适当的。

8. 针灸作用传导途径的研究

针刺或艾灸穴位通过经络影响内脏功能，研究针刺作用的传导途径，实际上也是回答经络是什么的问题。对传导途径有多种解释，国外多数主张通过神经体液途径，其中有三种情况。

第一种，着重在神经反射。苏联从 20 世纪 50 年代开始搞针灸起，就认为针灸根本上是一种"穴位反射疗法"。针刺具有三种作用：机械刺激、电位形成和由于细胞损伤释放出生物原性物质的作用。针刺部位的神经干发出向心神经冲动。机体对这样的刺激做出局部的、节段的和全身的应答反应，通过躯体神经系统、自主神经系统以及下丘脑-垂体-肾上腺系统增强机体内环境的适应性和防御机制，消除中枢神经系统中的"病理优势灶"。

第二种，着重在体液调节。国外很注意动物交叉循环实验，也有人做了类似实验。1976年美国 Kim 提出"针刺介质"的概念。他认为针刺使局部组织损伤，产生一系列化学物质，如组胺、缓激肽、5-羟色胺、前列腺素 E 等的释放和变化，再引起一系列的针刺反应。这些化学物质起了针刺作用的中介作用，称为"针刺介质"。针刺介质引起的针刺反应，包括：①血管反应；②细胞内 cAMP 和 cGMP 水平改变引起的细胞反应和免疫反应的变化；③通过体液和自主神经反射途径再影响细胞内 cAMP 和 cGMP，控制免疫学反应。

第三种，强调自主神经的作用。罗马尼亚的 Ionescu 认为，穴位是"自主神经聚集区"，体表-内脏的联系通过自主神经调节。美国的 Lee 等做了一系列实验，以氟烷麻醉犬，针刺"人中"穴对心血管系统产生拟交感样效应，针刺"足三里"穴产生拟副交感神经样作用，针刺"阳溪"穴产生阿托品样抗副交感神经作用。因此，他们认为针刺即可产生拟交感神经、拟副交感神经作用，又可产生抗副交感神经作用，其作用是通过自主神经途径来实现的。

此外，有的主张通过非神经体液途径：一种是从"气——生物能"的角度来探讨。1973年美国物理学家 A.E.Smith 和加拿大细胞分子生物学家 Henyon 认为"气"就是生命的能量，包括体内贮存的 ATP 总量，神经冲动时所利用的 ATP，以及各个组织的器官中出现的耗能过程。经络就是"气"运行全身的通道。实际的解剖通道可能由自主神经系统的神经纤维组成。因此，"气"的运行就是动作电位在自主神经纤维上的传播，而推动动作电位的则是 ATP 水解释放的能量。Schuldt 进一步提出了"场力学说"。其基本论点是，体内"气"的电位是不均匀分布的，经络是场力的聚集，脏腑是人体"气"原始产生者；在针刺治疗的过程中，"气"的变化是第一位的，而神经系统仅起第二位的作用。

还有一种认为针灸作用通过结缔组织途径。日本有研究者报告，针刺兔子"足三里""梁丘"穴能使高张力的胃恢复正常状态。如果切断后肢神经，保留皮肤及结缔组织，这种作用仍旧存在。因此认为针刺作用不仅通过自主神经，还可能通过结缔组织。

9. 经络经穴形态学基础的研究

经络经穴形态学基础的研究多数侧重穴位和神经的关系。日本森秀太郎重点解剖了天柱、尺泽、太冲等穴，发现经穴部位相当于末梢神经出入皮下的部位，浅野后彦认为从解剖看，经穴多在肌肉、肌沟、肌腹、肌缘、腱间、骨间、关节、骨孔等部位，这些部位多数有神经经过。岳头正义列举了一系列经穴和神经阻滞注射点的关系，说明穴位和神经有密切关系，如阳白、攒竹——眼窝上神经、滑车上神经；颧髎——上颌神经；翳风——面神经通过茎乳孔出颅处；风池——第3颈神经；缺盆——臂神经丛；环跳——坐骨神经干；委中、承山——胫后神经；阳陵泉——腓总神经；解溪——腓深神经等。加拿大的 Cunp 统计了 70 个穴位，其中 35 个与运动点有关。美国的 Liu 根据实际测量，认为不少穴位与肌肉的运动点非常符合，彼此距离不超过 4mm，如合谷——第一背侧骨间肌（手），鱼际——外侧拇短肌，腕骨——外展小指肌，太冲——背侧骨间肌（足），瞳子髎——眼轮匝肌，阳白——额肌，风池——头夹肌，扶突——胸锁乳突肌，天柱——头半棘肌，而足三里和阑尾穴则相当于腓深神经支配胫前肌的两个分支，该肌有上、下两个运动点，即分别为此二穴。美国 Uand Eeschot 认为穴位特别是局部取穴同西方概念中的"扳机点"（触发点）极为相似。法国的 Peck 根据皮神经痛的分布，认为经络和皮神经系统有一定的关系。

1977 年，牙买加 Thomas 提出一种原始组织丛（autoch-thonous plexus）的说法，认为这是一种非神经结构，它可能是针刺的解剖学基础。

10. 微经络的研究

1976 年，美国 Dale 提出了一个"微针系统"的概念，尝试把体针以外的针刺疗法包括进去。他认为可区分出两种"针刺系统"：一种称为"巨针系统"，即身体某一特定局部反映出身体上每一个主要的经络和脏器，微针系统有耳、鼻、手、腹、背、臂、腿、颈、头、头皮、面、鼻、虹膜、舌、腕。其中耳就是耳针，头皮是头皮针，面是面针，鼻是鼻针，舌是舌诊，腕是脉诊，虹膜也仅作诊断用；腹是募穴系统，背是背俞穴系统；臂、腿、颈属于平田氏带，平田氏带还包括腹背、头、面。

Dale 认为"微针系统"上有经络称为"微经络"，已经确定耳壳和足部都有微经络存在。微针系统和巨针系统有联系，也就是微经络和传统经络的联系。经络的不平衡（如根据皮肤电测定）也可以反映在微经络上。刺激微针系统中相应的反射点，通过微经络可以纠正经络的不平衡，起到治疗疾病的作用。

综上所述，国外在应用现代科学方法研究经络学说方面做了不少工作。科学技术是人类共同的财富，针灸和经络学说虽然发源于我国，但对于国外也有广泛影响，对国外有关成就，我们也应该学习，以达到"洋为中用"。如目前对经络感传、皮肤电现象和热感度测定、辐射场摄影等研究工作，都是中外互相交流的结果。我们不能因为针灸、经络学说是我国传统医学而故步自封，应当结合新的科学成就进行研究，使针灸医学不断发展，为中国人民和世界人民造福。

第二章 经络的分布与表象

第一节 十二经脉分布与表象

一、共 同 特 征

1. 分布特征

分布于四肢内侧的为阴经，四肢外侧的为阳经；分布于头部的为阳经，前头为阳明经，侧头为少阳经，后头为太阳经；分布于胸腹的为阴经（足阳明胃经除外）；分布于腰背的为阳经，分布侧胸胁的为阳经。

2. 走向特征

总的原则为阴升阳降。
手三阳从手走头，足三阳从头走足，手三阴从胸走手，足三阴从足走腹。

3. 排列特征

阴经在肢体内侧，前为太阴，中为厥阴，后为少阴；阳经在肢体外侧，前为阳明，中为少阳，后为太阳。

4. 经气传递特征

手太阴肺经→手阳明大肠经→足阳明胃经→足太阴脾经→手少阴心经→手太阳小肠经→足太阳膀胱经→足少阴肾经→手厥阴心包经→手少阳三焦经→足少阳胆经→足厥阴肝经→手太阴肺经。周而复始，循环无端地循行着。

5. 表里相配的特征

十二经脉与十二脏腑（包括心包与三焦）相互配合，按脏腑阴阳表里，故脏为阴属里，腑为阳属表，六脏配六阴经，六腑配六阳经。
具体如下：手太阴肺经与手阳明大肠经相表里；手厥阴心包经与手少阳三焦经相表里；手少阴心经与手太阳小肠经相表里；足太阴脾经与足阳明胃经相表里；足厥阴肝经与足少阳胆经相表里；足少阴肾经与足太阳膀胱经相表里。

6. 脏腑属络特征

十二经的每一条经必须与相应脏腑相联系，称作属某脏腑络某脏腑，这种属络关系称为属络。属络特点必须阴经配阳经，阴经属脏，阳经属腑，每一条经脉的属络，也就是说明一脏一腑紧密的连接关系。

7. 病候特征

每一条经脉在异常情况，疾病状态时，可产生一组症候群，称为经络病候，在临床上可以根据各条经脉在病理状态下产生的不同症候，辨别某经、某脏、某腑的疾病。

（1）全身症候：属于脏腑内部所发生的病象，由于经脉都内属脏腑，故当经络之气不和而影响脏腑时，发生脏腑的病变，产生它特有的症状。如手太阴肺经病时，出现咳嗽、气喘、胸闷、心烦、寒热、汗出等症状。

（2）局部症状：是指在经络所分布的部位由于疾病而产生的症状。如足阳明胃经可见膝膑疼痛，循膺乳、气街、股、伏兔、足跗上皆痛。手太阳小肠经有病时，可见到头、颔、肩、臑、肘、臂外后廉疼痛等。均是本经所过之处。

二、十二经脉的循行与分布

1. 手太阴肺经

"肺手太阴之脉，起于中焦，下络大肠，还循胃口，上膈属肺。从肺系横出腋下，下循臑内。行少阴心主之前，下肘中，循臂内上骨下廉，入寸口，上鱼，循鱼际，出大指之端。其支者，从腕后直出次指内廉，出其端。"（《灵枢·经脉》）

语译 手太阴肺经经脉，起始于中焦（中脘穴处），向下联络于大肠（约当水分穴），因肺与大肠相表里。回上来到胃的上口（贲门处），穿过横膈膜而直属于肺脏。从属肺系（气管、喉咙部）横向侧胸上部浅出体表、走向腋部、向下沿上臂内侧行走于手少阴心经与手厥阴心包经之前，下过肘关节内侧，沿着前臂内侧桡骨之下缘，进入腕后桡动脉搏动处，上行经手大鱼际肌边缘，终止于大拇指桡侧的尖端。它的支脉从腕后桡骨茎突上方分出，沿第2掌骨背侧走示指桡侧端，交手阳明大肠经。

2. 手阳明大肠经

"大肠手阳明之脉，起于大指次指之端，循指上廉，出合谷两骨之间，上入两筋之中，循臂上廉，入肘外廉，上臑外前廉，上肩，出髃骨之前廉，上出于柱骨之会上，下入缺盆络肺，下膈属大肠；其支者，从缺盆上颈，贯颊，入下齿中；还出挟口，交人中，左之右，右之左，上挟鼻孔。"（《灵枢·经脉》）

语译 手阳明大肠经脉，起于示指桡侧尖端，循示指的桡侧缘，过第1、2掌骨间的合谷穴，直上经过伸拇长肌与伸拇短肌肌腱之间，沿前臂桡侧，进入肘外缘，再沿上臂外侧前缘，上肩、出肩峰前缘，向上出于颈椎，与六阳经聚会于大椎穴，向下进入缺盆，入胸腔络于肺脏。再过膈，入腹属于大肠。其支脉从缺盆，经过颈旁，穿过颊部，进入下齿床中（齿槽），又从内向外走出回经上唇，左脉向右，右脉向左，交叉于人中，继续上行而终于鼻旁。

3. 足阳明胃经

"胃足阳明之脉，起于鼻，交頞中，旁纳太阳之脉，下循鼻外，入上齿中，还出挟口，环唇，下交承浆，却循颐后下廉，出大迎，循颊车，上耳前，过客主人，循发际，至额颅；其支者，从大迎前下人迎，循喉咙，入缺盆，下膈，属胃络脾；其直者，从缺盆下乳内廉，下挟脐，入气街中；其支者，起于胃口，下循腹里，下至气街中而合，以下髀关，抵伏兔，下膝髌中，下循胫外廉，下足跗，入中指内间；其支者，下廉三寸而别，下入中指外间；其支者，别跗上，入大指间，出其端。"（《灵枢·经脉》）

语译 足阳明胃经之脉，起于鼻之两旁（与迎香穴相接），上至鼻根部，左右相交于鼻根部，向上走目内眦入于足太阳膀胱经（睛明穴），向下沿鼻的外侧，入上齿槽中，回转过来，挟口两旁，环绕口唇，向下交会于颏唇沟（承浆穴），再沿腮下后方出大迎穴，沿下颌角（颊车穴）上行耳前，过上关穴处，沿发际至前额。它的支脉，从大迎前下走人迎，沿喉咙入缺盆，下过横膈，属于胃络于脾。直行的支脉，从缺盆下行乳房两侧，向下挟脐进入腹股沟内侧（气冲穴）。它的旁支，走于胃下口（幽门），向下沿着腹内，直至腹股沟内侧（气冲穴处）与前支脉相汇合，再由此下行大腿的髀关穴，到伏兔，下至膝外缘，向下沿胫骨外侧至足背，入足二趾与中趾之间。另一支脉，从膝下3寸处分出，走至足中趾外侧趾缝间。另一支脉，从足背上分出，进入足大趾之趾缝间，出于它的末端。

4. 足太阴脾经

"脾足太阴之脉，起于大指之端，循指内侧白肉际，过核骨后，上内踝前廉，上腨内，循胫骨后，交出厥阴之前，上循膝股内前廉，入腹属脾络胃，上膈，挟咽，连舌本，散舌下。其支者，复从胃别上膈，注心中。"（《灵枢·经脉》）

语译 足太阴脾经之脉，起于足大趾末端，沿足大趾内侧赤白肉际分界处，过趾跖关节后的突起部，上行足内踝之前方，再上小腿肚，沿胫骨后缘，交出于足厥阴肝经之前，上行股内侧前缘，直到腹内，入属脾脏，联络胃腑，上过横膈，夹着咽喉，连于舌根，散布于舌下。一支脉，再从胃腑分出，上过横膈，流注于心中。

5. 手少阴心经

"心手少阴之脉，起于心中，出属心系，下膈络小肠；其直者，从心系上挟咽，系目系；其支者，复从心系却上肺，下出腋下，下循臑内后廉，行太阴心主之后，下肘内，循臂内后廉，抵掌后锐骨之端，入掌内后廉，循小指之内，出其端。"（《灵枢·经脉》）

语译 手少阴心经之脉，起于心中，出属心系，下过横膈与小肠相联络。一支脉，从心系上挟咽喉，连于眼球与脑。直行的支脉，再从心系退回上行肺部，向下走出腋窝，沿上臂内侧前缘，行于手太阴肺经与手厥阴心包经之后，下行肘内侧，沿前臂内侧后缘，到达手掌后的高骨（豆骨）头上，入手掌内侧缘，沿小指的内侧，出于小指的尖端。

6. 手太阳小肠经

"小肠手太阳之脉，起于小指之端，循手外侧，上腕，出踝中，直上循臂骨下廉，出肘内侧两筋（骨）之间，上循臑外后廉，出肩解，绕肩胛，交肩上，入缺盆，络心，循咽下膈，抵胃，属小肠。其支者，从缺盆循颈，上颊，至目锐眦，却入耳中。其支者，别颊上𬳵，抵鼻，至目内眦，斜络于颧。"（《灵枢·经脉》）

语译 手太阳小肠经，起于小指末端，沿手掌的外侧，上行腕部，过掌后高骨（尺骨茎突）直上，沿前臂尺骨下缘，出于肘后内侧两骨之间，向上沿上臂外侧后边，出于肩关节，绕行肩胛，交会于肩上，进入缺盆，联络于心，沿食管过横膈至胃属于小肠。支脉从缺盆沿颈上颊，至眼外角，退回进入耳中。支脉从颈别出走于眼眶下部，至鼻，上行目内角，斜行而络于颧骨。

7. 足太阳膀胱经

"膀胱足太阳之脉，起于目内眦，上额交巅。其支者，从巅至耳上角。其直者，从巅入络脑，还出别下项，循肩膊内，挟脊抵腰中，入循膂。络肾，属膀胱。其支者，从腰中，下挟脊，贯臀，入腘中。其支者，从髆内右左别下贯胛，挟脊内，过髀枢，循髀外，从后廉下合腘中。以下贯踹内，出外踝之后，循京骨，至小指外侧。"（《灵枢·经脉》）

语译 足太阳膀胱经经脉，起始于眼内角，上过额部，交会于头顶上。支脉从头顶至耳上角。直行经脉，从头顶入项内络脑，回出来分开下行项后，沿肩胛骨内侧，挟脊柱到达腰中，进入沿脊柱两旁的肌肉。络于肾，属于膀胱。支脉从腰部下来，挟脊柱，穿过臀部，直入腘中。支脉从肩胛内缘左右分开下行，穿过肩胛，挟脊柱两旁，经股骨大转子部，沿大腿外侧后缘下行，与前一支脉汇合于腘窝中。从此向下通过小腿肚内，出足外踝之后，沿小趾趾跖关节后方的京骨穴至足小趾外侧端。

8. 足少阴肾经

"肾足少阴之脉，起于小指之下，邪走足心，出于然谷之下。循内踝之后，别入跟中，以上踹内，出腘内廉，上股内后廉，贯脊。属肾，络膀胱。其直者，从肾上贯肝膈，入肺中，循喉咙，挟舌本。其支者，从肺出，络心，注胸中。"（《灵枢·经脉》）

语译 足少阴肾经之脉，起于足小趾的下面，斜走足心，出内踝舟骨之下，沿足内踝骨之后，转走足跟，从此向上到腓肠肌内，出于腘窝的边缘，上行股内沿后缘（大腿），通过脊柱。属于肾络于膀胱。直行的支脉，从肾向上通过肝和横膈，进入肺中，沿着气管，喉咙，挟舌根。支脉，再从肺脏走出，络于心，流注于胸腔中。

9. 手厥阴心包经

"心主手厥阴心包之脉，起于胸中，出属心包络，下膈，历络三焦。其支者，循胸出胁，下腋三寸，上抵腋下，循臑内。行太阴、少阴之间，入肘中，下臂，行两筋之间，入

掌中，循中指，出其端。其支者，别掌中，循小指次指出其端。"（《灵枢·经脉》）

语译 手厥阴心包经，起于胸中，出属于心包络，下过横膈，联络上、中、下三焦。支脉沿胸中出于胁部，在腋窝三寸处，上至腋窝下面，沿上臂内侧。行于手太阴肺经与手少阴心经之间，进入肘窝中，下行前臂内侧两筋之间，进入手掌中，沿中指出于它的末端。支脉，从掌中分出，沿小指侧的次指，出于它的末端。

10. 手少阳三焦经

"三焦手少阳之脉，起于小指次指之端，上出两指之间，循手表腕，出臂外两骨之间，上贯肘，循臑外上肩。而交出足少阳之后，入缺盆，布膻中，散络心包，下膈，遍属三焦。其支者，从膻中，上出缺盆。上项，系耳后，直上出耳上角，以屈下颊至𬱟。其支者，从耳后入耳中，出走耳前，过客主人前，交颊至目锐眦。"（《灵枢·经脉》）

语译 手少阳三焦之脉，起于环指之外侧端（起于小指侧的次指端），向上出于第4、5掌骨之间，沿手背至腕，出前臂背侧尺、桡骨之间，上过肘，沿上臂外侧上肩。交出足少阳胆经之后，进入缺盆，散布于胸中的膻中穴部位。广泛与心包络经相联系，向下过横膈，依次联属上、中、下三焦。支脉，从膻中上出缺盆，向上走项，连系耳后，直上耳上角。由此转而上行，走向面颊到眼睛下面。支脉，从耳后入耳中，再出耳前，经上关穴前面，与颊部支脉相交于面颊部，到达目外眦（眼外角）。

11. 足少阳胆经

"胆足少阳之脉，起于目锐眦，上抵头角，下耳后，循颈，行手少阳之前，至肩上，却交出手少阳之后，入缺盆。其支者，从耳后入耳中，出走耳前，至目锐眦后。其支者，别锐眦，下大迎，会于手少阳，抵于𬱟，下加颊车，下颈，合缺盆，以下胸中，贯膈络肝，属胆，循胁里，出气街，绕毛际，横入髀厌中。其直者，从缺盆下腋，循胸过季胁，下合髀厌中。以下循髀阳，出膝外廉，下外辅骨之前，直下抵绝骨之端，下出外踝之前，循足跗上，入小趾次趾之间。其支者，别跗上，入大指之间，循大指歧骨内，出其端，还贯爪甲，出三毛。"（《灵枢·经脉》）

语译 足少阳胆经，起于目外角，上行额角，下至耳后，沿颈走手少阳之前，至肩上，又交叉到手少阳之后，入于缺盆。一支脉，从耳后入耳中，走出耳前，至眼外角后方。一支脉，从眼外角分出，下走大迎，会合手少阳三焦，到达眼眶下，颊车之上，再下颈与前一支脉汇合于缺盆，然后向下走于胸中，通过横膈，联系肝脏，入属胆腑，沿胁里，出于气街，绕过阴毛边际，横向走入股关节中的髀厌部。直行的经脉，从缺盆下腋下，沿胸过季胁，向下会合于髀枢部，从此向下，沿大腿外侧，出膝外缘，下走外辅骨之前（腓骨之上），一直向下达到腓骨下端，下出外踝前面，沿足背上，入小指侧的次指之间（足4、5趾间）。一支脉，从足背上分开，进入大趾的趾缝间，沿大趾二趾歧骨之间，至足大趾端，再回转过来，穿过趾甲，至爪甲后的三毛处。

12. 足厥阴肝经

"肝足厥阴之脉，起于大趾丛毛之际，上循足跗上廉，去内踝一寸，上踝八寸，交出太阴之后，上腘内廉，循股阴，入毛中，环阴器，抵小腹，挟胃，属肝，络胆，上贯膈，布胁肋。循喉咙之后，上入颃颡，连目系，上出额，与督脉会于巅。其支者，从目系，下颊里，环唇内。其支者，复从肝别贯膈，上注肺。"（《灵枢·经脉》）

语译 肝足厥阴之脉，起于足大趾爪甲后毛际处，向上沿足背上缘，距内踝一寸处，行于足太阴经之前，向上至内踝上八寸处交出于足太阴脾经之后，上腘窝内缘，沿大腿内侧，入阴毛中，环绕阴器，至少腹，夹着胃，属肝络胆，上过横膈，散布胁肋，沿喉咙后方，向上进入咽部（腭骨上窍），连于目系，上出额部与督脉会合于头部中央。一支脉，从目系下行颊里，环行唇内。一支脉，从肝脏出来，上过膈，注入肺中，而使十二经周而复始，如环无端地循环不息。

第二节　十二经别的循行与分布

概述：十二经别是从十二经的每一条经脉上别出的一条正经。因有十二条，故称十二经别。它是十二经脉在躯体内部别行的正经，突出了人体深部脏与脏、腑与腑、脏与腑等表里相通的密切联系关系。是十二经脉的沟通支。

1. 十二经别的循行与分布的共同特点

（1）十二经别别出部位（起始）大多在本经肘膝以上。

（2）阳经经别特点：手足三阳经经别，均从本经肘膝以上别出，进入腹里，与其相应的脏腑相连系，连系于心脏后再浅出于颈项（体表）与本经的经脉相合。

（3）阴经经别特点：手足三阴经经别多数从本经肘膝以上别出，部分与其相表里的阳经经别并行或会合，进入腹里连接脏腑，然后浅出于体表均与互为表里的阳经相合。

（4）十二经别中，无论阴阳经经别，开始各从其本经经脉别出，最终均合于六阳经之经脉，经别的这种关系，称为"六合关系"。

（5）其另一分布特点是均先入内脏，再浅出于颈项体表，加强了人体表里之间及头面与人体各部之间的联系。

（6）十二经别的循行均为向心性的，即从四肢走向内脏，与十二经的循行方向不完全一致。

（7）所有的阳经经别，除与本经所属脏器联系外，均联系于心脏，六阴经经别也由此间接与心脏相联系。

（8）离入出合：经别从本经别处为"离"，入于内脏称为"入"，浅出颈项体表为"出"，阴经经别合于互为表里的阳经，阳经经别合于本经的经脉，称之为"合"。

2. 十二经别内容

（1）足太阳与足少阴："足太阳之正，别入于腘中，其一道下尻五寸，别入于肛，属于膀胱，散于肾，循膂当心入散；直者，从膂上出于项，复属于太阳。"（《灵枢·经别》）

"足少阴之正，至腘中，别走太阳而合，上至肾，当十四椎，出属带脉；直者，系舌

本，复出于项，合于太阳，此为一合。"（《灵枢·经别》）

语译　足太阳经别，从足太阳经脉的腘窝部位分出以后，其中一支经别延伸分布尾骨下五寸处，别走于肛门部位，属于膀胱，散络于肾，又沿着脊柱两侧到心脏处散布；直行的则从脊膂上出于颈项部，仍归属于足太阳经经脉。

足少阴经别，从足少阴经脉的腘窝部位分出后，别走太阳同足太阳经别会合，再向上到肾脏，在十四椎处出来联属于带脉；直行的经别则向上连系舌本，又上出于项部，归属于足太阳经经脉。这就是六合的第一合。

（2）足少阳与足厥阴："足少阳之正，绕髀入毛际，合于厥阴；别者，入季胁之间，循胸里，属胆，散之肝，上贯心，以上挟咽，出颐颔中，散于面，系目系，合少阳于外眦也。"（《灵枢·经别》）

"足厥阴之正，别跗上，上至毛际，合于少阳，与别俱行，此为二合也。"（《灵枢·经别》）

语译　足少阳经别，从足少阳经脉的髀部分出后，回绕髀枢部而进入阴部毛际，同足厥阴会合；其分支循行季胁之间，进入胸腹。属于胆，散络于肝脏，通向心脏再向上挟着食管出于下颔，口旁，散布于面部，同目系相联系，在目外眦处归属于足少阳经经脉。

足厥阴经别，从足厥阴经脉的足跗上分出，向上达到阴部毛际，会合于足少阳经别并与之同行，这是六合的第二合。

（3）足阳明与足太阴："足阳明之正，上至髀，入于腹里，属胃，散之脾，上通于心，上循咽出于口，上頞頔，还系目系，合于阳明也。"（《灵枢·经别》）

"足太阳之正，上至髀，合于阳明，与别俱行，上结于咽，贯舌中，此为三合也。"（《灵枢·经别》）

语译　足阳明经别，从足阳明经脉的髀部分出后，进入腹里，属于胃，散络于脾，向上通于心，再上沿食管出来到达口部，延展到鼻梁和眼眶部位，还与目系相联系，归属于足阳明经经脉。

足太阴经别，从足太阴经脉的髀部分出后，走向阳明经经脉而会合，并与其经别同行向上循行联系咽喉部，通过舌本。这是六合的第三合。

（4）手太阳与手少阴："手太阳之正，指地，别于肩解，入腋走心，系小肠也。"（《灵枢·经别》）

"手少阴之正，别入于渊腋两筋之间，属于心，上走喉咙，出于面，合目内眦，此为四合也。"（《灵枢·经别》）

语译　手太阳经别，从手太阳经脉的肩关节部位分出后，进入腋部，走向内脏，下与小肠联系。

手少阴经别，从手少阴经脉的腋窝两筋之间处分出后，进入胸中，属于心脏，再向上走向喉咙，浅出于面部，在目内眦处与手太阳经经脉会合，这是六合的第四合。

（5）手少阳与手厥阴："手少阳之正，指天，别于巅，入缺盆，下走三焦，散于胸中也。"（《灵枢·经别》）

"手心主之正，别下渊腋三寸，入胸中，别属三焦，出循喉咙，出耳后，合少阳完骨之下，此为五合也。"（《灵枢·经别》）

语译　手少阳经别，从手少阳经脉的头顶部位分出后，进入缺盆，向下走于三焦，并在胸中布散。

手厥阴经别，从手厥阴脉的腋下三寸处（渊腋）分出后，进入胸中，分别属于三焦，向上循喉咙，浅出于耳后，在完骨部位归属于手少阳经脉，这是六合的第五合。

（6）手阳明与手太阴："手阳明之正，从手循膺乳，别入肩髃，入柱骨，下走大肠，属于肺，上循喉咙，出缺盆，合于阳明。"（《灵枢·经别》）

"手太阴之正，别入渊腋少阴之前，入走肺，散于大肠，上出缺盆，循喉咙，复合阳明。此为六合。"（《灵枢·经别》）

语译 手阳明经别，从手阳明经脉的手部分出后，沿着臂肘臑部，分布于胸膺乳房之间，另一支从肩髃部位分出，进入项后大椎穴处，向下走向大肠，属于肺脏；向上沿着喉咙，出于锁骨上窝，归属于手阳明经经脉。

手太阴经别，从手太阴经经脉的腋部分出后，行手少阴之前，进入胸中，走向肺脏，散布于大肠；向上出于缺盆，沿喉咙，归属于手阳明经经脉。这是六合的第六合。

第三节　奇经八脉的循行与分布

1. 督脉的循行与分布

《难经·二十八难》："督脉者，起于下极之俞，并于脊里，上至风府，入属于脑。"《素问·骨空论》："督脉者，起于少腹以下骨中央，女子入系廷孔。其孔，溺孔之端也。其络循阴器，合篡间，绕篡后，别绕臀至少阴，与巨阳中络者，合少阴上股内后廉，贯脊属肾，与太阳起于目内眦，上额，交巅上，入络脑，还出别下项，循肩膊内，挟脊抵腰中，入循膂，络肾。其男子循茎下至篡，与女子等。其少腹直上者，贯脐中央，上贯心，入喉、上颐环唇，上系两目之下中央"。

《奇经八脉考·督脉》："督乃阳脉之海，其脉起于肾下胞中。至于少腹，乃下行于腰横骨围之中央，系溺孔之端。男子循茎下至篡，女子络阴器，合篡间，俱绕篡后屏翳穴。别绕臀，至少阴与太阳中络者，合少阴上股内廉，由会阳贯脊合于长强穴。在骶骨端与少阴合，并脊里上行历腰俞，阳关，悬枢……"

语译 （1）督脉起于少腹下的会阴部，向上进入脊椎骨的内面，上行至风府穴处，深入颅腔连于脑，走出巅顶，沿前额，到达鼻柱骨。

（2）督脉起于少腹之下的横骨中央，在女子则内连尿道上，在这里分出一支脉，沿外生殖器、会阴，绕至肛门后方，再分出支脉，绕过足少阴肾经与足太阳膀胱经之间，与其络脉相合。其足少阴肾经从大腿内缘进入脊柱，属于肾脏，与足太阳起于目内眦，上额交巅上，入络脑，再分别下颈项，循肩胛骨内缘，下行至腰中，在脊柱两侧，络属于肾。

其男子经脉为从阴茎下行于会阴以下，循行与女子相同。其中从少腹部直上，通过脐中央的经脉，向上连贯心脏，进入喉咙部，向上到达面颊，环绕嘴唇，再到达目下的中央部位。

2. 任脉的循行与分布

《素问·骨空论》:"任脉者,起于中极之下,以上毛际,循腹里,上关元,至咽喉,上颐,循面入目。"

语译 任脉,起于少腹部中极穴的下面,向上穿过阴毛,到腹部,经关元穴,到咽喉,上经颐部,循面部进入眼睛。

冲任二脉,均起于胞中,向上通过脊柱之内部,称为经络之海。其中浮于机体外部的经脉,沿腹上行,汇于咽喉,其别出的支脉连络于口唇。

其任脉之络脉从鸠尾穴分出,散布于腹部。

3. 冲脉的循行与分布

《素问·骨空论》:"冲脉者,起于气街,并少阴之经,挟脐上行,至胸中而散。"

语译 冲脉,起于气冲穴,与足阳明胃经并行,挟脐旁而上行,到达胸部而散布之。

冲脉,为十二经之海,它与足少阴肾经的络脉,同起于肾下,再出行于腹股沟部位的气冲穴,沿大腿内侧,斜走入于腘窝之中,沿胫骨内缘,与足少阴肾经并行,入足内踝之后,入走足之下部。另一支脉,斜入内踝,出走于足背之上,入大趾间与诸络脉相系。

冲脉,为五脏六腑十二经之海,其经脉循行,在上的别出于鼻咽部位,具有渗透诸阳和灌注精气的作用。其经脉循行,在下的注于足少阴肾经的络脉,出于气冲穴,沿大腿内侧后缘入腘窝之中,再伏行于小腿内侧,下行到达足内踝之后方;另分出一支向下循行,并入于足少阴肾经,具有渗透三阴经的作用;其在前循行的经脉,由足跟部的深处,走出足背,向下循足背,入大趾间。

冲脉分布小结:

(1)冲脉起于胞中,出于气冲穴,并足少阴肾经与足阳明胃经之经脉,挟脐两旁向上循行,到胸部而布散之。

(2)其循行在下的经脉,起于胞中,注于足少阴肾经之大络,而后出走于气街,向下循大腿内缘,斜走而入于腘窝之中,沿胫骨内缘,入走于足内踝之后方,下走足底部。另又分出一支脉,斜入内踝,出于足背之上,入大趾之间与诸络脉相联系。

4. 带脉的循行与分布

《难经·二十八难》:"带脉者,起于季胁回身一周。"

语译 带脉,起于季胁之部位,环绕腰腹一周,如束带样。

5. 阴跷脉的循行与分布

《灵枢·脉度》:"跷脉者,少阴之别,起于然骨之后,下内踝之上,直上循阴股入阴,上循胸里入缺盆,上出人迎之前,入頄属目内眦,合于太阳、阳跷而上行。"

语译 阴跷脉,是足少阴肾经别出的支脉,起于足然谷穴之后(照海穴处)上达内踝之上方,再直上行,循大腿内侧,入腹,向上循于腹之内侧面,进入锁骨上窝,沿喉咙出人迎穴的前面，进入颧骨部位，属于目内眦，和太阳、阳跷脉相会，相并行上至脑。

阴跷脉，也起于足跟部，循内踝，沿大腿内侧上行至咽喉，交会贯注入冲脉。

阴跷脉，是足少阴肾经别出的支脉，起于足少阴肾经然谷穴之后，同足少阴肾经一起沿内踝下达照海穴，然后在内踝上 2 寸处，以交信为穴，向上循大腿内侧入腹里，上沿胸内，进入缺盆，上出人迎的前方，与冲脉相交并通过冲脉，向上进入颧骨内侧到达目内眦，与手足太阳、足阳明、阳跷会于睛明上行至脑。

6. 阳跷脉的循行与分布

《难经·二十八难》："阳跷脉者，起于跟中，循外踝上行，入风池。"

语译 阳跷之脉，起于足跟部位，循外踝上行，入风池穴部位。

阳跷之脉，是足太阳膀胱经别出的支脉，其脉起于足外踝下的申脉穴，直上循大腿外侧，沿胁肋的后缘，向上与手太阳小肠经、阳维会于臑俞穴，上行达肩胛外缘与手阳明大肠经，与手少阳三焦经会于肩髃穴，上人迎，挟口角，与手足阳明、任脉会于地仓穴，……从睛明上行，入发际，沿头向后行，下耳后，入风池穴。

7. 阴维脉的循行与分布

《难经·二十八难》："阴维起于诸阴交也。"

《奇经八脉考·阴维脉》："阴维起于诸阴之交，其脉起于足少阴筑宾穴[为阴维之郄穴，在内踝上五寸，踹肉分中]，上循股内廉，上行入少腹，会足太阴、厥阴、少阴、阳明于府舍，上合足太阴于大横、腹哀，循胁肋，会足厥阴于期门，上胸膈，挟咽与任脉会于天突、廉泉、上至顶前而终。"

语译 阴维脉起于诸阴经的交会处，它的脉气发于足少阴经的筑宾穴，上沿腿内侧，抵达少腹部，沿胁肋部循行，再上贯胸膈，至咽喉的两旁会合，上行头面，至顶前的头额部而止。

8. 阳维脉的循行与分布

《难经·二十八难》："阳维起于诸阳会也。"

《奇经八脉考·阳维脉》："阳维起于诸阳之会，其脉发于足太阳金门穴[在足外踝下一寸五分、上外踝七寸，会足少阳于阳交，为阳维之郄]，循膝外廉，上髀厌，抵少腹侧[会足少阳于居髎]循胁肋，斜上肘[上会手阳明、手足太阳于臂臑]，过肩前[与手少阳会于臑会、天髎。却会手足少阳、阳跷于肩井]，入肩后[会手太阳、阳跷于臑俞]上循耳后[会手足少阳于风池、上脑空、承灵、正营、目窗、临泣，下额，与手足少阳、阳明五脉会于阳白]，循头、入耳、上至本神而止。"

语译 阳维脉起于诸阳经的交会处，其脉气发于足太阳经的金门穴，沿膝部的外侧，上行髀厌部，抵少腹侧沿胁肋斜向上行，至以上的肩部，经过肩前，行入肩后，上沿耳的后方，到额部，再循行于耳上方。

第四节　十五络脉的循行分布概述

（一）十五络脉的概念（共同特征）

十五络脉，是十二经脉在体表的联属部分。它通过表里经的密切联系，把十二经脉之间、脏腑之间紧密地联系在一起；间接地把十二经脉同体表各组织、器官间紧密联系在一起，而这种联系则使经脉成为濡润筋骨、疏利关节、调节阴阳的必需结构。与此同时，它发挥了天然屏障的作用，是抗御病邪，传递病变的通路。总之，它在调节十二经脉之间、脏腑之间以及人体各组织器官的平衡、协调上起着重要作用。

因十二经脉每一经有一支络脉分出，再加上任、督二脉，与脾之一支络脉，共十五条，所以称之十五络（有称之十六络者，其中包括胃之大络）。

这里说明一点，因脾属中州，为孤脏，后天之本，除足太阴脾经有一条络脉外，另有一络脉称为"脾之大络"。

（二）十五络脉分布与循行特点

（1）分布于人体的体表，属经脉在体表的联属部分。

（2）每条经脉均从本经一定部位发出，并均有相应的穴位，称为络穴，通向与其表里的经脉。

（3）络脉都从本经肘膝以下部位发出。

（4）连接特点：在该经某处别出，在走向表里经的过程中，分出无数孙络、细络、浮络等，呈片状广泛联系。

（三）十五络脉的循行与分布

1. 手太阴之络脉

《灵枢·经脉》："手太阴之别，名曰列缺，起于腕上分间，并太阴之经直入掌中，散入于鱼际……取之去腕半寸，别走阳明。"

语译　手太阴肺经的络脉，名曰列缺，起于腕后一寸半，分肉间的列缺穴，与本经经脉并行，直至掌中，散布于大鱼际处，这条络脉是手太阴肺经别走手阳明大肠经的络脉。

2. 手少阴之络脉

《灵枢·经脉》："手少阴之别，名曰通里。去腕一寸半，别而上行，循经入于心中，系舌本，属目系……取之掌后一寸，别走太阳也。"

语译　手少阴心经别出的络脉，名曰通里。从腕后一寸的通里穴，别出而上行，沿本经而入于心中，向上联系舌本（舌根），入属于脑与眼的连接组织，这条络脉是别走手太阳小肠经的络脉。

3. 手厥阴之络脉

《灵枢·经脉》:"手心主之别,名曰内关。去腕二寸,出于两筋之间,循经以上,系于心包经……取之两筋间也。"

语译 手厥阴心包经的络脉,名曰内关,从腕后二寸的内关穴别出,沿本经两筋之间上行而联系于心包络。

4. 手太阳之络脉

《灵枢·经脉》:"手太阳之别,名曰支正。上腕五寸,内注少阴;其别者,上走肘,络肩髃。"

语译 手太阳小肠经的络脉,名曰支正。从腕后五寸处的支正穴别出,向内通向与其相表里的手少阴心经,其分出一支,向上走肘,散络于肩髃穴处。

5. 手阳明之络脉

《灵枢·经脉》:"手阳明之别,名曰偏历。去腕三寸,别入太阴;其别者,上循臂,乘肩髃,上曲颊偏齿;其别者,入耳,合于宗脉。"

语译 手阳明大肠经的络脉,名曰偏历。从腕上三寸偏历穴处别出,一支走于互为表里的手太阴肺经;另一支络脉,上循臂,过肩髃,向上达下颌角,偏络于齿;其中由此别出的一支络脉,入耳中,与到耳中来的很多其他络脉相汇合。

6. 手少阳之络脉

《灵枢·经脉》:"手少阳之别,名曰外关。去腕二寸,外绕臂,注胸中,合心主。"

语译 手少阳三焦经的络脉,从腕后二寸的外关穴别出,向外绕行臂部,而进入胸中,与互为表里的心包经相汇合。

7. 足太阳之络脉

《灵枢·经脉》:"足太阳之别,名曰飞扬。去踝七寸,别走少阴。"

语译 足太阳膀胱经的络脉,名曰飞扬,起于外踝上七寸处,然后别走于互为表里的足少阴肾经。

8. 足阳明之络脉

《灵枢·经脉》:"足阳明之别,名曰丰隆。去踝八寸,别走太阴;其别者,循胫骨外廉,上络头顶,合诸经之气,下络喉咽。"

语译 足阳明胃经的络脉,名曰丰隆,起于外踝上八寸的丰隆穴,别走于其互为表里的足太阴脾经;另一支脉,沿胫骨外缘上行,联络头顶,与其他的经络之气相汇合,再向上联络于咽喉部位。

9. 足少阳之络脉

《灵枢·经脉》："足少阳之别，名曰光明，去踝五寸，别走厥阴，下络足跗。"

语译 足少阳胆经别行的络脉，名曰光明，行于足外踝上五寸处的光明穴，别行走入互为表里的足厥阴肝经，向下联络于足背部。

10. 足太阴之络脉

《灵枢·经脉》："足太阴之别，名曰公孙。去本节之后一寸，别走阳明；其别者，入络胃肠……"

语译 足太阴脾经别行的络脉，名曰公孙。从第1跖骨基底部公孙穴处别出，走向其表里经足阳明胃经；其一支脉向上进入腹里，络于胃肠。

11. 足少阴之络脉

《灵枢·经脉》："足少阴之别，名曰大钟。当踝后绕跟，别走太阳；其别者，并经上走于心包下，外贯腰脊。"

语译 足少阴肾经之别络，名曰大钟，起于内踝后，绕过足跟，走向于与其表里的足太阳膀胱经。其别出的一支脉，沿着本经（肾经）上行于心包络之下，向外出来贯穿于腰与脊柱。

12. 足厥阴之络脉

《灵枢·经脉》："足厥阴之别，名曰蠡沟。去内踝五寸，别走少阳；其别者，经胫上睾，结于茎。"

语译 足厥阴肝经别行的络脉，名曰蠡沟。起于内踝上五寸的蠡沟穴处，走向互为表里的足少阳胆经，其别行的一条络脉，沿本经胫骨内缘上行至睾丸，结聚在阴茎部位。

13. 任脉之络脉

《灵枢·经脉》："任脉之别，名曰尾翳，下鸠尾，散于腹。"

语译 任脉别出的络脉，名曰尾翳，起于剑突下鸠尾穴，散于腹部。

14. 督脉之络脉

《灵枢·经脉》："督脉之别，名曰长强。挟膂上项，散头上，下当肩胛左右，别走太阳，入贯膂。"

语译 督脉别行的络脉，名曰长强。起于尾骨尖端，沿脊柱两侧肌肉上行于后颈部，散络于头，下行当肩胛左右处，分别走向足太阳膀胱经，向深部贯穿脊柱。

15. 脾之大络

《灵枢·经脉》："脾之大络，名曰大包。出渊腋下三寸，布胸胁。"

语译　足太阴脾经的又一条络脉，名曰大包。起于渊腋下三寸，即腋中线直下的第 6 肋间隙的大包穴处，散布于胸胁。

附：胃之大络

《灵枢·经脉》："胃之大络，名曰虚里，贯膈络肺出于左乳下，其动应衣，脉宗气也。"

语译　足阳明胃经还有一支络脉，名曰虚里，它穿过横膈，联络肺脏，出于左乳房之下，可见其搏动（心之搏动）而使衣服颤动，这就是全身经脉宗气之所在。

第五节　十二经筋的循行与分布

一、概　　述

十二经筋是十二经脉的外在连属部分。其分布区域基本是依据十二经脉的循行部位来划分的，是十二经脉分布在肌肉、肌腱、关节等的连属部分。因其分布是按十二经脉划分的，故命名为"十二经筋"。

二、循行与分布特点

（1）十二经筋大多分布于人体的浅部，即肌肉、肌腱、关节、韧带等部位。

（2）十二经筋的循行均起于四末，上行头身，连结于腕、肘、肩或踝、膝、股，有的进入胸腹腔内，但不入于脏腑。

（3）十二经筋的分布范围基本与十二经脉相一致。

三、十二经筋与解剖的关系

现代解剖学观点认为经筋属于人体的肌肉系统及其所属的肌腱、关节等运动系统，所谓的"结"系指人体的肌肉、肌腱起止点及其所附着的关节处，还有借助于结缔组织相互连接移行的部分，有人认为（肖幕连等）足太阴脾经的经筋是指"踇趾屈肌腱向上经过内踝到小腿后面，其肌腹被腓肠肌和比目鱼肌内缘所遮盖，腓肠肌内侧头跨过胫骨内侧髁，起于股骨内上髁，由此到大腿内侧的为股内侧肌和股内长肌、短肌，后两肌起于耻骨结节和耻骨下支，而阴茎海绵体脚也附着耻骨下支。再从耻骨部向上为腹直肌，其最下的肌腱与脐是平行的，循腹直肌外缘的腹外斜肌的肌缘部，它在下六肋的起点与前锯肌犬牙交错，前锯肌位于胸侧壁，其深层有肋间肌，而肋间内肌借助肋间后韧带连于脊柱"。与足太阴经筋分布基本上是一致的。

四、具体循行

1. 足太阳经筋

"足太阳之筋，起于足小指上，结于踝，邪上结于膝，其下循足外踝，结于踵，上循跟，结于腘；其别者，结于踹外，上腘中内廉，与腘中并上结臀，上挟脊上项；其支者，别入结于舌本；其直者，结于枕骨，上头下颜，结于鼻；其支者，为目上网，下结于烦；其支者，从腋后外廉，结于肩髃；其支者，入腋下，上出缺盆，上结于完骨；其支者，出缺盆，邪上出于烦。"(《灵枢·经筋》)

语译 足太阳膀胱经经筋，从足小趾开始，向上结聚于足外踝，再斜上连结于膝部，其下面一支沿足外踝，结聚于足跟，再沿足跟上行，结聚于膝腘部，其中别行的一支筋，从外踝上行，结于小腿之外侧，上至膝腘内缘，与前面在腘结聚的经筋并行，向上连结于臀部，再上行挟脊柱两旁，上至项部；其另一支筋，别行入内，结聚于舌根；其直行的，从后颈部上行，结聚于枕骨，过头顶，下到颜面，结于鼻。从这里又分出一支筋，网维于上眼睑，下行结聚于颧骨部；一支筋，从腋后方的外缘，结于肩关节(肩髃穴)；又有一支筋，行入腋下，上出缺盆中，再上行结聚于完骨(即乳突)；一支筋从缺盆走出，斜向上出于颧骨部。

2. 足少阳经筋

"足少阳之筋，起于小指次指，上结外踝，上循胫外廉，结于膝外廉；其支者，别起外辅骨，上走髀，前者，结于伏兔之上，后者，结于尻；其直者，上乘䏚，季胁，上走腋前廉，系于膺乳，结于缺盆；直者，上出腋，贯缺盆出太阳之前，循耳后，上额角，交巅上，下走颔，上结于烦；支者，结于目眦为外维。"(《灵枢·经筋》)

语译 足少阳胆经经筋，起于足第4趾的外侧，上行结聚于足外踝，上沿胫骨外缘、连结于膝外缘；一支筋，自腓骨上行达股外侧，向前结于大腿前方，向后结于骶尾两侧；其一条直行的筋脉，向上经过侧腹部过季胁，上出于腋窝前缘，联系于胸乳部，上结于缺盆，另一直行的筋脉，上出腋，贯穿缺盆，行于足太阳膀胱经筋之前沿耳后上行至额角，交会于头顶部，下行到颏下颌部，再返回结于颧骨部；其中一支筋结于目外角。

3. 足阳明经筋

"足阳明之筋，起于中三指，结于跗上，邪外上，加于辅骨，上结于膝外廉，直上结于髀枢，上循胁，属脊；其直者，上循骭，结于膝；其支者，结于外辅骨，合少阳；其直者，上循伏兔，上结于髀，聚于阴器，上腹而布，至缺盆而结，上颈上挟口，合于烦，下结于鼻，上合于太阳，太阳为目上网，阳明为目下网；其支者，从颊结于耳前。"(《灵枢·经筋》)

语译 足阳明经筋，起于足第2、3趾，上行结于足背上面，再斜上经过腓骨，结聚于膝外缘，再直行向上结于股关节，上沿胁肋，向后连属于脊柱，其中直行的筋，从足背上沿胫骨结于膝关节处，这里又分出一条经筋，结于腓骨，与足少阳经筋在此相合，从膝直行的筋，上沿伏兔，结于股上部，聚合于外生殖器，再上行分布于腹部，上结于缺盆，过颈部，挟口角两旁，结于颧骨部，再向下结于鼻部，向下与足太阳经筋相会合，足太阳经筋网维于目上睑，足阳明经筋网维于目下睑，其中另有一条支脉，从颊部分出结聚于耳的前方。

4. 足太阴经筋

"足太阴之筋，起于大指之端内侧，上结于内踝；其直者，络于膝内辅骨，上循阴股，结于髀，聚于阴器，上腹，结于脐，循腹里，结于肋，散于胸中；其内者，著于脊。"（《灵枢·经筋》）

语译 足太阴脾经的经筋，起于足大趾的内侧，上行结于足内踝；其直行的筋，向上网络于膝内侧辅骨处，由此再向上沿大腿内侧，结聚于股上部，汇聚于外生殖器，上入腹部，结于肚脐，并沿腹内，上结于胸肋部，散布在胸中，其中走向深部的一条筋，附着于脊柱。

5. 足少阴经筋

"足少阴之筋，起于小指之下，并足太阴之筋邪走内踝之下，结于踵，与太阳之筋合而上结于内辅之下，并太阴之筋而上循阴股，结于阴器，循脊内挟膂，上至项，结于枕骨，与足太阳之筋合。"（《灵枢·经筋》）

语译 足少阴肾经的经筋，起于足小趾的下方，与足太阴经筋并行斜走足内踝之下，结聚于足跟，再与足太阳之经筋合而上行，结于内辅骨之下，再与足太阴脾经的经筋相合而共同上行，沿大腿内侧，结聚于外生殖器，再沿着脊柱两旁骶棘肌之内，向上至后颈部，结聚于枕骨，与足太阳膀胱经的经筋在这里相合。

6. 足厥阴经筋

"足厥阴之筋，起于大指之上，上结于内踝之前，上循胫，上结内辅之下，上循阴股，结于阴器，络诸筋。"（《灵枢·经筋》）

语译 足厥阴肝经经脉，起于足大趾之上方，上行结聚于足内踝之前方，向上沿胫骨，上结于膝内侧辅骨下方，再向上沿大腿内侧，结于外生殖器，并与外生殖器的其他各个筋相联络。

7. 手太阳经筋

"手太阳之筋，起于小指之下，结于腕，上循臂内廉，结于肘内锐骨之后，弹之应小指之上，入结于腋下；其支者，后走腋后廉，上绕肩胛，循项出走太阳前，结于耳后完骨；其支者，入耳中；直者，出耳上，下结于颔，上属目外眦。"（《灵枢·经筋》）

语译 手太阳小肠经的经筋，起于手小指之上方，结于腕关节处，上沿前臂的外侧内缘，结聚于肘部肱骨内上髁之后方，如在此部用手去弹击，则可出现酸麻的感觉，一直放散至小指，这支筋，继续沿臑内上行，结聚于腋窝之下，其中一条筋脉，向后走到腋窝的后缘，上行绕过肩胛，沿颈部出走足太阳经筋之前方，结于耳后乳突处，在此部又分出一条经筋，入于耳中；其支行的筋，从耳后完骨处，上行耳上，向下结于颔部，又上行连属于目外眦。

8. 手少阳经筋

"手少阳之筋，起于小指次指之端，结于腕中，循臂，结于肘，上绕臑外廉，上肩走颈，合手太阳；其支者，当曲颊，上系舌本；其支者，上曲牙，循耳前，属目外眦，上乘额，结于角。"（《灵枢·经筋》）

语译　手少阳三焦经的经筋，起于环指尖端，向上结聚腕关节背面中央，沿臂上行，结于肘关节，向上绕过上臂外缘，上行至肩，颈部与手太阳之经筋相会，一支经筋，从下颌角部进入口内连系舌本，其另一支经筋，从下颌角上经频车，沿耳前方，联系目外眦，上达额部，结于额之上角。

9. 手阳明经筋

"手阳明之筋，起于大指次指之端，结于腕，上循臂，上结于肘外，上臑，结于髃；其支者，绕肩胛，挟脊；直者，从肩髃上颈；其支者，上颊，结于頄；直者，上出手太阳之前，上左角，络头，下右颔。"（《灵枢·经筋》）

语译　手阳明大肠之筋，起于示指之尖端，上行结于腕关节外侧前缘，沿前臂上行，结于肘外缘，再上行达臑部，结于肩髃穴部位；其中一条经脉，绕过肩胛，行于脊柱两侧，直行的筋，再从肩髃部位上至颈部，从这里又分出一条经筋，上行颊部，结于颧骨部，另一直行的经筋，上出于手太阳经筋之前，上至左额角，网络于头，再下行至右侧颔部。

10. 手太阴经筋

"手太阴之筋，起于大指之上，循指上行，结于鱼后，行寸口外侧，上循臂，结肘中，上臑内廉，入腋下，出缺盆，结肩前髃，上结缺盆，下结胸里，散贯贲，合贲下，抵季胁。"（《灵枢·经筋》）

语译　手太阴肺经之经筋，起于手大指上方，沿拇指上行，结于大鱼际肌之后，循行于寸口的外侧，上沿臂部内侧前缘，结聚于肘关节中，再沿上臂内侧入肘窝，上出缺盆，结于肩端髃骨之前，又向上结于缺盆，下行连结于胸腔，散布于胃之上口贲门部，又由这里发出到达季胁处。

11. 手厥阴经筋

"手心主之筋，起于中指，与太阴之筋并行，结于肘后廉，上臂阴，结腋下，下散前后挟胁；其支者，入腋，散胸中，结于臂。"（《灵枢·经筋》）

语译　手厥阴心包经之经筋，起于中指之尖端，与手太阴肺经经筋并行，结聚于肘关节的内缘上行经上臂内侧，结聚于腋窝下，再向下散布于前后胁肋部，一支经筋，进入腋下，散布胸中，结聚于胃之上口部即贲门部。

12. 手少阴经筋

"手少阴之筋，起于小指之内侧，结于锐骨，上结于肘内廉，上入腋，交太阴，挟乳里，结于胸中，循臂，下系于脐。"（《灵枢·经筋》）

语译　手少阴心经之经筋，起于手小指尖端内侧，上结聚于掌后锐骨处，再沿前臂内侧后缘，上行结聚于肘关节内侧，再上行进入腋窝，与手太阴肺经经筋相交，挟乳房内侧而行，结聚于胸中，并穿过膈，沿胃上口贲门部，下行连系于脐部。

第六节　十二皮部的循行与分布

1. 概述

十二经脉的又一外属部分，主要分布在人体的皮肤表面，换言之，为十二经脉在体表的代表区，它加强了十二经脉在体表的密切联系，从而成为防御病邪的天然屏障，也是经络系统中的重要组成部分之一。

2. 分布与循行特点

（1）均分布于人体的体表。
（2）循行范围是以十二经来划分的。

3. 文献

《素问·皮部论》："欲知皮部，以经脉为纪者，诸经皆然。"
《素问·皮部论》："凡十二经脉者，皮之部也。"

第三章　经络生理学

经络生理是在经络形态学（循行与分布）的基础上，研究其对生命活动的生理作用、功能表象的一门学科。如研究经络系统在有机体内的相互联系作用，经络学系统在有机体内运行气血的作用，以及经络系统在有机体内营养代谢的作用等。

第一节　经络系统在有机体内的联系作用

《灵枢·海论》："夫十二经脉者，内属脏腑，外络肢节。"从经络的循行与分布方面可以清楚地看出：以十二经脉、十二经别、奇经八脉为主体的，包括十二经筋、十五络脉等的经络系统，通过多种通路和方式把脏腑与体表、体表与脏腑、脏腑与脏腑、体表与体表之间，以及有机体的上下、前后、左右各个部分之间紧密地联系在一起。原文中的"节"可有两种含义。一指骨节，一指穴位，从广义上讲，经络把脏腑与体表，包括四肢百骸以及各个穴位等紧密联系在一起。由于这种联系，使有机体各个部分之间保持着相互协调、相互制约的平衡关系，从而维持着人体的完整与统一。

一、经络系统在人体的联系通路与方式

1. 体表与脏腑、脏腑与体表的联系

（1）通过十二经脉在体表的循行与其所属脏腑联系，如手太阴肺经，在体内下络于大肠腑，上连属于肺脏，它再横出腋下而行于上肢内侧前缘，抵大指端。诸经皆然。

（2）通过十二经别又加强了体表与脏腑间的密切联系，经别亦称为别行的正经，它的分布和循行规律可概括为离、入、出、合四个字。也就是说，十二经别从十二经脉的四肢部（多在肘膝以上）别出（离开正经）称为"离"；离开正经后，入于腹里，再与其相表里的脏腑相联系，称为"入"；然后再浅出于头面、颈项，称为"出"；六阳经经别合于本经，六阴经经别合于互为表里的阳经称为"合"。这就加强了头面、颈项、体表与脏腑的联系。

2. 表里两经的相互联系

（1）十五络脉的联系，十五络脉均从本经一定部位支出，呈"网络状"走向与其表里的经脉。如手太阳小肠经的络脉，从腕后五寸的支正穴处支出，向内通向与其相表里的手

少阴心经。其他皆然。

（2）脏腑间通过"内属部分"相联系。脏腑间通过"内属部分"的联系，使其发生了属络关系。属于腑者络于脏；属于脏者络于腑。而两者间又具有表里关系。如属于肺脏者则络于其互为表里关系的大肠腑；属于小肠腑者则络于与其互为表里关系的心脏等。这种属络关系实际上就加强了互为表里两经脏腑间的联系。在生理上发挥了相互制约、相互平衡的脏腑关系，而病理上则成为传导病邪，相互影响的渠道，如肺热移于大肠、心热移于小肠等。

（3）经别间的联系：这里主要指六阴经经别最后均"合"于互为表里的阳经。间接地发生了头面、颈项与六阴经的密切联系。

（4）互为表里的两经均在四肢末端相接，经气的循行起于肺而终于肝，再回于肺，这样周而复始，如环无端地循环，就产生了十二经间的相互连接，形成一个闭合式道路。

二、上下的联系

上下的联系指四肢与躯干、头面间的联系（也可称远近或向心性联系）。

1. 根结的含义

"根"，根本也。指经脉在四肢循行汇合的根源；"结"，联结，结聚在上之意，指经脉在头、胸、腹部循行流注的归结，二者主要说明经脉经络的联系作用。这种联系是从四肢末端的井穴开始向心性地联结于头、面、胸、腹，加强了人体上下各器官组织间的密切联系。

2. 根结包含的内容（六经根结）

循行分布（原文）：《灵枢·根结》："太阳根于至阴结于命门，命门者，目也。阳明根于厉兑，结于颡大。颡大者，钳耳也。少阳根于窍阴，结于窗笼。窗笼者，耳中也……太阴根于隐白，结于太仓。少阴根于涌泉，结于廉泉。厥阴根于大敦，结于玉英，络于膻中。"

语译　足太阳膀胱经其脉在四肢循行的根源，起于小趾外侧的至阴穴，向上连结头部于目内眦之睛明穴处；足阳明胃经其脉在四肢循行的根源，在足第2趾外侧的厉兑穴，向上连结头面于额角上发际中的头维穴；足少阳胆经其脉在四肢循行的根源，在足第4趾外侧的至阴穴，向上连结头面于耳中的听宫穴处；足太阴脾经其经脉在四肢循行的根源，在足大趾旁的隐白穴，向上连结腹部于中脘穴处；足少阴肾经其脉在四肢循行的根源，在足心部的涌泉穴，向上连结颈部于廉泉穴处；足厥阴肝经其脉在四肢循行的根源，起于足大趾后的大敦穴，向上连结胸部于玉堂穴处，并络于膻中穴处。

本篇还论述了阴阳各经的开、阖、枢的作用及其所主病候、治疗以及手足三阳经的根、流、注、入的腧穴。

太阳根于至阴，结于目；阳明根于厉兑，结于头维（钳耳也）；少阳根于窍阴，结于耳中。太阳为开，阳明为阖，少阳为枢。三阳经有如人体的外门，分别譬如开、阖、枢。

太阳根于隐白，结于中脘（太仓）；少阴根于涌泉，结于廉泉；厥阴根于大敦，结于玉堂、膻中。太阴为开，厥阴为阖，少阴为枢。三阴经有如人体的内门，分别譬方开、枢、阖。开指门栓，主开启与关闭；阖，指门扇，主闭合；枢，指门轴，主转动。用这三种形象来譬方三阳、三阴经的气机变化特点。《素问》王冰注说："开[原作关]者所以司动静之机，阖者所以执禁固之权、枢者所以主转动之微。由斯殊气之用，故此三变之也。"这一理论，对六经辨证有启示意义。六经根结见表4-3-3-1。

表4-3-3-1　六经根结表

经别	根	结	气机及皮部名
太阳	至阴	命门（目）	开（开枢）
阳明	厉兑	颡大（钳耳也）	阖（害蜚）
少阳	窍阴	窗笼（耳中）	枢（枢持）
太阴	隐白	太仓（胃）	开（开蜇）
少阴	涌泉	廉泉	枢（枢儒）
厥阴	大敦	玉英、膻中	阖（害肩）

注：开《黄帝内经》作"开"，《黄帝内经太素》为"关"。

六阳经的根、溜、注、入穴位：足太阳根于至阴，溜于京骨，注入昆仑，入于天柱、飞扬也。足少阳根于窍阴、溜于丘墟，注于阳辅，入于天容、光明也。足阳明根于厉兑，溜于冲阳，注入下陵，入于人迎、丰隆也。手太阳根于少泽，溜于阳谷，注于小海，入于天窗、支正也。手少阳根于关冲，溜于阳池，注入支沟，入于天牖、外关也。手阳明根于商阳，溜于合谷，注于阳溪，入于扶突、偏历也。

所以说"根"，即井穴；"溜"指原穴；"注"指经穴；上部的"入"都在颈部，下部的"入"穴即络穴。这些穴可用于泻络，所谓"盛络者皆当取之"。六阳经根、溜、注、入穴位见表4-3-3-2。

表4-3-3-2　六阳经根、溜、注、入穴位表

经名	根	溜	注	入	
				上	下
足太阳	至阴	京骨	昆仑	天柱	飞扬
足少阳	窍阴	丘墟	阳辅	天容	光明
足阳明	厉兑	冲阳	下陵（三里）	人迎	丰隆
手太阳	少泽	阳谷	小海	天窗	支正
手少阳	关冲	阳池	支沟	天牖	外关
手阳明	商阳	合谷	阳溪	扶突	偏历

3. 标、本的含义

标为末梢，本为根本；本，犹如树木之根干，标，犹如树木之枝梢。二者相互联系，有了根干才有枝梢，有了枝梢根干才能发挥作用。标本一词，在中医学中可指运气学说的六气标本；还可指发病先后的病候标本；在这里指的是经络学的六经标本。系指经脉之气集中与扩散的关系；本是经气汇聚的重心，标是经气扩散之区域，主要用来阐明六经脉气的弥散影响。根结与标本都阐明的是经络活动的功能，前者主要阐明在结构上的联系，后者主要表现在功能上的作用。从而使我们理解气血营卫在人体升降出入，贯通上下，体现出机体功能的多样性运动变化。

4. 标、本的内容

循行分布（原文）：《灵枢·卫气》："足太阳之本，在根以上五寸中，标在两络命门，命门者，目也。足少阳之本，在窍阴之间，标在窗笼之前，窗笼者，耳也。足少阴之本，在内踝下上三寸中，标在背腧与舌下两脉也。足厥阴之本，在行间上五寸所，标在背腧也。足阳明之本，在厉兑，标在人迎，挟颊颃颡也。足太阴之本，在中封前上四寸之中，标在背腧与舌本也。手太阳之本，在外踝之后，标在命门之上一寸也。手少阳之本，在小指次指之间上二寸，标在耳后上角下外眦也。手阳明之本，在肘骨中，上至别阳，标在颜下合钳上也。手太阴之本，在寸口之中，标在腋内动也。手少阴之本，在锐骨之端，标在背腧也。手心主之本，在掌后两筋之间二寸中，标在腋下下三寸也。"

语译　足太阳膀胱经经脉之会聚的重心，在足跟外上五寸的跗阳穴，其经气扩散至目内眦的睛明穴。足少阳胆经经气汇聚的地方，在足第4趾外侧的窍阴穴，其经气扩散至耳前的听宫穴处。足厥阴肝经经气，其本部在行间穴上五寸的中封穴，其标部在背部的肝俞穴。足阳明胃经经气会聚的重心，在足第2趾外侧端厉兑穴，其经气扩散至颈部人迎穴，挟行于颊部，鼻咽腔。足太阴脾经之气，其本部在三阴交，其标部在背部的脾俞穴和舌根部。手太阳小肠经之气，其本部在手外踝上方养老穴，其标部在睛明穴上一寸，约为攒竹穴。手少阳三焦经经气会聚的重心，在第4、5指缝上二寸的中渚穴，其经气扩散从耳后走出耳上角孙穴，下在目外眦的丝竹空穴。手阳明大肠经经气汇聚在肘关节中的曲池穴，向上至臂臑穴，其经气扩散至颜面，至耳上，约头维穴处，手太阴肺经经气会聚的重心，在腕后的太渊穴，其经气扩散至上臂内侧的天府穴。手少阴心经之气，其本部在掌后锐骨端的神门穴，其标部在背部的心俞穴。手厥阴心包经经气汇聚的重心，在腕上二寸两筋间的内关穴，其经气扩散至腋下三寸，乳头外一寸的天池穴。

第二节　根、结与标、本学说在生理功能上的作用

《灵枢·根结》："奇邪离经，不可胜数，不知根结……不可复取。"此文说明一切不正之邪（导致疾病的因素）侵袭经络都可以发生千变万化不可计数的疾病，在治疗中不知经脉的所根、所结，疾病就难以治愈。《灵枢·卫气》："能知六经标本者，可以无惑于天下。"从以上两段经文中不难看出经脉的根结与标本的重要性。说明经络系统在有机体的联系是多方面的、多途径的。经络由四肢走向躯干，这就是标本根结的关键所在。它除了阐明了肢体与躯干的这种向心性的联系外；还说明经络的原气也由四肢作用于躯干与内脏。根据

这种结构与生理上的特点，建立了针灸治疗学的重要方法。

（1）病在标、结，取之于本、根；病在躯干、头面，取之于四肢。换言之，病在上取之于下；因本、根为经气所出处；标、结为经气所散之处，故标结有病当取之本根。

（2）突出四肢穴位治疗的重要性，创造五输穴（井、荥、输、经、合），根据经气的扩散，如水之流动，所出者为井，所溜者为荥，所注为输，所过为原，所行为经，所入为合。指经气初出稍盛、渐盛至经气最盛。

（3）阳经结、标在头面，阴经结、标在胸腹，经脉四肢躯干间的连结是有规律的，六经根结只举足六经，未言手六经。对这个问题张介宾解释："万物之气，皆自地而升也，……言是则通身上下经气皆尽，而在其中矣，故不必言手也。"还有窦汉卿的《标幽赋》亦言："更穷四根三结，依标本而刺无不痊。"四根指根于四肢也，三结指头胸腹也，故虽然是足六经根结，实也包括手六经根结之意。

经络根结与标本理论的产生，也与中医学中其他理论一样，人们观察到宇宙变化的规律，把人与自然界变化联系到一起，认为人们的变化规律也同自然界一样。如：天地关系，天主施布，地主升发，有了天上降下的雨露，才会有从地上升的云霓；云升雨降，转相因果，土壤湿润，万物生长。人体的经气也是一样，有了从下向上的升发，才有其循行扩散的作用。这大概是经络根结、标本理论产生的基础。

（4）经络的前后（腹背）节段性的联系

经络的分布不仅有纵向、横向性联系；还有前后也就是腹背分段联系，这种节段横向性联系不仅局限于体表，而且还通过背俞穴转入相应节段的脏腑。这种联系是通过经络气街与四海理论实现的。

1）气街：《灵枢·卫气》："胸气有街，腹气有街，头气有街，胫气有街。故气在头者，止之于脑，气在胸者，止之膺与背俞；气在腹者，止之于背俞，与冲脉于脐左右之动脉者；气在胫，止之于气街，与承山踝上以下。"

语译 胸部有经气聚集之道路，腹部有经气聚集之道路，头部有经气聚集之道路，足胫部也有经气聚集之道路。所以，经气上行至头部者，必终止于脑内；经气上行至胸部者，必终止于胸与背俞穴；经气上行至腹部者，必终止于背俞穴和冲脉所循行的道路；经气下行至足胫部者，必终止于腹股沟与小腿后面足踝关节之上下。

头部气街：指头面部与脑之联系。

胸部气街：指胸部与颈、上背部、上肢联系。

腹部气街：指腹部与下背部联系。

胫部气街：指下肢与下背部和腰部联系。

这一段经文说明了经络除远近等联系方式外，还有突出的集中的局部分段性联系，这种联系加强了局部与全身的整体联系，同时也完成了腹背相应节段的脏腑与皮肤表层的联系，由于这种特殊的联系，给我们提供了临床应用价值。这种联系方式与现代解剖学中的神经节段性支配有极相似之处。气街与根结、标本之间有着密切的关系，根、本是脉气之起源，标结为脉气汇聚之处，气街则是脉气所汇合的道路。而标、结均在头面、胸、腹，也正是气街所过之处。从分布上看，手足三阳之标、结均在头面；手足三阴之标、结均在背俞穴与胸膺部；足三阴之标、结均在腹部、背俞穴与舌部。这里正是经气汇聚之道路。这些结构上的特点，成为针灸治疗学上的重要基础。

2）四海：《灵枢·海论》提出人体有四海：脑为髓海，膻中为气之海，胃为水谷之海，冲脉为十二经之海，又称血海。十二经的经气，都汇聚到四海。四海的部位与气街部位相类似，髓海位于头部，气海位于胸部，水谷之海位于上腹部（胃），血海位于下腹部（胞中）。而十二经的经脉，通过根结、标本、气街又与四海密切相连。由此看出，经络学说对整体机能阐述是全面的，分之为经脉、经别、络脉、经筋等内容，合之则汇聚为四海。头、胸、腹、胫各部有气血运行的径路，称为气街。这些不仅说明了内脏与胸腹、腰背之间内外、前后相应的联系关系，也阐述人体各部位与头、胸、腹的密切联系关系。从而使人体各部分受气血、营卫、津液的濡养，使其发挥正常的生理功能。

另一种联系方式是通过任、督二脉与足太阳膀胱经的联系。任、督二脉一行于腹，一行于背，督脉的络脉行于脊柱两旁（左右别走足太阳），构成了督脉与足太阳膀胱经的联系，而任脉的络脉又分布于腹部，与冲脉相连结，脾之大络分布在躯干两侧，它们之间通过横支的络脉取得密切联系，即督脉通于膀胱经，任脉通于冲脉，脾之大络则把冲脉与足太阳之脉沟通联系，构成经络腹背前后的局部联系。这种联系不仅发生在体表，也连系到相应的脏腑，故有"脏腑腹背，气相通应"之说，说明了脏腑之经气在腹背是相互通连的。这就是俞、募配穴法的理论基础。四海及其所通穴位见表 4-3-3-3。

表 4-3-3-3　四海及其所通穴位

四海	部位	所通穴位
脑为髓海	头	盖（百会）、风府
膻中为气海	胸	柱骨上下（颈部）、人迎
胃为水谷之海	上腹（胃）	气冲、三里
冲脉为血海	下腹（胞中）	大杼、上巨虚、下巨虚

（5）经络的分层次支配方式（深浅支配方式）

1）经络在皮肤表面的支配与联系是以十二皮部完成的，而皮部所支配与联系的范围又以经脉作为皮部分布的基础。

2）再深一层（也就是肌肉、筋腱、关节系统），为经筋的分布支配区域。《素问·痿论》："宗筋主束骨而利机关也。"指经筋有约束骨骼，管理关节屈伸活动的作用。根据其循行分布特点，起于四肢末端，上行头身，连结于腕、肘、肩、踝、膝、髋等关节与肌腱附着处，而不进入体腔内。其分布基本与十二经相一致，位于十二皮部之深层。

3）更深一层，也就是经别的分布范围，主要支配内脏活动。均从本经肘、膝以上别入腹里，连结内脏，再浅出体表。

（6）上下同名经相连（手与足）：手太阴与足太阴——中府穴；手厥阴与足厥阴——天池穴；手少阴与足少阴——前胸心中；手阳明与足阳明——迎香穴；手太阳与足太阳——晴明穴；手少阳与足少阳——瞳子髎穴。

（7）纵横交错的交叉联系：据统计全身有近110个穴位是经脉的交会点。如常用的八脉交会穴、八会穴等。

综上所述，经络之间的联系均是以十二经为基础而展开的，通过具体的脏腑之间、表里之间、上下之间、腹背之间以及结构的深浅等密切地联系在一起，使有机体构成了一个完整的整体，通过这种联系，保持着有机体的平衡与协调，以达到"阴平阳秘，精神乃治"的目的。

第三节　经络在有机体运行气血的作用

现用几段经文来说明经络的这种作用。

《灵枢·本脏》曰："经脉者，所以行气血营阴阳……"

《灵枢·营卫生会》："人受气于谷，谷入于胃，以传于肺，五脏六腑皆以受气，其清者为营，浊者为卫，营在脉中，卫在脉外，营周不休，五十而复大会，阴阳贯通，如环无端。"

《灵枢·邪客》："营气者，泌其津液，注之于脉，化以为血，以营四末，内注五脏六腑，以应刻数焉。"

以上经文叙述与记载说明了经脉有运行气血，使气血在人体循行不止，并通过气血去营养各个组织器官的作用。

（一）血、气的概念

血，指脉管中流动着的血液。

气，在这里当指推动或完成血的流动的经络之气（指血液循环的动力学系统）。

（二）血的产生、营与血的关系和经气的产生

中焦受水谷之气，经过脾胃的消化吸收，将其精华部分经肺气与心阳之奉化，变化而赤，注于脉中，是谓血。血液在脉管中流动，发挥其营养与濡润组织器官的作用。这种作用称为"营气"之作用。

气总的内容包括三方面，一是先天之肾间动气，禀赋于先天母体，对人体的生长、发育起着重要作用。《难经·八十一难》："肾下肾间动气，是五脏六腑之本，十二经脉之根。"其为精气转化而成，是推动人体活动的基本动力。二是脾胃之气，后天的谷气，也就是后天生长发育维持生命的物质基础。三是宗气，"宗气积于胸中，出于喉咙，以贯心脉，行呼吸焉"。肾气、谷气与宗气结合，构成了诸气之功能，《素问·离合真邪论》中曰："真气者，经气也。"《灵枢·刺节真邪》又说："真气者，所受于天，与谷气并而充身也。"所说"经气"除代表水谷之精微所化生的作用外，还包括先天之原气在内，所以说产生血液流动是经气的作用，是水谷之气、宗气与先天之气结合，并在经脉作用上的反应。

第四节 气血运行的动力

气血在脉管中周流不息，周而复始，如环无端地循环，其动力是什么呢？《难经·二十三难》曰："人一呼脉动二次，气行三寸，一吸脉也动二次，气行也三寸，一呼一吸脉动四次，气行六寸。"这样继续不断地推动血液在经脉中流动。这种作用从上文看主要来源于宗气。据计算人体十四经共长十六丈二尺，所以呼吸二百七十次，气血运行全身一周，一昼夜呼吸一万三千五百次，营卫气血就循环五十周（为一大会）。所以说，宗气是血气运行的主要原动力。

第五节 血气运行的轨道

一、气血运行道路

（一）任、督二脉的循行

起于中焦（肺经）→出喉咙→至腭内（任脉至颈之段）→再出鼻窍→上额→过巅顶→下顶后（沿脊柱）→至尾骶部（督脉部分）→复过阴器→沿胸腹→入任脉→再注于肺，构成了肺与任督二脉的循环。

（二）十二经脉的循行道路

（气血起于）中焦手太阴肺经→手阳明大肠经→足阳明胃经→足太阴脾经→……又回归于手太阴肺经，构成了气血在十二经中的循环。如《灵枢·营气》："营气之道，内谷有宝，谷入于胃，乃传于肺，流溢于中，布散于外，精专者，行于经隧，常营无已，终而复始，是谓天地之纪。故气从太阴出注手阳明，上行注足阳明，下行至跗上，注大趾间，与太阴合；上行抵髀，从脾注心中，循手少阴出腋下臂，注小指，合手太阳；循脊，下尻，下行注小指之端，循足心注足少阴；上行注肾，从肾注心，外散于胸中；循心主脉，出腋，下臂出两筋之间，入掌中，出中指之端，还注小指次指之端，合手少阳；上行注膻中，散于三焦，从三焦注胆，出胁注足少阳；下行注跗上，复从跗注大趾间，合足厥阴，上行至肝，从肝注肺，上循喉咙，入颃颡之窍，终于畜门[外鼻孔终止]。其支别者，上额，循巅，上顶中，循脊入骶，是督脉也；络阴器上过毛中，入脐中，上循腹里，入缺盆，下注肺中，复出太阴，此营气之所行也，逆顺之常也。"

二、营养作用

经脉通过周密联系和运行气血的作用，最终将食物中的精华送到组织当中，而完成营养四肢百骸的作用，协调阴阳，保持机体的正常生命活动。

"经脉者，所以行血气，营阴阳，濡筋骨，利关节""内溉脏腑外濡腠理"。

三、奇经八脉的生理作用

（一）总论

经络系统中的各个组成部分除有共同的生理作用外，还都有它自己独特的作用。现在我们分别介绍这些作用。

1. 联络作用

奇经八脉具有联系调节十二经脉的作用，有人把十二经比作江河，而把奇经八脉比作湖泊，江河水满则溢于湖泽，故湖泽有储蓄水量和调节江河之水过多或过少的作用；故奇经八脉有维系与联络十二经脉的作用，从结构上看，督脉能联系手三阳经与足三阳经，全身之阳气均交汇于督脉大椎穴；阳跷也有这种作用。而任脉又是三阴经脉气之总汇，足三阴经脉都交汇于任脉之关元穴；冲脉为十二经之海；带脉围腰一周，联系着纵行躯干的各条经脉，通过各种方式，奇经八脉把十二经脉联系在一起。

2. 渗灌作用与调节作用

奇经八脉和十二经脉的关系是通过各种复杂联系发生的，并在功能上补充了十二经脉的不足。如有人把十二经脉比作江河，奇经八脉比作湖泊，其起着调节和蓄溢正经经气的作用。李时珍说："阴脉营于五脏，阳脉营于六腑，阴阳相贯，如环无端，知其纪，终而复始，其流溢之气，入于奇经，转相灌溉，内灌脏腑，外濡腠理。"此文说明奇经八脉有接受十二经流溢之气，调节十二经脉之气的作用，并有滋养与渗灌组织的作用。

3. 组合作用

阳维者，起于诸阳之会也，阳维维于阳，组合所有阳经；阴维，起于诸阴之会也，有维系一身之阴经之作用；又督脉统帅诸阳经，任脉为诸阴之会，统帅诸阴经；带脉可约束诸经，沟通腰腹部的经脉；冲脉通行上下，为十二经之海，有渗灌三阴、三阳的作用。

4. 总管作用：监督与统帅

督脉行于脊柱，有总督诸阳经的作用；任脉行于腹部，有任受诸阴，也就是统帅诸阴经之意；带脉具有统带之含义；冲脉则接通十二经脉的血海；阳维、阴维则有网络与维系人体一身之阳脉与阴脉的作用。所以，从结构上看：十二经为经络之主体，若从作用的重要性来说，奇经八脉则为十二经脉的主导者与统帅者，在经络学说中与十二经脉有着同等的重要性。

（二）各论

1. 督脉的作用

督脉的作用为统摄一身之阳气（统帅诸阳），从字义上理解，督脉有监督统帅之意，所以说督脉为诸阳之海，诸阳经皆会于督脉。因此，督脉有统帅监督诸阳经的作用。督脉发挥这种作用必须在其结构学基础上实现。一因手、足三阳经皆会于督脉之大椎穴；一因督脉行于脊里，上行入脑，与脑和脊髓有密切关系，又脑为元神之府，是人体精神活动的首府，经脉的神气活动也要受脑的管辖，而五脏六腑及人体各组织也都由脑所支配，脑又与督脉相通，所以督脉有总帅诸阳，为诸阳之海之说。

督脉另一个作用是维系人身元气。人身之元气，关键在于肾脏，而督脉与肾脏关系十分密切，其循行由下而上，贯脊属肾；其别络则从上而下，循膂络肾，肾为先天之本，元气之根。又左为肾右为命门，命门者人身元气之所在之处，从循行分布看，"贯脊属肾"与"循膂络肾"就是络属两肾，联系命门，以维系人体一身之阳气。

2. 任脉的作用

任脉有统调诸阴经的作用，故称任脉为阴脉之海，在结构上，三阴脉、阴维脉、冲脉均会于任脉。另外，任脉有任养之作用，有生育成长的作用。滑伯仁曰："任脉为妇人生养之本。"王冰曰："任主胞胎。"张洁古："任者妊也。为阴脉如妊养。"《素问》指出："任脉通……月事以时下。"……，都说明了任脉有生长孕育的作用。

3. 冲脉的作用

冲脉为"十二经之海"和"五脏六腑之海"，一因冲、任、督三脉同起于胞中，一源三歧，冲脉前与任脉并行于胸中，后通向督脉（分支），而督、任两脉则会通于十二经脉，督为阳经之海，任为阴经之海，而冲为十二经之海亦即血海。所以冲脉间接地把十二经联系起在一起，受纳十二经脉、五脏六腑之气血，成为十二经脉五脏六腑之海。另一根据是因为冲脉行于腹与足阳明胃经会于气冲穴，又与足少阴肾经并行，下行渗入三阴，密切地联系着"胃"与"肾"；而中医则称胃为水谷之海，后天之本，是气血生化之源，而肾为先天之本，是元气生成与发出的地方。所以说十二经脉皆以元气与谷气作为动力，故称冲脉为十二经之海，冲脉的另一作用是主血海，冲脉与生殖功能有关，主人体之孕育成长，所以称为血海，与"太冲脉盛，月事以时下"的月经排泄功能有关。

4. 带脉的作用

带脉的主要作用是约束诸脉使不妄行。它束腰如带，从横的方面约束纵行的各条经脉。

5. 阴跷脉、阳跷脉的作用

阴跷、阳跷二脉只有阴出于阳，阳入于阴，阴阳相互出入，阴阳相合交会的作用。分属一身左右之阴阳。而使人身左右之阴阳处于协调平衡的状态。从分布循行来看，阴跷脉交会于足少阴、足太阴，沟通了左右阴经之脉气；而阳跷脉交会于足三阳、手阳明、手少阳，沟通左右阳经之脉气，这样同侧的阴、阳跷脉与眼部会合，上属于"脑"而起到维护人体左右阴阳平衡的作用。这种生理上的特点，其表现的功能为能控制人体的睡眠和觉醒。阳跷代表阳气，气盛则躁动不安，目张不眠；阴跷代表阴气，阴气盛则精神不振，目合嗜睡。另一作用是能使人的肢体矫健灵活。

6. 阳维脉、阴维脉的作用

其二脉对阴阳经脉的气血盛衰有调节作用，起着"阴阳相维"的作用。阳维者，网络与维系人体一身之阳气，起于诸阳之会，与手足之阳、督脉交会；阴维脉的功能是"维络诸阴经"，其起于诸阴之会，交于足三阴与任脉，由此维持人体阴阳脉之间气血蓄溢调节的作用。阳维在维络人体阳气作用时又与太阳、少阳关系更密切，阴维在维络人体阴气作用时又与足三阴关系十分密切，由于这种关系，在疾病时将出现特殊病理症候。

7. 十二经别的生理作用

（1）加强了表里两经在体内的联系。

（2）加强了体表与体内、躯干与四肢的向心性联系。

（3）加强了十二经与头面部的联系，体现了十二经脉"其血气皆上头面，而走空窍""脑为元神之府，十二经脉皆会于此"的重要根据，为耳、面、鼻针的理论基础。

（4）扩大了十二经的主治范围。如足太阳可治肛病，手、足三阴可治咽病等。

（5）加强了足六经与心脏的联系作用（都入心），由此说明"心为君主之官，神明出焉""为五脏六腑之大主"。

第四章　经络病理学

经络病理学是在经络循行与表象以及经络生理学的基础上，研究其患病时有机体的变化、症候表现，从而阐明疾病发生的原因和条件、疾病的经过和结局等各式各样的病理过程，为疾病的诊断与治疗奠定了基础。

第一节　经络对病邪的传导作用

邪中于人，先始于皮部，后再入于络脉、经脉、脏腑，经络是病邪传入于脏腑的通道。《素问·皮部论》曰："邪客于皮则腠理开，开则客于络脉，络脉满则注于经脉，经脉满，则入舍于脏腑也。"又《素问·缪刺论》："邪之客于形也，必先舍于皮毛，留而不去，入舍于孙络，留而不去，入舍于络脉，留而不去，入舍于经脉，内连五脏，散于胃肠，阴阳俱感，五脏乃伤，此邪之从皮毛而入，极于五脏之次也。"

语译　病邪侵入人体，首先侵袭皮毛，如果逗留不去，就会进入孙络，再逗留不去，就会进入络脉，由于经脉内连五脏六腑，所以经脉中邪气，邪气就沿经脉进入五脏，并流注于胃肠之间，这个时候，内外阴阳均受到病邪的威胁，五脏就会受到损害，这就是致病因素先从皮毛而入，依次经过络脉，最后侵袭五脏的次序。

1. 病邪的传导方式

（1）逐级式传导方式：皮部→孙络→络脉→经脉→腑→脏。

（2）直中式传导方式：皮部→脏腑。

2. 病邪向内传递过程中留于不同部位的临床表现

《素问·皮部论》："邪之始入于皮也，溯然起毫毛，开腠理；其入于络也，则络脉盛色变；其入客于经也，则感虚乃陷下；其留于筋骨之间，寒多则筋挛骨痛，热多则筋弛骨消；肉烁䐃破，毛直而败。"

语译　病邪侵入人体皮部时，则出现恶寒怕冷汗毛竖立，腠理开泄；当病邪进一步侵入络脉时，则络脉表现充实饱满，也改变了正常颜色；其病邪入于经脉时，是因经气虚弱而导致的邪气侵入；如病邪流注于筋骨之间，寒气盛则筋骨拘急疼痛，热气盛则筋骨痿软，皮肉破败，毛发焦脆而枯。

《灵枢·百病始生》："虚邪之中人也，始于皮肤，皮肤缓则腠理开，开则邪从毛发入，入则抵深，深则毛发立，毛发立则淅然，故皮肤痛，留而不去，则传舍于络脉，在络之时，痛于肌肉，其痛之时息，大经乃代。留而不去，传舍于经，在经之时，洒淅喜惊。留而不去，传舍于输，在输之时，六经不通四肢，则肢节痛，腰脊乃强。留而不去，传舍于伏冲之脉，在伏冲之时，体重身痛。留而不去，传舍于肠胃，在肠胃之时，贲响腹胀，多寒则肠鸣飧泄，食不化，多热则溏出糜。留而不去，传舍于肠胃之外，募原之间，留著于脉，稽留而不去，息而成积，或著孙脉，或著络脉，或著经脉，或著输脉，或著于伏冲之脉，或著于膂筋，或著于肠胃之募原，上连于缓筋，邪气淫泆，不可胜论。"

语译 病邪损害人体的时候，首先侵入皮肤，皮肤弛缓则腠理开泄，病邪从毛孔而入，入则到达深部，于是毫毛竖立，恶寒怕冷，皮肤疼痛，如果病留而不去，侵入络脉，则引起肌肉疼痛，若疼痛时作时止，表明病邪由浅入深，会传入到经脉。传导到经脉时，则恶寒怕冷，惊恐不宁。再留滞不去，病邪就会传于经气聚会之穴位上，邪在穴位时，手足六经之经气就不能通达四肢，四肢关节就疼痛，腰脊强直。再留滞不去，传入脊柱之内，则肢体沉重疼痛。再留而不去，传入胃肠，则腹满肠鸣，寒气盛，则肠鸣泄泻伴有消化不良的残渣；热气盛，则下痢赤白，里急后重。再留而不去，伏于胃肠之外的募原之间，留滞于血脉中，则形成积块。总之，病邪侵入体内或停留在孙络，或停留在络脉，或经脉，或穴位，或脊骨之内，或背部之筋，或胃肠之募原间……无处不到，症状随着不同部位而多种多样，是很难以说定的。

上述经文说明：①经络具有传导病邪的作用；②详尽地叙述了病邪的传导方式；③病邪传于人体不同部位表现出各式各样的病理症候。建立了诊断与治疗疾病的准则。具体说明了病邪侵入人体，内舍脏腑，必须经过经络作为桥梁。

第二节 经络对疾病的反应作用

《灵枢·九针十二原》："五脏有疾也，应出于十二原，十二原各有所出，明知其原，睹其应，而知五脏之害矣。"

《灵枢·邪客》："肺心有邪，其气留于两肘；肝有邪，其气留于两腋；脾有邪，其气留于两髀；肾有邪，其气留于两腘。"

以上经文说明脏腑之病可以通过经络反映到体表各个部位，可以作为诊断与治疗疾病的根据。

反应的途径与表现：

（1）反应到该脏腑所分布的皮肤表面的经络上，我们可以利用此诊断与治疗疾病。

（2）反应到该脏腑经络所分布的特定部位，如肝病者两胁痛，心病者胸、脊、两臂内痛，小肠病者当耳前热，膀胱病者肩上热。

（3）通过经络的连系反应到五官七窍上，如大肠病者齿痛，脾病者舌本强，心主病者目黄、掌中热等。又如耳为宗筋所会聚之处，十二经脉皆会于此，故可从耳上反应出十二经与脏腑的病候，用于诊断与治疗疾病。

（4）当经络及其所属的脏腑发病时，可反应出一组病理症候群。如十二经病候、奇经八脉病候、十五络脉病候、十二经筋病候等，可作为辨证诊断疾病的依据。

而反应可出现各式各样的症状，如疼痛、发热等，也可反应出红斑、结节、异物、压痛点等各式各样的体征，可作为诊断与治疗疾病的根据与方法。

第三节　经络阻遏的临床表现

经络是运行气血，传递体内外各种信息的通道，从而保持了有机体的各个部位之间平衡协调，也就是调节阴阳，以达到"阴平阳秘，精神乃治"的目的，一旦经络的这种生理作用失调，就会导致各种各样的病理症候，本节介绍经络闭阻不通的临床表现。

一、经络闭阻的原因

1. 气血为病

气血为病，众所周知，气为血之帅，气行则血行，气滞则血凝；反之，血为气之母，血少血瘀均会导致气无所依存而妄行失调。

气血闭塞经络的病理机制分以下两方面。

（1）气滞不通：表现局部胀痛而肿胀。

（2）气虚血滞：表现麻木不仁而疼痛。

2. 外邪侵袭

外邪侵入经络，闭阻气血而致经络阻塞不通。如寒邪、热邪、湿热等均可流注于经络，使经络闭阻不通而出现各种各样的症状，如疼痛、发热、红斑、瘰疬等。

《素问·调经论》："五脏之道，皆出于经隧，以行血气，血气不和，百病乃变化而生。"

语译　五脏之间，互相联系都是经络运行血气的缘故，所以，当气血不调和的时候，各种疾病也就发生了。

《素问·血气行志》："经络不通，气生于不仁……"

语译　经脉阻塞不通，失去运行气血的功能，就会发生肌肤麻木不仁的病症。

《素问·举痛论》："经脉流行不止，环周不休，寒气入经而稽迟，泣而不行，客于脉外则血少，客于脉中则气不通，故卒然而痛。"

语译　人身经脉气血周流不息地循环着，当寒气侵入经脉之后，则气血循环便受到阻遏。如果侵入到脉管以外，则使血流减少，若侵入脉管以内，则脉气不通，就会发生突然而痛。

二、十二经病候

1. 手太阴肺经病候

手太阴肺经："是动则病肺胀满，膨膨而喘咳，缺盆中痛，甚则交两手而瞀，此为臂厥。是主肺所生病者，咳上气，喘渴，烦心胸满，臑臂内前廉痛厥，掌中热。气盛有余，则肩背痛，风寒汗出中风，小便数而欠，气虚则肩背痛寒，少气不足以息，溺色变。"（《灵枢·经脉》）

语译 手太阴肺经受邪而导致的异常变动的病理症候是胸部胀满，膨膨而喘，咳嗽，缺盆（锁骨上窝）疼痛，严重时表现为两手抱在胸前，感到心烦乱，头晕眼花，视物不清并伴有四肢厥逆，或昏倒等症，称为"臂厥"。

本经经脉所主治疾病的症候：咳嗽、气逆而上，咳息，心烦胸闷，上肢内侧前缘（手太阴肺经循行之处）疼痛而厥冷，掌心中发热。属于气盛有余的偏实症候，则肩背疼痛，像外感风寒或中风一样自汗出或者小便次数增多但尿量减少；如果是气虚不足的虚证则肩背痛、怕冷、呼吸短促，小便的颜色也变为不正常。

2. 手阳明大肠经病候

手阳明大肠经："是动则病齿痛、颈肿。是主津液所生病者，目黄口干，鼽衄，喉痹，肩前臑痛，大指次指痛不用。气有余，则当脉所过者热肿；虚则寒栗不复。"（《灵枢·经脉》）

语译 手阳明大肠经受邪而发生的异常病候为牙齿疼痛，颈部肿胀。本经经络所主治的病候：因为本经主"津液"，故它发生的疾病与津液有关，眼睛发黄、口干，鼻流涕或鼻塞而出血，喉咙肿痛，前外侧及上臂前缘疼痛，示指痛而活动不灵。本经气盛有余的实证，则当经脉所经过的部位发热和肿胀；虚则恶寒战栗，而长久不能温暖。

3. 足阳明胃经病候

足阳明胃经："是动则病洒洒振寒，善呻数欠颜黑，病至则恶人与火，闻木声则惕然而惊，心欲动，独闭户塞牖而处，甚则欲上高而歌，弃衣而走，贲响腹胀，是为骭厥。是主血所生病者，狂疟，温淫汗出，鼽衄，口㖞，唇胗，颈肿喉痹，大腹水肿，膝膑肿痛；循膺、乳、气街、股、伏兔、骭外廉，足跗上皆痛，中趾不用。气盛则身以前皆热，其有余于胃，则消谷善饥，溺色黄；气不足则身以前皆寒栗，胃中寒则胀满。"（《灵枢·经脉》）

语译 足阳明胃经发生异常变动的病理症候为恶寒战栗，阵阵打哆嗦，似冷水浇身一样，频频呻吟，打呵欠，颜面暗黑（额部）。病发作时怕见人和火光，听见木器声则惊恐，心跳不安，喜欢一个人独自关闭门窗躲在屋中；甚则会爬到高处，胡乱歌唱，脱掉衣服乱跑，肠鸣腹胀，这就叫骭厥（表现小腿部的气血阻逆，症现厥冷、麻木、酸痛等）。本经脏腑所生病与血有密切关系，因阳明为生化之源，中焦受气取汁变化而赤是谓血，故阳明为多气多血之经，故本经所主治病与血关系密切。高热寒战，躁动不安，高热而自汗出，鼻塞，多涕而出血，口眼㖞斜，口唇生疮，颈部肿大，咽喉肿痛，腹水肿大，膝关节肿痛，沿胸前、乳房、腹股沟、大腿前面、小腿外侧、足背部（足阳明经所过之处）疼痛，足中趾活动障碍等。本经经气有余则身体前面都发热，有余的症状表现在胃部则吃得多，却易于饥饿，小便色黄；虚证表现身体前部发冷、战栗，胃部寒冷则感到胀满。

4. 足太阴脾经症候

足太阴脾经："是动则病舌本强，食则呕，胃脘痛，腹胀善噫，得后与气则快然如衰，身体皆重。是主脾所生病者，舌本痛，体不能动摇，食不下，烦心，心下急痛，溏，瘕泄，水闭，黄疸，不能卧，强立股膝内肿厥，足大趾不用。"（《灵枢·经脉》）

语译　足太阴脾经受邪后所出现的病候是舌根强硬，饭后呕吐，胃脘疼痛，腹胀，经常嗳气，排大便和放屁后病情就减轻些，身体全部沉重无力。这一经主治的疾病，与脾经有密切的关系，其症候是舌根部疼，身体活动不便，吃不下饭，心烦、心窝部剧烈疼痛，大便溏泄伴腹部时有时消的包块，小便不利，黄疸，不能安卧，强制站立时则膝与大腿内侧肿胀与厥冷，足大趾运动障碍。

5. 手少阴心经病候

手少阴心经："是动则病嗌干，心痛，渴而欲饮，是为臂厥。是主心所生病者，目黄、胁痛，臑臂内后廉痛厥，掌中热痛。"（《灵枢·经脉》）

语译　本经受邪发生异常变动则表现为咽喉干燥，心胸疼痛，口渴而想喝水，同时还伴有两上肢厥冷麻木，甚则心慌头晕，眼花烦乱等昏厥症状，称之臂厥。本经主治症候与心有密切关系，表现的症候为目黄、胸胁部疼痛，上肢后缘内侧疼痛而厥冷，但手掌心中反感到发热疼痛。

6. 手太阳小肠经病候

手太阳小肠经："是动则病嗌痛颔肿，不可以顾，肩似拔，臑似折。是主液所生病者，耳聋目黄颊肿，颈、颔、肩、臑、肘、臂外后廉痛。"（《灵枢·经脉》）

语译　手太阳小肠经异常变动所发生的疾病为咽喉疼痛，颔部肿胀以至颈项左右转动困难，肩部剧痛像被人拉拔一样，上臂疼痛如折，这一经主治与津液有关的疾病，表现的症状为耳聋、目黄、颊部肿胀，以及沿着本经循行的部位——颈、颔、肩、上肢外侧后缘的疼痛等。

7. 足太阳膀胱经病候

足太阳膀胱经："是动则病冲头痛，目似脱、项似拔、脊痛腰似折，髀不可以曲，腘如结，踹如裂，是为踝厥。是主筋所生病者，痔、疟、狂、癫疾、头囟项痛、目黄泪出，鼽衄，项、背、腰、尻、腘、踹、脚皆痛，小趾不用。"（《灵枢·经脉》）

语译　该经受外邪有了变动前发生下列症候为觉有病气上冲而感头痛，眼睛疼得如掉出来，后项部疼痛如引拔，背腰痛似折，髋关节活动障碍不能屈曲，腘窝部筋脉挛结，屈伸不利，小腿肚疼痛如裂开一样，这就叫踝厥。本经主治病与"筋"有密切关系，表现的症候为痔疮、疟症、躁狂、癫痫、发狂、头囟后项痛、目黄、流泪、鼻塞多涕而出血，以及本经循行部位——颈项、背、腰、尻、腘窝、小腿后侧、脚等处疼痛，足小趾不能活动。

8. 足少阴肾经病候

足少阴肾经："是动则病饥不欲食，面如漆柴，咳唾则有血，喝喝而喘，坐而欲起，目䀮䀮如无所见，心如悬若饥状。气不足则善恐，心惕惕如人将捕之，是为骨厥。是主肾所生病者，口热舌干，咽肿上气，嗌干及痛，烦心心痛，黄疸，肠澼，脊股内后廉痛，痿

厥，嗜卧，足下热而痛。"(《灵枢·经脉》)

语译 该经受邪发生异常变动表现的症候为饥饿而不能进食，面色暗黑如漆炭，骨瘦如柴，咳嗽痰中带血，气急而喘发出喝喝声，坐而想站起来则出现视物不清，目不明，心脏像半空中悬吊而动荡不安，似饿非饿而嘈杂不适的感觉，本经经气不足之虚证则经常恐惊害怕，像有人抓他，心怦怦乱跳，这就叫作骨厥。这一经脉所主治病与肾关系密切，症候为口热舌干燥，咽喉肿，气逆而上，咽峡干燥而疼痛，心胸烦闷而痛，黄疸，泄泻，脊柱、大腿内侧后缘疼痛，或发为萎软厥冷，四肢无力喜欢躺着，足心疼痛而发热。

9. 手厥阴心包经症候

手厥阴心包经："是动则病手心热，臂肘挛急，腋肿，甚则胸胁支满，心中憺憺大动，面赤目黄，喜笑不休。是主脉所生病者，烦心、心痛、掌中热。"(《灵枢·经脉》)

语译 该经受外邪有了异常变动的症候为感到手心发热，臂及肘关节拘挛强直，腋下肿胀，严重时胸胁部有支撑胀满的感觉，心剧烈跳动，悸动不宁，面色红赤、眼睛发黄，并呆笑不止，这一经所主治疾病其症表现为心烦跳动、心痛不宁、手心发热等。

10. 手少阳三焦经病候

手少阳三焦经："是动则病耳聋浑浑焞焞，嗌肿喉痹。是主气所生病者，汗出，目锐眦痛，颊痛，耳后肩、臑、肘臂外皆痛，小指次指不用。"(《灵枢·经脉》)

语译 该经有了异常变动则表现为耳聋、耳鸣、头昏脑涨，咽部或咽喉肿胀，闭塞不通。"三焦为水谷之道路，气之所终始也"。故本经主治病与气有密切关系，表现为自汗出，外眼角痛，颊部肿，本经循行所过之部位——耳后、肩部、上臂、肘关节、前臂外侧均发生疼痛，小指侧的次指即环指活动不灵活。

11. 足少阳胆经病候

足少阳胆经："是动则病口苦，善太息，心胁痛不转侧，甚则面微有尘，体无膏泽，足外反热，是为阳厥，是主骨所生病者，头痛、颌痛、目锐眦痛，缺盆中肿痛，腋下肿，马刀侠瘿，汗出、振寒、疟、胸、胁、肋、髀、膝外至胫绝骨外踝前及诸节皆痛，小趾次趾不用。"(《灵枢·经脉》)

语译 该经受邪而有了异常变动的表现为口苦，喜欢长出气，胸胁部疼痛，身体转动困难，病重时面色表现晦暗如蒙层灰尘样，身体皮肤失去脂润光泽，小腿及足外缘感觉发热者称为阳厥。这一经主治病与骨有密切关系，表现为头痛、颌痛、眼外角痛，缺盆中肿痛，腋下肿痛，颈部腋窝生瘰疬，自汗出、寒战、发疟疾，以及本经所过之处——胸胁、肋、髀、膝及小腿外侧、外踝上二寸（绝骨穴处）外踝前及各关节均疼痛，并有小趾侧的次趾即第4趾运用障碍。

12. 足厥阴肝经病候

足厥阴肝经："是动则病腰痛不可以俯仰，丈夫㿉疝，妇人少腹肿，甚则嗌干，面尘

脱色。是肝所生病者，胸满，呕逆，飱泄，狐疝，遗溺，闭癃。"(《灵枢·经脉》)

词注：

（1）癀疝：指疝气病。

（2）少腹肿：下腹部肿胀。张介宾说："足厥阴气厥则为睾肿卒疝。妇人少腹肿，即疝病也。"

（3）脱色：面部失去正常之颜色，或苍白或晦暗。

（4）狐疝："狐疝言狐者，疝气之变化，隐现往来上下不可测知，狐也。"现多指腹股沟疝。

语译 该经受邪后有了异常变动表现的症候为腰部疼痛不能前后活动，男人生疝气，女人则下腹部肿胀，严重时则咽喉干，面部像蒙一层灰尘，失去了常色。这一经主治病与肝脏有密切关系，为胸胁部胀满、呕吐、气向上冲逆、腹泻、消化不良、狐疝、遗尿或小便不通畅等。

三、奇经八脉的病候

1. 督脉病候

《素问·骨空论》："督脉为病，脊强反折。"

《难经·二十四难》："督之为病，脊强而厥。"

语译 督脉为诸阳之海，发病则出现角弓反张，脊柱强硬，并伴有昏厥、抽搐、不省人事，即癫痫，还可以发痔疮等。

2. 任脉病候

《素问·骨空论》："任脉为病，男子内结七疝，女子带下瘕聚。"

语译 因为任脉总调人体一身之阴气，主胞胎，为生养之本，故病则男子产生七疝（疝症），妇女则发月经病及其他生殖系统病（如白带、月经不调、不孕等），还可发腹中瘕聚症。以及小便不利、遗精、阴中痛等症。

3. 冲脉病候

《素问·骨空论》："冲脉为病，逆气里急。"

语译 冲脉发生了疾病，则表现为腹内有气上逆并伴拘急疼痛。冲脉为十二经之海，又冲主血海，根据这样的生理功能，去理解本经的病候。临床上经带胎产之病与冲脉有密切关系。如太冲脉盛，月事以时下，冲脉不调，女子则发生不孕、月经不调、流产等生殖系统疾病。至于逆气里急以至瘕疝、少腹痛、上抢心等症，是本脉循少腹上行的缘故，故气上冲心、小腹痛等症归于冲脉（公孙穴）。

4. 带脉病候

《难经》："带脉为病，腹满，腰溶溶若坐水中。"

《素问·痿论》："阳明冲脉皆属于带脉，而络于督脉。故阳明虚则宗筋纵，带脉不引，故足痿不用也。"

语译 带脉为病，腹部胀满，腰部弛缓无力，好像坐在水中一样的感觉。

足阳明胃经、冲脉皆受带脉约束，而且与络脉相联络。所以，当足阳明经气虚弱的时候，则下肢肌肉萎软无力，如果带脉不能控制和约束，由此可引起下肢麻痹、萎弱不能运用的症状。

综上所述，带脉为病，则表现下肢萎软、瘫痪、腹部胀满、腰软无力以及腰腿疼、赤白带下等症。

5. 阳跷脉病候

《难经·二十九难》："阳跷为病，阴缓而阳急。"

语译 阳跷脉的病候，主要表现发病时肢体的内侧弛缓，外侧拘急，并有失眠、癫痫抽搐，以及腰背疼痛、身体强直等症。

6. 阴跷脉病候

《难经·二十九难》："阴跷为病，阳缓而阴急。"

语译 阴跷为病，则肢体的内侧拘急，外侧弛缓，嗜睡，癫痫。又因阴跷脉为足少阴肾经之支别，故可还见少腹痛，腰髋连阴中痛，男子阴疝，女子漏下等症。

7. 阳维脉病候

《难经·二十九难》："阳维为病，苦寒热。"

语译 阳维脉起人体诸阳之会，维系一身之阳气，阳在外，属表，又加阳维脉与太阳、少阳更为密切，二者均主一身之表，故阳维为病可出现严重发热恶风等症。

8. 阴维脉病候

《难经·二十九难》："阴维为病苦心痛。"

《脉经》："阴维为病，苦癫痫，僵仆，失音，肌肉痹痛，汗出，恶风，身淡淡然也。""阴维脉沉大而实，主胸中痛，胁下满心痛。"

语译 阴维脉起于诸阴之交，交足之阴而行，与阴脉同归，固足三阴均行于胸腔胁腹，如果此经脉气不调，则常发生胸腔部疼痛等症。因其与阴维关系密切，故阴维为病可见严重的心痛、胃痛以及"胁下实"、腰痛、阴中痛等症。

四、十五络脉病候

1. 手太阴肺之络病候

《灵枢·经脉》："其病实则手锐掌热；虚则欠㰦，小便遗数。取之去腕寸半。"

语译　如果手太阴肺经经络脉发生疾病，实则掌后锐骨部及手掌心发热；虚则张口打呵欠，小便不禁同时次数增多。治疗时可取本经之络穴列缺。

2. 手少阴心之络病候

《灵枢·经脉》："其实则支膈，虚则不能言。取之掌后一寸。"

语译　如果手少阴心经经络脉发生病变，实证可见胸膈间如有所支撑胀满而不舒畅，虚则不能说话。治疗时当取本经络穴通里。

3. 手厥阴心包之络病候

《灵枢·经脉》："心系实则心痛，虚则为头强。取之两筋间也。"

语译　如果本经络脉发生病变属于实证则表现为心痛，虚证则头项强直，活动不灵。治疗时可取本经络穴内关。

4. 手太阳小肠经之络病候

《灵枢·经脉》："实则节弛肘废；虚则生疣，小者如指痂疥。取之所别也。"

语译　本经络脉病变，如属实证则肘关节弛缓，不能运动，虚证时容易发生疣赘，其最小者如指尖样的疥疮痂，治疗时取其络穴支正。

5. 手阳明大肠之络病候

《灵枢·经脉》："实则龋聋；虚则齿寒痹膈。取之所别也。"

语译　如本经络脉发生病变，实证则症状为龋齿、耳聋，虚证则牙齿怕冷、胸膈满闷阻闭不通。治疗取其络穴偏历。

6. 手少阳三焦之络病候

《灵枢·经脉》："病实则肘挛；虚则不收。取之所别也。"

语译　本经络脉发生病变，实证者则肘关节拘挛，而虚证则弛缓不收。治疗时可取其本经穴外关。

7. 足太阳膀胱经之络病候

《灵枢·经脉》："实则鼽窒，头背痛；虚则鼽衄。取之所别也。"

语译　本经络脉发生病变，实证则表现为鼻流清涕而不通，后头与背部疼痛，虚证则鼻流清涕而出血。治疗时取其络穴飞扬。

8. 足少阳胆之络病候

《灵枢·经脉》："实则厥；虚则痿躄，坐不能起。取之所别也。"

语译　本经络脉发生病变，属实证则可以发为厥证，虚证则两腿萎软无力，以至于坐而不能站起来。治疗时取其络穴光明。

9. 足阳明胃经之络病候

《灵枢·经脉》："其病气逆则喉痹瘁喑，实则狂癫；虚则足不收，胫枯。取之所别也。"

语译 本经络脉发生病变，其病气上逆则出现咽喉肿痛不通，喑哑不能说话。属于实证则狂躁不安；虚证则足部弛缓不收，小腿肌肉消瘦干枯。治疗时取其络穴丰隆。

10. 足太阴脾之络脉病候

《灵枢·经脉》："厥气上逆则霍乱，实则肠中切痛；虚则膨胀。取之所别也。"

语译 本经络脉发生病变，如果病气上逆则会发生上吐下泻之霍乱症，属于实证者常见腹痛如刀割一样，虚证则可以发生膨胀病。治疗当取其络穴公孙。

11. 足少阴之络病候

《灵枢·经脉》："其病气逆则烦闷；实则闭癃；虚则腰痛。取之所别也。"

语译 本经络脉发生病变，就会感到病气上逆，出现心胸烦闷的感觉，属于实证则发生二便不通，虚证常见腰痛。取其络穴大钟。

12. 足厥阴肝经之络病候

《灵枢·经脉》："其病气逆则睾肿卒疝，实则挺长，虚则暴痒，取之所别也。"

语译 本经络脉发生病变，其病气上逆表现为睾丸肿大，突然出现疝症；在实证则为阳强不倒，属虚证则局部奇痒。治疗取其络穴蠡沟。

13. 任脉之络病候

《灵枢·经脉》："实则腹皮痛，虚则痒瘙。取之所别也。"

语译 本经络脉发生病变，如属实证则腹部皮肤疼痛，虚证则腹部皮肤瘙痒。治疗可取其本经络穴鸠尾。

14. 督脉之络病候

《灵枢·经脉》："实则脊强，虚则头重，高摇之，挟脊之有过者。取之所别也。"

语译 本经络脉发生病变，实证则表现脊柱强硬，虚证则头沉，头迷走路摇晃不稳，以及表现为脊柱两旁脉之所过处的病候。治疗取其络穴长强。

15. 脾之大络病候

《灵枢·经脉》："实则身尽痛，虚则百节尽皆纵，此脉若罗络之血者。皆取之脾之大络脉也。"

语译 本经络脉发生疾病，实证则为周身尽痛，虚证则周身关节纵缓无力。此脉好像鱼网一样网络全身之血脉，如由此引起的疾病，可取其本经络穴大包。

附：胃之大络——虚里

《素问·平人气象论》："盛喘数绝者，则病在中；结而横，是积矣，绝不至曰死。"

语译　如果这里跳动过快，或断绝、气喘的时候，是病在内部，出现脉间歇时一定有病，心跳如不至则死亡了。

五、十二经筋病候

1. 足太阳经筋病候

《灵枢·经筋》："其病小指支，跟肿痛，腘挛，脊反折，项筋急，肩不举，腋支，缺盆中纽痛，不可左右摇……名曰仲春痹也。"

语译　本经筋发生病变时，足小趾牵引足跟部肿而疼痛，膝腘部拘挛，脊柱反张，后颈部肌肉拘急，肩部不能上举，腋窝掣引到缺盆像扭折一样疼痛，以致左右不能摇动。这些症状称为仲春痹。

2. 足少阳经筋病候

《灵枢·经筋》："其病小指次指支转筋，引膝外转筋，膝不可屈伸，腘筋急，前引髀，后引尻，即上乘䏚，季胁痛，上引缺盆，膺乳、颈；维筋急，从左之右，右目不开，上过右角，并跷脉而行，左络于右，故伤左角，右足不用，命曰维筋相交……名曰孟春痹也。"

语译　足少阳经筋的病候是足第4趾抽筋，牵掣膝外侧转筋，膝关节不能屈伸，腘窝部的筋拘急，向前牵掣着大腿，向后牵引着骶骨尾骨两侧，向上牵掣着季胁疼痛，再向上牵引着缺盆部，胸乳颈部的筋脉发生拘急。如果左侧向右侧所联系的筋拘急时，则右眼不能睁开，这是因为本经"筋在头部的维筋，相交于巅顶，左侧的筋，经过右头角，并且与阳跷脉同行，左右相互交叉，如右侧的经筋，交叉维络于左侧，所以如果左头角受伤，右足就不会运动。这种现象称"维筋相交"。以上病名为孟春痹。

3. 足阳明之筋病候

《灵枢·经筋》："其病足中趾支胫转筋，脚跳坚，伏兔转筋，髀前肿，㿉疝，腹筋急引缺盆及颊，卒口僻，急者，目不合，热则筋纵，目不开。颊筋有寒，则急引颊移口；有热则筋弛纵缓，不胜收故僻……名曰季春痹也。"

语译　本经筋发病表现为足中趾牵引小腿外侧抽筋，足跳动拘急而坚硬。大腿前转筋及肿胀，疝气，腹部的筋拘急，牵引到缺盆及颊部，若颊部的肌肉突然受累则会卒然发生口㖞斜。若眼部的筋拘急则目不合，受热邪则筋肉弛缓，眼睛睁不开。如颊部的肌肉感受寒邪，则牵引颊部使口角移动；如感受热邪，则筋肉松弛无力，弛缓而不能收缩，因此，发生口斜眼歪的病症。称为季春痹。

4. 足太阴经筋病候

《灵枢·经筋》:"其病足大趾支内踝痛,转筋痛,膝内辅骨痛,阴股引髀而痛,阴器纽痛、上引脐,两胁痛,引膺中脊内痛……命曰仲孟秋痹也。"

语译 本经经筋发生病变后,足大趾牵引内踝作痛,转筋样痛,并牵引膝关节内侧痛,大腿内侧牵引髀部疼痛,外生殖器扭转样疼痛,并向上牵扯脐及两胁部作痛,并扯引前胸及脊骨内作痛。这些症状称孟秋痹。

5. 足少阴经筋病候

《灵枢·经筋》:"其病足下转筋,及所过而结者,皆痛及转筋,病在此者主痫瘛及痉,在外者不能俯,在内者不能仰。故阳病者腰反折不能俯,阴病者不能仰……此筋折纽,纽发数甚者,死不治,名曰孟仲秋痹也。"

语译 本经经筋发生病变,表现为足底部抽筋,以及经筋循行所过而结聚的部位皆疼痛而抽筋,而本经经筋之主要病候还表现为癫痫抽搐,如果背部的经筋有病,则身体不能前俯,反之,腹部之筋有病则身体不能后仰。如果本经经筋纽结剧烈,或纽结次数太频繁,往往死不治。这些症状称为仲秋痹。

6. 足厥阴经筋病候

《灵枢·经筋》:"其病足大趾支内踝之前痛,内辅痛,阴股痛转筋,阴器不用,伤于内则不起,伤于寒则阴缩入,伤于热则纵挺不收……名曰季秋痹也。"

语译 本经经筋发生病变,足大趾牵引足内踝前作痛,膝关节内侧疼痛,大腿内侧痛而抽筋,生殖器不能运用。如果属于房事过度之内伤,则阳痿不举,如伤于寒则阴器缩入;伤于热,则阴茎缓而不用。这些症状称为季秋痹。

7. 手太阳经筋病候:

《灵枢·经筋》:"其病小指支肘内锐骨后廉痛,循臂阴,入腋下,腋下痛,腋后廉痛,绕肩胛引颈而痛,应耳中鸣痛,引颔目瞑,良久乃得视,颈筋急,则为筋瘘颈肿……名曰仲夏痹也。"

语译 本经经筋病候为手小指牵掣肘关节后缘疼痛,并沿上臂内侧一直到腋窝,并影响腋下及腋后缘疼痛,围绕肩胛骨牵引颈部疼痛,影响耳则鸣、疼痛,若疼痛牵引下颔,则会突然黑矇,过一会儿才能看见东西,如果颈部的筋拘急,还可以发生瘰疬与瘘管。这些症状称为仲夏痹。

8. 手少阳经筋病候

《灵枢·经筋》:"其病当所过者即支转筋,舌卷……名曰季夏痹也。"

语译 本经经筋病候为该经筋所过处出现抽掣转筋,舌向后卷曲。这些症状称为季夏痹。

9. 手阳明经筋病候

《灵枢·经筋》："其病当所过者支痛及转筋，肩不举，颈不可左右视……名曰孟夏痹也。"

语译　本经经筋为病，表现为该经筋所分布的区域中皆牵掣疼痛及抽筋，肩不能举，颈部左右活动受限，致使左右看均困难。此症状称为孟夏痹。

10. 手太阴经筋病候

《灵枢·经筋》："其病当所过者支转筋痛，甚成息贲，胁急吐血……名曰仲冬痹也。"

语译　本经经筋病候为该经筋所过之处筋肉掣引转筋而疼痛，严重者可形成息贲症，表现胁部拘急，以致吐血等。称为仲冬痹。

11. 手厥阴经筋病候

《灵枢·经筋》："其病当所过者支转筋，前及胸痛息贲……名曰孟冬痹也。"

语译　本经经筋的病候为该经筋所过之部位牵掣转筋，向前牵引胸部而疼痛，形成息贲症。这些症状称为孟冬痹。

12. 手少阴经筋病候

《灵枢·经筋》："其病内急，心承伏梁，下为肘网。其病所过者支转筋，筋痛……其成伏梁唾脓血者，死不治……名曰季冬痹也。"

语译　手少阴心经病候，发生在体内的筋拘急，坚伏的包块起于心下而成伏梁症，同时还可见到该筋所循行的各个部位引掣抽搐而疼痛，若发伏梁症后，出现咳唾脓血者，死不治之症。此症称为季冬痹。

六、经气厥逆

十二经脉之中的经气，在正常情况下应该是营卫相随，周而复始，如环无端地运行着，一旦脉气变动，失去常态，便会出现经气厥逆的情况。所谓"厥"是指经气失去正常流行的状态，反逆而行的意思。经气逆厥的结果是营卫受阻，气血不行；因此沿经脉所过的内脏及器官，皆可出现病理反应，称为"厥证"。

原文　《素问·厥论》："巨阳之厥，则肿首头重，足不能行，发为眴仆；阳明之厥，则癫疾欲走乎，腹满不能卧，面赤而热，妄见而妄言；少阳之厥，则暴聋，颊肿而热，胁痛骭不可以运；太阴之厥，则腹满膜胀，后不利，不欲食，食则呕，不得卧；少阴之厥，则口干溺赤，腹满心痛；厥阴之厥，则少腹肿痛，腹胀泾溲不利，好卧屈膝，阴缩肿，骭内热。"

语译　太阳经的经气厥逆产生的病理症候是头部肿胀而沉重，下肢行走困难，可突然发生眼睛昏花，欲跌倒状；阳明经的厥证表现为癫狂而精神错乱，狂言奔跑，腹部胀满，不能睡觉。面红发热，幻视而谵语；少阳经的厥证表现为突然耳聋，因面颊部肿胀而发热，胸胁痛，两腿不能运动；太阴经的厥证表现为腹部胀满，大便不通，不想吃饭，勉强食之则发生呕吐，不能躺下；少阴经的厥证表现为口干，小便红赤，腹部胀，心窝部疼痛；厥阴经的厥证表现为少腹肿痛，大腹胀满，小便不利，喜欢屈膝蜷卧，阴囊收缩而阴茎肿胀，两足胫部发热。

原文　《素问·调经论》："络与孙络俱输于经，血之与气并走于上，则为大厥，厥则暴死，气复反则生，不反则死。"

语译　络脉与孙络中的气血均转输于经脉，经过经脉再转输于脏腑等，这是个正常的传递过程，一旦这种常规被打乱，血与气随经络向上冲逆，则会产生"大厥"症，一旦发生则会突然死亡；假若气血能下行，并沿其道循行，则有生机，否则难免于死亡。

七、经 气 终 厥

经气终厥是指经脉之气出现枯竭和终了的情形，一旦某一经脉之经气出现终厥，则随之经脉所联系的器官的功能也就必然会呈现衰竭，这样一组症状，称为"经气终厥"。

1. 手太阴经经气终厥症候

《灵枢·经脉》："手太阴气绝则皮毛焦，太阴者，行气温于皮毛者也。故气不荣则皮毛焦，皮毛焦则津液去皮节，津液去皮节则爪枯毛折，毛折者，则毛先死。"

语译　手太阴肺经经气终绝的时候，就会出现皮毛憔悴不泽，为肺主皮毛，其经不能运行输布营养至皮肤毫毛的缘故。所以，肺气不足，则皮毛焦枯，皮毛焦枯则说明了皮毛丧失了津液濡润皮肤骨节的作用，津液丧失了濡养皮肤关节的作用则表现爪甲枯槁，毫毛折断脱落。毫毛脱落，则为毫毛已死的象征。

2. 手少阴心经经气终厥症候

《灵枢·经脉》："手少阴气绝则脉不通，脉不通则血不流，血不流则髦色不泽，故其面黑如漆柴者，血先死。"

语译　手少阴心经经气终绝的时候，则表现为经脉不通畅，脉不通畅则血不能周流于全身，血不能周流于全身，濡润肌肤毫毛则头发憔悴失去光泽，因此，也可致面色发黑消瘦如柴，这就是血先死的象征。

3. 足太阴脾经经气终厥症候

《灵枢·经脉》："足太阴气绝者则脉不荣肌肉，唇舌者，肌肉之本也。脉不荣则肌肉软；肌肉软则舌萎人中满；人中满则唇反，唇反者，肉先死。"

语译　足太阴脾经经气终绝的时候，其经脉就不能输布津液以营养肌肉。消化系统"唇舌"受纳饮食产生营养物质的源泉，是生长肌肉之本。血脉不能营养肌肉，则肌肉萎软；舌肌萎缩，上唇肿胀拘急，则口唇外翻。口唇向外翻，这就是肌肉先死的象征。

4. 足少阴经经气终绝的症候

《灵枢·经脉》："足少阴气绝则骨枯，少阴者，冬脉也。伏行濡骨髓者也。故骨不濡则肉不能著也；骨肉不相亲，则肉软却，肉软却，故齿长而垢，发无泽，发无泽者，骨先死。"

语译　足少阴经气终绝表现：足少阴肾主骨，经气绝则会出现骨痿枯槁，因为足少阴之脉，像冬天的脉一样伏潜在人体之内充实而濡润骨髓，所以，骨得不到肾气的濡养则骨肉分离，骨肉分离则肉软而瘦，肌肉松弛而瘦则齿长而龈缩有污垢，头发失去光泽，这就是骨先死的象征。

5. 足厥阴经经气终绝症候

《灵枢·经脉》："足厥阴气绝则筋绝，厥阴者肝脉也，肝者筋之合也。筋者，聚于阴气（器）。而脉络于舌本也。故脉弗荣则筋急，筋急则引舌与卵，故唇青舌卷卵缩则筋先死。"

语译　足厥阴肝经经气终绝的时候，就会使筋丧失功能。肝之经脉属于厥阴，肝主筋，肝与筋有密切关系，而肝之筋上行结于阴器，上连舌根部。因此，脉不营养其筋则发生经筋拘急。筋急则牵引舌与睾丸而致舌卷束缩。因此，症见口唇青紫，舌上卷，睾丸上缩，这就是筋先死的预兆。

6. 五阴气俱绝的症候

《灵枢·经脉》："五阴气俱绝则目系转，转则目运，目运者，为志先死……六阳气绝，则阴与阳相离，离则腠理发泄，绝汗乃出，故旦占夕死，夕占旦死。"

语译　五脏阴气经气终绝表现为视物旋转、昏花、不清，这就是神智已丧失的象征……，六腑经气终绝，阴与阳分离，皮肤开泄，汗出如珠如油，因此，早晨发生这种症状，晚上就死亡，而晚上发生这些症状到早晨就死亡。

第五章　经络学的临床应用

在治疗上，用药、针灸、按摩、气功等各种不同的治疗方法，都离不开经络学说的指导。分经辨证、循行取穴，是针灸治疗学上的一项重要原则，而针灸治疗的腧穴，又是经气注输出入的地方，所以不论在辨证施治、处方配穴、选择手法等各方面，都不能离开经络学说的指导。正如《灵枢·刺节真邪》曰："用针者必先察其经络之虚实，切而循之，按而弹之，视其应动者，乃后取之而下之。"若没有经络学说，针灸治疗的现象就难以理解了。药物治疗也是如此，药物就是通过归经作用而产生效果的，如麻黄入肺、膀胱二经，能够解表、发汗、止咳、定喘、利尿，白芷入胃经能够治疗阳明头痛等诸症。除此之外，在妇科、外科等其他各科的领域内，也有着重要的应用价值。

第一节　经络诊断学

一、经络望诊（望经络而诊断疾病）

《灵枢·邪气脏腑病形》："面热者足阳明病，鱼络血者手阳明病，两跗之上脉坚竖陷者，足阳明病，此胃脉也。"

语译　望面色潮红发热者，足阳明胃经有病，手阳明大肠经病则表现手大鱼际肌络脉充血；两足背脉充实而饱满者脉凹陷而弱者，均属足阳明病，因为此处属胃脉。

《灵枢·经脉》："经脉者，常不可见也……脉之见者，皆络脉也……诊络脉，脉色青则寒且痛，赤则有热，胃中寒，手鱼之络多青矣；胃中有热，鱼际赤络，其暴黑者，留久痹也；其有赤有黑有青者寒热气也；其青短者，少气也。"

语译　经脉之病变，一般是看不见的，其病显露在外表能够看得见者都是络脉。诊察络脉病变的方法：脉显青色者，病属寒证而疼痛；显红色者，病属于热。胃中有寒者，手鱼际部的络脉多显青色；胃中有热，手鱼际部的络脉多显红色；如果突然发黑色，是闭塞不通，留滞已久的痹证；如红、黑、青各色相见，是寒热往来的疾病；如果色青而短，是元气虚少的象征。

以上举例说明望经络而诊断疾病的方法，说明了我们的祖先已将经络望诊作为诊断学的一部分。

二、经络触诊诊断法

1. 经络脉诊法（脉诊学）

经络脉诊法，也称诊脉法，是现今脉学发展的基础。《难经》曰："十二经皆有动脉，独取寸口，已决五脏六腑死生吉凶，寸口者，脉之大会，手太阴之脉动也。"又如《三部九候论》记载"全身通体诊脉法"，均是以十二经脉分布所在的部位，分别进行切脉，完全是以经络学说为纲领的。

语译 十二经全都有脉之跳动，唯独取寸口，才能决定五脏六腑病候的好坏，因为，百脉皆会于寸口，肺朝百脉，唯有寸口才能表现出五脏六腑十二经之病候好坏，寸口之脉动属于手太阴肺经。

十二经都有脉之跳动，为什么把寸口定位为当代的诊脉部位呢？就是上述讲的道理，可见当今的切脉诊断是在经络脉诊法的基础上发展起来的。

2. 人迎气口脉诊法

用人迎气口脉诊法以推断各经经气之虚实。方法：以手腕部的寸口脉与颈部的人迎脉相比较。如手太阴经病，"盛者寸口大三倍于人迎，虚者则寸口反小于人迎也"。手阳明大肠经病"盛者人迎大三倍于寸口，虚者人迎反小寸口也"。手少阴心经病"盛者寸口大再倍于人迎，虚者寸口反小于人迎也"。……总之，凡阴经之虚证，寸口必小于人迎，实证寸口则大于人迎，阳经方面，虚证时，寸口必大于人迎，实证则寸口必小于人迎，此谓人迎寸口诊脉法。

3. 趺阳脉诊断法

"……两趺之上脉竖陷者，足阳明胃经病，此胃脉也。"

此文说明望与触趺阳脉作为诊断足阳明病，鉴别虚实的一种方法。为后来趺阳脉诊断建立了理论基础。

三、经络反应诊断

当经络脏腑发生病变时，可以通过经络反映出来，反映方式多种多样，可以反应达到经络所过的各个部位，也可以反应到某些特定部位。如近年来常用之阑尾点（足三里下一寸）、阳陵泉下一寸之胆囊穴等，以及胃病时胃俞穴上可触到结节或索条样物等。临床上均可以用来诊断治疗疾病。如《灵枢·九针十二原》："五脏有疾，应出于十二原，十二原各有所出，明知其原，睹其应，而知五脏之害矣。"此文说明了五脏发生疾病，可以通过经络于十二原穴上反映出来，而每个原穴均反映出它自己所属的脏腑症候，观察其反应，而由此发现五脏的疾病。

同时我们还可以运用反应之部位治疗某些疾病如《千金要方》载："人有病痛，即令捏其上，若里当其处。不问孔穴，即得便快或痛解。"此文说明若在人肌肤上有压痛点，即可按之上，如体内正是发病的相应脏腑，不管是不是穴位，均可使病痛消失，病情大减。这是在《黄帝内经》以痛为输的基础上，发展成为后来的阿是穴的理论依据。

以上说明当脏腑有病时，在该经络分布区的一定部位上可以反应出来，医生应用这种体表反应的异常现象来判断某些疾病，构成了经络诊断的重要组成部分。

四、经络病候诊断

经络学中详细而大篇幅地记载了十二经、奇经八脉、十五络脉、十二经筋的病候，并详尽叙述了经气厥逆、经气终绝的症候表现，是诊断与治疗脏腑疾病的依据，是最早详细讨论人体病理学的文献，为后来的脏腑辨证、六经辨证、卫气营血辨证等理论与实践打下了基础。

五、经络定位诊断法

根据疾病发生的部位来判断属哪一经，则按其所属经络脏腑治疗，如头痛、前额痛者为阳明经，后头痛者为太阳经，侧头痛者为少阳经等。两胁痛者属于肝经，两胭痛属于肾经等。如外科认为疮疡发于头面者属阳明病，发于胸腹者多为阴经病，均以发病的部位来辨识发病在何经、何脏何腑等。也是常用的一种经络诊断法。

六、经络穴位皮肤电阻测定法

经络穴位皮肤电阻测定法是指用仪器（经络测定仪）探测经络穴位皮肤导电量（即电阻）的变化。另一种用仪器观察皮肤电流变化（即电位）的方法称为皮肤电位测定法。根据探测得到的皮肤电阻、电位的变化来分析推断某经络脏腑存在的疾病，这是一种近年来国内外较为常用的经络诊断方法。

通过测定证实，在皮肤上存在不少导电量增高和电位增高的部位，而这些部位又多是穴位与经络，分别称为良导络与良导点。有人认为皮肤的良导现象是经络通路的表现，皮肤电位变化是经络活动的反映，对于诊察脏腑经络疾病和选穴治疗均有重要的参考价值。

1. 方法

（1）穴位选择多为原穴、井穴、背俞穴、募穴。

（2）用经络测定仪，测定左右相对应的穴位与经络，根据测得的数值来分析经络脏腑的虚实及病变。

2. 分析方法

（1）高数与最高数：如果测得的某些经络穴位数值超过其他经络穴位平均数值的 1/3，称为高数；在高数中选择数值最高者，称为最高数。高数与最高数位往往是经络脏腑病变反应，又多属实证。

（2）低数与最低数：某些经络穴位的数值低于平均值的 1/3，称为低数，表示病变属虚，低数中最低者，表示是主要虚证的经络脏腑病变之所在。

（3）左右差数：如果两侧同名经，该数相差一倍以上，即表示该经经络及所属脏腑存在病变（注意这种差数在无高数与低数的情况下有时有参考价值）。

值得提出的是，在诊断某些疾病时，只能作为参考，还要参考其他资料。

3. 操作时注意事项

（1）由于测定值可受时间、气候、生活条件等影响，因此被测者，前后两次对照的测定时间、室温以及饮食等条件要保持一致，一般测前要求休息 20～30 分钟，如运动后更须延长，最好清晨起来测定。

（2）被试者皮肤保证清洁和干燥，在测定前不要用酒精棉球擦。如果被测部位有瘢痕、皮疹、尘垢等，必须避开，否则可影响测定值的正确性。

（3）每次要按触皮肤的金属棒，压力要均等，时间长短要一致，不要在皮肤上摩擦。

（4）注意电源电压之高低，如电压低，测得数值也可能低。

（5）测定时的电流应由小逐渐增大，防止时大时小。

（6）还应注意个体差异（一般儿童及青年、肥胖者皮肤导电量较高，头面部较高，躯干次之，手足末端最低）。

七、经络穴位知热感度测定法

该法测定穴位对热的灵敏度而判断疾病的虚实，作为诊断与治疗疾病的根据。方法如下。

1. 热源选择

（1）线香法。
（2）电热器或装有电子计算机的特殊仪器（因为要求热源恒定，后者较为理想）。

2. 穴位的选择

选十二井穴，后再测定相应的背俞穴。

3. 测定方法

将点燃的香一上一下地烘灼所要测定的穴位，速度要恒定，每上下一次半秒钟，并记住烘灼的次数，即为该穴的知热感度值。如果用自动计算数电热器测定，应将热源探测棒放在所要测定的穴位上，开电源，待患者感到热时，读出计数仪上所记录的数值即可。

4. 测定次序

先手后足，并记在同名经的井穴上一左一右依次探测，再测相应之背俞穴。

5. 分析结果

分析左右两侧以及同名经的差数，凡差数高低相差一倍者为病态，偏高者多为虚证，偏低者多为实证。

第二节　经 络 治 疗

一、在针灸治疗方面的应用

《灵枢·邪客》："持针纵舍乃何？必先明知十二经之本末，皮肤之寒热，脉之盛衰滑涩。"

语译　选择针灸治疗还是选择针刺治疗，如果用针刺治疗，什么时候用，选用何种手法，必须取决于十二经脉之标本，皮肤是寒是热，经脉之盛衰与虚实。

《灵枢·阴阳二十五人》："刺其诸阴阳奈何？按其寸口人迎，以调阴阳，切循其经络之凝涩，结而不通者，此于身皆为痛痹，甚则不行，故凝涩。凝涩者，致气以温之，血和乃止，其结络者，脉结血不和，决之乃行……气有余于上者，导而下之，气不足于上者，推而休之，其稽留不至者，因而迎之，必明于经隧，乃能持久。寒与热争者，导而行之，其宛陈血不结者，则而予之，必先明知二十五人，别血气之所在，左右上下，刺约毕也。"

语译　怎样针刺阴阳各经呢？必须切按手腕部的寸口脉及颈部的人迎脉，以知人体阴阳盛衰之变化。以调节之，用手抚按经络所过部位上有无气血凝涩的情况。如有瘀结不通的情况，一般多发生痛痹，严重时甚至行走也感觉困难。对于这种病，持用留针补法，以便阳气通畅，血气调和。至于络脉发生瘀结的，由于经脉中有瘀血，当用泻血的方法，使血行恢复正常。由于病变的部位不同，治法亦异，病在上部时，取之于下部穴，引导真气下行；正气不足的虚证，取上部穴，用留针候气的方法；如果不得气，就必须运用各种相应的手法，以气至为止，这些手法要运用恰当，必须熟悉掌握经络之后，才能办得到。如果有发冷发热的现象，则导其偏盛使其血气行；如果血滞郁结则用泻血的方法治疗。总之，运用针刺治疗时，必须明确各种人的类型。左、右、上、下各方面的特点，作为临床参考，这些都是针刺治疗的原则。

《灵枢·禁服》："凡刺之理，经脉为始，营其所行，内刺五脏，外刺六腑。"

语译　要了解针刺治疗的道理，必须首先熟悉经络，因为它能运行气血于全身。内为阴，外为阳，五脏为阴，六腑为阳，所以五脏有病，则针与五脏相通的经脉，六腑有病，则针与六腑相通的经脉。

《灵枢·刺节真邪》："用针者，必察其经络之虚实，切而循之，按而弹之，视其应动者，乃后取之而下也。"

语译 针刺的时候，必须先审察经络之虚实，沿着经络的循行部位，抚扪切按，弹动穴位，以观察其反应变动的情况，然后采取恰当的办法予以针刺。

《灵枢·寿夭刚柔》："病在阴之阴者，刺阴之荥俞，病在阳之阳者，刺阳之合，病在阳之阴者，刺阴之经，病在阴之阳者，刺络脉。"

语译 内为阴，外为阳，四肢躯干为阳，五脏六腑为阴；五脏为阴中之阴，六腑为阴中之阳，体表皮肤为阳中之阳，皮肤筋骨为阳中之阴。所以，五脏有病，针刺阴经的荥穴和输穴；皮肤有病，则针刺阳经的合穴；筋骨有病，则刺阴经的经穴；病在六腑，则针刺阳经的络穴。

二、腧穴与经络之间的关系

《素问·调经纶》："夫十二经脉者，皆注于三百六十五节，节有病，必被其经，经之有病，皆有虚实。"

针灸治病的腧穴，是十二经脉以及五脏六腑经气转输的地方，经络与腧穴间有着不可分割的关系，而针灸治疗的道理就是通过针刺或艾灸腧穴而达到调节经络脏腑之气，使其阴阳恢复平衡的目的。

三、穴位的选择（取穴原则与方法）

针灸治病疗效的产生，主要取决于穴位的选择，其次是治疗手法与刺激时机，所以说配穴是很重要的。

四、取穴方法（取穴与经络关系）

（一）循经取穴

循经取穴是根据经络循行所过的部位，辨证取穴的一种方法，是针灸取穴的重要方法。

《灵枢·持针》："远道刺者，病在上，取之下。"

《素问·五常政大论》："病在上者取之下；病在下，取之上；病在中，傍取之。"

《灵枢·终始》："病在上者下取之；病在下者高取之；病在头者，取之足；病在腰者，取之腘……"

语译 这些取穴方法的理论基础是经络，我们现在仍然在广泛应用着。如前头痛配足阳明胃经内庭、上牙痛取内庭、下牙痛取合谷等，下病取上，如脱肛取百会。近人创造的头针疗法也是下病取上的一种方法，根据维筋相交的理论发展而来。另外，针刺麻醉最早选穴原则就是以经络分布为准则的。根据手术切口、部位而按经络分布选穴。

（二）配穴法

1. 俞募配穴法

俞募配穴法根据"脏腑腹背气相通应"的道理发展而来，如经络的气街理论，"气在胸者止之膺与背俞；气在腹者，止之于背俞，与冲脉于脐左右之动脉"，背俞穴在背的脏腑经气转输之部位，募穴在腹为脏腑经气所会聚的地方，一腹一背经气相互通应，这就是经络的前后联系作用的应用。

2. 表里配穴法

五脏六腑所属的手足三阴三阳均表里相配，按照经络这样表里相互联络关系相互配合的取穴方法，谓表里配穴法，如胃痛取足三里和公孙、咳嗽取太渊与合谷等。

3. 原络配穴法（主客配穴法）

原络配穴法是取其本经原穴和与其相表里经脉的络穴相配合的一种方法（原穴称为主，络穴称客），实际是表里经相配合的一种方法。

4. 五输配穴法（井荥输经合配穴法）

五输穴为一组重要的穴位，应用广泛，效果良好，它的理论基础是经络学，尤与标本根结关系更为密切（后来变为子母配穴法），是虚则补其母，实则泻其子的子母配穴法。

5. 八脉配穴法

奇经八脉相交于十二经中的八个穴。即冲脉通于公孙，阴维通于内关，督脉通于后溪，阳跷通于申脉，带脉通于临泣，阳维通于外关，任脉通于列缺，阴跷通于照海。又八脉在循行中与十二经脉在一定部位交会。如足太阴脾通过冲脉（公孙）到达胃心胸，手厥阴心包通过阴维脉（内关）可联络胃心胸；督脉、阳跷与手太阳小肠（后溪）、足阳明胃（申脉）交会于目内眦、颈项、耳、肩膊、小肠、膀胱；带脉、阳维脉与足少阳胆（临泣）（外关）、手太阳小肠交于目锐眦、耳后、颈项肩；任脉、阴跷脉与手太阴肺、足少阴肾交会于肺系、咽喉、胸膈。这样可归纳成四组配穴：公孙配内关，后溪配申脉，临泣配外关，列缺配照海。

八脉八穴配八卦，而成为灵龟八法配穴法，也是以经络学说为基础发展起来的。

第三节　经络在其他方面的应用

一、经络与穴位的关系

经络都联系一定的穴位，穴位可以说是经络气血通达于体表的特殊部位。是"脉气所发"和"神气之所游行出入"之处。而穴位与经络的这种关系正是由经脉的"内属脏腑，外络肢节"来实现的。关于"节"，《黄帝内经》作了很多的说明：如"节之交，三百六十五会""所言节者，神气之所游行出入也，非皮肉筋骨也"。节之交，三百六十五会者，络脉之渗灌诸节也。"夫十二经脉者，皆络三百六十五节，节有病必被经脉，经脉之病，皆有虚实"。这里把"节"理解为穴位。具有能联系脏腑渗灌气血，反映病痛，并接受针灸等治疗，以补虚泻实，防病治病的作用。正如《素问·气穴论》"以溢奇邪，以通荣卫""此皆卫气之所留止，邪之所客也，针石缘而去之"之记载。意指穴位在正常时通行营卫，异常时反映病痛，针灸等治法通过穴位来调整脏腑、经络之气血而达到解除病痛之目的。说明了穴位与经络是紧密结合的。

二、经络与时间关系

（一）经络气血与时间的关系

关于经络与时间的关系，《黄帝内经》主要从营气、卫气的运行周期来讨论。认为营气日夜运行五十周；卫气则日行二十五周，夜行于阴二十五周。卫气以卫外为主，其活动与外界关系更大，"候气而刺"系指卫气。还认为气血活动与月亮盈亏、海水涨落等自然界的变化有一定关系，"月满则海西盛，人血气积……""月郭空则海水东盛，人气血虚……"，后来一些记载又论述了气血盛衰与针刺间关系。《黄帝内经》将一日分为四时："朝则为春，日中为夏，日入为秋，夜半为冬。朝则人气始生，病气衰、故旦悲；日中人气长，长则胜邪，故安；夕则人气始衰，邪气始生，故加；夜班人气入脏，邪气独居于身，故甚也。"根据四时之气的变化，提出顺时而刺的思想，同时还提到井、荥、输、经、合各穴与"五时"的对应关系。但是具体规定各穴与时间关系的则是金代的《子午流注针经》一书。子午流注针法由此创立。子午流注针法（时间针刺）内容：一是以十二经井、荥、输、经、合各穴分配日期（现称纳甲法）；一是以十二经分配十二时辰（现称纳子法）。根据时穴的开阖时间而针刺，后来的"灵龟八法"也是按时取穴的一种方法。按时取穴的针法是根据经络气血流注盛衰的原理而创建的。它与经络学说之间的关系是十分紧密的。

（二）药物归经与引经药和经络之间的关系

徐灵胎："不知经络用药，其失也泛，执经络用药，其失也泥。"这段话说明了用药与了解经络有密切关系，但并不等于完全拘泥于这个学说来束缚我们用药的灵活性。张洁古的脏腑标本寒热虚实用药过程中，就分十二脏腑（即十二经）用药方式。如粳米色白入肺，除烦清热。石膏，色白属肺，清热降火等。建立了药物归经的原则，引经的药物规定，如手少阴心经的引经药是黄连、细辛等，手太阳小肠经引经药是藁本、黄柏等。李东垣治疗臂痛的经验就是运用了经络学说并肯定了药物归经。臂痛涉及六条经络，以两手伸直下垂，大指居前小指居后而定之，其臂臑之前廉疼痛者属阳明，以升麻、白芷、干葛引之，后廉疼痛者属太阳，以藁本、羌活引之；内廉疼痛者属厥阴，以柴胡、青皮引之；内前廉疼痛属太阴，以升麻、白芷、葱白引之；内后廉疼痛者属少阴，以细辛、独活引之等。这与针灸中的循经取穴有同样的重要意义。

在外感热病范围中的应用：

张仲景的《伤寒论》是根据《黄帝内经》热论的六经分症原则发展而来的。《素问·热论》云："伤寒一日，巨阳受之，故头项痛，腰脊强；二日，阳明受之，阳明主内，其脉挟鼻络绕还目，故身热，目痛而鼻干不得卧也；三日，少阳受之，少阳主胆，其脉循胁络于耳，故胸胁痛而耳聋；三阳经络皆受其病，而未入于脏者，故可汗而已。"仲景《伤寒论》中把每一经病加以详细分析，提出理法方药，充实了六经辨证的内容。

就太阳病来说，麻黄汤治太阳表实的伤寒证，桂枝汤治太阳表虚的中风证；又如阳明经腑病的夹热下利，用葛根黄芩黄连汤；肺移热于大肠的喘而热利，用麻杏石甘汤；又如少阳经病，寒热往来，胸胁满或痛，曾经大汗出不解，用小柴胡汤和解表里。以上三阳经不同汗法，如辛温、辛凉、和解等种种治法，必须在经络学说的指导下，根据四诊合参、八纲辨证，然后决定处方，否则就没有预期的效果。

《黄帝内经》又云："四日，太阴受之，太阴脉布胃中，络于嗌，故腹满而嗌干；五日，少阴受之，少阴脉贯肾，络于肺，系舌本，故口燥舌干而渴；六日，厥阴受之，厥阴脉循阴器，而络于肝，故烦满而囊缩。三阴三阳，五脏六腑皆受病，营卫不行，五脏不同则死矣。"在这里更提出三阴经病由热邪循经深入，伤阴耗血，病势扩大，不但腹满口舌干燥，甚至烦满囊缩，乃属从阳到阴，从腑到脏，邪气满布于经络之中（并不局限于某一经），以致营卫之气不能营于五脏，洒陈于六腑，邪势日盛，正气日衰，最后五脏机能告绝而死亡。

由于经脉是内属于五脏的，当疾病到了严重阶段，就要看经络是否能行血气而营阴阳，这是决定死生的关键，充分反映了经络学说在诊断方面的价值。

温病学派，叶天士倡立卫气营血之论，如："卫之后言气，营之后言血，在卫汗之可也，到气才可清气，入营犹可透热转气，如犀角、元参、羚羊角等物，入血就恐耗血动血，直须凉血散血。如生地、丹皮、阿胶、赤芍等物；否则，前后不循缓急之法，其动手便错，反致慌张矣。"这是根据《灵枢·营卫生会》"清者为营，独者为卫，营行脉中，卫在脉外"体会而来。这段文字的精神，就是营与卫二者，是营在内而卫在外，气与血二者，是气主卫外，血主内守；这四者之间的界线浅深，就在于以气为本，营以血为本，攘外安内，各司其职，否则足以致病。叶氏在温病学说中运用卫气营血辨证，认为整个病程的演变，就是四个类型的互相转化。因为温病传变最速，故与《伤寒论》六经辨证方法表面上略有不同，其实其源于《黄帝内经》"营卫"的理论，而灵活地加以运用，是有其独到见解的。我们对外感热病的辨认，按照温病学说卫气营血的分辨，同样是一个简洁灵活的辨证方法。

三、经络学说与内科杂病的关系

在《金匮要略》脏腑经络先后篇中，关于病因的说明如"一者经络受邪入脏腑，为内所因也"，认为外邪侵犯人体，由表传里，通过经络，再入脏腑，发生内脏疾患，实与经络有关，而更重要的，就在于五脏元真的通畅与否，因为腠理是三焦通会元真之处，而经络伏行于腠理之中，所以脏腑病与经络有密切的关系。人身的营卫气血，卫主外护，赖气以充实；营主内守，赖血以濡养，而分布于全身；若形体有衰，营卫失职，则经络松弛，邪秉虚入，内于脏腑，为害最大。试取中风为例，如《金匮要略》中风历节病篇，叙述中经、中络、中脏、中腑的各种症状，《金匮翼·中风统论》云："口眼㖞斜，络病也，其邪浅而易治；手足不遂，身体重痛，经病也，邪差深矣，故多从倒仆后见之；卒中昏厥，语言错乱，腑病也，其邪为尤深矣，大抵倒仆之候。经腑皆能有之，其倒后神清识人者在经，神昏不识人者在腑耳；至于唇缓、失音、耳聋、目瞀、遗尿、声鼾等症，则为中脏，病之最深者也。然其……脏腑经络齐病者有之，要在临床详察也。"这些说明了中风浅深轻重的情况，在虚实方面，辨别何者为"闭"，何者为"脱"。为后世中风辨证提供了依据。

四、经络学说与妇科理论关系

《素问·上古天真论》有这样一段记载："女子七岁肾气盛，齿更发长；二七而天癸至，任脉通，太冲脉盛，月事以时下，故有子……七七任脉虚，太冲脉衰少，天癸竭，地道不通，故形坏而无子也。"王冰注云："任脉冲脉，皆奇经脉也，肾气全盛，冲任流通，经血渐盈，应时而下……，冲为血海，任主胞胎，二者相资故能有子。"这说明了冲、任二脉的旺盛和虚实与子女生殖功能的成长衰退有密切的关系。

奇经八脉中的冲、任、督、带四脉，相互的关系如下。

《素问·骨空论》记载："任脉者，起于中极之下""冲脉者，起于气街""督脉者，起于少腹以下骨中央"。三脉的起点，皆在会阴，所以王冰谓冲脉、任脉、督脉一源三歧。

带脉与冲、任、督三脉的关系，正如张子和所说："冲、任、督同起而异行，皆络于带脉。"这样看来，带脉把冲、任、督三脉紧密地相互沟通，成为不可分离的一个体系。因为这一体系与女子盆腔内的生殖器官相接近，而它的生理作用，也都与女子的生殖功能有关。

前人论述，凡有关妇科疾病，均责之于冲、任，如《素问·骨空论》记载："任脉为病……女子带下瘕聚。"《灵枢·经脉》说："任脉之别，名曰尾翳……实则腹皮痛，虚则痒瘙。"王叔和《脉经》说："任脉也，动，苦少腹绕脐下引横骨阴中切痛。"又云："冲脉也。动，苦少腹痛上抢心，有瘕疝，绝孕，遗失溺……"

以上所述，"带下瘕聚""腹皮痛""痒""少腹绕脐下引横骨阴中切痛"，加上"绝孕"等，则完全是子宫与阴道的疾患，这说明了妇科疾病都在带脉之下，正当冲、任二脉所过之处，这符合经脉所过，疾病所生的原理。除了奇经八脉与妇科有密切关系外，还有十二经脉的手少阴心经、足太阴脾经、足厥阴肝经和足少阴肾经，与妇科也有一定的关系。如《素问》中所说的"二阳之病发心脾，有不得隐曲，女子不孕"，以及"心生血，肝藏血，脾统血"，因为冲乃血海，任主胞胎，又为诸阴之会，所以冲任大抵由于心、肝、脾三经为病。

五、经络学说与外科关系

《外科心法要诀·痈疽总论歌》里开首就指出："痈疽原是火毒生，经络阻隔气血凝。"

关于内消治法方面，更着重经络学说，其曰："清热解毒活气血，更看部位属何经，主治随加引经药，毒消肌肉自然平。"意思是须依据疮疡的部位所属的经脉，再结合全身症状施治。

诊断方面，根据望诊所见疮疡分布的区域部位，确定疮疡的发生，关系于何经，并以此判断症情。

1. 部位辨证（各经辨证）

正中，督脉；两旁，太阳；面颊，属阳明；耳前，足少阳胆；耳后，手少阳三焦。

2. 部位与经脉气血多少的关系

多气多血：手阳明（大肠）、足阳明（胃）。

多血少气：手太阳（小肠）、足太阳（膀胱）、手厥阴（心包）、足厥阴（肝经）。

多气少血：手少阳（三焦）、足少阳（胆）、手少阴（心）、足少阴（肾）、手太阴（肺）、足太阴（脾）。

一般多气多血之经，疮疡易治；反之，多气少血之经，就不易治，而且变成"阴证"的情况也较多，所以根据经络学说，辨别疮疡的部位，可以知道它有侵犯哪一经或延及哪一脏腑的可能；同时知道了十二经气血之多少，便可在治疗中遵循。

六、经络学说在儿科治疗上的应用

小儿精气未充，肌肉柔脆，脏腑气弱。因为这些生理上的特点，所以在诊断小儿疾病时，主要依靠经络气血的运行输注，除应用四诊八纲外，还特别注意望面色、审苗窍、验指纹等诊断方法，如：面色青病在肝经，风也；面色红病在心经，热也；面色白病在肺经，寒也；面色黑病在肾经，肾气败也；面色黄病在脾经，脾气虚也。审苗窍和虎口三关的诊病法，也是根据脏腑经络学说而产生的，在小儿一些疾病的治疗方面也受到经络学说的指导。

除此之外，经络学说在眼科、喉科，尤其在推拿、按摩、气功领域内被更为广泛地应用。此不一一列举。总之，经络学说是祖国医学理论体系中的主要组成部分，与中医基础理论密切相连而广泛地指导着各科的临床实践。是学好祖国医学的必读内容。

附 歌 诀

十二经循行"病候歌诀"

手太阴肺中焦生，下络大肠出贲门，上膈属肺从肺系，系横出腋臑中行，
肘臂寸口上鱼际，大指内侧爪甲根，支络还从腕后出，接次指属阳明经。
阳明之脉手大肠，次指内侧起商阳，循指上廉出合谷，两筋歧骨循臂膀，
入肘外廉循臑外，肩端前廉柱骨傍，从肩下入缺盆内，络肺下膈属大肠，

支从缺盆直上颈，斜贯颊前下齿当，还出人中交左右，上夹鼻孔注迎香。
胃足阳明交鼻起，下循鼻外入上齿，还出挟口绕承浆，颐后大迎颊车里，
耳前发际至额颅，支下人迎缺盆底，下膈入胃络脾宫，直者缺盆下乳内，
一支幽门循腹里，下行直合气冲中，遂由髀关抵膝膑，足行跗中指内关同，
一支下膝注三里，前出中指外间通，一支别走足跗指，大指之端经尽矣。
太阴脾起足大指，上循内侧白肉际，核骨之后内踝前，上端循骨行经膝里，
股内前廉入腹中，属脾络胃与膈通，挟喉连舌散舌下，支络从胃注心宫。
手少阴脉起心中，下膈直与小肠通，支者还从心系走，直上喉咙系目瞳，
直者上肺出腋下，臑后肘内少海从，臂内后廉抵掌中，锐骨之端注少冲。
手太阳经小肠脉，小指之端起少泽，循手外侧出踝中，循臂骨出肘内侧，
上循臑外出后廉，直过肩解绕肩胛，交肩下入缺盆内，向腋络心循咽嗌，
下膈抵胃属小肠，一支缺盆贯颈颊，至目锐眦却入耳，复从耳前仍上颊，
抵鼻升至目内眦，斜络于颧别络接。足太阳经膀胱脉，目内眦上起额尖，
支者巅上至耳角。直者从巅脑后悬，络脑还出别下项，仍循肩膊挟脊边，
抵腰膂肾膀胱内，一支下与后阴连，贯臀斜入委中穴，一支膊内左右别，
贯胛挟脊过髀枢，臀内后廉腘中合，下贯腨内外踝后，京骨之下指外侧。
足经肾脉属少阴，小指斜趋涌泉心，然后之下内踝后，别入跟中端内侵，
出腘内廉上股内，贯脊属肾膀胱临，直者属肾贯肝膈，入肺循喉舌本寻，
支者从肺络心内，仍至胸中部分深。手厥阴心主起胸，属包下膈三焦宫，
支者循胸出胁下，胁下连腋三寸同，仍上抵腋循臑内，太阴少阴两经中，
指透中冲支者别，小指次指络相通。手经少阳三焦脉，起自小指次指端，
两指歧骨手腕表，上出臂外两骨间，肘后臑外循肩上，少阳之后交别传，
下入缺盆膻中分，散络心包膈里穿，支者膻中缺盆上，上项耳后耳角旋，
屈下至颐仍注颊，一支出耳入耳前，却从上关交曲颊，至目内眦乃尽焉。
足脉少阳胆之经，始从两目锐眦生，抵头循角下耳后，脑空风池次第行，
手少阳前至肩上，交少阳右上缺盆，支者耳后贯耳内，出走耳前锐眦循，
一支锐眦大迎下，合手少阳抵项根，下加颊车缺盆合，入胸贯膈络肝经，
属胆仍从肋里过，下入气街毛际荣，横入髀厌环跳内，直者缺盆下腋膺，
过季肋下髀厌内，出膝外廉是阳陵，外辅绝骨踝前过，足跗小指次指分，
一支别从大指去，三毛之际接肝经。厥阴足脉肝所终，大指之端毛际丛，
足跗上廉太冲分，踝前一寸入中封，上踝交出太阴后，循腘内廉阴股冲，
环还阴器抵少腹，挟胃属肝络胆逢，上贯膈里布胁肋，挟喉颃颡目系同，
脉上巅会督脉出，支者还生目系中，下络颊里环唇内，支者便从膈肺通。

十二经见证歌

肺经多气而少血，是动则病喘与咳，肺胀膨膨缺盆痛，两手交瞀为臂厥，
所生病者为气嗽，喘渴烦心胸满结，臑臂之内前廉痛，小便频数掌中热，
气虚肩背痛而寒，气盛亦疼风汗出，欠身少气不足息，遗失无度溺变别。

大肠气盛血亦盛，是动颊肿并齿病，所生病者为鼻衄，目痛口干喉痹候，
大指次指用为难，肩前臑外痛相参。胃经多气复多血，是动欠伸面颜黑，
凄凄恶寒畏见人，忽闻木音心震慑，登高而歌弃衣走，甚则腹胀气贲响，
凡此诸疾骭厥竭，所生病者狂疟说，湿温汗出鼻血流，口喝唇胗喉痹结，
膝膑疼痛腹胀兼，气膺伏兔骭外廉，足跗中指俱痛彻，有余消谷溺黄色，
不足身前寒振栗，胃房胀满不消食，气盛身前热似蒸，此是胃经之病真。
脾经气盛而血衰，是动其病气所为，食入即吐胃脘痛，更兼身体痛难移，
腹胀善溢舌本强，得食与气快然衰，所生病者舌肿痛，体重不食亦如之，
烦心心下仍急痛，泄水溏瘕寒疟随，不卧强立股膝肿，疸发身黄大指痿。
心经多气少血宫，是动心脾痛难任，渴欲饮水咽干燥，所生胁痛目如金，
胁臂之内后廉痛，掌中有热向经寻。小肠气少还多血，是动则病痛咽嗌，
颔下肿兮不可顾，肩似拔兮臑似折，所生病主肩臑痛，耳聋目黄肿腮颊，
肘臂之外后廉痛，部分尤当细分别。膀胱血多气尤少，是动头疼不可当，
项似拔兮腰似折，髀强痛彻脊中央，腘如结兮踹如裂，是为踝厥筋乃伤，
所主疟痔小指废，头颈项痛目色黄，腰尻腘脚疼连背，泪流鼻衄及癫狂。
肾经多气而少血，是动病饥不欲食，喘嗽唾血喉中鸣，坐而欲起面如垢，
目视恍恍气不足，心悬如饥常惕惕，所生病者为舌干，口热咽痛气贲促，
股内后廉并脊疼，心肠烦痛疸而澼，瘘厥嗜卧体倦惰，足下热痛皆骨厥。
心包少气原多血，是动则病手心热，肘臂挛急腋下肿，甚则胸胁支满结，
心中澹澹或大动，喜笑目黄面赤色，所生病者为烦心，心痛掌中热之疾。
三焦少血还多气，是动耳鸣喉肿痹，所生病者汗自出，耳后痛兼目锐眦，
肩臑肘臂外皆疼，小指次指亦如废。胆经多气而少血，是动口苦善太息，
心胁疼痛难转移，面尘足热体无泽，所生头痛连锐眦，缺盆肿痛并两腋，
马刀挟瘿生两旁，汗出振寒皆疟疾，胸胁髀膝至跗骨，绝骨踝痛及诸节。
肝经血多气少方，是动腰疼俯仰难，男疝女人少腹肿，面尘脱色及咽干，
所生病者为胸满，呕吐洞泄小便难。或时遗溺并狐疝，临证还须仔细看。

孙氏腹针疗法

"孙氏腹针疗法"，以腹部是人类的第二大脑的研究成果（即腹脑学说）和脑肠肽理论为基础，将腹部分为四个部分十个刺激穴区。"孙氏腹针疗法"是孙老学术经验体系的重要组成部分，是一种全新的针刺方法。

一、孙氏腹针疗法的理论构想

针灸疗法应用于临床已有三千多年的历史，早在《黄帝内经》中就有针灸临床经验和理论知识的记载。随着现代科学的发展，人们通过长期临床实践，在原有的传统体针的基础上，结合现代医学知识，发展诸多各具特色的微针疗法，如头针、耳针、眼针、鼻针等，进一步扩大了针灸临床的适应证和提高了针灸疗效。

腹部是人体的一个重要部位，腹腔内集中了人体许多重要的内脏器官，生命活动的许多功能都依赖这些重要的内脏器官。孙申田教授以穴位全息律为启示，开始构想一种全新的微针疗法，能不能在腹部选取穴（区）来治疗和诊断疾病呢？

德国《地球》杂志一篇文章报道促成了孙氏腹针疗法，"越来越多的科学家认为，肚子是人类的'第二大脑'（也被称为'腹部大脑'），人类的许多感觉和知觉都是从肚子里传出来的。人肚子里有一个非常复杂的神经网络，它包含大约 1000 亿个神经细胞，比脊髓里的神经细胞还多，与大脑的神经细胞数量相等，并且细胞类型、有机物质及感受器都极其相似"。孙申田教授根据这篇文章中关于腹部是人类的第二大脑的研究成果，开始设想通过开发腹脑的功能，弥补大脑的不足或缺陷，同时，通过针刺调整腹脑的功能，协调它与大脑的关系并使两者充分发挥作用，达到治疗某些疾病的目的。

二、孙氏腹针疗法是针灸学术创新的成果

科学史的发展告诉我们，任何一门学科只有在开放兼容中才能实现主体发展。只有创新，针灸才有未来。当前，如何创新和发展是摆在广大针灸工作者面前的重要使命。回顾针灸两千多年的发展史，无论是医学理论的进步还是临床技能的提高，都是在继承前人的理论、经验和教训的前提下，结合自己的医疗实践，不断创新而丰富和完善起来的。因此，我们应正确处理继承与创新的关系，在认真继承的基础上，通过丰富的医疗实践与深入的理论探讨、临床观察总结以及实验研究，力求创新，促进针灸学术的繁荣，推动针灸事业的发展。

孙氏腹针疗法正是继承了传统中医理论，把传统中医理论提升到了一个新的高度，对藏象学说中关于腹腔脏器参与人类生命活动的理论进行了深入研究。同时，孙氏腹针疗法结合了现代医学关于腹部是人类的第二大脑（腹脑）的研究成果和脑肠肽的理论，参考了现代医学的大脑皮质功能定位理论创造性地提出一种全新的针灸方法。在临床实践中取得了令人振奋的疗效。所以说，孙氏腹针疗法是针灸学术创新的成果。

三、孙氏腹针疗法的取穴方案及穴区的功能主治

孙氏腹针疗法是通过针刺腹部的特定穴区，影响肠神经系统（腹脑）的功能，调节和治疗全身疾病。它是以腹脑学说为核心形成的一种微针体系。孙氏腹针疗法把人的腹部看

作大脑皮质功能定位的投影区，使肚脐与百会穴重合，取穴定位以肚脐即腹部的百会穴为中心展开。与传统的常规针灸方法取穴完全不同，不在十四经上。

孙氏腹针理论认为腹部存在着一个完整的神经系统，它相当于人的第二大脑。腹部是大脑的全息影像。孙氏腹针通过针刺腹部的特定穴区对大脑相应部位进行对应的调节，促进或改善大脑的功能，使腹脑与大脑能和谐配合，达到治疗疾病的目的。

从腹壁的分层结构解剖上看，腹壁上存在着丰富的血管、淋巴、神经、肌肉、腹膜等组织，在腹部还有一个复杂的肠神经系统（腹脑），这些复杂的组织与较厚的腹壁层常常可以使腹部穴区针刺时出现一些意想不到的效果。我们相信，这种情况可能与针刺影响肠神经系统（腹脑）的功能，调节某些脑肠肽的分泌、释放和分布有关。这一点我们虽然尚未进行系统的相关实验研究，但大量的临床观察使我们得到了肯定的答案。

孙氏腹针疗法把腹部用腹正中线（剑突-耻骨联合连线）和脐中线（以脐为中点的一条与腹正中线垂直的直线）分为四个部分，十个穴区，上界是肋弓和胸骨的剑突，下界是髂嵴、腹股沟韧带、耻骨结节、耻骨嵴和耻骨联合，外侧界是腋中线。脐以上有四个针刺穴区（情感一区、自主神经及内分泌调节区、锥体外系区、运动区），脐以下有三个穴区（感觉区、运用区、视区），脐旁有三个针刺穴区（情感二区、腹足运感区、平衡区）。孙氏腹针疗法认为脐以上的四个穴区对应大脑的额叶、顶叶，脐以下的三个穴区对应大脑的顶叶、枕叶，脐旁对应顶叶、颞叶。

在腹部取穴时，我们应用"手指同身寸取穴法"，这是因为考虑到患者体形的差异。以患者的手指为标准来定取穴位的方法称为"手指同身寸取穴法"。因个人手指的长度和宽度与其他部位有着一定的比例关系，所以可用患者本人的手指来测量定穴，或医者也可用自己的手指来测定穴位，根据患者高矮胖瘦伸缩。我们主要应用"中指同身寸"和"横指同身寸"。"中指同身寸"是以患者的中指中节屈曲时内侧两端纹头之间作为一寸。"横指同身寸"又名"一夫法"，是令患者将示指、中指、环指和小指并拢，以中指中节横纹处为准，四指横量作为三寸。这体现了因人而异的特点。

腹腔内有很多重要器官，为了避免刺伤这些重要器官，孙氏腹针在治疗时，除情感二区要求直刺以外，其他穴区均要求以15°～30°斜刺入皮下，施轻度捻转，必要时可以用电针刺激。具体分区如下。

1. 情感一区（腹一区）

定位：患者平卧。本区共由3个穴位组成。剑突下0.5寸的穴位及其左右各旁开1寸的两个穴位。

功能：解郁顺气，养心安神。

主治：神志病如心情郁闷、失眠、多梦、健忘、癫病、强哭、强笑及各种神经症（焦虑型、抑郁型、强迫型等）。

操作及手法：针尖向肚脐方向，以15°斜刺入皮下，三针平行，施轻度捻转手法，必要时可以用电针刺激。

附注：本区相当于大脑的额极。故针刺本区可以调节人的思维意识。针刺本区类似于头针的智三针。

2. 自主神经及内分泌调节区（腹二区或血管舒缩区）

定位：患者平卧。在腹正中线上，剑突至肚脐分成四等份，在第二区段（相当于第二等份）的中间位置，距腹正中线旁开1.5寸，左右各一。

功能：调节自主神经功能，调节血压，调节血糖，改善内分泌紊乱。

主治：原发性高血压、糖尿病、自汗、更年期综合征。

操作及手法：于腹二区向外以15°～30°斜刺入皮下1.0～1.5寸，施轻度捻转手法，必要时可以用电针刺激。

附注：本区相当于大脑皮质的血管舒缩区及自主神经区，故针刺本区可以治疗原发性高血压、糖尿病、自汗、更年期综合征。

3. 锥体外系区（腹三区或舞蹈震颤区）

定位：患者平卧。在腹正中线上，剑突至肚脐分成四等份，在第三区段（相当于第三等份）的中间位置，距腹正中线旁开1.5寸，左右各一。

功能：调节锥体外系功能。

主治：帕金森病、抽动-秽语综合征、舞蹈病等。

操作及手法：于腹三区向外以15°～30°斜刺入皮下1.0～1.5寸，施轻度捻转手法，必要时可以用电针刺激。

4. 运动区（腹四区）

定位：患者平卧。在腹正中线上，剑突至肚脐分成四等份，在第四区段（相当于第四等份）的中间位置，距腹正中线旁1.5寸，左右各一。

功能：改善肢体运动功能障碍。

主治：肢体运动功能障碍。

操作及手法：于腹四区向外以15°～30°斜刺入皮下1.0～1.5寸，施轻度捻转手法，必要时可以用电针刺激。

5. 感觉区（腹五区）

定位：患者平卧。在腹正中线上，肚脐至耻骨联合分成四等份，在第一区段（相当于第一等份）的中间位置，距腹正中线旁开1.5寸，左右各一。

功能：改善肢体感觉功能障碍。

主治：肢体感觉功能障碍、各种痛证。

操作及手法：于腹五区向外以15°～30°斜刺入皮下1.0～1.5寸，施轻度捻转手法，必要时可以用电针刺激。

6. 运用区（腹六区）

定位：患者平卧。在腹正中线上，肚脐至耻骨联合分成四等份，在第二区段（相当于第二等份）的中间位置，距腹正中线旁开 1.5 寸，左右各一。

主治：失用症。

操作及手法：于腹六区向外以 15°～30° 斜刺入皮下 1.0～1.5 寸，施轻度捻转手法，必要时可以用电针刺激。

7. 视区（腹七区）

定位：患者平卧。在腹正中线上，肚脐至耻骨联合分成四等份，在第三区段（相当于第三等份）的中间位置，距腹正中线旁开 1.5 寸，左右各一。

功能：改善视觉功能障碍，缓解视觉疲劳。

主治：视觉功能障碍、视觉疲劳。

操作及手法：于腹七区向外以 15°～30° 斜刺入皮下 1.0～1.5 寸，施轻度捻转手法，必要时可以用电针刺激。

8. 情感二区（腹八区）

定位：患者平卧。在脐的上下左右各 0.5 寸，共四个穴位。

功能：解郁顺气，养心安神。

主治：心情郁闷、失眠、多梦、健忘、强哭、强笑、小儿脑瘫及各种神经症（焦虑型、抑郁型、强迫型等）。

操作及手法：于腹八区的四个穴位直刺 0.5～1.0 寸。不捻转，必要时可以用电针刺激。

附注：腹八区相当于头部的四神聪穴。

9. 腹足运感区（腹九区）

定位：患者平卧。在脐上 0.5 寸并旁开 1.0 寸，向下引 2cm 的直线，且平行于腹正中线，即为腹足运感区。

主治：不宁腿综合征、下肢痛、泌尿生殖系统疾病、肛门直肠疾病等。

操作及手法：于腹九区针尖向下以 15°～30° 斜刺入皮下 1.0～1.5 寸，施轻度捻转手法，必要时可以用电针刺激。

10. 平衡区（腹十区）

定位：患者平卧。从髂前上棘引与脐中线垂直并且平行于腹正中线的直线，称为平衡区。

主治：小脑损害引起的平衡障碍。

操作及手法：于腹十区针尖向下以 15°～30° 斜刺入皮下 1.0～1.5 寸，施轻度捻转手法，必要时可以用电针刺激。

四、孙氏腹针疗法的特点

孙申田教授是首先将腹脑学说、脑肠肽理论、中医针灸理论及现代医学大脑皮质功能定位理论相结合的学者，在大量的临床实践基础上，深入探索腹脑的全息反射及其在腹部的功能定位，首次提出孙氏腹针疗法及取穴方案，并大胆地应用于临床，对原发性高血压、糖尿病、肛门-直肠痉挛症、抽动-秽语综合征、痛证、神经症等病的治疗取得了令人振奋的效果。孙氏腹针疗法具有明显的特点。

（1）它是以腹脑及脑肠肽理论为核心形成的一种微针疗法，突出了腹脑及脑肠肽理论在腹针疗法中的重要作用。其理论基础与其他腹针疗法有本质的区别。

（2）孙氏腹针疗法在临床应用时，是通过兴奋肠神经系统的神经元调节脑肠肽的分泌、释放和利用的。所以，可以从神经内分泌的角度来调节和治疗某些疾病。从神经内分泌角度解释了腹针疗法的作用机制。这是孙氏腹针疗法最重要的特点。

（3）孙氏腹针疗法继承和发扬了中医基础理论，对藏象学说中关于腹腔脏器参与人体生命活动作了深入的研究。

（4）与传统针灸取穴方案不同，其参考了现代医学大脑皮质功能定位理论在腹部取穴。

（5）孙氏腹针疗法应用"同身寸"取穴，突出了因人制宜、辨证施治的重要思想。

五、孙氏腹针疗法的机制探讨

孙氏腹针疗法是以腹脑学说为核心建立的，认为腹部是人类的第二大脑，是人体的另一个神经中枢。人类的许多感觉和知觉都是从腹部传出来的。人腹部有一个非常复杂的神经网络，它包含大约1000亿个神经细胞，比脊髓里的神经细胞还多，与大脑的神经细胞数量相等，并且细胞类型、有机物质及感受器都极其相似。大脑与腹脑细胞及分子结构的同一性可以解释为什么精神性药物或治头部疾病的药物对肠胃也会起作用。比如抗抑郁症药可能引发消化不良，治偏头痛的药可以治疗肠胃不适。从腹部到大脑的神经束比反方向的要多。90%的神经联系是从下至上的，因为它比从上至下更为重要。人体的神经传递物质——血清基95%都产生于腹部的"第二大脑"。这套神经系统能下意识地储存身体对所有心理过程的反应，而且每当需要时就能将这些信息调出并向大脑传递。

我们认为，腹针的施术部位使它具有无可比拟的优势。在腹部针刺时，第一，腹针的刺激信号可以通过外周的神经传导通路到达中枢神经系统，也就是将某些信息向大脑传递。然后大脑整合这些信息并做出反应，对人体产生正性影响；第二，由于人腹部里有一个非常复杂的神经网络——腹脑（肠神经系统），它包含大约1000亿个神经细胞，比脊髓里的神经细胞还多。人体的很多神经肽（如缩胆囊素、血管活性肠肽、神经降压素、神经肽Y、P物质、生长抑素等）都产生于肠神经系统，并且它们重要地影响着人体的生理活动，可以说决定着人的健康与疾病。腹针的刺激信号可以穿透腹壁直接作用于腹脑（肠神经系统），兴奋肠神经系统的神经元，调节人体内某些神经肽的分泌、释放和利用。

神经递质参与人体的很多重要的生命活动，如脑肠肽中的P物质，它是最早发现的脑肠肽，有促进胃肠肌收缩、促进记忆、调节疼痛感受及镇静和抗惊厥作用，重症抑郁症患者其含量升高；生长抑素与许多精神性疾病的发病密切相关，抑郁症和早老性痴呆患者大脑皮质中生长抑素浓度降低，而舞蹈病患者基底神经节中生长抑素浓度升高；血管活性肠肽在中枢可参与记忆和感觉的整合过程，与情感障碍发生有关，还可以引起觉醒、皮质和脊髓神经元的兴奋，对心血管系统有明显的扩张血管降低血压的作用，对呼吸系统具有扩张支气管，使肺血管舒张，增加通气的作用；神经降压素除具有强烈的舒张小血管和降血压作用外，还有显著的镇痛作用；神经肽 Y 与学习和记忆密切关联，并参与早老性痴呆、抑郁症及癫痫等的发病，内源性神经肽 Y 具有解焦虑的作用；缩胆囊素可能参与帕金森病、精神分裂症、抑郁症等与多巴胺系统或边缘系统功能障碍有关的疾病的发生。另外，在脊髓背角神经元和感觉神经通路中存在多种脑肠肽，如 P 物质、缩胆囊素、生长抑素、神经降压素等，它们可能参与机体对疼痛的调节。

在抑郁症、神经性厌食症、阿尔茨海默病、儿童多动症患者脑脊液中，生长抑素的含量降低；P 物质的自主活动过高可能导致焦虑、恐惧和伴随情感障碍的痛苦情绪。有人用放射免疫的方法测定了正常人、精神分裂症和抑郁症患者脑脊液中 P 物质的水平，发现精神分裂症和抑郁症患者脑脊液中 P 物质的含量分别是正常对照组的 2 倍和 4 倍。目前，P 物质的拮抗剂已被作为抗抑郁药进行研发。生长抑素、血管活性肠肽和 P 物质均对大脑具有兴奋性效应，在精神分裂症、重症抑郁、癫痫患者或动物模型，此 3 种神经肽的含量均可见到升高。

孙氏腹针疗法是黑龙江中医药大学孙申田教授首次提出的一种全新的微针疗法，它以腹部是人类的第二大脑即腹脑学说和脑肠肽理论为基础，把腹部看作大脑的全息影像，参考现代医学的大脑皮质功能定位理论在腹部选取穴位（区），通过影响脑肠肽的分泌、释放和利用，对大脑相应部位进行对应性的调节，促进或改善大脑的功能，使肠脑与大脑能和谐配合以达到治疗疾病的目的。

腹针疗法不仅可以治疗腹部的一些器官的功能失调，还可以从中枢的层面上调节全身各个器官的功能，更重要的是，它可以调节人体内某些神经肽的分泌、释放和利用，从神经内分泌角度影响人体的生理功能和病理状态。因此，腹针疗法的适应证相当广泛，包括神经系统、内分泌系统、心血管系统、泌尿生殖系统、消化系统等的疾病，特别是对一些由于神经活性物质变化而引起的疾病有很好的疗效，它扩大了针灸临床的适应证，提高了针灸的疗效。因此，孙氏腹针疗法的应用前景是非常广阔的。我们希望有更多的人应用和深入研究孙氏腹针疗法。

然而，孙氏腹针疗法是一种全新的针灸方法，它的提出与临床应用的时间都不长，所以，肯定会有不完善及有待加强之处。我们感到，在取穴定位还需要进一步细化，穴区特异性的探讨还需要进一步深化，腹针疗法的作用途径还需要进一步研究。在作用机制方面，腹针疗法除了对血浆神经肽的影响外，对其他影响疾病的因素是否也有调节作用有待进一步探讨。下一步我们会展开更具体、更深入的实验研究，获得更多的客观实验数据，完善孙氏腹针疗法。

新编实用针灸临床歌诀

在临床头针疗法应用中，孙申田教授始终坚持大脑功能定位与头皮表面投影关系选穴的观点，做了大量的基础理论与临床实践研究，支持了此观点的正确性，并撰写了包括痛证、中风等20种临床常见病症的歌诀，简明扼要，易学易用。

1. 痛证

头　痛

头痛之病最常见，下针之前把经辨，
额前阳明侧为少，后为太阳厥阴巅。
阳明内庭与合谷，再配阳白印堂穴，
少阳足临与外关，局部丝竹太阳选。
后头太阳昆仑穴，再配后溪方组合，
局部风池或天柱，手法循经把气通。
厥阴太冲与内关，同气相求理当然，
再配百会效更佳，不要忘记施手法。
提插捻转左右摇，气至病所效最好。
诸般头痛都有效，要辨良与恶性间。

枕神经痛

枕神经痛也常见，受凉感冒是原因，
后头阵阵痛难忍，左右不定部位变，
先选昆仑与后溪，局部夹脊最适宜，
配以电针效更佳，局部叩刺用梅花，
作用之效快如神，诸般疗法不如它。

三叉神经痛

三叉神经痛难言，发病疼痛撕裂般，
洗脸吃饭可诱发，不敢进食寻短见。
头面分布解剖讲，一支额前连眶上，
二支耳前牵鼻旁，三支下颌颊车上。
三支支配虽有常，发作之时面更广，
原发继发要弄清，治疗原则有不同。
三叉神经痛难当，针刺治疗见配方，
循经合谷与内庭，再加百会安神经。
局部下关是主穴，深刺可达二寸多，
提插捻转摆尾法，循经得气至病所。
一支攒竹眶上裂，二支四白圆孔索，

三支颏孔夹承浆，再加颧髎看效果。
处方分组都可行，选穴多少看病情，
电针针刺频率稳，手法之后可应用。

肩痹症

肩痹之症最常见，治疗方法也多变，
针推理疗一般用，疗效总感太迟缓。
吾之治疗有奇效，经络辨证功奇妙，
肩前太阴取鱼际，肩上阳明合谷求，
下病上取迎香选，即刻抬肩笑开颜。
肩后少阳取中渚，丝竹空穴可配用。
肩胛连背属太阳，原穴腕骨首当选，
若连脊痛加后溪，其理都在辨证中。
举肩尚有局部痛，"合谷刺法"病即安。
全肩疼痛多经辨，选穴不离上法中。
运动针法不可丢，治疗痛症全要用。

筋膜炎

肩背疼痛要辨清，大多都是筋膜病。
职业劳损是原因，再加风寒侵太阳。
病人痛苦夜难眠，影响工作伴心烦。
针刺治疗有奇效，一次就使痛减半。
第一先针百会穴，安神镇静痛减轻。
再加大椎与风池，循经太阳昆仑中。
局部从上向下针，平刺一针两穴间。
部位背俞脊两旁，针后脊旁红色变。
腰痛肾俞大肠选，脊柱两旁法同前。
手法要求不太严，平补平泻即安全。

颈椎病

颈椎增生压神经，导致指麻臂又痛，
选取大椎阳会穴，再配相应夹脊行。
针刺深度很重要，刺中神经最有效，
配以曲池手三里，再加合谷外关好，

335

通电肌缩手抽动，数次病痛即减少。

腰　痛

腰痛原因特别多，闪挫扭伤劳损索，
前俯后仰不敢动，左右摇摆痛难坐。
病在脊臂水沟选，若连腰骶养老穴，
一次如不能痊愈，再配"足运"是头穴。
捻转提插边运动，活动自如效不错。
腰痛活动连腿痛，骨质增生间盘病。
下病上取循古训，风池攒竹太少经。
委中丘墟也可选，其理也在辨证中。
运动过后痛减轻，再配夹脊腰骶中。
深刺要达神经根，针感到腿是效应，
再配环跳与阳陵，加上电针肌抽动。
经络循行要记牢，根据部位辨经寻，
选上选下都可行，知理之后用随心。

肋间神经痛

肋间神经痛一病，病因大多弄不清，
胁肋疼痛左右窜，椎旁肋缘有压痛。
定位诊断并不难，西医疗效只一般。
先刺疼痛各节段，再配夹脊在痛边，
后向肋缘外平刺，属于局部取穴间，
选穴数量不受限，多针少针看痛点，
针后电针更有效，代替手法少捻转。
针刺深度要适中，体位舒适少活动，
捻转得气少提插，千万预防出气胸。

尾　骨　痛

尾骨疼痛不算多，疼痛病人不能坐，
缺钙外伤各种说，针刺治疗效独特。
先选水沟向上刺，再加百会效叠加，
有时一针即痊愈，作用机理细琢磨。

足　跟　痛

足跟疼痛行路难，骨质增生是祸源。

中医病因从肾起，中药治疗六味丸。
久服见效太缓慢，经络辨证络脉变。
针灸治疗有奇效，大钟一针病即安。

增生性膝关节痛

骨质增生关节痛，走路两膝痛难动，
上下楼梯痛加重，蹲下站起更不能。
治疗方法种类多，理疗药物加按摩。
针灸常规局部选，疗程过长效不乐。
吾之治疗有奇效，取穴手法不一般。
吾之选穴"足运感"，手法到位效必然，
再加四白针半寸，手法得气为标准，
立刻活动腿不疼，远期疗效也可信。
其理研究两方面，现代理论有一点，
经络辨证是主线，举一反三点带面。

2. 中风

中　风　偏　瘫

中风偏瘫最难医，头穴双侧运动区，
捻转提插徐转疾，一次三分最适宜。
每隔十分复一次，留针长达数时止，
运动针法不可忽，即刻效应显神奇。
肩臂不举极泉取，针感直传手中喜，
再配肩髃与肩贞，三针之后病即去。
肘挛筋缩曲池选，再配天井臑外穴，
小腿不屈屈膝选，再配殷外膝自蜷。
手指不伸选中渚，大指不动虎口寻，
再配八邪与外关，电针刺激效明显。
足背不举向内翻，也是中风老大难，
可针阳陵与丘墟，加电可使足外旋。
关键针刺深与浅，长期细查获经验，
再配绝骨与解溪，丰隆之穴也可选，
辨证归属阴跷病，针刺照海理相通。
张力过高碍运动，配以按摩更适用。

中 风 失 语

中风失语也常见，同治偏瘫一样难，
运动感觉命名合，四种失语各穴选。
运动失语取二区，感觉失语选一区，
混合失语同时用，再配囟会透前顶。
加电针后口唇动，方知刺激量适中，
金津玉液舌中穴，速刺之后针即出。
地仓通里与廉泉，配合哑门效明显，
千万别忘加训练，语言康复亦关键。

中风延髓麻痹

延髓麻痹真与假，也是中风常并发，
治法基本都一样，无须细辨真与假。
选穴风池透风池，所谓项针名出此，
捻转速刺不留针，连续三至五分止。
再配翳风完骨穴，加之电针效更杰，
天突廉泉治喑哑，通里内关哑门加。
下达照海公孙穴，双侧运动也可加，
快速捻转行手法，他穴得气效更佳。

中风抑郁症

中风抑郁不少见，导致康复功能难，
量表应用很简单，结果出现则明辨。
针刺治疗很见效，百会风池情感找，
腹一腹五吾独创，神门内关大钟要。

中风痴呆症

中风痴呆也常见，治疗起来也很难，
中医辨证从肾起，精髓不足血瘀痰。
补肾健脑化痰瘀，这种辨证最适宜，
补肾太溪不能忘，特选大钟神门取。
三里三阴与内关，醒脑风池百会间，
情一腹一腹五区，手法操作是关键。
二便失禁足运感，语言不利通里选，
流涎不止取承浆，再配双侧穴地仓。
简易量表易操作，结果报告量化讲。

中风强哭、强笑

强哭强笑额叶病，常是中风并发症，
影响针刺康复效，针刺大陵要记清。

3. 动脉硬化皮质下白质脑病

白质脑病不少见，影像学上可分辨，
双腿无力尿失禁，智能障碍常出现。
针刺治疗有特效，选穴一定要记牢，
双侧运动足运感，额前情感不可少。
加以内关与神门，再把三里阳陵针，
大钟三阴与太冲，风池发际头后间。
选穴之妙情理中，手法效中重中重，
古今搭配有新义，高人指点窍即通。

4. 面神经麻痹

口眼歪斜不难医，下针要选好时机，
临床要分急慢期，急期首选综合医。
复期下针最适宜，下针之前点翳风，
由轻至重五分钟，即刻见效两周愈。
确能判断预后义，选穴翳风与下关，
再针地仓颊车旁，四白阳白与迎香。
加上电针以为常，一月之后不恢复，
针法必须有变更，选穴百会与"运三"。
快速捻转要针感，时间三至五分钟，
再把上述穴位填，四白一针透地仓。
滞针提拉固定上，额纹不动同样行，
阳白攒竹与丝竹，滞针提拉法相同。
上法无效再换招，穴位注射可见效，
药物首选士的宁，一次四穴隔日好。
通常十二一疗程，鼓励病人增信心，
时间长点别放弃，突然见效常发生。
积累效应很奇妙，一招二招换三招，
针后加灸乐陶陶，治愈一般无后遗。

5. 耳聋、耳鸣

耳聋耳鸣发病多，发病原因多学说，
动脉硬化血管堵，也有病毒感染说。
神经紊乱耳鸣多，常伴心烦失眠者，
中医辨证心脾肾，再有肝郁伴胆火。
辨证处方来选穴，主客搭配不可缺，
主穴完骨与听会，上关斜下寸半多。
再加百会效更确，手法深浅要摸索，
心虚失眠神门取，再加三阴内关穴。
肾虚太溪或照海，再取三阴交会穴，
肝郁胆火太冲选，再配侠溪泻荥穴。
也可配合穴注射，隔日一次耳周穴，
翳风听会最常用，维生素 B 十二可。
二者配合是新法，发挥作用是一家，
没有一点副作用，临床应用心豁达。

6. 抽动秽语综合征

抽动秽语综合征，当前儿童常见病，
挤眉弄眼手臂动，部位多变是特征。
伴有发声不自主，病因至今不清楚，
西医疗法真不少，效果不佳作用副。
针灸治疗确有效，文章材料有报告，
吾之治疗有奇招，手法兼有配穴妙。
首选百会快捻转，再配头维透后边，
风池迎香内关配，再配廉泉腹三针。

7. 特发性震颤

特发震颤偶尔见，病因大多自遗传，
头颤手颤最常见，重者坚持工作难。
酒后偶尔能减轻，鉴别诊断有功用，
针刺治疗效不错，处方组成一一讲。
首选百会第一穴，行针捻转百次多，
再配舞蹈震颤区，另加风池大椎取。

手颤曲池配少海，再把合谷内关选，
通电手动效更佳，针后各穴要针感。

8. 小儿脑瘫

小儿脑瘫先天病，两腿不灵步难行，
针刺头穴运动区，快速捻转三分钟。
留针长达至一天，中间行针可数遍，
倘若疼痛不合作，可以适当加电针。
指导锻炼很重要，被动主动要持久。
选取腰部夹脊穴，再配阳陵与筋缩。
搅转之后加电针，疗程时间要长些。
中医五迟或五软，先天不足是根源。
加以补肾填精髓，左归右归辨证给，
只要坚持不灰心，多数病人笑而归。

9. 小儿遗尿症

小儿遗尿最常见，针灸治疗已体验，
吾之选穴最简单，只刺双侧足运感。
快速捻转达到量，再用电针一刻间，
留针长达至一天，睡前出针病即安。

10. 脊髓损伤

脊髓损伤致截瘫，二便障碍双腿残，
针刺治疗适应证，但是见效也很难。
颈髓损伤四肢瘫，胸髓损伤下肢残，
全断半断要弄清，预后疗效是关键。
督脉电针吾发明，首选阳会大椎用，
再把腰二命门选，针刺深度重中重。
必须达到硬膜处，手下针感是技术，
再加电针腿抽动，方知针刺量适度。
损害节段要查清，局部夹脊两边行，
针向脊柱方向刺，再用电针对面通。
针刺环跳与阳陵，一日两次不算长，
康复光明放眼长，鼓励信心锻炼强。

新近研究有发现，神经再生针上边，
头穴双侧运动选。针刺手法是关键。

11. 股外侧皮神经炎

感觉异常股痛症，大腿外侧麻木痛，
检查感觉有障碍，过敏减退皆存在。
中医称为血痹症，皮部受风血瘀滞，
局部浅针丛刺法，梅花叩刺效更佳。
皮肤渐红晕即达，泻血拔罐效叠加。

12. 颈脊髓病

骨质增生压脊髓，属颈椎病脊髓型，
颈四以上四肢瘫，反射亢进肢痉挛。
病理反射四肢现，偶尔尿便也受限，
颈五胸二四肢瘫，上肢软瘫下肢痉。
双手可见肌萎缩，也可出现痛麻感，
牵引手术治疗难，保守治疗针灸选。
哑门一穴针寸半，大椎可达二寸深，
加电刺激达到量，颈部肌肉收缩见。
颈二颈六双夹脊，针刺深度二寸许，
成对电针相应接，电场形成脊髓间。
再配体穴四肢选，分组交替疗程换，
部分病人可见效，延长生命症改善。
也可配合起痿汤，经验来自锡纯方。

13. 神经症

神经症，发病多，包括内容甚广阔，
抑郁强迫焦虑症，都归中医神志病。
抑郁不乐胸发闷，多有肝郁气不顺，
强迫焦虑心烦乱，坐立不安不守神。
心火血虚痰上扰，心肝脾肾又连脑，
选穴经验加辨证，异病同治都有效。
第一先选百会穴，安神镇静神守舍，
再选安眠情感区，轻轻捻转针紧涩。

辨证太冲与照海，三阴健脾心血来，
大钟古书治呆症，内关神门免祸灾。
腹一三针平下刺，腹五脐旁针有四，
按此顺序一一作，留针四十最适合。
机制研究很深刻，神经递质可增多，
没有药物副作用，病人治后乐呵呵。

14. 小儿孤独症

小儿孤独症罕见，治疗起来非常难，
患儿违拗不合作，与人交往也不言。
哭闹踢打不治疗，走遍各地都无效，
父母之心可知道，但凡有法试试瞧。
针刺治疗试试看，无效有效别喜欢，
吾之治疗十几例，患儿症状真改善。
开始哭闹不让针，多人抱着把针进，
速刺留针手法简，逐渐适应有效验。
后来合作能对言，接受针刺不厌烦，
稍加手法也不闹，旁人都传效果显。
穴位选择很简单，由简到繁不怕慢，
先针百会第一穴，快速捻转无痛感。
再加神庭刺寸半，睡前出针留一天，
症状改善能合作，穴位选择又增添。
百会四神情感区，内关大钟针点穴，
多数病人都有效，家属要求长治疗。
机制研究太复杂，只从经验来报告。

15. 肛门直肠痉挛症

肛门直肠痉挛症，疼痛难忍是特征，
诸般治疗效不验，针刺治疗奇效现。
先取百会足运感，再配腹六关元选，
内关三里三阴交，一次即使病好转。

16. 尿道综合征

妇女尿道综合征，尿频尿痛少腹胀，

影响工作与睡眠，长期不愈苦难当。
尿液化验总正常，B超检查也无恙，
西医常用抗生素，效果不佳作用副。
中医常用八正散，或用辨证淋病方，
治疗效果都不著，病人求助针灸尝。
首选头穴足运感，捻转三至五分间。
再配腹六三阴交，气海关元针带电，
留针多捻长点好，体穴四刻不应少。
头穴留针睡前起，手法一刻效果好。

17. 发际疮

发际疮是最难医，疖疮多发后发际，
疼痛瘙痒流脓水，反反复复不易愈，
西医常用抗生素，中医清解排脓液，
用药缓解不长久，停药不久再复生，
针灸治疗有奇效，辨证热毒太阳经，
少则一次即可愈，多则两次病永去，
选穴简单法不难，委中泻血一穴间。

18. 荨麻疹

荨麻疹也不少见，满身红疹连成片，
瘙痒抓挠夜不眠，血虚受风是病源。
中西治疗都有效，反复复发把心闹，
变成慢性更难医，痛苦终生苦难熬。
吾之治疗有奇招，神阙放血拔罐妙，
辨证太冲与合谷，活血三里曲池要，
再加血海与风市，痊愈之后不再找。

19. 鼻炎

鼻炎鼻塞气不通，常常伴有头胀痛，
时间长来记忆减，影响学习工作难。
寒冷过敏易复发，对症治疗可缓解，

经常复发难治愈，针灸治疗最简易。
百会首选补中气，通天捻转鼻塞去，
风池上星与迎香，再配合谷把效扬，
每到换季先治疗，预防复发效奇妙。

20. 肥胖症

肥胖已成一种病，身高体重比例称，
儿童时期已发生，成年已成常见症。
不治预后合并症，高血压与糖尿病，
血脂高与心脏病，影响发育性功能。
医学近年已重视，青少年期就防治，
减肥方法种类多，选择针刺也不错。
单纯肥胖有疗效，个体差异勿忽略，
选穴辨证要分型，胃热痰湿火气盛。
善饥能食胃火盛，荥穴内庭泻火型，
合谷曲池清肠热，三里三阴补胃液。
阴平阳秘水火恒，局部中脘与梁门，
天枢大横脐两旁，关元府舍与腹结。
加上电针腹收缩，饮食调节不可缺，
配合锻炼很重要，坚持治疗有奇效。

附　耳针戒酒

耳针戒酒有奇效，既往文章有报告，
关键治疗要牢记，首先酒毒要知道。
病人主动求配合，耳压神门喉胃穴，
内分泌和皮质下，操作要把痛点摸，
再用药物耳穴压，疼痛难忍效最佳，
嘱咐病人反复做，想酒之时压耳穴，
反复操作行为变，病人见酒就恶心，
还有特点最常见，戒断症状不出现，
只要病人能配合，疗效出现并不难。

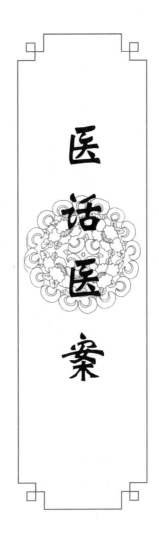

医话医案

一、医　话

一、"孙氏针法"简介

1. 运动针法

运动针法是指在行针过程中让病人做对抗性运动。这种针法的优点是能在行针的过程中观察到即刻疗效，并能给病人增加治愈疾病的信心。反映了针灸疗法疗效快，简便，易行，"效之验如风之吹云"的特点。临床上多用于各种痛症及各种运动功能障碍的疾病治疗。如肩痛、腰痛、腿痛、偏瘫等。

2. 拮抗针法

拮抗针法是一种纠正异常运动模式改变屈肌或伸肌张力增高的针刺方法。多应用于中风偏瘫，改善上肢屈肌张力。选穴多在伸肌部位，可以取传统的穴位，如天井、臂臑、臑俞、肩贞。调其针刺深浅度，接电针使其做伸展的对抗屈肌张力增高的运动。也可选择肌腱的附着点给予电针刺激，如选择肱三头肌肌腱附着点刺激治疗上肢屈肌张力增高。下肢其理相同不赘述。

3. 经颅重复针刺法

经颅重复针刺法只限应用在头针疗法的手法操作中。选择大脑皮质功能定位在头皮表面的对应区域作为针刺部位，称为"刺激区"或穴位。应用重复的捻转手法，一般要求连续捻转 3～5 分钟，达到每分钟 200 转左右的频率，使其积累的刺激量达到足以穿透颅骨的强度而作用于大脑皮质的相应部位，起到治疗脑及周围神经病变的作用，如选择运动区治疗偏瘫，情感区治疗神经症、痴呆、脑病致精神障碍等。实践证明，适应证合适，手法正确，百用百验！

二、针灸奇效案——调神益智法

治愈一例脑挫裂伤报告：患者徐某，女，40 岁。两个半月前车祸造成脑损伤，神志不清，头部 CT 显示：大脑枕叶、颞叶高密度病灶。诊断：脑挫裂伤。在当地抢救后转入省康复医院治疗，住院治疗数日病情不见好转。来我处诊治，患者由两人抱入诊室。查体：双眼紧闭，不回答问话，违拗不合作，双瞳孔等大等圆，对光反射存在，病理反射未引出，四肢肌力无法判断，对疼痛刺激有反应，心肺及其他检查无著变。诊断：脑挫裂伤致精神障碍、痴呆。针刺治疗：应用"调神益智法"选百会穴、情感区，应用经颅重复针刺法捻转3～5分钟，留针半小时加电针20分钟，配人中、完骨、内关、大钟、神门，手法得气为度。3次后，患者神志清楚，可回答问话并能搀扶走路。后百会穴改为双运动区，手法同前。10次治疗后患者痊愈。能正常行走并可达到基本像正常人一样的交流！周围患者无不感到针灸疗效之神奇！

三、头痛治愈案

　　　　患者十八，得病三月，头痛呕吐，休息在家。多家医院，全部检查，
　　　　CT核磁，穿刺脑压，检查结果，没有变化。诊断脑炎，常规治法，
　　　　脱水抗炎，激素量加，头痛不减，丙球又升。治疗半月，病症不罢，
　　　　医生告知，没有办法。转院北京，宣武协和，住院会诊，又做检查，
　　　　用药不少，疗效不佳，告知回家，继续观察。患者头疼，不减反加，
　　　　一线希望，中医疗法。经人介绍，找我诊察。看罢病历，诊脉观舌，
　　　　苔腻而厚，舌体胖大，脉滑有力。表情呆滞，闷闷不乐，中医诊断，
　　　　痰厥头痛。久病伤神，脑窍被波，调神解郁，化痰驱邪，佐以局部，
　　　　疏通经络。首选百会，情感区穴。捻转提插，刺激量达，太冲内关，
　　　　辨证选穴，三阴三里，化痰健脾。太阳丝竹，风池两侧。手法要求，
　　　　得气即可。一次症减，两周痊愈。家属感激，留字为据：
　　　　良医济世妙手回春，申田神针旷世奇绝！
　　庚寅冬月余之爱子有疾，遍请海内名医治，终未痊愈。幸得申田神医妙手回春。余无以回报，感激涕零，特精心书此记……石正军敬作。

四、针灸治疗中风失语

　　　　中风失语最难医，发际顶门穴要知，古籍经验一大箩，今人医之亦难题。
　　　　中医失语名笼统，脑病部位不能定，治标治本效不同，弄清病位分类型。
　　　　语言功能源于脑，右手持筷左半球，运动失语额下回，听之可懂说不流，
　　　　感觉失语颞下回，听之不懂语错回，命名失语在顶叶，物之会用名不会，
　　　　三种失语可各得，也可同发谓混合。脑内结构投体表，对应区域把穴找，
　　　　针刺该穴作用脑，有效无效量上找。临床应用有技巧，主穴配穴搭配好，
　　　　何种失语该区找，针刺手法量必到。配穴首选"情感区"，针刺手法同头针，
　　　　金津玉液不留针，廉泉地仓通里循，哑门速刺不过深，双侧风池通电针。
　　2011年4月10日一女患者患中风混合性失语症，右侧瘫痪半年，住院针灸语言康复药物等治疗效不显。来我处治疗：按上法选语言一区、二区针刺，施以经颅重复针刺法，5分钟后可以数10以内的数字并能听懂简单语言可以重复。其效立竿见影，此法应用多年，

治疗患者百余均获明显疗效。所以说：失语其本在脑，构音器官为标……"治病必求于本"是此意也。

五、桡神经麻痹治愈案

小李年正三十三，家住本省双鸭山，垂腕指屈十五天，当地诊治效不见。
来某医院把方寻，推荐于吾针灸治，查其病症诊断明，三阳络脉受邪犯。
再把西医来诊断，桡神经损是病变，伸腕伸指都受限，屈指垂腕功可办。
针灸治疗效灵验，配穴方法理新填，局部选穴为主线，神经解剖作指南。
类病多种穴不变，面瘫颈椎腰间盘，理论发展要不断，观念创新是关键。
教材改革任在肩，内容更新有远见，中医发展至今天，不断创新才领先。
该病选穴很简单，侠白曲池与外关，三里合谷与腕骨，配以百会多捻转。
手法操作要求宽，酸麻胀重得气完，通以电针不过半，针后加灸效非凡。
此例治疗十二天，痊愈回家笑开颜，临行鞠躬把礼献，诚邀欢迎双鸭山。

这是我刚治愈的一名患者，写此文以交流之。主要强调选穴的理论根据：建立在生理解剖学的基础上……应写入教材以不断创新中医教材内容适应于科学不断发展。

六、一针治愈肩周炎

2011年4月21日上午，百米诊室拥挤不堪，在嘈杂声中听人喊之：汝能治肩周炎？吾回头见一老妇人，问之：何人也？答之：余也。久之？老妇人答之：年余。往何法治之？吾问之。扎针按摩电疗……老妇人答之。好矣？吾问之。妇人摇头以答之：不瘥。吾指其凳，告其落座，嘱学生李广利以查之：举臂抬肩手难梳头，屈肘带裤肩痛似拔，吾告之：汝帮其抬之，广利抬之，妇人惊之，疼呀!疼呀! 学生围之，此乃肩节活动受限也。中医谓之肩痹也；今医乃肩周炎也。吾与学生讲之。吾问学生：汝师已讲之？取何穴也？学生答之：肩三针，曲池、手三里、合谷……另有答之：按摩拔罐……老妇人听之急摆手喊之：余已试过无效。欲起身而走之。吾止之，曰：吾一针即愈可从之？老妇人摇头以否之，曰：吾疾已年余，寻名医已过数，未瘥。汝一针而愈？乃无信之……吾试之？不愈而免费也。从之？吾问也。老妇人无声，片刻，而答之：吾从之。吾细查其痛处……断邪气着于何经：阳明、太阳、太阴也。告之学生：拿针来! 刹时只见银光闪闪针从空中飘飘而至……看!针已握于手中：运气! 捶腕! 屈指……气与力合，力随气发……只见针在穴道上缓缓一动……问之：痛否？不痛! 不痛! 老妇人答之。告之：针已入穴道……老妇人笑之说：好针法! 好针法! 与往差矣。运针以得气酸麻至病处，吾告之：病已瘥! 妇人不信，嘱其活动肩节，真乃不痛也! 神针也! 围观者惊之! 学生问之：汝选何穴？其道也？吾回之，迎香、丝竹空，广利同学补之还有鱼际。其道……乃是经络辨证也。病在下者，取之于上；病在上者，取之于下……运用的精处会显现出针灸的神奇。

这是一个真实的病例，书于家中，望给同道以启迪。

七、三月间盘突出，一针而愈

辛卯年三月十七上午，病人满座，针灸，诊脉，处方……甚感繁忙，真所谓"酒香不怕巷子深，花香引来蝶成群"，其中两病人值得撰文以交流之：间盘突出三月之久，腰痛腿疼走路受阻，哈市医院几乎走遍，按摩服药贴膏蒸疗……疼痛日重，反之不好，朋友介绍来所治疗，诊断无误 CT 见到，针灸扎过也未见效，闻其治者名气不小，专家教授捎带广告……吾问针的哪处穴道，病者摸腰指点腿脚，噢！心中有数已经知道，详查痛处何经邪着，巧取穴道扎上管脚，招呼病人面对坐着，指点三穴保证你好！信之？摇头以否之……吾转头与观者说：看吾之针功！取针于手：拂袖、垂腕、悬针……针似空中飞落于穴道上，闭目……运气于拇指，酸麻传至病所……告病者：已瘥！病者惊之！问之：吾真愈！余可试之……病人站起弯腰抬腿走路……喊之：不疼！好矣！真乃神医！三月之疾一针去之……华佗在世中医奇葩……学生问之：三穴何也？吾答之：攒竹，瞳子髎，足运感。余学之："夫十二经脉者，人之所以生，病之所以成，学之所以始……尚之所以难，粗之所易……"不明经络者开口动手便错，此方乃经络辨证也……今医者多不知此理，而头痛医头脚痛医脚，实不符中医之道也……吾之数百弟子悟懂得也屈指可数。此病例三月之疾一次而愈，次日访之已好。

八、针灸治疗急性腰痛案

连襟满大侠之姐，腰痛数日不能俯仰，提鞋穿袜其儿约协，双手扶腰猫步缓坐，
面带苦笑求医来所。素有间盘突出之疾，复受闪挫太阳脉络，痼疾为本猝病新发，
经络辨证选上治下，丝竹攒竹捻转手法。嘱其弯腰俯仰蹲下，抬头挺胸走路步大，
左摇右摆迪斯科吧！奇呀！奇呀！笑容自发，鞠躬道谢乘车回家。

2011 年 4 月 1 日，连襟之姐患腰疾数日，不能翻身仰俯，双手扶腰，走路艰难，曾按摩理疗不愈而来求治，乃有旧疾复又闪挫，损及太阳之脉，不通则痛，阳盛极而上，取其上部穴位以疏通下部之经脉，故痛立止而病即除，这就是中医神奇之处，奥妙无穷。

九、针刺治疗外踝疼痛立愈案

师大学生钟某某，外踝疼痛走路跛，检查活动痛哎呀！局部压痛不让摸。
告知一针痛即瘥，害怕针刺不敢接，观者劝其针无痛，一针再痛苦不多。
病人座椅手紧握，闭目皱眉头哆嗦，口中念念痛不痛，决心一次看结果。
吾之思路已定妥，经络辨证必不可，下病上取《灵枢》记，古今经验一大箩。
太阳经筋受闪挫，踝跟疼痛互牵扯，选穴攒竹透睛明，一针两穴效特别。
稍加捻转把气得，嘱斯动其踝关节，站起走路跛不跛，活动走路痛全无！
女孩眉开笑呵呵！一针痛去不瞎说，亲见实例不是托，经验积累数多多，
这里就不一一说。

病人钟某，师大学生，四天前右足外踝关节牵扯足跟疼痛，局部压痛不敢触按，同学搀扶走路跛行求医于吾，诊为足太阳经筋为病，围看者很多，吾问其学生应选何穴治之？学生朱砚抢答之，攒竹穴，正合吾意也。病人怕针经众劝说，而从之，针下立愈！人惊之，奇也！言中医之奥妙神奇。

2011 年 4 月 14 日上午，写诗以交流。

十、针灸治疗肩痛案

王某肩痛一月半，洗澡拉伤是病源，穿衣带裤梳头难，夜睡不寐痛绵绵。
按摩理疗又烤电，针灸封闭治没断，疼痛持续仍不减，医者告知愈过年。
求治于吾把病看，活动肩部找痛点，肩解绕胛触敏感，太阳脉络气血犯。
经络辨证是主线，循经主配把穴选，首针小肠原腕骨，再配三焦丝竹看。
提插捻转得气现，气至酸麻病所见，风之吹云喻效验，先贤经验似神仙。
举肩摇臂痛不见，穿衣带裤也随便，摸头够耳举手站，痛去云散见晴天。
病人高兴泪流面，鞠躬道谢笑开颜。

十一、骨关节病治疗心得

老妇年长六十五，双膝疼痛碍走路，上楼下楼都不能，坐下蹲起要搀扶。
双膝微肿痛怕触，伸屈不利面带苦，X 光片见骨增生，间隙变窄引祸出。
服药成车花过度，寻医买药钱无数，病情不减反加重，西医治疗要手术。
病人长途路艰苦，寻医来哈求助吾，治疗好坏先别说，疗效初现人折服。
治疗调神首当初，循经选穴方为主，再配头针足运感，"使"以局部痛可除。
百会情感捻转速，循经四白感麻苏，足运感区捻三分，局部选穴无特殊。
一次见效七次除，三年复诊仍康复，临床疗效确神奇，机理研究必突出。
故写是以交流。

二、医　案

一、痛　症　案

（一）头痛案

1. 偏头痛案

刘某，女，30 岁。2012 年 4 月 12 日就诊。

主诉　右侧头部阵发性疼痛 3 日。

现病史　患者 3 日前因劳累后出现右头部阵发性疼痛，平素可因精神紧张、气候变化、月经期等诱发频繁发作，发作时伴恶心、视物模糊、右颞部难以忍受的搏动性疼痛，常规检查正常。舌边尖红，苔腻，脉弦涩。

临床诊断　偏头痛（中医诊断：少阳头痛）。

针刺治疗　经络辨证属少阳头痛，首选患侧足临泣，针刺逆经络循行方向 15°，取逆而夺之，拇指向前，示指向后捻法和拇指向后示指向前搓法，以拇示指反复搓捻转法，伴有轻微提插，使经气沿着胆经上传，达到立刻止痛的效果。配穴：患侧太冲、外关，得气泻法，配以百会、宁神，应用经颅重复针刺法，达到宁神镇静而止痛的作用（长期偏头痛病人往往伴有轻度的抑郁状态，所以百会、宁神二穴都有抗抑郁作用，但是必须有严格的手法操作，捻转频率一定要快，不低于 200 次/分，一般捻转 2～3 分钟，30 分钟后再施行手法，一般施行 3～4 次）。配合患侧丝竹空透太阳、头维穴，得气为度。

临床疗效　首次头痛即止，为了巩固疗效，一共针 7 次。

2. 基底动脉型偏头痛案

王某，男，45 岁。2011 年 7 月 16 日就诊。

主诉　后头部剧烈疼痛 1 日。

现病史　患者今日无明显诱因突发剧烈后头痛，伴有项部发硬、恶心、呕吐、眩晕，查头部 CT 未见异常。口服止痛、镇静药等常规治疗，病情仍未缓解，所以患者要求针刺治疗。舌淡苔白，脉浮略数。

临床诊断　基底动脉型偏头痛（中医诊断：太阳头痛）。

针刺治疗　首选申脉，施以搓捻和捻转手法，伴有间断轻度提插，得气后使其经气沿着足太阳经上传（但未气至病所，2 分钟后疼痛明显减轻）。配以后溪，得气为度。百会、宁神穴,应用经颅重复针刺法,达到宁神镇静而止痛的目的。局部选穴配以风池,施以捻转提插手法,得气为度。

临床疗效 30分钟后疼痛消失,诸症明显好转,连续针刺5次患者痊愈。

3. 紧张性头痛案

梁某,女,37岁。2012年3月8日就诊。

主诉 头部压迫感2日。

现病史 患者头痛如裹,头项部有压迫感,并伴有胀痛,头重不清,项部发硬,伴失眠、心烦等症。常规检查未见诸变。舌淡红,苔薄腻,脉弦。

临床诊断 紧张性头痛(中医诊断:厥阴头痛)。

针刺治疗 穴位选择首选太冲,逆经而刺1寸深,应用搓法、捻法、捻转法,并伴用提插手法。得气后使其经气沿着肝经上传(气至病所效最佳,达不到病所也有明显疗效)。配穴:内关,得气泻法。头部穴位配以百会、左神聪、右神聪、情感区,应用经颅重复针刺法,配以风池、太阳、神门、三阴交、照海得气为度。

临床疗效 针1次后诸症减半,连续针刺1周后诸症基本消失,患者又巩固治疗6次。

4. 丛集性头痛案

王某,女,27岁。2008年8月15日来诊。

主诉 头痛10余年,近日加重。

现病史 患者头痛10余年,几乎每年发作1~2次,每次发作头痛持续1个月左右,经多种方法治疗均未控制发作,神经系统常规检查未发现明显异常。舌淡苔薄,脉数。

临床诊断 丛集性头痛(中医诊断:混合型头痛)。

针刺治疗 太冲、足临泣、昆仑、足三里、三阴交、内关、神门。内关、太冲、足临泣、昆仑用泻法,足三里、三阴交、神门用补法。头部穴位选百会、左右神聪、情感区,应用经颅重复针刺法(手法是治疗本病的关键,以发挥调神益智的作用)。配以太阳、风池。

临床疗效 患者连续针刺2个疗程(1个疗程为12日)痊愈。

5. 抑郁性头痛案

刘某,女,33岁。2012年3月27日来诊。

主诉 头痛1周。

现病史 患者头痛,伴有失眠,情绪低落,胸闷,气短,情志不畅,懒于交往,甚至对生活没兴趣。神经系统检查未见异常改变。舌质淡暗,脉弦细数。

临床诊断 抑郁神经症伴有头痛(中医诊断:郁证)。

针刺治疗 太冲,捻转提插泻法。足三里、三阴交、照海、内关、神门,提插捻转,得气为度,补法。配以头部穴位百会、左神聪、右神聪、情感区,应用经颅重复针刺法。配以太阳、安眠穴,得气为度,可以适当配合电针,加强手法的持续作用。

临床疗效　首次针刺后患者心情明显改善，头痛减轻。1 个疗程（12 次）后患者基本痊愈。

6. 青光眼引起的头痛案

范某，女，43 岁。2012 年 5 月 8 日来诊。

主诉　眼胀，视物不清 3 日。

现病史　患者眼胀，视物不清，伴有头痛，恶心。神经系统检查未见明显异常。舌红苔黄，脉弦。

临床诊断　青光眼引起的头痛（中医诊断：头痛）。

针刺治疗　选穴：行间（双侧），施以搓法、捻法和捻转法，伴用间断提插，使其得气，并要求气至病所（如果达不到病所，也要求针感沿肝经上传，有立竿见影的止痛效果）。配以百会、宁神、风池（双侧）、太阳（双侧），达到明目醒神镇静的目的。

临床疗效　针 1 次后症状减轻，针 7 次后症状基本消失，眼压从 70mmHg 降到 59mmHg。

（二）头面部其他疼痛案

1. 三叉神经痛案

于某，女，44 岁。2011 年 5 月 8 日就诊。

主诉　右侧面部发作性疼痛 2 年，近期加重。

现病史　患者右侧面部发作性疼痛 2 年，神经系统检查无异常，曾经服卡马西平有效，患者因为药物副作用，服药后头晕，恶心，视物模糊而终止治疗。舌淡红，苔薄白，脉浮紧。

临床诊断　三叉神经痛（第二、三支）（中医诊断：面痛）。

针刺疗法　选穴：下关，要求针刺 2～2.5 寸深，提插捻转施以泻法。四白穴要求针刺在三叉神经第二支出颅处（圆孔），针刺 1.5 寸深左右。夹承浆穴要求针刺到卵圆孔（三叉神经第三支出颅处），针刺 1～1.5 寸深，捻转提插得气为度。配以迎香、颧髎，得气为度，泻法。循经选穴以手足阳明经为主，选取患侧内庭，健侧合谷，要求应用搓法、捻法和捻转提插法。使其气至病所。

临床疗效　针刺 3 次后发作频率减少，程度减轻，半个月后基本控制发作，连续针刺 1 个月后已控制发作。

2. 枕神经痛案

刘某，男，46 岁。2012 年 5 月 29 日来诊。

主诉　右侧后头部阵发性疼痛 2 日。

现病史　患者受凉后右侧后头部阵发难以忍受的疼痛，每次持续 1 分钟左右，检查右侧后头部有感觉过敏，颈1、颈2夹脊穴处有压痛，头CT检查正常。舌淡红，苔白腻，脉滑。

临床诊断　枕神经痛（中医诊断：太阳头痛）。

针刺治疗　百会应用经颅重复针刺法，达到宁神止痛、神安痛减的目的。风池，完骨，颈1、颈2夹脊穴得气通以电针，配以后溪，得气泻法。

临床疗效　针刺1次后疼痛频率减少，程度明显减轻，2次后症状基本消失，5次后痊愈。

（三）肩痛案

1. 肩周炎案

王某，女，63岁。2012年5月13日来诊。

主诉　肩痛半年，近期加重。

现病史　患者肩部疼痛半年，胳膊不能屈伸。曾用药物、按摩、烤电等治疗效果不显。舌淡苔薄白，脉沉紧。

临床诊断　肩周炎（中医诊断：肩痹病）。

针刺治疗　中渚、听宫（患侧）、迎香（健侧）。手法：提插捻转得气，嘱患者活动肩部（即运动针法）。

临床疗效　1次即愈。

2. 肩部外伤等因素引起的肩痛案

刘某，女，54岁。2012年5月22日来诊。

主诉　肩痛1个半月。

现病史　患者1个半月前一次洗澡拉伤导致肩部疼痛，肩部不能上举，睡眠质量不佳。曾行按摩理疗、烤电等治疗，疼痛持续不减。舌淡苔白，脉沉紧。

临床诊断　肩痛（中医诊断：肩痹病）。

针刺治疗　经络辨证是主线，循经主配把穴选，首针小肠原腕骨，再配三焦丝竹看。提插捻转得气。

临床疗效　治疗1次即可举肩摇臂，摸头够耳，肩痛消失，穿衣服如常。

（四）膝痛案

张某，女，65岁。2012年5月13日来诊。

主诉　膝痛半年，近期加重。

现病史　患者双膝疼痛，不能走路，不能上下楼，坐下蹲起需要搀扶。双膝微肿疼痛，触之加重，伸屈不利，X线片见骨质增生，间隙变窄。曾用药物治疗，效果不显，病情日渐加重。舌暗苔薄白，脉弦滑。

临床诊断　膝关节炎（中医诊断：膝痹病）。

针刺治疗　治疗调神首当初，循经选穴方为主，再配头针足运感，使以局部痛可除。

百会情感捻转速，循经四白感麻苏，足运感区捻三分，局部选穴无特殊。

临床疗效　1 次见效，7 次病愈。

（五）踝关节痛案

金某，男，23 岁。2012 年 6 月 3 日来诊。

主诉　外踝疼痛 4 日。

现病史　患者 4 日前右足外踝关节牵扯足跟疼痛，不能正常行走，触按疼痛加重。舌淡苔白，脉弦细。

临床诊断　踝扭伤（中医诊断：痹病）。

针刺治疗　攒竹透睛明。稍加捻转行针。

临床疗效　1 次即愈。

（六）面部麻木症（感觉异常症）案

于某，女，32 岁。2012 年 4 月 22 日来诊。

主诉　左侧面部麻木异常感 3 个月。

现病史　患者自述左侧面部麻木异常感 3 个月。神经系统检查未发现明显异常。舌淡苔白，脉弦。

临床诊断　面部麻木症（中医诊断：郁病）。

针刺治疗　百会、宁神，应用经颅重复针刺法，以调神镇静，局部选迎香，捻转泻法，配以下关、夹承浆、完骨、颊车、合谷（双侧），平补平泻，得气为度。

临床疗效　针 1 次后症状减轻，12 次后症状消失。

（七）带状疱疹后遗神经痛案

段某，女，62 岁。2012 年 5 月 24 日来诊。

主诉　右侧后头部，颈部，肩部疼痛 2 个半月。

现病史　患者 2 个半月前患有带状疱疹，现带状疱疹基本痊愈，皮肤遗留色素沉着。患者表情十分痛苦，无语，声音嘶哑，两手抱头，不断呻吟。一直服用止痛药，曾做过封闭治疗，都未见明显效果。舌暗苔薄，脉弦涩。

临床诊断　带状疱疹后遗神经痛（中医诊断：痹病）。

针刺治疗　首选百会、宁神，应用经颅重复针刺法，调神镇静而止痛。配上神经损伤部位的夹脊穴，颈 1 至颈 3 夹脊穴、风池（患侧）、头维（患侧）、太阳（患侧）、后溪（患侧）、申脉（患侧），提插捻转泻法。夹脊穴要达到一定深度，针刺 1.2～1.5 寸深，捻转得气为度，通以电针。

临床疗效　针 1 次后症状明显减轻，第 2 日复诊患者可以讲话，表情自如，痛苦明显减轻，针 3 次后患者可以自主交流，面带笑容，针 4 次后患者疼痛基本痊愈，为巩固疗效，患者针刺 7 日而痊愈。

二、脑血管病病案

（一）失语案

安某，男，56岁。2012年5月12日就诊。

主诉　右侧不均等偏瘫，伴有运动性失语症3日。

现病史　患者3日前无明显诱因自觉右侧肢体活动不利，伴头晕，无视物旋转，无恶心呕吐，测血压200/100mmHg，查头颅CT示：脑干、双侧基底节及左侧小脑梗死灶。舌淡，苔白腻，脉弦。

临床诊断　运动性失语（中医诊断：中风-中经络）。

针刺治疗　头针：运动区（双侧）、感觉区（左侧）、语言一区（左侧）、宁神、囟会透前顶。手法均应用经颅重复针刺法。配穴：金津、玉液（数刺不留针）、廉泉、迎香（右侧）、地仓（右侧）、完骨（双）。体穴：通里（双）、内关（双），得气为度。并配以常规治疗偏瘫的穴位。

临床疗效　首次治疗后失语症状明显改善，患者不仅能重复述者语言，并能简单回答问题，针刺半个月后，基本达到语言交流的目的。

（二）延髓麻痹案

李某，男，58岁。2012年5月15日就诊。

主诉　右半身麻木，不能吞咽1个月。

现病史　患者右侧半身麻木1个月，不能吞咽，须下鼻饲管维持进食。检查患者语言尚正常，饮水反呛，吞咽困难，需要鼻饲维持进食，在西医院常规治疗，吞咽功能一直未恢复，发病20日后患者要求针刺治疗。舌淡红，苔白腻，脉弦。

临床诊断　真性延髓麻痹（中医诊断：中风-中经络）。

针刺治疗　百会、宁神、舌中（点刺不留针）、廉泉、天突、地仓（右侧）、迎香（右侧）、翳风（右侧）、完骨（双）、风池（双）。百会、宁神，应用经颅重复针刺法，其他腧穴得气泻法，并加以电针治疗，以加强手法之作用。配穴：内关（双）、足三里（双）、三阴交（双）、解溪（双）、照海（双）。

临床疗效　该患者针20日后基本痊愈，拔鼻饲管可以自行进食。

三、周围神经病案

（一）面肌痉挛案

于某，男，63岁。2012年5月10日来诊。

主诉　左侧面部不自主痉挛5年，近日加重。

现病史　患者左侧面部不自主痉挛 5 年，在多个医院治疗效果不显，患者 5 月 10 日来门诊针刺治疗，患者已做常规神经系统检查，未见明显异常。舌质淡，苔薄白，脉浮。

临床诊断　面肌痉挛（中医诊断：颤病）。

针刺治疗　百会、宁神，应用经颅重复针刺法，以调神益智止痉。病灶对侧中央前回下 1/5（面神经在头皮对应区域），角孙穴向下平刺 1.2 寸深，中央前回下 1/5 和角孙穴要求应用经颅重复针刺法，捻转频率必须达到 200 次/分，刺激 3～5 分钟，已达到抑制面神经兴奋性的作用。迎香（健侧）、下关（健侧）为"巨刺"，以捻转得气为度。通以电针治疗，20～30 分钟。

临床疗效　1 次针刺治疗后频率减少，程度减轻，2 次、3 次治疗后症状好转 2/3，1 周后患者基本痊愈。

（二）桡神经麻痹案

李某，男，32 岁。2012 年 5 月 17 日来诊。

主诉　垂腕指屈 15 日。

现病史　患者 15 日前睡醒后出现右上肢麻木无力。检查：右手垂腕，屈前臂时肱桡肌肌腹消失，手指不能伸直，拇指不能外展。舌红苔黄腻，脉濡数。

临床诊断　桡神经麻痹（中医诊断：痿病）。

针刺治疗　选穴：侠白曲池与外关，三里合谷与腕骨，配以百会多捻转。手法操作要求宽，酸麻胀重得气完，通以电针不过半，针后加灸效非凡。

临床疗效　治疗 12 日，痊愈回家。

（三）尺神经麻痹案

王某，男，35 岁。2012 年 4 月 22 日就诊。

主诉　右侧小指麻木 3 日。

现病史　患者右侧小指麻木，并伴有小指和环指屈曲不灵活，小鱼际轻微萎缩。检查：右侧小指和手掌外侧感觉减退，肌电图诊断尺神经传导速度减慢。患者长期伏案工作。舌红苔黄，脉滑数。

临床诊断　压迫性尺神经病（中医诊断：痿病）。

针刺治疗　曲池、手三里、小海、外关、中渚、腕骨，并通以电针。

临床疗效　2 周后基本痊愈。

（四）腓总神经麻痹案

付某，女，46 岁。2012 年 5 月 25 日就诊。

主诉　右侧足下垂，走路呈跨越步态 1 周。

现病史　患者 1 周前突然出现右侧足下垂，足不能背屈，患者用脚尖可以站立，不能用足跟站立，小腿外侧和足背外侧有部分感觉障碍。舌红苔黄，脉数。

临床诊断　腓神经麻痹（中医诊断：痿病）。

针刺治疗　运动区上 1/5（对侧）应用经颅重复针刺法，腰 4 至骶 2 夹脊穴、殷门、足三里、阳陵泉、丰隆、解溪、丘墟，得气为度，加以电针治疗。

临床疗效　半个月后患者可以做背屈动作，但无力。又继续针 10 日，基本痊愈。

（五）股外侧皮神经炎案

韩某，女，43 岁。2012 年 5 月 5 日就诊。

主诉　右侧大腿外侧剧烈疼痛 1 周。

现病史　患者 1 周前右侧大腿外侧突然剧烈疼痛，难以忍受，夜间加重影响睡眠。患者来诊时表情十分痛苦（患者患尿毒症，每日做透析治疗）。检查：右侧大腿外侧、前侧感觉过敏。舌红苔白滑，脉沉紧。

临床诊断　股外侧皮神经炎（中医诊断：痹病）。

针刺治疗　百会、宁神，应用经颅重复针刺法，腰 1 至腰 3 夹脊穴。主穴：髀关、伏兔、梁丘、风市、血海、阴陵泉，加以局部多针丛刺法，得气为度加以电针。

临床疗效　首次治疗后症状明显减轻，患者夜间可以入睡。针 2 周后基本痊愈。

（六）糖尿病引起的神经损伤案

1. 动眼神经麻痹案

范某，女，64 岁。2012 年 5 月 13 日就诊。

主诉　右侧眼睑下垂 2 日。

现病史　患者曾经患过展神经麻痹、面神经麻痹，基本治愈。近 2 日右侧眼睑下垂，眼球外斜视，不能内收，瞳孔对光反射存在，双侧等大同圆。舌红苔白，脉沉紧。

既往史　糖尿病病史。

临床诊断　动眼神经麻痹（中医诊断：目偏视）。

针刺治疗　百会、宁神，应用经颅重复针刺法（以调神益智）。局部选穴：攒竹、阳白透鱼腰、睛明、太阳、四白、头维、下关、风池（双）、外关、合谷、光明（双），得气为度。

临床疗效　3 周后患者眼裂大小基本一致，眼球活动基本正常。

2. 展神经麻痹案

周某，男，58 岁。2012 年 2 月 23 日就诊。

主诉　复视半个月。

现病史　右眼不能外展，双眼向右看复视。舌暗，脉涩。

既往史　糖尿病病史。

临床诊断　外眼神经麻痹（中医诊断：目偏视）。

针刺治疗　百会、风池（双）、太阳、下关、球后、外球后、阳白、四白、外关。

临床疗效　1周后复视减轻，眼球外展麻痹明显改善。1个月后复视消失，外直肌功能基本恢复。

3. 合并痛性神经病案

王某，男，48岁。2012年4月22日就诊。

主诉　左大腿前侧剧痛2日。

现病史　患者左大腿前部自发性剧烈疼痛，难以入睡，盖被或者穿衣服摩擦后加重。检查：大腿前侧、外侧局部感觉过敏，拒绝触摸，患者用吗啡缓解疼痛，病程3个月。舌淡，苔薄白腻，脉弦紧。

既往史　糖尿病病史。

临床诊断　糖尿病合并痛性神经病（中医诊断：痹病）。

针刺治疗　百会、宁神，应用经颅重复针刺法，以调神宁志而缓痛；局部以梅花针叩刺，首次轻叩，局部稍微潮红。

临床疗效　治疗1次后当晚未服吗啡制剂疼痛缓解，并能入睡。1周后症状明显减轻。后治疗隔日1次，4周后症状基本消失。

（七）前庭神经元炎案

孙某，女，34岁。2012年3月9日就诊。

主诉　眩晕、恶心、呕吐半月余。

现病史　患者眩晕、恶心、呕吐半月余，曾在医院常规治疗——脱水、改善循环、激素抗炎、抗病毒、营养神经等治疗后症状稍缓解，患者仍感觉头晕，走路不稳。舌红苔黄，脉弦数。

临床诊断　前庭神经元炎（中医诊断：眩晕病）。

针刺治疗　百会、宁神、晕听区（患侧），应用经颅重复针刺法。配穴：风池（双侧）、听会（患侧）、耳门（患侧）、上关（患侧）、外关（患侧），平补平泻，得气为度。

临床疗效　针1次后自觉症状明显减轻，半个月后患者症状基本消失。

（八）舌咽神经麻痹案

刘某，男，57岁。2012年5月3日就诊。

主诉　右侧面肌痉挛多年，近期加重。

现病史　患者右侧面肌痉挛多年，近日抽搐频繁，在北京中日友好医院做面神经微血管减压术，术后面肌痉挛明显改善，但患者不能吞咽，语言基本正常，下鼻饲管维持进食。舌暗苔滑，脉沉弱。

临床诊断　面肌痉挛术后并发舌咽神经麻痹（中医诊断：痹病）。

针刺治疗 百会、宁神，应用经颅重复针刺法，以调神益智。患侧玉液点刺不留针，廉泉、天突捻转得气，右外廉泉（廉泉旁开 1 寸）、地仓（患侧）、迎香（患侧）、颊车（患侧）、风池（双侧）、翳风（双侧）、翳明（双侧）、合谷（双）、内关（双），均施以提插捻转法，得气为度，通以电针。

临床疗效 病人连续针刺 17 日后拔掉鼻饲管，能自动吞咽，饮水。总共治疗 21 日，患者痊愈。

四、神 经 症 案

杨某，女，48 岁。2012 年 5 月 26 日就诊。

主诉 失眠 1 个月。

现病史 患者 1 个月前无明显诱因出现失眠，情绪低落，不愿意参加群体活动，对各种事物不感兴趣，有时候觉得生活没意思，甚至偶尔有自杀的想法，但患者有自制能力，还能极度控制情绪，经检查未发现器质性病变。舌红苔黄，脉弦细。

临床诊断 抑郁神经症（中医诊断：郁病）。

针刺治疗 情感区、百会、左神聪、右神聪，应用经颅重复针刺法，尤其情感区捻转刺激强度越大，效果越好。安眠（双）、太阳（双）、内关（双）、神门（双）得气为度，足三里（双）、三阴交（双）、照海（双）用补法，提插捻转得气为度。太冲（双）用泻法。

临床疗效 针 1 次后患者症状明显改善，心情舒畅，睡眠改善，连续半个月后患者痊愈。

五、类心绞痛发作性惊恐发作案

肖某，男，35 岁。2012 年 2 月 24 日就诊。

主诉 发作性胸闷、心慌、气短 1 个月。

现病史 患者 1 个月前无明显诱因出现胸闷、心慌、气短，患者住院时可以上下 10 楼，但是不敢乘坐电梯，乘电梯时有发作性胸闷、心慌、气短，有难以忍受的感觉。内科常规检查未见明显异常改变，按冠状动脉缺血处理，症状未见明显好转。舌红苔黄，脉弦细。

临床诊断 类心绞痛发作性惊恐发作（中医诊断：郁病）。

针刺治疗 百会、情感区、安眠（双）、太阳（双）、内关（双）、神门（双）、腹一区。百会、情感区，应用经颅重复针刺法，腹一区用泻法，其余腧穴平补平泻，得气为度，通以电针。

临床疗效 针 1 次后患者症状明显减轻，可以乘坐电梯，1 周后患者病情基本稳定。

六、脊髓病案

（一）截瘫（脊髓炎、外伤等原因引起的不完全脊髓损伤）案

许某，男，42 岁。2012 年 4 月 22 日就诊。

主诉　车祸外伤 1 个半月。

现病史　患者车祸外伤 1 个半月，现双下肢肌力 1 级，腱反射亢进，病理征（+），T_6 以下感觉减退，尿潴留，来诊时带尿管。舌淡，苔薄白腻，脉弦紧。

临床诊断　$T_8 \sim T_{10}$ 压迫性肋骨骨折合并脊髓损伤（中医诊断：痿病）。

针刺治疗　足运感区（双）、宁神，应用经颅重复针刺法，督脉电针大椎、命门，大椎和命门要求深刺 2.5 ～ 3 寸深，达到接近脊髓硬膜处，通以电针，双下肢电刺激后不自主抽动效果最好。损伤平面 $T_8 \sim T_{10}$ 夹脊穴，要求针刺方向向脊柱方向针 1.5 寸深，通以电针。下肢穴位：环跳（双）、阳陵泉（双）、丘墟（双）、承山（双）、八髎。

临床疗效　患者针刺 28 日后下肢肌力明显改善，达到 3 级，可以自主排尿，该患者治疗 3 周后同时配以康复训练，可以在人搀扶下走路，症状明显改善，但未痊愈，现患者休息 1 周后仍然继续针刺治疗。

（二）遗传性痉挛性截瘫案

林某，男，52 岁。2012 年 5 月 6 日就诊。

主诉　双下肢走路不灵活 10 余年，近日有加重趋势。

现病史　检查患者双下肢锥体束征阳性，肌力 4 级，肌张力高，二便正常，该患者有家族史，磁共振检查无显著改变。舌淡，苔薄白腻，脉弦紧。

临床诊断　遗传性痉挛性截瘫（中医诊断：痿病）。

针刺治疗　运动区（双）、足运感区（双侧），应用经颅重复针刺法，大椎、命门、肾俞、环跳（双）、殷门（双）、阳陵泉（双）、丘墟（双）。大椎和命门应用督脉电针法，针刺深度达到接近脊髓硬膜处，给予刺激双下肢不自主抽动效果佳。其余腧穴得气为度。

临床疗效　患者针刺后走路自觉灵活，步态较治疗前稳定，针刺 4 个疗程，每个疗程 12 日，每日 1 次，患者显著好转。

七、脑炎引起的神经精神障碍案

谢某，女，43 岁。2011 年 12 月 25 日就诊。

主诉　抽搐伴有精神障碍 1 个月。

现病史　患者 1 个月前突然出现抽搐，在西医院住院治疗，当时以抽搐（癫痫发作）伴有精神、记忆、认知功能障碍为主要表现，尤其是近期记忆、幻觉和尿便行为异常。给予抗病毒药、抗癫痫药、激素和营养神经药等治疗，治疗后癫痫发作基本控制，但偶

有小发作，精神障碍如近期记忆障碍、尿便行为异常和幻觉未见明显改善。舌淡，苔薄白，脉弦紧。

临床诊断　病毒性脑炎（中医诊断：癫病）。

针刺治疗　运动区（双）、足运感区（双侧）、情感区，应用经颅重复针刺法。配以安眠（双）、关元（双）、内关（双）、神门（双）、大钟（双）、足三里（双）、三阴交（双）、太冲（双）。要求泻法，得气为度。

临床疗效　针10次后患者二便行为基本恢复正常，针25次后患者幻觉、记忆、语言交流都有明显改善。连续针刺1个半月，患者诸症均有显著改善，建议患者回当地医院继续针刺治疗。

八、锥体外系疾病案

（一）帕金森病案

贾某，女，73岁。2012年5月4日就诊。

主诉　双手震颤半年。

现病史　患者半年以来双手不自主震颤，走路呈慌张步态。舌淡红，苔白腻，脉弦数。

临床诊断　帕金森病（中医诊断：颤病）。

针刺治疗　运动区、舞蹈震颤区、宁神，应用经颅重复针刺法。曲池（双）、小海（双）、手三里（双）、外关（双）、合谷（双）、阳陵泉（双）、三阴交（双）、太冲（双）、太溪（双）、照海（双），平补平泻，通以电针。

临床疗效　针刺1周后震颤明显减轻，走路步距增宽。连续针刺1月余，症状改善。

（二）痉挛性斜颈案

韩某，女，42岁。2012年6月21日就诊。

主诉　痉挛性斜颈多年，近期加重。

现病史　患痉挛性斜颈多年。患者头和颈部不自主向左侧倾斜，所以患者经常用左手向上拖住下颌，控制头和颈部偏斜。舌淡红，苔白腻，脉弦数。

临床诊断　痉挛性斜颈（中医诊断：颤病）。

针刺治疗　百会、舞蹈震颤区（双）、宁神，应用经颅重复针刺法，$C_3 \sim C_6$夹脊穴（双侧）、大椎、肩井（双）、外关（双）、申脉（双）、后溪（双）。配以健侧电针断续波治疗。

临床疗效　首次治疗后症状明显缓解，15次后症状明显改善。

（三）睑-面-口综合征（Meige）案

秦某，男，45岁。2012年5月9日就诊。

主诉　眼睑不自主痉挛3日。

现病史　患者 3 日前无明显诱因出现眼睑不自主痉挛，伴有双眼睁眼困难，同时伴有口、面部不自主运动，曾就诊很多医院，查眼科未见异常改变。曾到医院治疗，给予氟哌啶醇、地西泮等药物治疗，均未见明显好转。舌红，苔白腻，脉细数。

临床诊断　睑-面-口综合征（Meige）（中医诊断：颤病）。

针刺治疗　百会、舞蹈震颤区（双）、宁神，应用经颅重复针刺法，配以风池（双）、太阳（双）、攒竹（双）、阳白（双）、四白（双）、迎香（双）、地仓（双）、颊车（双）、廉泉（双），平补平泻，得气为度。合谷（双）、太冲（双）用泻法。足三里（双）、三阴交（双）、太溪（双）捻转得气用补法。

临床疗效　针 1 周后眼睑痉挛频率降低，程度减轻。2 周后眼睑和面口不自主痉挛都明显好转。1 个月后患者诸症基本消失。

（四）书写痉挛症案

程某，男，23 岁。2012 年 6 月 18 日就诊。

主诉　右手书写困难 3 日。

现病史　患者 3 日前无明显诱因右手书写时出现写字困难，手部不自主痉挛，而其他功能正常。经过常规检查未发现明显异常改变。舌淡红，苔白腻，脉弦数。

临床诊断　书写痉挛症（中医诊断：颤病）。

针刺治疗　百会、舞蹈震颤区（双）、宁神，应用经颅重复针刺法，曲池、小海用泻法。手三里、外关、合谷、中渚得气通以电针。

临床疗效　患者经过 1 个月治疗，书写困难明显改善。

（五）小儿抽动症案

李某，男，8 岁。2012 年 5 月 21 日就诊。

主诉　不自主眨眼，皱眉，伴有耸肩，不自主发声 1 年。

现病史　患儿 1 年前无明显诱因出现不自主眨眼，皱眉，伴有耸肩，不自主发声。经过多个医院检查（CT、MRI、微量元素等）未发现明显异常改变。脑电图示：阵发性尖波或棘波。服用盐酸硫必利、氟哌啶醇等药物治疗，病情时好时坏，不稳定。舌红，苔腻，脉数。

临床诊断　小儿抽动症（中医诊断：颤病）。

针刺治疗　百会、舞蹈震颤区（双）、宁神、太阳（双）、风池（双）、攒竹（双）、四白（双）、迎香（双）、颊车（双）、廉泉、天突、腹三区、合谷（双）、内关（双）、足三里（双）、三阴交（双）、照海（双）、太冲（双）。

临床疗效　1 周后，患者自觉发生频率减少，程度减轻。3 周后，眨眼、耸肩症状消失，但偶有发声。1 个半月后，发声基本消失，其他症状明显减轻。患者连续针刺 3 个月，后 1 个半月每周针 3 次，病情基本稳定。

（六）特发性震颤案

白某，女，46 岁。2012 年 4 月 5 日就诊。

主诉　双手不自主震颤 1 月余。

现病史　患者 1 月余前出现双手拿杯子喝水时不自主震颤，严重时水可以流出。检查：双手平伸表现不自主震颤，但放在桌子上或静止时不震颤。肌张力不高。舌淡红，苔白腻，脉弦。

临床诊断　特发性震颤（中医诊断：颤病）。

针刺治疗　百会、舞蹈震颤区、宁神、风池（双）、曲池、小海、手三里、外关、合谷、中渚。百会、舞蹈震颤区、宁神，应用经颅重复针刺法，其他腧穴得气为度，通以电针。

临床疗效　患者针 1 周后症状明显减轻，1 个月后病情基本稳定。

（七）不宁腿综合征案

范某，女，48 岁。2012 年 5 月 17 日就诊。

主诉　入夜双下肢麻木不适，活动后减轻 1 年。

现病史　患者 1 年前无明显诱因出现双下肢麻木不适，患者白天活动时不明显，夜间休息时症状尤甚，腿动不安，难以入睡，常常需要起身活动或者拍打腿部才能得以暂时缓解。双下肢肌电图、血流图及 X 线检查均未见异常改变。神经系统检查未见异常。患者口服氟桂利嗪、艾司唑仑等药物治疗，效果不明显。舌暗苔滑，脉沉弱。

临床诊断　不宁腿综合征（中医诊断：痹病）。

针刺治疗　足运感区（双）、情感区、安眠（双）、足三里（双）、阳陵泉（双）、照海（双）、太冲（双）。足运感区、情感区，应用经颅重复针刺法，其他腧穴得气为度，通以电针。

临床疗效　患者针 1 周后症状缓解，夜间可以入睡。半个月后病情基本稳定。

九、肌 病 案

（一）肌强直综合征案

李某，男，23 岁。2012 年 6 月 10 日就诊。

主诉　右手握拳或和别人握手时不能马上松开 1 个月。

现病史　患者 1 个月前突然受惊后出现右手握拳，和别人握手时不能马上松开，患者面容消瘦、额纹平坦、眼睑下垂、唇厚、口微张，呈典型的斧状头。颈细长，过度前倾如鹅颈。舌淡红，苔白腻，脉弦。

临床诊断　肌强直综合征（中医诊断：痉病）。

针刺治疗　百会、风池（双）、大椎、曲池、手三里、外关、合谷、中渚。百会应用经颅重复针刺法，其余腧穴得气为度。

临床疗效　针 15 次后患者握拳后能自动松开，但是较为吃力，不灵活。针 1 个月后患者握拳或和他人握手时能较快地自动松开，握笔写字较治疗前有力。针 1 个半月后症状显著改善，病情稳定。

（二）重症肌无力（眼肌型）案

邓某，女，35 岁。2012 年 6 月 14 日就诊。

主诉　右眼眼裂变小 1 日。

现病史　患者 1 日前无任何诱因出现右眼眼裂变小，晨起双侧眼裂基本对称，活动后右眼睑下垂。患者做肌电图、新斯的明试验结果显示阳性，做胸腺和其他检查未发现异常。舌淡，苔薄白腻，脉弦紧。

临床诊断　重症肌无力（眼肌型）（中医诊断：痿病）。

针刺治疗　百会、风池（双）、头维、攒竹（患侧）、太阳（患侧）、阳白（患侧）、四白（患侧）、下关（患侧）、膻中、气海、关元、曲池（双）、合谷（双）、足三里（双）、三阴交（双）。百会捻转行经颅重复针刺法，膻中用捻转补法，气海、关元、足三里、三阴交用补法，其余腧穴得气为度。

临床疗效　该患者治疗 3 周后症状明显减轻，1 个月后痊愈。

十、妇科疾病案

（一）阴道瘙痒案

林某，女，46 岁。2012 年 5 月 9 日来诊。

主诉　阴道瘙痒 2 年余。

现病史　患者阴道瘙痒 2 年余，就诊时表情十分痛苦。舌红苔黄腻，脉数。

临床诊断　老年性阴道炎（中医诊断：阴痒）。

针刺治疗　百会、情感区、足运感区（双），应用经颅重复针刺法，以调神益智。配以蠡沟穴（双），针刺得气补法。

临床疗效　患者针 1 次后症状缓解，针 1 个疗程后症状基本痊愈。

（二）子宫脱垂案

邢某，女，46 岁。2012 年 5 月 21 日就诊。

主诉　阴部下坠感 3 日。

现病史　患者 3 日前无明显诱因出现阴部下坠感，并伴有尿频。舌淡红，苔薄黄，脉滑数。

临床诊断　子宫脱垂（Ⅱ度）（中医诊断：阴挺）。

针刺治疗　百会、足运感区（双）、情感区，应用经颅重复针刺法，子宫、维道采用滞针提拉法，关元透曲骨、三阴交（双），常规刺法。

临床疗效　针 1 次后自觉症状减轻。1 周后不仅症状改善，妇科检查子宫脱垂好转（Ⅰ度）。针 1 个月后症状基本消失，妇科检查基本正常。

（三）压力性尿失禁案

金某，女，46 岁。2012 年 4 月 25 日就诊。

主诉　咳嗽或腹部用力时遗尿 1 年余。

现病史　患者 1 年余前出现咳嗽或腹部用力时遗尿，在西医院常规检查未发现明显异常，曾经服过盐酸米多君片、麻黄素等药物未见明显改善，也服过金匮肾气丸未见明显疗效。舌淡红，苔薄黄，脉滑细数。

临床诊断　压力性尿失禁（中医诊断：遗尿）。

针刺治疗　足运感区（双）、宁神，应用经颅重复针刺法，腹六区（脐中左右旁开 1.5 寸，脐上下旁开 1.0 寸，从上向下平刺 1.5～2.0 寸深）、关元透曲骨应用滞针提拉法。气冲（双）、三阴交（双），施以补法。

临床疗效　针 10 次患者自觉症状减轻，针 1 个月后患者症状明显改善，咳嗽或用力时偶有尿失禁表现，患者自感痊愈，再未治疗。

（四）痛经案

杜某，女，21 岁。2012 年 5 月 26 日就诊。

主诉　经期腹痛 2～3 天，持续多年。

现病史　该患者每次月经前 1 日开始出现少腹疼痛，直至月经第 2 日瘀血排除后疼痛可缓解。西医做病理检查为"子宫内膜剥脱组织"。曾经服用激素以及其他药物治疗，未见明显好转。舌淡苔白，脉滑。

临床诊断　痛经（中医诊断：经行腹痛）。

针灸治疗　百会、宁神、气海、关元、合谷（双）、三阴交（双）、太冲（双）。百会、宁神，应用经颅重复针刺法，合谷、太冲施以泻法，其余穴位施以补法。

临床疗效　患者针 6 次后症状明显缓解，针刺 15 日后症状基本痊愈，经期未再腹痛。

（五）小叶增生案

胡某，女，33 岁。2012 年 5 月 4 日就诊。

主诉　右侧乳房内侧和外侧可以触摸到肿块。

现病史　患者右侧乳房内侧和外侧可以触摸到肿块，自感胀痛不适。西医院建议手术治疗，患者拒绝手术想保守治疗。曾经服用中药 2 个月，肿块未见明显缩小，但乳房胀痛不适感明显减轻。舌淡苔白，脉弦滑。

临床诊断　小叶增生（中医诊断：乳癖）。

针刺治疗　应用围刺法，根据肿块大小，决定选穴多少，一般选 4～6 针。肿块周围针刺深度 1 寸深，然后通以电针，表现为乳房肌肉不自主收缩。

临床疗效　针 2 周后肿块明显缩小，1 个半月以后肿块消失，触摸不清，B 超示肿块明显缩小。

（六）尿道综合征案

杨某，女，31 岁。2012 年 4 月 22 日就诊。

主诉　尿频、尿急、尿痛 1 年。

现病史　患者 1 年前无明显诱因出现尿频、尿急、尿痛，自认为是尿路感染，曾经服用左氧氟沙星，三金片等药物未见明显好转。后去西医院就诊，查尿常规未见异常，中段尿细菌培养阴性。舌红苔黄，脉滑数。

临床诊断　尿道综合征（中医诊断：淋证）。

针刺治疗　百会、足运感区（双）、情感区、气海、关元、三阴交（双）、腹六区、安眠（双）、内关（双）、神门（双）。百会、足运感区、情感区，应用经颅重复针刺法，其余腧穴得气为度，补法。

临床疗效　患者针 1 次后症状明显缓解，去厕所次数减少。针 1 周后症状基本痊愈，患者为巩固治疗，连续针刺 2 周。

十一、儿科疾病案

小儿遗尿案

吴某，男，7 岁。2012 年 5 月 6 日就诊。

主诉　遗尿多年。

现病史　该患者自幼开始尿床，睡梦中经常遗尿，轻则 2～3 次，重则 4～5 次，醒后方知。白天由于玩耍不能及时临厕，所以时常尿裤子。曾经口服过不少中、西药，效果不明显。去西医院检查，尾骶部 X 线片示骶椎隐裂。舌红苔黄，脉滑数。

临床诊断　小儿遗尿症（中医诊断：遗尿）。

针刺治疗　足运感区（双），应用经颅重复针刺法。

临床疗效　患者针 1 次后症状减轻，尿床次数减少。针 1 个疗程后症状消失。

十二、外科、皮肤科疾病案

（一）荨麻疹案

张某，女，26 岁。2012 年 5 月 9 日来诊。

主诉　全身皮疹 1 个月，瘙痒难忍加重 1 周。

现病史 患者由于过敏致全身发起皮疹，随后发展成片状，瘙痒难忍，入夜尤甚，影响睡眠。自行服脱敏药后红疹消退，但是不定时又复发，反复至今。舌红苔黄，脉数。

临床诊断 过敏性荨麻疹（中医诊断：瘾疹）。

针刺治疗 神阙穴旁开 0.5 寸四周采用泻血针点刺泻血拔罐，隔日 1 次，2 周为 1 个疗程。配以曲池（双）、合谷（双）、风市（双）、血海（双）、足三里（双）、太冲（双），平补平泻，得气为度。

临床疗效 患者针 1 次后症状缓解，瘙痒减轻。1 个疗程症状基本痊愈。

（二）淋巴水肿（象皮肿）案

梁某，女，34 岁。2011 年 10 月 13 日来诊。

主诉 右侧大腿肿胀半年。

现病史 患者于半年前出现右侧大腿肿胀，曾经就诊于西医院，检查为右下肢淋巴回流缓慢。服用过各种西药，未见明显缓解。患者腿肿反复发作，皮肤粗糙变硬，似橘皮，皮肤坚韧如象皮，痛觉敏感。舌红苔黄腻，脉涩。

临床诊断 淋巴水肿（中医诊断：大脚风）。

针刺治疗 丛刺拔罐法。在肿胀局部周围应用多处丛刺法，出针后拔罐，有黄色淋巴液流出效果佳，可以每日 1 次，也可以隔日 1 次，丛刺部位可以交替应用。

临床疗效 患者针 1 周后疼痛缓解，肿胀消退。针 1 个月后，大腿肿胀部位稍变软变细，皮肤颜色变浅。针 2 个月后大腿粗细接近于正常腿，颜色恢复正常。

（三）肛门直肠痉挛综合征案

王某，女，51 岁。2012 年 4 月 9 日来诊。

主诉 肛门疼痛坠胀 1 年余。

现病史 患者 1 年余以来，自觉肛门有怪声、特殊臭味。而且疼痛坠胀，有时奇痒，有时疼痛难忍。严重影响患者生活。曾经去过多家医院检查，均无阳性体征。血、尿、便常规正常，脊柱 X 线平片、脊髓 MRI、腹部 B 超以及妇科检查均未见明显异常改变。经对症治疗包括口服止痛药、镇静、封闭、理疗等均无效果。舌红苔白腻，脉滑。

临床诊断 肛门直肠痉挛综合征（中医诊断：肛门挛急）。

针刺治疗 百会、情感区、足运感区（双）、腹六区，配以内关（双）、神门（双）、太冲（双）、三阴交（双）。百会、情感区、足运感区，应用经颅重复针刺法，以调神益智，镇静安神。其余腧穴得气为度。

临床疗效 给患者行针，5 分钟后患者自觉肛门疼痛大减，有明显的松弛感。但是还有坠胀感，行 30 分钟后，症状消失。针 3 次而基本痊愈。

十三、五官科疾病案

（一）耳聋案

吴某，女，43 岁。2012 年 5 月 12 日就诊。

主诉　左耳听力差 1 个月。

现病史　患者 1 个月前无任何诱因突然听力减退，偶伴耳鸣。到西医院就诊，电测听检查左耳听力减弱，Rinne 试验示：左耳气导大于骨导，但气导和骨导时间均极短。给予改善循环药、激素等药物治疗，未见明显好转。舌淡苔白，脉细涩。

临床诊断　神经性耳聋（中医诊断：暴聋）。

针刺治疗　百会、宁神、上关（患侧）、完骨（双）、听会（患侧）、外关（双）。百会、宁神，应用经颅重复针刺法，完骨针刺 1.5 寸用泻法，听会 1.2 寸，上关 1 寸得气为度，外关用泻法。

临床疗效　患者针 7 次后自觉缓解，耳鸣减轻。针 2 周后耳聋症状明显好转，做电测听检查听力恢复良好。

（二）失嗅症案

孙某，男，32 岁。2012 年 5 月 27 日就诊。

主诉　鼻子闻不到气味 15 日。

现病史　患者曾经去西医院检查，五官科和头部检查均未发现明显异常改变。鼻子闻不到气味，舌淡苔白，脉涩。

临床诊断　失嗅症（中医诊断：鼻聋）。

针灸治疗　百会、上星、通天（双）、迎香（双）、风池（双）、合谷（双）。通天应用经颅重复针刺法，可以兴奋嗅觉神经，达到改善嗅觉的目的。其他穴位平补平泻，得气为度。

临床疗效　患者针 1 次后鼻子就有通畅感，闻到微弱的酒精味。针 2 周后症状明显缓解，可以闻到香臭。3 周后痊愈。

十四、消化系统疾病案

（一）膈肌痉挛案

谭某，女，33 岁。2012 年 6 月 2 日就诊。

主诉　打嗝、呃逆连声 3 日。

现病史　患者 3 日前因和家里人生气，自觉胸闷，不久就打嗝不止，患者喝水、吃东西都未缓解。夜间入睡困难，睡觉时打嗝停止，醒后又犯。去西医院检查未见明显异常。

舌淡苔白腻，脉弦滑。

临床诊断　膈肌痉挛（中医诊断：呃逆）。

针刺治疗　百会、宁神、翳风（双）。如果症状无缓解，再配廉泉、天突、膻中、内关（双）、太冲（双）、足三里（双）。内关穴位注射：氯丙嗪或普鲁卡因。手法：百会、宁神，应用经颅重复针刺法，调神益智。翳风针刺时针尖向喉方向针 1.2 寸，降逆止呕，通以电针；内关、足三里、太冲用泻法，其余穴位平补平泻，得气为度。

临床疗效　患者针 1 次后呃逆明显减轻，间歇时间变长，呃声减少，胸闷减轻。针刺 3 日后症状基本消失痊愈。

（二）神经性呕吐案

曲某，女，47 岁。2012 年 5 月 6 日就诊。

主诉　呕吐 1 月余。

现病史　患者 1 月余以来反复发生进食后呕吐，呕吐物为刚吃进的食物。呕吐几乎每天发生。曾经去西医院检查，消化道钡餐造影以及胃镜检查、血尿常规检查均未见明显异常改变。舌淡苔白腻，脉弦滑。

临床诊断　神经性呕吐（中医诊断：呕吐）。

针刺治疗　百会、宁神、腹一区、翳风（双）、天突、膻中、中脘、内关（双）、足三里（双）。耳压：神门、皮质下、胃。百会、宁神，应用经颅重复针刺法，以调神益智，降逆止呕。内关、足三里用泻法，其他穴位平补平泻。得气为度。

临床疗效　针 1 次后患者呕吐次数减少。针 1 周后症状明显缓解，很少再有呕吐发生。针刺 2 周后患者痊愈。

附　人生感悟

一、童年的梦

我的童年不像安徒生童话的奇幻，也不是迪士尼的乐园，是在大自然的怀抱里度过的。

我生长在呼兰河畔，因为有了萧红，这里的故事在世界传遍。清透的河水，站在岸边，看到鱼儿在水中自由地游玩，成群的野鸭在水中戏耍，飞到草丛中安家。群群的雏鸭，跟在妈妈后面在草丛中觅食小鱼、小虾。呈现在眼前的是一幅天然的油画。我卷起裤腿，赤着脚丫，在草丛中寻找鸭蛋。不时去抓那些穿梭在草丛漂游的雏鸭。呱！呱！四处奔游的小鸭，好像在呼唤——妈妈救救我呀！妈妈救救我呀！呼兰河比现在宽大，我第一次看到帆船在河中漂泊，据大人讲，它能载人、运货，顺流而下入江，是人们去松花江沿岸各地的交通工具。撒网、下挂，网网的鱼儿，流露出渔家丰收的喜悦。钓鱼，从儿时开始，学着大人，用根竹竿拴上鱼线、鱼钩，放上鱼饵——曲蛇，那时的鱼儿太傻！竟然咬钩。虽然不大，那是初试的成果。让妈妈做碗鱼汤，鲜美清香——因为是我劳动的奖赏。洗澡也是在呼兰河边的享受，夏日里，风平浪静，阳光把河水晒得暖洋洋，走到没膝的地方，透过清澈的河水，还能看到金黄色沙土的河底。成群的小孩在河水中跑来跑去，打水仗、搂狗刨。大人的喊声、孩子的喧嚣、远方树林的鸟叫声，构成了一曲和谐的交响曲。傍晚的呼兰河畔，夕阳斜下，晚风拂面，人们坐在河边纳凉散步，构成了这座城镇的美丽。儿时的记忆一直埋在心底，回忆起童年时代依然美丽。

现在的呼兰河已失去往日的繁华，河水枯竭，野草和树木凋落，野鸭也不见踪影，鱼儿也不在这里安家。河水的污染，环境的变化，这是大自然给人的惩罚！家乡依然在变化……

二、用心扎针

常言道："得心应手。"这句话的意思是得之于心，应之于手。画家作一幅画，书法家写一幅字，雕塑家完成一件艺术品……都要经过精心的构思，有的时候要经历很长的时间，把现实、抽象与灵感融为一体，最后通过手把它们完成而展现在人们的眼前，所以每一件作品都是作者心灵的反映。郑板桥的竹，"胸中之竹"，是经过画家头脑改造而形成的审美意象，通过"手中之竹"展现在观者面前，它的美比起园中之竹更为鲜明和完满！

上周来一病人，自述患前列腺炎 3 年多，在某西医院行局部封闭治疗后出现尿急、尿频、小腹疼痛不适，偶有尿失禁。去北京上海等地名医院检查均未发现异常。3 年多经过各种治疗也未见效。病人来诊时其母陪同，表情十分痛苦。吾详查其病情，认真听其讲述，把脉、望舌……心中已有定数：乃神志病也，今之抑郁症。拟以调神益智法治之：选百会、情感区，应以经颅重复针刺法，达到安神镇静益脑之功效，再配以足运感区、泌尿生殖区，手法同上，以调控二便及少腹之不适，配三阴交以疏通三阴结于少腹阴器之脉，诸穴合而显效。针灸一次后病人感小腹不适及主诉诸症减轻。三次后症状消失能自主排尿。此例经深思熟虑，明确诊断，然后定出确切的治疗方案，再决定选穴配方与手法。这一过程均在心（脑）中构思完成，最终得之于手而完成。所以医者脑（心）中之针，比手中之针更重要、更完美。针灸医生如能达到此水平也就进入了一个新境界，而正合于"得心应手"。针灸也是艺术，它与作画、书法、雕塑有共同之处，细细揣摩定会悟出道理。

三、做医生我无怨无悔

儿时的理想，青年的战场，差点没让一场病魔给毁掉！但我从痛苦的深渊走出来了！虽没恢复原样，但理想的力量还在血管中涌动和流淌！我拿出常人十倍的力量，挑灯夜读，在浩瀚的书海中寻求，实践是理论的显现，经验是近路的手段，拖着残腿走遍大江南北，一箪食，一瓢饮，住陋室，跑断腿……为了理想去追求：做一个有用的人，做一个有益于人类的人，这是我病后致残的诺言。我实现了：让瘫痪人能走路，使聋哑人会说话……让更多的家庭幸福与快乐！尽管五十年的劳累早已疲惫，但我的灵魂深处早已种下忙碌的根苗，虽然透支了健康和体能，但我无怨无悔！（我热爱事业、热爱病人，他们是我的衣食父母，他们教给了我技术，给了我快乐和幸福，达到这样的境界才能成为真正的医生。）

四、医 路 历 程

儿时体弱多病，四方求医悟道，先生备受尊敬，萌生学医理想。时逢中医招生，名列前茅第中，家父背行远送，挥泪立志成功。伤寒金匮内经，脉学汤头药性，经络腧穴杂病，挑灯夜读背诵。良师指路自悟，金鉴大成记熟，针灸手法多变，熟中生巧源祖。临证幸遇高师，把手切脉辨证，难疾无数治愈，备感中医效奇。苍天慧眼识丁，留校任教录用，讲课辅导出众，师生至爱亲朋，病中送水打饭，床前笑谈风声，感悟师生真情，立志从教终生。弟子培育数百，寥寥无几成才，真诚做人知恩，技艺注定夺魁。弟子威名远扬，老师微笑宣讲，成就幸福陶醉，传承后继有望。成名四十以上，病人络绎繁忙，经验总结时尚，知识中医汇通，与时俱进方向，现代名医指明，中医不仅精通，西医也要弄懂，针灸神经结合，模式已现成果，全国皆尽推广，同行业被认可。

五、同学们为理想而拼搏吧

日复一日，年复一年，冬去春来，四季轮回。童时天真，少时张扬，青时拼搏，老年成就。冬去春来，花开花落，如梦初醒，两鬓已白。诗云："年少当及时，蹉跎日就老，若不信侬语，但看霜下草。"书山有路勤为径，学海无涯苦作舟，天生我材必有用，苦尽甘来尽风流。光阴似箭日月如梭，虽然时光逝去，但是能把一生奋斗的成果留给世人，它虽不能光芒四射，也许还能照亮一方，造福于他人，全心全意奉献我理想的事业，它抚平了老年的苦涩，拂去了疾病、痛苦，是对我心灵的慰藉。

同学们，学好中医不容易，这是我经历的寄语，要在先人们几千年来留下的古籍中探索，在字里行间寻找宝贵的经验，还要学好现代医学的理论与实践，还要涉猎一些哲学、天文、地理及其他领域。所谓"博古通今"，我的要求并不过分，要与时俱进，要把握好时代的脉搏，你们才能永远站在事业的前列！生活的快乐，读书的着魔，事业的辉煌，这才是你们能力的象征。你们已经历了儿时的快乐，现在正在青年的战场上拼搏。老师希望你们都能取得事业的成功，过上幸福的生活！